临床医师诊疗丛书

名誉总主编　夏穗生　黄光英
总　主　编　陈安民　徐永健

妇产科疾病诊疗指南
第 3 版

主　编　马　丁

U0389223

科学出版社

北　京

内 容 简 介

本书分为总论、妇产科疾病两篇，内容涵盖妇产科疾病、妇产科手术、计划生育、妇产科特殊诊疗等。在系统介绍妇产科常见病、多发病的病因、诊断和治疗细则的同时，也重点介绍了妇产科专科检测手段、诊断技术和治疗方法的最新进展。

本书可供妇产科临床医师、实习生及实验技术人员参考阅读。

图书在版编目（CIP）数据

妇产科疾病诊疗指南／马丁主编 . —3 版 . —北京：科学出版社，2013

（临床医师诊疗丛书／陈安民，徐永健总主编）

ISBN 978-7-03-037958-0

Ⅰ. 妇… Ⅱ. 马… Ⅲ. 妇产科病-诊疗-指南 Ⅳ. R71-62

中国版本图书馆 CIP 数据核字（2013）第 136004 号

责任编辑：戚东桂　郑　红／责任校对：桂伟利　韩　杨
责任印制：霍　兵／封面设计：范璧合

斜学出版社 出版

北京东黄城根北街 16 号
邮政编码：100717
http://www.sciencep.com

北京华宇信诺印刷有限公司印刷
科学出版社发行　各地新华书店经销

*

1999 年 8 月第　一　版　开本：787×960　1/32
2013 年 6 月第　三　版　印张：22　3/4
2024 年 8 月第十九次印刷　字数：612 000

定价：59.80 元
（如有印装质量问题，我社负责调换）

《临床医师诊疗丛书》
编委会

《妇产科疾病诊疗指南》（第3版）编写人员

主　编　马　丁

副主编　乔福元　章汉旺　王世宣

编　者　（按姓氏汉语拼音排序）

艾继辉	陈　刚	陈汉平	陈　茜
陈素华	陈庭惠	陈　雯	邓东锐
冯　玲	高庆蕾	龚　洵	谷龙杰
韩　伟	何福仙	胡丹宁	黄晓园
贾　瑶	靳　镭	黎	李天豫
李　亚	李　舟	李玲新	李峰嵘
廖书杰	林星光	刘　群	刘湘一
刘丽江	刘燕燕	马　丁	马饶群
聂　睿	濮德敏	乔福元	王世睿
任新玲	石鑫玮	汪　辉	王世宣
王升利	王蓓蓓	王常玉	王奚玲
乌剑涛	吴明富	吴媛媛	熊　婷
项蓓静	肖　娟	熊　敏	杨　薇
徐　岳	徐京晶	杨凌艳	章汉旺
赵　捷	曾万江	张玲瑜	郑红兵
钟　刚	赵义清	郑　琼	朱　涛
朱桂金	周　琴	周	

《临床医师诊疗丛书》第 3 版前言

《临床医师诊疗丛书》于 1999 年第一次出版，共 32 个分册；2005 年经过修订增至 35 个分册。本丛书出版至今，大部分分册累积印数均上万册，获得各方好评，深入人心。

随着近年来医学科学飞速发展，临床上新理论、新技术和新方法不断出现，第 2 版中的内容已显陈旧，难以全面反映学科发展水平和当前临床现状。因此，根据客观形势的变化情况对本丛书加以修订补充，既是时代迅猛发展的迫切要求，也是学科逐步完善的必经步骤。

此次修订保持了前两版的编写风格，仍是在反映学科最新进展的基础上，侧重疾病的诊断与治疗，坚持"使用方便"的原则。我们对 35 个分册进行了全面的修改，重点突出临床实践部分以及近几年来疾病诊断与治疗的一些新理论、新技术和新方法（特别是国内外新的诊断与治疗标准的介绍和医学名词的更新）。另外，本次改版新增《重症医学临床诊疗指南》、《医院感染预防与控制指南》、《过敏性疾病诊疗指南》、《临床输血指南》、《临床营养指南》、《创伤外科临床诊疗指南》6 个分册，根据学科发展将原《胸心外科疾病诊疗指南》细分为《心血管外科疾病诊疗指南》和《胸外科疾病诊疗指南》，共计 42 个分册。此次改版还增加了线条图、流程图、影像图和表格等，便于读者理解和记忆。

本丛书十余年来一直受到医学界同仁的广泛支

持和帮助，我们再次深表感谢；同时也恳请大家继续关注和喜爱《临床医师诊疗丛书》第3版，并提出宝贵意见，以便我们持续改进。编委会对科学出版社的精心编辑表示衷心感谢。

陈安民　　徐永健

华中科技大学同济医学院附属同济医院

2013年4月

《临床医师诊疗丛书》第 2 版前言

《临床医师诊疗丛书》1999 年出版了第 1 版,共 32 个分册,本次对 32 个分册进行了全面的修改,另外增加了《老年疾病诊疗指南》、《临床病理诊断指南》、《临床护理指南》3 个分册。第 2 版共 35 个分册,保持了第 1 版的编写风格,重在临床使用方便。本次修改过程中,突出了近几年来疾病诊断与治疗的一些新理论、新技术、新方法。

本丛书自出版以来,受到了广大读者的欢迎。各个分册都进行了重印,不少分册多次重印。我们感谢大家对本丛书的厚爱,同时也恳求广大读者再次提出宝贵意见,以便再版时修正。编委会对原总主编夏穗生、黄光英、张良华三位教授对本丛书第 1 版所做出的贡献,对科学出版社的精心编辑一并表示感谢。

陈安民　徐永健
华中科技大学同济医学院附属同济医院
2005 年 5 月

《临床医师诊疗丛书》第 1 版前言

临床医学参考书籍可谓浩如烟海。从大型的学术专著到简明的临床应用手册,内容和形式层出不穷。然而对大多数工作在临床一线的中青年医师来说,尚缺一类便携式专科参考书。这类书在内容上应介乎前述两类参考书之间,既不像大型学术专著那样从基础到临床,庞杂繁复,查阅不便,又不至于像综合性的临床手册过于简单,不能满足临床诊断治疗细则的需要。有鉴于此,我们组织各临床专业科室的专家编撰了这套《临床医师诊疗丛书》。

同济医科大学建校已近百年,一直是国家卫生部直属重点高等医科院校。同济医院是同济医科大学的附属医院,为卫生部第一批评定的三级甲等医院,也是全国文明窗口十家示范医院之一。我们编撰这套《临床医师诊疗丛书》是以这所综合性大型教学医院多年来不断修订的临床诊疗常规为依据,博采各临床专业专家学者们的经验及心得,集临床医学精髓之大成,以现代性、实用性为特色,面向临床一线专业医师和技术人员。

全书由 32 个分册组成,包括 26 个临床医学二、三级专业学科和 6 个临床诊疗辅助专业分册。各分册结合综合性医院的诊疗常规,自临床的一般性问题到专科性疾病,从病因、病理至诊断、治疗,从常用的诊疗技术到高新专科手术及疗法,层次分明地予以阐述,重点在于实用性强的临床诊断、鉴别诊断及治疗方式、方法。

　　我们的目的及愿望是既为综合性大型医院提供一套全面系统的诊疗常规参考书,又能为临床主治医师、住院医师、研究生、实习医师奉献一套"新、全、实用"的"口袋"书。

　　全书编写历经一年,全体参编人员付出了艰辛的劳动,经过科学出版社编辑同志们的精心雕琢,全书各分册得以先后面世,我们谨对上述同仁的勤奋工作致以衷心的谢意。本丛书参编人员达数百人之多,故文笔文风殊难一致;限于编写者的水平,加之时间紧迫,疏误之处在所难免,祈望读者不吝赐教,以便再版时予以订正。

夏穗生　黄光英　张良华

同济医科大学附属同济医院

1998 年 9 月

目　　录

第一篇　总　　论

第三篇 妇产科手术

第四篇　计划生育

第五篇　妇产科特殊治疗

第一篇

总　　论

第一章　妇产科病史记录要点

一、妇科病史记录要点

病史采集和体格检查是诊断疾病的主要依据,也是妇科临床实践的基本技能。疾病的正确诊断往往取决于准确、真实的病史采集。应了解各种症状发生的时间、前后关系,对一般症状与特殊症状、全身情况与局部情况均应一一询问,以便进行分析、诊断。病史是规范化的医疗文书,在医疗、教学、科研、医疗纠纷调解处理工作中其作用十分明显,无可替代。现将妇科病史记录要点分述如下:

（一）病史内容

1. 一般项目:患者姓名、性别、年龄、婚姻、职业、民族、籍贯或出生地、工作单位、住址、入院日期、病史记录日期、病史陈述者、可靠程度,要求填写完整。若非患者陈述,应注明陈述者与患者的关系。

2. 主诉:促使患者就诊的主要症状（或体征）及持续时间,包括主要症状、部位、性质及时间。通过主诉可初步估计疾病的大致范围。力求简明扼要,通常不超过20字。症状不得用诊断名词。若有多种主要症状,则应按其发生的时间顺序、症状的轻重依次排列,如停经××日,阴道出血××日,腹痛××日。若患者无任何自觉症状,系普查发现子宫肌瘤,主诉可写为:普查发现子宫肿块××日。

3. 现病史:主要说明主诉的情况,是指患者本次疾病发生、演变、诊疗全过程,为病史的主要组成部分,应以主诉症状为核心,按时间顺序书写,包括五个方面:①起病情况,如起病时间,轻重缓急,发病原因或诱因。若无明显的发病原因或诱因,应注明。②主要症状,发生的部位、性质、程度及发展变化情况。③伴随症状,发生的时间、部位、特点、演变情况,与主要症状的关系,以及有鉴别诊断意义的阴性症状。④诊治经过,曾何时在何处做过何种重要检查和治疗以及结果和疗效。⑤发病以来的一般情况,如精神、食欲、大小便、睡眠和体重变化等情况。

4. 月经史:包括初潮年龄、经期持续时间、月经周期、每次经量多少(卫生纸或卫生巾的用量包数)、经期伴随症状(有无血块,有无痛经及疼痛部位、性质、程度和起止时间)。常规询问并记录末次月经日期(LMP)起始日期及其经量和持续时间。若其流血情况不同于既往月经时,还应问准前次月经(PMP)起始日期。绝经者记录绝经年龄及绝经后有无阴道出血、排液等。

5. 婚育史:婚次及每次结婚年龄,是否近亲结婚,男方健康情况,双方同居情况及有无性病史等。孕产史,如足月产、早产及流产次数、分娩情况及现存子女数。记录分娩方式,有无难产史,新生儿出生情况,有无产后大出血或产褥感染史。采用何种计划生育措施及效果。

6. 既往史:是指患者过去的健康和疾病情况。与本病有关的各种病史,特别是妇科疾病诊治简况、手术史和过敏史。若有应写明手术名称和时间,过敏为何种药物或何种致敏原及过敏情况。

7. 个人史:生长地,与本病有关的经历、职业、习惯、嗜好、接触史等。

8. 家族史:家庭主要成员的健康情况。家族成员中有无类似病史、遗传病及传染病。

（二）体检内容

1. 全身状况：体温、脉搏、呼吸、血压、发育、营养、神志、表情、体位、步态，全身皮肤及淋巴结，检查是否合作。必要时记录身高及体重。

2. 身体各部位、各主要系统的检查结果及描述。腹部检查及记录要详细。

3. 与鉴别诊断有关的阴性体征。

（三）妇科情况

妇科情况又称盆腔检查，包括外阴、阴道、子宫颈、子宫体及双附件。通过盆腔检查，应将检查结果按解剖部位先后顺序记录。

1. 外阴：发育情况及婚产式（未婚、已婚未产或经产）。如有异常发现时，应详细描述。

2. 阴道：是否通畅，黏膜情况，分泌物的量、色、性状以及有无异味。

3. 子宫颈：大小、长度、硬度，有无糜烂（型、度）、裂伤、息肉、囊肿，有无接触性出血、举痛，子宫颈口扩张及子宫颈后方有无痛性结节等。

4. 子宫体：位置、大小、形状、硬度、活动度，有无压痛等。

5. 附件：有无肿块、增厚及压痛。若扪及块状物，记录其位置、大小、形状、质地、表面光滑与否及活动度，有无压痛以及与子宫和盆壁的关系。左、右两侧情况分别记录。三合诊要注明。

（四）门诊资料

院内、院外的主要化验及特殊检查的结果。应注明地点和日期。

（五）病史小结

简明扼要地综合病史要点，体检的阳性体征和有鉴别意义的阴性体征，妇科检查的阳性体征，门诊资料中的阳性结果。

（六）诊断

主要诊断（病因、解剖、病理生理）。附属诊断包括并发症和合并症。

（七）签名

病史记录者和审阅者必须签全名，字迹易辨认。

（黎　宁　吴明富）

二、产科病史记录要点

　　产科病历的书写是通过详细询问病史、认真的体格检查，特别是产科检查、各种辅助检查等方法对疾病进行调查研究、分析归纳，在对产科常见病、多发病具有一定认识的基础上进行正确诊断的一种复杂过程。病历的撰写是其资料的记载、诊断的依据、治疗的指南，故要求书写内容应客观、真实、科学、及时、完整、重点突出、层次分明，且格式规范、书写工整，力求医学用语。

　　（一）书写产科病历的范围

　　对已收住院的所有产科患者均应书写产科病历。

　　（二）病史采集的方法

　　医务人员采集病史时，应做到态度和蔼、语言亲切、耐心细致地询问，必要时给以启发，避免主观臆断。对以下特殊患者做到：

　　1. 对危重患者，在初步了解病情后，即行抢救，以免贻误治疗。病情缓解后再做补充。

　　2. 对外院转诊者，应向陪送人员（医务人员、家属、亲友）索阅院外病情、治疗、转归介绍作为重要资料。

　　3. 对有难言之隐者，既不可轻信，也不宜反复追问（性生活有关的问题），可通过妇科检查，了解是否有子宫增大，结合人绒毛膜促性腺激素（HCG），再做补充询问，即了解病情真相。

　　（三）病史内容

　　1. 一般项目：包括姓名、性别、年龄、婚姻、职业、民族、籍贯、工作单位、住址、入院日期、记录日期、病史陈述者。

　　2. 主诉：简单明确地描述患者就诊时最主要的症状及最

明显的体征和病程,一般要求通过主诉大致明确疾病方向,语言精练,<20 个字,如"妊娠 38 周,下肢水肿 10 天,伴头昏眼花 1 天""妊娠 35 周,无痛性阴道出血 3 小时"。

3. 现病史:为病史的主体,应详加描述。一般先交代平素月经规则与否、停经多少天出现早孕反应、停经多少天感到胎动、妊娠期间有无正规产检及相关情况,然后包括患者最初发病至就诊期间病情的发生、发展、变化及诊疗的全部过程。一般以症状为主体,按时间先后顺序依次描述,产科特殊病史与症状、体征,主要有:

(1)阴道流血:需询问发生的孕周,出血为持续性、间断性或有无规律,出血量的多少、色泽、性状、有无血块,伴腹痛与否,血压如何,并询问其诱因。

(2)阴道流水:需询问阴道流水量的多少、性状,流水为持续性、间断性、多长时间,伴腹痛与否,且有无规律,或其他全身性变化,如发热等,并询问其他诱因。

(3)血压升高:需询问孕前及家族中是否有高血压病史,是否有水肿、蛋白尿,伴头昏、眼花、胸闷与否及出现症状的先后、持续时间或其他全身症状。

(4)说明发病以来精神、食欲、体重、发热、大小便情况。

4. 月经史:既往月经情况可按公式记录。

初潮年龄 $\dfrac{行经天数}{月经周期}$,末次月经时间和前次月经时间。

经量多少、颜色、性状。有无痛经及其性质、严重程度及持续时间。

5. 婚育史:结婚年龄,生育情况,如足月产 0 次,早产 1 次,人工流产 2 次,现有子女 0 人,可简写为孕 3 产 1 (G_3P_1)。孕期有无异常,是否手术分娩,分娩、产后有无并发症,末次分娩和流产时间,是否避孕绝育,采取何种措施或手术。

6. 既往史:指患者过去的健康状况和患病情况,特别是产科疾病、慢性高血压、肾炎、肝炎、糖尿病、贫血、心脏病等病史,外伤及手术史,过敏及预防接种史,输血及血液制品史。

7. 个人史:包括出生地、居留地、出差地、生活及饮食习惯,有无特殊嗜好(如烟酒),工作环境。

8. 家族史:重点询问家中主要成员有无与现病有关的遗传病史、传染病(病毒性肝炎、结核)或家族性疾病(高血压、糖尿病、心脏病等)。

(四)体格检查与产科检查

体格检查应在采集病史后进行。检查范围:全身、腹部、产科检查。检查要求:患者体位舒适,以防受凉;检查者手温适宜,手法轻柔正确,态度和蔼可亲;男性医师检查要求第三者在场。

1. 全身检查:常规测量体温、脉搏、呼吸、血压、身高、体重、发育、营养、体位、姿势、面容、神志、检查是否合作。全身皮肤、巩膜有无黄染,全身浅表淋巴结、头颅器官、颈、乳房、心、肺、脊柱、四肢。

2. 腹部检查:观察腹部隆起形状,腹壁有无瘢痕、妊娠纹、腹直肌分离等。触诊腹壁厚度,肝、脾、肾有无增大及压痛,腹部是否有压痛、反跳痛或肌紧张,能否触到包块。叩诊时注意鼓音或浊音分布范围,有无移动性浊音存在。

检查脊柱四肢、神经反射及外阴肛门。

3. 产科检查:宫高(用厘米表示;以耻骨联合上缘为起点,宫底最高处在腹中线上则以此为终点,否则以最高点向腹中线垂直靠拢交叉为终点)、腹围(AC)、胎心、胎方位、胎动(检查前应排空膀胱)、髂棘间径、髂嵴间径、骶耻外径、坐骨结节间径。如进入产程,则应行肛门检查或阴道检查,了解宫颈管是否消失、宫颈口大小、软硬度、先露高低、破膜与否。

(五)病历小结

1. 一般项目姓名、性别、年龄、职业。

2. 主诉。

3. 一般状态、生命体征、心肺情况、主要的阳性体征。

4. 产科检查。

5. 门诊资料。

(六)初步诊断

1. 孕周待产或临产。

2. 孕产。

3. 胎方位。

4. 妊娠并发症或合并症。

（七）诊疗计划

依次排列。

医师签全名。

（冯　玲）

三、计划生育病史记录要点

计划生育病史书写要求分三种情况：一般引产病史填写引产表格，特殊情况同产科病史；计划生育并发症同妇科病史；不孕症病史则要求如下：

（一）病史内容

1. 主诉：重点强调是原发或是继发性不孕及不孕年限。

2. 现病史

（1）对原发性不孕重点询问患者的年龄、夫妻双方是否同居、性生活情况。

（2）有关排卵情况：月经周期、行经天数、初潮、量、痛经，有无血块，经血颜色及末次月经。

（3）继发不孕要追问既往妊娠经过、产褥期情况，重点询问有无发热、腹痛、阴道分泌物增多等感染征象。继发不孕症患者要特别询问生育史是否是同现任丈夫，但要注意保护患者隐私。

（4）不孕症的特殊检查：基础体温、B超监测有无排卵、输卵管是否通畅、子宫内膜诊断性刮宫、腹腔镜检查等情况。性激素检测及卵巢储备功能检测情况等。

（5）男方精液常规检查情况。

（6）治疗经过：是否做过输卵管整形、吻合手术，是否有卵巢，子宫手术史以及是否接受过促排卵、宫腔内受精（IUI）、配子输卵管内移植技术（GIFT）、体外受精（IVF）及其衍生技术等助孕治疗,若有还要详细询问诱发排卵方案及卵巢的反应、卵泡的生长、卵子是否受精,获得胚胎情况及其妊娠等情况。

3. 月经史:初潮年龄、月经周期、行经天数、有无痛经、血块,经血颜色末次月经以及月经量改变等。

4. 婚育史:结婚年龄、既往孕产经过、末次妊娠时间、既往是否避孕及避孕措施;男方年龄、生活习惯、身体健康状况、有无吸烟、酗酒、吸毒等影响生育的不良嗜好。

5. 既往史:女方平素身体健康状况,重点询问结核史、盆腔炎、阑尾炎、腹腔手术史等。有无甲状腺功能亢进症(甲亢)、甲状腺功能减退症(甲减)、垂体微腺瘤等影响生殖内分泌的疾病。男方询问结核史、腮腺炎史、既往外伤及手术史。

6. 个人史:强调有无吸烟、酗酒、吸毒等影响生育的不良嗜好。有无药物过敏。

7. 家族史:重点问女方的母亲、姐妹有无不孕症、反复流产、月经稀发及卵巢早衰病史。

(二)体格检查

书写同妇科病史,但要强调如下几点:

1. 第二性征发育情况,是否女性体态。

2. 全身毛发分布状况,有无多毛、肥胖等。

3. 乳房发育情况,有无溢乳、泌乳。

(三)妇科检查

同妇科病史。

(四)门诊资料及特殊检查

重点描述近期有关白带常规、B超检查、基础性激素水平、输卵管碘油造影和(或)通液、子宫内膜活检、腹腔镜和(或)宫腔镜检查、排卵监测及促排情况的详细情况,精液分析结果。

(五)病史小结和诊断的书写

同妇科病史。

(郑　瑜　艾继辉)

第二章　妇科诊断技术

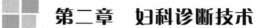

一、妇　科　检　查

妇科检查是妇产科的一种基本检查方法，是正确诊断妇科疾病的重要手段，包括腹部检查、外阴阴道检查、双合诊、三合诊及肛腹诊。通过视诊和触诊了解女性内生殖器、外生殖器的情况。

（一）检查前注意事项

1. 详细了解病情，对初次受检或精神过度紧张者应耐心解释，解除其思想顾虑和紧张情绪，取得患者的合作。

2. 检查前必须排空膀胱，必要时排空大便，以免误诊。

3. 月经期一般不做阴道检查，以免带进细菌而导致感染或引起子宫内膜异位。如有不正常阴道出血需做阴道检查时，应先消毒外阴，用消毒的润滑剂、窥器和手套检查。

4. 对未婚者禁做窥器检查及双合诊，限做肛腹诊。若确有必要，应先征得患者本人及家属同意后，方可进行。

（二）检查内容和步骤

1. 腹部检查：观察腹部外形，有无蛙腹或隆起。触诊如有肿块，注意其部位、外形、大小、软硬度、活动度、压痛等。然后叩诊注意有无移动性浊音。

2. 外阴阴道检查

（1）外阴部检查：观察外阴发育、阴毛多少和分布情况。有无畸形、水肿、皮炎、溃疡、赘生物或肿块。注意皮肤颜色、软硬度，有无增厚、变薄或萎缩。注意阴蒂长短，有无肥大、水肿、赘生物。未婚者处女膜多完整未破，经产妇的处女膜仅留处女膜痕。检查时注意尿道旁腺和前庭大腺有无肿胀，若有脓性分泌物应涂片检菌和做培养。

（2）窥器检查：观察阴道及宫颈情况。常用的为两叶窥阴器。若有条件应采用一次性窥阴器,避免交叉感染。

放置窥器时应将窥器两叶合拢,蘸润滑剂,避开敏感的尿道口周围,沿阴道侧后壁缓慢斜插入阴道内,待窥器进入一半后,逐渐将两叶转平并张开,暴露宫颈及阴道壁和穹隆部。若取阴道分泌物或做宫颈刮片,宜用生理盐水作为润滑剂,以免影响检查结果。

检查阴道时应观察阴道壁黏膜的色泽、弹性及是否光滑,有无阴道隔或双阴道等先天畸形,有无溃疡、肿物、膨出、异物、瘘管,注意穹隆部有无裂伤,注意阴道分泌物的多少、性质、颜色、有无臭味等。

检查子宫颈时应观察子宫颈大小、颜色、外口形状,有无糜烂、撕裂、外翻、腺囊肿、息肉、肿块,有无子宫颈延长、脱垂。

3. 阴道检查:主要检查阴道及子宫颈。检查者戴消毒手套,示指、中指蘸润滑剂后轻轻进入阴道,在通过阴道口时,用示指和拇指触扪阴道口两侧有无肿块或触痛(如前庭大腺炎或囊肿存在)。然后进一步检查阴道的松紧度、长度,有无狭窄、瘢痕、结节、肿块、畸形(阴道横隔、阴道纵隔)以及穹隆部有无触痛、饱满、硬结。扪触子宫颈时注意其大小、硬度,有无接触性出血。若拨动子宫颈时患者感疼痛,称宫颈举痛。如怀疑宫颈管有肿瘤,则应伸一指入松弛的宫颈管内触摸。

4. 双合诊:阴道内手指触诊的同时用另一手在腹部配合检查称为双合诊。主要检查子宫及附件。

(1)子宫:将阴道内手指放在前穹隆,另一手压下腹部,如两手间摸到子宫体,则为前位子宫。如在前穹隆未触及子宫体则将阴道内手指放在后穹隆,两手配合,如能摸到子宫体,则为后位子宫。检查时注意子宫的位置、大小、形状、软硬度、活动度及有无压痛,表面是否光滑等。

(2)附件:将阴道内手指置于一侧穹隆,另一手移向同侧下腹部,向下深压使两手能对合,以了解附件区情况。正常时输卵管不能扪及,而卵巢偶可扪及,应注意其位置、大小、软硬度、活动度以及有无触痛。若扪及肿块,应注意其位置、大小、形状、表面情况、活动度、囊性或实性、与子宫的关系。

5. 三合诊:腹部、阴道、肛门联合检查称为三合诊。一手示指放入阴道、中指放入直肠,另一手放置下腹部联合检查。三合诊的目的在于弥补双合诊的不足,主要借以更清楚地了解位于盆腔较后部及直肠子宫陷凹窝、子宫后壁、宫骶骨韧带、直肠阴道隔、主韧带、子宫颈旁、盆腔内侧壁以及直肠本身的情况。

6. 肛腹诊:一手示指伸入直肠,另一手在腹部配合检查,称为肛腹诊。一般适用于未婚、阴道狭窄或闭锁者。

(刘丽江　李　亚)

二、生殖道分泌物检查

女性生殖道由于解剖和生理学特点,极易并发各种感染,故其分泌物的检查是妇科疾病临床常用而又十分重要的诊断方法。

(一)阴道清洁度的检查

1. 方法:棉拭子采取阴道分泌物,用生理盐水涂片,染色镜检,根据所见脓(白)细胞、上皮细胞、杆菌、球菌的多少,分成 I ~ Ⅳ度(表 2-1)。

表 2-1　阴道清洁度判断表

清洁度	杆菌	球菌	上皮细胞	脓(白)细胞
I	多	–	满视野	0 ~ 5/HP
Ⅱ	少	少	1/2 视野	5 ~ 15/HP
Ⅲ	少	多	少	15 ~ 30/HP
Ⅳ	–	大量	–	>30/HP

资料来源:卫生部医政司,全国临床检验操作规程,1990。

2. 临床意义

(1) I ~ Ⅱ度为正常。Ⅲ ~ Ⅳ度为炎症。

(2) Ⅲ ~ Ⅳ度者应注意做滴虫、念珠菌、衣原体或细菌学检查,以确定病原体指导治疗。

（二）病原菌的检查

1. 涂片检查

（1）滴虫和念珠菌检查：常用悬滴法，即放一滴温生理盐水于玻片上，取阴道后穹隆处的分泌物少许，混于温生理盐水中，立即在低倍镜下查找滴虫。滴虫呈梨形，有4根鞭毛，活动，比白细胞大2倍。同法镜下找芽胞及假菌丝，芽胞为卵圆形，假菌丝呈链状和分枝状，多为白念珠菌。

（2）淋球菌检查：取尿道口、宫颈管分泌物涂片，晾干或以火焰烘干固定后，做革兰染色，并用1%藏红花复染，如在多核白细胞内找到典型肾形的革兰阴性双球菌6对以上，诊断即可成立。但是，有些形状相似的细菌，常常成双，有时也在细胞内出现，很难鉴别。必要时做培养确诊。

（3）衣原体和支原体检查：常用直接免疫荧光法，采集宫颈分泌物或活体组织，立即涂片，采用直接免疫荧光法，在荧光显微镜下观察有无病原体，半小时可得结果。

2. 培养生殖道分泌物（外阴、阴道、子宫颈、尿道、附属腺、子宫腔）：可做细菌培养、淋球菌培养、念珠菌培养、衣原体及支原体培养，以提高诊断的可靠性。

（三）细菌性阴道病的阴道分泌物检查临床诊断标准

下列4项中有3项阳性即可诊断。

1. 匀质、稀薄、白色的阴道分泌物。

2. 阴道 pH>4.5。

3. 胺臭味试验（Whiff test）阳性：取少许分泌物放在玻片上，加入10%氢氧化钾1~2滴，产生一种烂鱼肉样腥臭气味，这是由于胺遇碱释放氨所致。

4. 线索细胞（clue cell）阳性：取少许分泌物放在玻片上，加一滴生理盐水混合，在高倍显微镜下寻找线索细胞。线索细胞即阴道脱落的表层细胞，于细胞边缘贴附颗粒状物即各种厌氧菌，尤其是加德纳菌，细胞边缘不清。

（刘丽江　李　亚）

三、生殖道细胞学检查

女性生殖道细胞包括来自阴道、子宫颈及内生殖器的上皮细胞。阴道上皮细胞受卵巢激素的影响而有周期性变化。因此,检查阴道脱落细胞可反映体内性激素水平,是一种简便、经济、实用的辅助诊断方法;另一方面,阴道细胞学检查有助于早期发现女性生殖道的癌瘤。

（一）标本的采集

采集标本所用器具必须清洁干燥。取材前 24 小时禁止性交、阴道检查、阴道灌洗及局部上药。为检查卵巢功能,要求至少 1 个月内不使用任何性激素。取材后,立即在清洁玻片上向一致的方向涂布,注意厚薄适当,切忌来回涂抹,以防损伤细胞。涂片后立即固定于 95% 乙醇溶液中 15 分钟,待自然干燥。

1. 阴道壁涂片法:窥器扩张阴道,用清洁的刮板在阴道上 1/3 侧壁处刮取表面分泌物做涂片。

2. 后穹隆吸片法:窥器暴露宫颈,用吸管或棉拭子取后穹隆处分泌物做涂片。

3. 宫颈刮片法:暴露宫颈后,擦净表面分泌物,将特制小脚板的小脚部插入宫颈口,轻轻旋转 1 周,刮取鳞状及柱状上皮交界处细胞做涂片。

4. 宫颈管涂片:法用生理盐水浸湿的棉拭子插入宫颈管,轻轻旋转 2 ~ 3 周后涂片。用于检查宫颈管内的癌细胞。

5. 宫腔吸片法:常规消毒外阴、阴道后,窥器暴露宫颈并再次消毒,用塑料吸管或塑料刷等伸入宫腔,上下及左右移动,取材做涂片。可用于疑有宫腔恶性病变者。

（二）涂片的染色

一般采用巴氏（Papanicolaou）染色法或绍氏（Shorr）染色法,前者适用于癌细胞及卵巢功能的检查,染片中细胞透明度好,结构清晰,色彩鲜艳,但染色步骤较为复杂。后者染色简便,可用于卵巢功能的检查。在大数量防癌普查时常采用苏木精-伊红或湖蓝等简易染色法。

（三）正常阴道脱落细胞的形态特征

正常的阴道细胞涂片中可见复层扁平上皮细胞、柱状上皮细胞、间质细胞、非上皮细胞及微生物。阴道涂片检查主要观察复层扁平上皮的结构与变化。受雌激素的影响，复层扁平上皮由基底至游离面分为底层、中层及表层，逐渐趋向成熟。其形态变化规律为：细胞的体积由小变大；细胞核由大变小，最后固缩，甚至消失。柱状上皮细胞又可分为黏液细胞、带纤毛细胞两种，来自子宫颈管及子宫内膜。

（四）阴道细胞学的临床应用

1. 用于卵巢功能的检查：阴道脱落细胞受卵巢激素的影响，连续涂片检查能反映卵巢功能的动态变化，可协助诊断不孕的原因、月经失调的类型以及随诊治疗效果。临床常用下列三种指数来表示体内雌激素水平。

（1）阴道上皮细胞成熟指数：以阴道上皮细胞之底层、中层、表层所占百分数表示，若底层细胞增加表示雌激素水平下降，若表层细胞增加则表示雌激素水平升高。

（2）角化指数：是指用复层扁平上皮细胞中的表层角化细胞的百分率来表示雌激素水平。

（3）致密核细胞指数：是指复层扁平上皮细胞中的表层致密核细胞的百分率，指数愈高，表示上皮愈成熟，雌激素水平也愈高。

雌激素对阴道的影响多以角化细胞指数为依据，在月经周期的卵泡期（增生期）角化细胞占 20% 以下（轻度），在卵泡中期至排卵期占 20% ~ 60%（中度），在病理性高雌激素水平或接受一定量雌激素治疗时角化细胞超过 60%。以上各指数可用于闭经、功能失调性子宫出血（功血）等疾病的诊治。

2. 用于妇科癌瘤的诊断：细胞学诊断的标准根据巴氏 5 级分类法，已普遍用于妇科的防癌普查。子宫颈癌的早期诊断率可达 90% 以上。采用宫腔吸片，子宫内膜癌的检出率高者可达 90%。然而涂片检查不能判明癌的部位及浸润程度，最后确诊仍需依靠活组织检查。

（1）巴氏 5 级分类法

Ⅰ级（正常）：为正常的阴道细胞涂片。

Ⅱ级(炎症):细胞核普遍增大,淡染或有双核,但无恶性证据。

Ⅲ级(可疑癌):细胞核增大,染色加深,形状不规则或见双核。细胞质少,异性程度较轻,但比Ⅱ级为重,又称"核异质"或"间变细胞"。

Ⅳ级(高度可疑癌):细胞具有恶性特征,但数量少。

Ⅴ级(癌):涂片中出现大量典型癌细胞。

(2) 各级涂片的处理:Ⅰ级或Ⅱ级者,每1~3年定期复查。Ⅲ级者应进行复查,有炎症者给予治疗后复查。复查阴性后,每3个月定期检查,连续3次阴性时可延长至半年及1年复查。若复查仍为Ⅲ级则应行阴道镜检查,酌情做宫颈及宫颈管检。Ⅳ级或Ⅴ级者应及时做宫颈多点活检并注意自宫颈管取材,送病理检查确定诊断。

(3) 宫颈阴道细胞学计算机辅助检测系统(computerized cytological test, CCT):传统的宫颈阴道脱落细胞涂片技术出现假阴性结果的主要原因包括:取材细胞真正用于涂片的仅约20%,即细胞丢失高达80%;炎性物及炎性细胞污染;涂片厚薄不均匀,随机性差。CCT可以在相当程度上克服上述缺点,避免因视觉疲劳和人为因素造成的检测误差。ThinPrep技术(即TCT检测)给传统细胞学的制片技术带来了革命性的进展。该技术保证了取材的宫颈阴道细胞全部送检;过滤系统可以减少涂片污染,使涂片背景清洁;涂片细胞薄层均匀分布,图像更清晰,因此提高了宫颈阴道细胞学的诊断率。目前这项系统在我国已逐渐取代巴氏涂片检查得到普及。

(刘丽江　李　亚)

四、生殖道活组织检查

生殖道活组织检查是自病灶或可疑病变部位取小部分组织做病理学检查,常用的有外阴、子宫颈及子宫内膜活组织检查。

（一）外阴活组织检查

1. 适应证

（1）确定外阴白色病变的类型及排除恶变。

（2）外阴部赘生物或久治不愈的溃疡需明确诊断及排除恶变者。

2. 方法：患者取膀胱截石位，常规外阴消毒，局部浸润麻醉。小赘生物可自蒂部剪下或用活检钳钳取，局部压迫止血。病灶面积大者行长1cm、宽0.5cm左右的梭形切口，切除病灶部位的皮肤、皮下组织以及病灶周围的部分正常皮肤，切口以细丝线缝合1~2针，无菌纱布覆盖，5天后拆线。术后可给予抗生素预防感染。标本置于10%甲醛溶液固定后送病检。

（二）宫颈活组织检查

1. 适应证

（1）宫颈刮片细胞学检查发现可疑恶性细胞或癌细胞需要明确诊断者。

（2）慢性宫颈炎重度糜烂疑有癌变者。

（3）宫颈病变，如息肉、结核、尖锐湿疣等需明确诊断者。

2. 术前准备及要求

（1）患有阴道炎症、阴道滴虫及真菌感染者应治愈后做活检。

（2）月经前期不宜做宫颈活检，以免与切口出血相混淆，且月经来潮时切口仍未愈合，增加内膜组织在切口上种植的机会。

（3）对病变明显者，可做单点活检以最后明确诊断。对于可疑癌症者，应多点活检取材，一般取3、6、9、12点处组织送检。

（4）注意在鳞柱交界处或正常与异常上皮交界处取材，所取组织要有一定的深度，应包括上皮及上皮下组织，以确定间质浸润情况。

3. 方法

（1）窥器暴露宫颈，用干棉球揩净宫颈黏液及分泌物，局部消毒。

（2）以宫颈活检钳抵住取材部位,一次钳取小块组织。

（3）创面压迫止血。若出血较多,局部填塞纱布或带尾棉球,纱布末端或尾绳留于阴道口外,嘱其24小时后自行取出。

（4）标本固定于10%甲醛溶液中,多点取材时要将标本分别固定,注明部位,送检。

（三）子宫内膜活组织检查

详见诊断性刮宫。

（刘丽江　李　亚）

五、诊断性刮宫

诊断性刮宫简称诊刮,是诊断宫腔疾病采用的重要方法之一。目的在于刮取宫腔内容物(子宫内膜和其他组织)做病理检查。若同时疑有宫颈管病变时,则需分部进行刮宫称为分段诊刮。

（一）适应证

1. 子宫异常出血:需证实或排除子宫内膜癌、宫颈管癌或其他病变者,如流产、子宫内膜炎等。

2. 月经失调:如功能失调性子宫出血,需了解子宫内膜变化及其对性激素的反应。

3. 不孕症:需了解有无排卵。

4. 闭经:如疑有子宫内膜结核、卵巢功能失调、宫腔粘连等。

5. 异位妊娠的辅助诊断。

（二）方法及步骤

1. 排空膀胱,取膀胱截石位。常规外阴阴道消毒、铺巾。

2. 做双合诊检查,确定子宫大小、位置及周围组织情况。

3. 用窥器扩张阴道暴露子宫颈,以消毒液再次消毒阴道及子宫颈。

4. 用宫颈钳钳住子宫颈前唇,以探针查得子宫方向,缓缓进入,探测宫腔深度。

5. 用一块纱布垫于后穹隆处,以收集刮出的内膜碎块。

6. 用特制的诊断性刮匙,刮取子宫内膜。

7. 刮宫时,刮匙由内向外沿宫腔四壁、宫底及两侧角有次序地将内膜刮除并注意宫腔有无变形、高低不平等。

8. 刮出的子宫内膜全部固定于 10% 甲醛溶液或 95% 乙醇溶液中,送病理检查。

(三)注意事项

1. 刮宫时必须注意慎防子宫穿孔。子宫穿孔的原因如下:

(1)由于术前未查清子宫位置,以致送入探针或刮匙时采取了错误方向,造成前壁或后壁穿孔。

(2)用力不当,尤其是哺乳期或绝经后妇女的子宫壁薄而脆弱且软,用力过猛即可造成穿孔。

(3)子宫内膜腺癌、绒毛膜癌等病灶已深入子宫肌层者,刮宫时易造成穿孔。如刮出的组织足够做病理检查,则可停止操作。

2. 如为了解卵巢功能而做诊刮时,术前至少 1 个月停止应用性激素,否则易得出错误结果。

3. 疑子宫内膜结核者,刮宫时要特别注意刮其两角部,因该处阳性率较高。

4. 长期阴道流血者,宫腔内常有感染,刮宫能促使感染扩散,故术前和术后应用抗生素控制感染。

5. 术后一般禁盆浴及性交 2 周。

6. 正确掌握诊断性刮宫的时间及范围。

(1)了解卵巢功能:应在月经前 1～2 天或月经来潮 12 小时内。

(2)功能失调性子宫出血:如疑为子宫内膜增生症者,应于月经前 1～2 天或月经来潮 24 小时内诊刮。如疑为子宫内膜剥脱不全时,则应于月经第 5～7 天诊刮。

(3)原发性不孕症:应在月经来潮前 1～2 天诊刮,如分泌象良好,提示有排卵;如内膜仍呈增殖期改变,则提示无排卵。

(4)子宫内膜结核:应于经前 1 周或月经来潮 12 小时内

诊刮,诊刮前 3 天及术后 3 天应每天肌内注射链霉素 1g,以防诊刮引起结核病灶扩散。

(四)分段诊刮

分段诊刮是将宫颈管、宫腔的组织分别取出做病理检查,以明确病变部位及相互蔓延、累及的情况,指导临床分期、治疗及预后的估计,用于子宫内膜癌及子宫颈癌的患者。操作时注意慢慢送入刮匙,当刮匙已伸入颈管并达内口时,即由内向外刮宫颈管一圈。刮出物分开置于纱布上,然后再送刮匙进入宫腔,做诊刮术刮取子宫内膜组织,方法同前。刮出之组织与宫颈管内组织分瓶固定送病理检查。

(刘丽江 李 亚)

六、后穹隆穿刺

后穹隆穿刺术是一种操作简便的辅助诊断方法之一。主要目的在于了解子宫直肠窝有无积液和积液的性质,以便协助明确诊断。偶尔亦用于对某些疾病的治疗。

(一)适应证

1. 了解盆腔有无积血或积脓。

2. 吸取组织做细胞涂片或病理检查。

3. 对个别盆腔脓肿或输卵管卵巢炎性积液患者,亦可经后穹隆穿刺放液,并将抽出之液体送常规检查或细菌培养。同时于局部注入抗生素治疗。

4. 某些晚期癌肿(如卵巢癌)手术不能切除时,可经后穹隆做药物注射。

(二)方法及步骤

1. 取膀胱截石位,常规消毒外阴、阴道,窥器暴露宫颈。

2. 以宫颈钳钳住宫颈后唇向前上方牵拉,暴露后穹隆。用 5% 活力碘溶液消毒后穹隆。

3. 用 10ml 空针接 12 号以上长针头,由后穹隆正中刺入,于宫颈平行稍向后刺入 2 ~ 3cm。当针穿过阴道壁后失去阻力呈空虚感时抽空针。必要时适当改变方向或深浅度。抽出液体后随即拔出针头。

4. 将抽出液体进行大体观察,必要时镜检、培养。如做细胞涂片检查,则将吸出物射于玻片上并固定。如做药物注射,经抽吸后无血液抽出,方可注入药物。

5. 拔针后,如有渗血,可用无菌干纱布压迫片刻,待血止后取出。

（三）注意事项

1. 穿刺时针头应与宫颈方向平行,不要穿入直肠。子宫后位时,注意勿使针头刺入宫体。穿刺不宜过深,以防损伤盆腔器官,或者因子宫直肠窝积液量少,抽不出液体而延误诊断。

2. 若抽出为鲜血,可放置 1 ~ 2 分钟,血凝者为血管内血液,应改变穿刺部位、方向及深度。若抽出为不凝血（放置 6 分钟后确定）,则为内出血,可结合病史及体征确定诊断。若抽出为淡红色稀薄的血性液体,多为盆腔炎症的渗出物。若为脓液则更有助于诊断。

（刘丽江　李　亚）

七、腹腔穿刺

通过腹壁穿刺进入腹腔,吸取其内液体进行目检、化验或病理学检查。一般用于诊断性质不明的腹腔积液。有时也用于治疗。

（一）适应证

1. 辨明腹腔积液的原因和性质,如疑为异位妊娠破裂出血或腹腔炎性渗出液。

2. 鉴别贴接腹壁的炎性或出血性肿块,鉴别贴接腹壁疑为肿瘤而性质不明者。

3. 因腹水引起呼吸困难等压迫症状者。

4. 腹腔内注射药物。

（二）方法及步骤

1. 排空膀胱，以免误伤膀胱。一般取半卧位或侧卧位。选择下腹部脐与髂前上棘连线中外 1/3 交界处为穿刺点，下腹部常规消毒、铺洞巾。

2. 用 1% 普鲁卡因溶液做局部麻醉，深达腹膜，用腰穿针垂直刺入腹壁，穿透腹膜，此时针头阻力消失，拔去针芯，即有液体流出，连接注射器抽出少许送检。如需放腹水，用胶布固定针头，接上消毒橡皮管和引流袋。

3. 放液完毕，拔出针头，局部再次消毒，盖以消毒纱布。如针眼有腹水外溢，可稍加压迫。

（三）注意事项

1. 腹腔液体过少，无移动性浊音者，不宜经腹壁穿刺。

2. 抽取的穿刺液，首先观察其性状，包括颜色、混浊度及黏稠度。腹腔穿刺液应送常规化验及细胞学检查，包括比重、总细胞数、红细胞与白细胞计数、李凡他试验及有无癌细胞等。脓性穿刺液应送检做细菌培养及药物敏感试验。

3. 如为查清盆腔包块，宜放液至腹壁松软易于诊查为止。

4. 积液量多者，在放液过程中应密切注意患者的血压、脉搏、呼吸、心率及感觉，可在橡皮管上安置输液活塞，随时控制放液量及速度。

（刘丽江　李　亚）

第三章 产科诊断技术

一、产 科 检 查

产科检查包括腹部检查、骨盆测量、阴道检查、肛门指诊。

(一)腹部检查

孕妇排尿后仰卧在检查床上,头部稍垫高,露出腹部,双腿略屈曲稍分开,使腹部放松。检查者站在孕妇右侧进行检查。

1. 视诊:注意腹形及大小。腹部过大,宫底过高应想到双胎妊娠、羊水过多、巨大胎儿的可能;腹部过小、子宫底过低应想到胎儿宫内生长受限(fetal growth restriction,FGR)、孕周推算错误等;腹部两侧向外膨出、宫底位置较低应想到肩先露;尖腹(多见于经产妇)或悬垂腹(多见于经产妇),应想到可能伴有骨盆狭窄。

2. 触诊:用手测宫底的高度,用软尺测子宫长度及腹围值。运用四步触诊法(four maneuvers of leopold)检查子宫大小、胎产式、胎先露、胎方位以及胎先露部是否衔接。在做前三步手法时,检查者面向孕妇,做第四步手法时,检查者应面向孕妇足端。

第一步手法:检查者两手置于子宫底部,测得宫底高度,估计胎儿大小与妊娠周数是否相符。然后以两手指腹相对交替轻推,判断在子宫底部的胎儿部分,若为胎头则硬而圆且有浮球感,如为胎臀则软而宽且形状略不规则。

第二步手法:检查者将两手分别置于腹部左右侧,一手固定,另一手轻轻深按检查,两手交替,仔细分辨胎背及胎儿四肢的位置。如触到平坦饱满部分为胎背,并确定胎背向前、向侧方或向后。触到可变形的高低不平部分为胎儿肢体,有时感到胎儿肢体在活动。

第三步手法:检查者右手拇指与其余4指分开,置于耻骨联合上方握住胎先露部,进一步查清是胎头或胎臀,左右推动以确定是否衔接。若胎先露部仍可以左右移动,表示尚未衔接入盆。若已衔接,则胎先露部不能被推动。

第四步手法:检查者面向孕妇足部,左右手分别置于胎先露部的两侧,沿骨盆入口向下深按,进一步核对胎先露部的诊断是否正确,并确定先露部入盆的程度。先露为胎头时,一手能顺利进入骨盆入口,另一手则被胎头隆起部阻挡,该隆起部称胎头隆突。枕先露时,胎头隆突为额骨,与胎儿肢体同侧;面先露时,胎头隆突为枕骨,与胎背同侧。

3. 听诊:胎心在靠近胎背上方的孕妇腹壁上听得最清楚。枕先露时,胎心在脐右(左)下方;臀先露时,胎心在脐右(左)上方;肩先露时,胎心在靠近脐部下方听得最清楚。听胎心音时,应注意有无与胎心音一致的吹风样的脐带杂音。此外,胎心音须和胎盘杂音相区别,后者是血流通过胎盘时产生的吹风样杂音,与母体脉搏一致。

（二）骨盆测量

骨盆大小及其形状对分娩有直接影响,是决定胎儿能否经阴道分娩的重要因素,故骨盆测量是产前检查时必不可少的项目。骨盆测量有外测量和内测量两种。

1. 骨盆外测量:骨盆外测量虽不能直接测出骨盆内径,只能间接判断,但是由于操作简便,临床仍广泛应用。用骨盆测量器测量以下径线:

（1）髂棘间径(interspinous diameter, IS):孕妇取伸腿仰卧位,测量两髂前上棘外缘的距离。正常值为 23～26cm。

（2）髂嵴间径(intercristal diameter, IC):孕妇取伸腿仰卧位,测量两髂嵴外缘最宽的距离。正常值为 25～28cm。以上两径线可以间接推测骨盆入口(骨盆上口)横径的长度。

（3）粗隆间径(intertrochanteric diameter, IT):孕妇取伸腿仰卧位,测量两股骨粗隆外缘的距离。正常值为 28～31cm。此径线可以间接推测中骨盆横径的长度。

（4）骶耻外径(external conjugate, EC):取左侧卧位,右腿伸直,左腿屈曲。测量第 5 腰椎棘突下至耻骨联合上缘中点的距离。正常值为 18～20cm。第 5 腰椎棘突下相当于米氏菱形窝(Michaelis's rhomboid)的上角,或相当于髂嵴后联线中点下 1.5cm。此径线可以间接推测骨盆入口前后径的长度,是骨盆外测量中最重要的径线。骶耻外径与骨质厚薄相关,骶耻外径值减去 1/2 尺桡周径(指围绕右侧尺骨茎突及桡骨茎突测得的前臂下端的周径)值,即相当于骨盆入口前后径值。

(5) 坐骨结节间径(intertuberal diameter):或称出口横径(transverse outlet,TO)。取仰卧位,两腿弯曲,双手抱双膝。测量两坐骨结节内侧缘的距离。正常值为 8.5～9.5cm。也可用检查者拳头测量,如其间能容纳成人手拳,则属于正常(即大于 8.5cm)。此径线直接测出骨盆出口横径的长度。若此径值小于 8cm 时,应测量出口后矢状径。

(6) 出口后矢状径(posterior sagital diameter of outlet):检查者将戴有指套的右手示指伸入孕妇肛门后向骶骨方向,拇指置于孕妇体外骶尾部,两指共同找到骶骨尖端,用尺放于坐骨结节径线上,用汤姆斯出口测量器一端放于坐骨结节间径的中点,另一端放于骶骨尖端处,看测量器刻度数字即得出口后矢状径的长度。正常值为 8～9cm。出口后矢状径不小,可以弥补坐骨结节间径小。只要出口后矢状径与坐骨结节间径之和大于 15cm 时,表示骨盆出口无明显狭窄。

(7) 耻骨弓角度(angle of subpubic arch):用两手拇指尖斜着对拢,放于耻骨联合下缘,左右两拇指平放在耻骨降支的上面。测量两拇指间的角度,即为耻骨弓角度。正常值为 90°,小于 80° 为不正常。此角度可以反映骨盆出口横径的宽度。

2. 骨盆内测量:能较准确地经阴道测知骨盆大小,适用于骨盆外测量有狭窄者,测量时孕妇取仰卧截石位,外阴部需消毒。检查者需消毒、戴手套并涂以润滑油。动作要轻柔。

(1) 对角径(diagonal conjugate, DC):又称骶耻内径,为耻骨联合下缘至骶岬上缘中点的距离。正常值为 12.5～13.0cm;此值减去 1.5～2.0cm,即为骨盆入口前后径的长度,又称为真结合径(conjugata vera)。方法是检查者一手的示指、中指伸入阴道,用中指尖触到骶岬上缘中点,示指上缘紧贴耻骨联合下缘,另一手示指正确标记此接触点,抽出阴道内的手指,测量中指尖至此接触点的距离,即为对角径,再换算出真结合径值。正常值约为11cm。若测量时阴道内的中指尖接触不到骶岬,表示对角径大于12.5cm。测量时期以妊娠24周以后,妊娠36周以前,阴道较松软为宜。

(2)坐骨棘间径(biischial diameter):测量两侧坐骨棘间的距离。正常值为10cm左右。方法是以一手的示指、中指两指放入阴道内,分别触及两侧坐骨棘,估计其间的距离。也可用中骨盆测量器,以手指引导测量,如放置恰当,则所得数字较为准确。

(3)坐骨切迹(incisura ischiadica)宽度:代表中骨盆后矢状径,其宽度是坐骨棘与骶骨下部间的距离,即骶棘韧带的宽度。将阴道内的示指、中指并排置于韧带上。如能容纳3横指(5.0~5.5cm)为正常,否则属中骨盆狭窄。

(三)阴道检查

一般于妊娠6~8周做一次阴道检查(方法详见妇科检查)。明确内外生殖器有无异常及大小。双会诊发现有些孕妇的子宫颈变软且峡部极软,子宫颈与子宫体似不相连,称为黑加征(Hegar sign),若经验不足,易将柔软的子宫体误诊为卵巢肿瘤。若于妊娠24周以后,应同时测量对角径、坐骨切迹宽度;于妊娠最后1个月则应避免不必要的阴道检查。临产时阴道检查多用于:①产程进展缓慢;②先露下降、宫口扩张受阻;③需进一步查明胎先露位置;④宫口开大情况不清楚等。一般情况下通过肛门检查即可明确先露性质、位置、高低、宫口扩张情况等。

(四)肛门诊查

可以了解胎先露部、骶骨前面弯曲度、坐骨切迹宽度以及骶尾关节活动度,还可以结合肛门诊查测得出口后矢状径。

(李玲新)

二、绒毛取样

妊娠早期绒毛组织是胚胎组织的一部分,能反映胎儿宫内的质量状况。妊娠早期取绒毛检查(chorionic villus sampling,CVS)显著的优点是比妊娠中期羊膜穿刺术能提前1～2个月对胎儿遗传病等作出诊断,已成为产前诊断的重要组成部分。

【适应证】

1. 染色体分析。

2. 单基因病的诊断

3. DNA 分析。

4. 先天性代谢异常的诊断。

5. 胎儿性别的判断。

6. 胎儿病毒感染的诊断。

7. 胎儿血型检查。

【取样时间】

多主张在妊娠 10～13 周,过早不易定论,成功率低,且恐有致畸作用,过晚操作难度大,因孕囊张力大易误入而致流产。

【取绒毛组织量】

不同诊断目的所需的组织量不同,染色体检查需 10～20mg,DNA 分析需 5～10mg,生化测定仅需 1～2mg 组织。

【绒毛取样途径】

经腹、经宫颈及经阴道三种途径。

【操作方法】

(一)经宫颈绒毛取样

1. 孕妇取截石位,常规外阴阴道消毒铺巾。

2. 超声探测子宫位置、大小、孕囊大小、胎心、叶状绒毛附着部位及其下缘距宫颈外口距离。

3. 将长 200mm、直径为 1.5mm 的塑料导管(带有软金属芯),沿子宫壁缓缓伸入叶状绒毛所在处约 0.2cm 深,抽出轴芯,接上 10ml 空针,一般抽 10ml 负压,边抽边退,抽 0.5ml 血性液即可,然后注入装有生理盐水的试管中送检。

4. 一次抽取量不够时,可继续抽取 1~2 次。

（二）经腹绒毛取样

1. 孕妇取仰卧位,常规腹部消毒铺巾。

2. 超声胎盘定位。

3. 超声引导下,用 19 号穿刺针穿过腹壁及宫壁,沿胎盘长轴穿入抽吸绒毛组织。

（三）经阴道绒毛取样

当子宫极度后倾后屈,无法用上述方法时,在超声引导下以 18~19 号穿刺针,依次穿入子宫直肠窝、子宫壁及胎盘抽吸绒毛。

【并发症】

1. 流产:经子宫颈盲目抽吸,自然流产发生率为 9.3%;在超声引导下经腹及经宫颈抽吸,自然流产发生率分别为 3.5% 及 3.7%~5.5%。

2. 出血:经子宫颈者 10%~25% 有少量阴道流血,多能自行止血。导管或内镜划伤绒毛引起血肿者占 4.3%。血肿小,数日后可自行吸收,少数血肿继续扩大,可导致流产。

3. 感染:常见于导管消毒不严或未严格掌握适应证。

4. 刺破胎膜:抽吸时误入羊膜腔内,可抽出羊水或血水,而在超声引导下可避免。

（冯 玲）

三、妊娠中期羊水穿刺

羊膜腔穿刺(amniocentesis)早在 1882 年由 Schatz 提出,20 世纪 50 年代开始应用于临床,但主要限于妊娠中期进行鉴别胎儿性别。20 世纪 60 年代中期国外开始用羊水细胞进行染色体疾病的产前诊断。

【指征】

1. 染色体分析。

2. DNA 分析。

3. 生物化学分析。

4. 胎儿性别的判定。

5. 胎儿畸形的诊断。

6. 胎儿病毒感染的诊断。

7. 胎儿成熟度的评价。

【取样时间】

遗传性疾病诊断:妊娠 16 ~ 20 周;生物化学分析:妊娠 15 ~ 17 周。

【抽取羊水量】

妊娠 10 周后,安全抽吸羊水量为 10ml,妊娠 16 ~ 20 周可抽 15 ~ 20ml,是抽取羊水成功率最高时期,取出的羊水量不应超过此量,否则易引起早产及破膜。

【操作方法】

1. 孕妇排空膀胱,取仰卧位,常规消毒铺巾。

2. 超声检查了解胎儿情况、胎盘位置、羊水深度,以便选择穿刺部位。

3. 用 21 ~ 23 号 PTC 穿刺针,左手固定穿刺部位皮肤,右手将针垂直方向刺入子宫腔,术者有两次落空感,即可抽出针芯,见有淡黄色清晰的羊水溢出,接上 20ml 注射器,抽出 2ml 羊水弃之,避免母血污染,再缓慢抽出羊水 20ml 待做各种检查。然后插入针芯,拔出针头,针眼处消毒后以消毒纱布适当压迫。

4. 再次超声检查。

【并发症】

1. 流产或早产:是羊膜腔穿刺的主要并发症。术后 1 周内流产者与穿刺有关,发生率约为 0.1%,晚期妊娠偶在穿刺后胎膜早破导致早产。

2. 损伤脐带、胎盘或胎儿:穿刺针偶可刺伤脐带或胎盘,导致脐带或胎盘血肿,也可刺伤胎儿引起血肿。

3. 母体损伤:刺伤血管可导致腹壁血肿、子宫浆膜下血肿;刺伤胎盘可导致胎儿血进入母体。对 Rh 阴性孕妇,应预防性地注射抗 D 免疫球蛋白,预防发生致敏反应或羊水栓塞。

4. 羊水渗漏:羊水自穿刺孔渗漏,会因羊水过少而影响胎儿发育。

5. 宫内感染:术后母体发热,胎儿可因感染导致发育异常或死亡,严格无菌操作可避免。

(冯　玲)

四、脐带穿刺

1983 年,Daffos 首次报道在超声引导下脐血管穿刺获胎血进行产前诊断,现已被广泛采用。

【适应证】

1. 染色体分析。

2. 胎儿病毒感染的诊断。

3. 单基因病的诊断:如 α 及 β 地中海贫血的诊断、血友病的诊断。

4. 确定胎儿血型,诊断母儿血型不合。

5. 检查胎儿血小板的质和量。

6. 胎血血气分析,是诊断宫内缺氧最确切的依据。

【胎血取样方法】

目前有脐带穿刺术、胎儿肝内静脉穿刺术及胎儿心脏穿刺术三种方法,而以脐带穿刺术最为常用,包括胎儿镜下脐带穿刺术和超声引导下经腹脐带穿刺术两种。

【操作方法】

1. 胎儿镜下脐带穿刺术:1973 年,Valeti 首先采用该法取血用于胎儿血红蛋白病的诊断。由于并发症较多,胎儿死亡率达 5%。

（1）孕妇取仰卧或侧卧位,常规下腹部消毒铺巾。

（2）2%利多卡因或1%普鲁卡因溶液局部麻醉,穿刺部位做2～5mm的皮肤切口。

（3）用带有套管的穿刺针垂直进入羊膜腔,两次落空感,即可抽出针芯,有羊水溢出,接通冷光源后插入胎儿镜,B超引导下观察胎儿体表情况。

（4）在胎儿镜观察下经操作孔放入穿刺针活检钳,穿刺脐带取血。

（5）操作完毕,将胎儿镜连同套管一同取出,局部压迫。

（6）术后复查B超,了解胎儿情况。

2. 超声引导下脐带穿刺术:1983年由Daffos首先采用,并逐步加以完善。穿刺时间一般在妊娠18周后进行。

（1）孕妇取仰卧位,先行超声扫描找到胎儿脐带位置。

（2）确定穿刺点:多认为在脐带进入胎盘处较适当,因此处脐带比较固定,易于抽取。

（3）腹部消毒、铺巾。

（4）在超声引导下用23号针经母体腹壁、宫壁、胎盘和（或）羊膜腔刺入脐带血管,抽取胎血待检,一般抽血2ml。

（5）穿刺结束后对胎儿进行超声监测,观察孕妇1小时。

【脐带穿刺的安全性】

1. 流产或死胎:其发生率据Daffos报道,超声引导取胎血为1.9%,国内报道为3.22%,但均较胎儿镜取胎血所致流产率5%为低。

2. 脐带穿刺取胎血量:一般认为2ml内较合适,有人抽胎血8～10ml,连续观察24小时内胎儿状况,未发现对胎儿血循环的影响。

3. 血管穿刺点出血:在超声观察下可见在15～30秒内便停止出血,穿刺点出血可致胎儿急性失血,重者可致胎儿死亡,但发生率很低。

4. 感染:严格无菌操作可避免。

5. 胎血进入母体血循环:根据Kleihauer试验,算出胎血进入母体血中的量<0.1ml。对于母亲Rh（-）而胎儿Rh（+）者,术后应

肌内注射 300ng 抗 D 抗体,以预防胎血刺激母体而产生抗体。

（冯　玲）

五、胎心率电子监护

【操作分类】

胎心率电子监护分为内监护和外监护两种。内监护是将螺旋形胎心率电极置于胎儿头皮上。内监护不受孕妇体位及腹壁厚度的影响。外监护将胎心探头和宫缩探头分别置于孕妇腹壁胎心处和宫底下 3cm。外监护结果可受各因素的影响,但方便,无损伤,重复性强,目前国内已广泛应用。其可持续观察胎心率及胎心与胎动、胎心与子宫收缩的关系。

【胎心监护的意义】

1. 监测胎心率

（1）基线胎心率:指一定时间内(>10 分钟)无宫缩或宫缩间歇时的胎心率。正常基线胎心率为 120~160 次/分,且伴有基线的变异,即每分钟胎心波动≥6 次,波动范围为 10~25 次/分。基线<120 次/分为心动过缓,>160 次/分为心动过速,基线变异减弱或消失提示胎儿宫内窘迫。

（2）胎心率一过性变化:指胎动、宫缩、触诊时的胎心变化。

1）加速:宫缩时胎心加快 15~20 次/分为正常。表示胎儿躯干和脐静脉暂时受压。

2）减速:①早期减速,胎心减速几乎与宫缩同时发生。宫缩后很快恢复正常,下降幅度<40 次/分。早期减速与胎头受压有关,表示脑血流量一过性减少。一般认为对胎儿无损害。②变异减速,胎心减速与子宫收缩的关系无规律性,下降幅度>70 次/分,恢复也快。变异减速提示脐带受压。③晚期减速:宫缩开始 30 秒后胎心才开始减速,下降缓慢,持续时间长,宫缩恢复后 30~60 秒胎心才恢复,下降幅度一般<50 次/分。晚期减速提示胎盘功能不良、胎儿宫内窘迫。

2. 预测胎儿宫内储备能力

(1) 无应激试验(NST):NST 是指胎心对胎动的反应性。正常情况下,胎动时胎心率会加快,监护 20 分钟内至少有 2 次胎动,伴胎心率加快≥15 次/分,持续 15 秒以上,此为 NST 阳性。如果胎动减少或消失或无胎心加快,应进一步寻找原因。

(2) 缩宫素激惹试验(OCT):诱发宫缩,了解胎盘于宫缩时一过性缺氧的负荷变化,测定胎儿的储备能力。

诊断标准:①阴性,无晚减和明显的变异减速,1 周后重复本试验。②阳性,超过 50% 宫缩有晚减。③可疑阳性,有间隙的晚减或有明显的变异减速。④可疑的过度刺激,宫缩频率>1 次/2 分,或每次宫缩持续时间>90 秒,且每次宫缩胎心均减速。⑤试验不满意,宫缩 10 分钟内出现<3 次。

3. 胎儿生物物理监测:Manning 评分法,10 分为满分,8 ~ 10 分无急慢性缺氧,6 ~ 8 分可能有急或慢性缺氧,4 ~ 6 分有急或慢性缺氧,2 ~ 4 分有急性缺氧伴慢性缺氧,0 分有急慢性缺氧(表 3-1)。

表 3-1　Manning 评分

项目	2 分(正常)	0 分(异常)
无应激试验(20 分钟)	≥2 次胎动伴胎心加速≥15 次/分,持续≥15 秒	<2 次胎动,胎心加速<15 次/分,持续<15 秒
胎儿呼吸运动(30 分钟)	≥1 次,持续 30 秒	无或持续<30 秒
胎动(30 分钟)	≥3 次躯干和肢体活动	≤2 次躯干和肢体活动
肌张力	≥1 次躯干和肢体伸展复屈,手指摊开合拢	无活动,躯干完全伸展,伸展缓慢,部分复屈
羊水量	羊水暗区垂直直径≥2cm	无或羊水暗区垂直直径<2cm

注:表中五项指标中,前四项为急性缺氧的标志,其敏感性依次为 NST>FBM>FM>FT。

六、胎儿心电图

【原理与目的】

胎儿心电图(fetal electrocardiograph,FECG)是通过置于母体或胎儿体表的电极记录胎儿心脏活动之电位变化及其在胎儿心脏传导过程中的图形。可测出瞬间的胎心率,观察瞬间胎心率的变化,可预测胎儿在宫内的安危。

【适应证】

1. 确认胎儿是否存活。

2. 鉴别胎心异常类型。

3. 胎儿生长迟缓的监护。

4. 双胎的监测。

5. 先天性心脏病的监测。

6. 胎盘功能低下的监测。

7. 巨大胎儿、羊水过少、母儿 Rh 血型不合的监测。

【测定方法】

1. 直接法:将两个电极分别置于胎先露(经阴道)和母体会阴部,无关电极置于母亲大腿内侧。此方法准确,不受其他因素干扰,但易发生感染。

2. 间接法:将两个电极置于母体腹部,一电极位于宫底部,另一电极位于胎先露处,而无关电极置于母亲大腿内侧。间接法受母体心电及外界的干扰,但简便、无损伤,适合于推广应用。

【正常胎儿心电图】

1. P 波:代表左右心房去极化波,前半部由右心房去极化产生,后半部由左心房去极化产生。P 波自妊娠 17 周开始增宽,临产后宽度与振幅均可缩短。

2. PR 间期:代表心房去极化至心室去极化开始的时间。随孕周增加而延长,宫缩开始后逐渐缩短。

3. QRS 波群:代表心室去极化电位变化,在妊娠期逐渐增宽。

4. ST 段:代表自 QRS 波群终点至 T 波起点间的电位线,在宫缩时期和其后的短时间内 ST 段压低。

5. T 波:代表心室复极化的电位变化。

此外,产时正常胎儿心电图特征为:小 P 波、小 Q 波、大 S 波、大小不定的 R 波、ST 段位等电位及 T 波较小或缺失。

【异常胎儿心电图】

1. 胎儿缺氧:PR 间期在缺氧早期延长,晚期缩短,ST 段偏离等电位线,T 波振幅增大。

2. 胎儿生长迟缓:QRS 波群时限缩短。

3. 先天性心脏病:表现为胎儿心率明显失常、QRS 波群增宽、PR 间期延长,或心动过缓、传导阻滞。

4. 过期妊娠:表现为 P 波振幅增大,PR 间期延长,QRS 波群增宽,部分可表现为 ST 段压低。

5. 巨大胎儿 QRS 波群时限>0.05 秒。

6. 羊水过多及羊水过少:羊水过多时 QRS 波群振幅减小,而羊水过少时 QRS 波群振幅增大。

7. 母儿 Rh 血型不合:QRS 波群增宽。

8. 死胎:不能检测到 FECG 波。

（徐京晶）

第四章 计划生育诊断技术

一、基 础 体 温

基础体温(BBT)指机体维持基本生命活动状态时的体温,亦称静息体温。正常生育年龄妇女的基础体温受雌激素、孕激素的影响而呈周期性变化。排卵后,孕激素水平升高,刺激丘脑下部体温中枢,使体温升高 0.3~0.5℃,故排卵后基础体温升高。至月经前 1~2 天,孕激素水平下降,基础体温也随之下降。将每天测得的基础体温连成线,则呈双相曲线。

【方法】

每晚睡前将体温计水银柱甩至 36℃ 以下,置于床头易取处。清晨醒后(或夜班休息 6~8 小时),未进行任何活动之前,立即试口表 5 分钟,将所测得的体温记在基础体温表格上,按日连成曲线。同时将影响体温波动的有关因素,如性生活、月经期、失眠、感冒及用药情况随时记录在体温单上。一般要连续测定 3 个月经周期以上。

【临床应用】

1. 计划生育中的应用:①安全期避孕,从基础体温上升 4 天至下次月经来潮前约 10 天即为安全期。②基础体温上升前、后 2~3 天是排卵期,此时最易受孕,可以指导妇女掌握受孕时间。③初步了解不孕症患者的卵巢功能,基础体温呈双相提示有排卵,呈单相则提示无排卵。测量基础体温可以对促排卵药物的治疗效果进行观察。

2. 妊娠期的应用:①协助诊断早孕,如基础体温上升超过 3 周,提示有妊娠的可能。②协助鉴别由黄体功能不全或胎盘功能不全所致的先兆流产、过期流产。

3. 协助月经失调的诊断:无排卵型功血基础体温为单相;黄体期过短和黄体期缓慢衰退,基础体温呈缓慢上升或幅度偏低,升高的时间不足 12 天,或下降缓慢。

(岳　静)

二、输卵管通畅检查

输卵管通畅检查的常用方法有输卵管通气术、输卵管通液术、子宫输卵管造影。其中输卵管通气术因有发生气体栓塞的潜在风险,且准确率不高在临床上已逐渐被其他方法取代。

输卵管通液术

【适应证】

1. 不孕症妇女疑有输卵管阻塞者。

2. 检查和评价输卵管绝育术、再通术或输卵管成形术的效果。

3. 治疗轻度输卵管粘连。

【禁忌证】

1. 急性、亚急性生殖道炎症。

2. 可疑妊娠期者。

3. 月经期或不规则阴道出血者。

4. 严重的全身性疾病,如心肺疾患不能耐受手术者。

【时间选择】

月经干净后 3 ~ 7 天,禁性生活。

【方法】

1. 排空膀胱,取膀胱截石位,消毒、铺巾。

2. 再次检查盆腔情况。

3. 暴露宫颈,宫颈钳钳夹宫颈前唇,将通液导管插入宫颈管,使宫颈外口与导管紧密相贴。

4. 注射器内装有 20ml 无菌生理盐水或加入抗生素的生理盐水,缓缓推注,压力不可超过 160mmHg。

【结果判断】

1. 输卵管通畅:注入液体 20ml 无阻力,患者下腹无酸胀等不适,停止注射后,无液体反流。

2. 输卵管通而不畅:注射时阻力较大,停止注射后液体回流。

3. 输卵管阻塞:注入液体 5ml 时,患者感下腹部酸痛,且压力持续上升,液体回流至注射器内或从宫颈口反流出来。

【注意事项】

1. 注射用生理盐水最好加温至接近体温后应用,以免过冷刺激输卵管发生痉挛。

2. 注入液体时使通液管紧贴宫颈口,防止液体外漏。

3. 术后 2 周内禁止性交和盆浴,酌情给予抗生素。

子宫输卵管造影

【适应证】

1. 了解输卵管是否通畅及其形态、阻塞部位。

2. 了解宫腔形态,确定有无子宫畸形及类型,有无宫腔粘连、子宫黏膜下肌瘤、子宫内膜息肉及异物等。

3. 习惯性流产了解有无子宫颈内口松弛或子宫畸形、宫腔粘连等。

【禁忌证】

1. 生殖器官急性或亚急性炎症。

2. 严重的全身疾病。

3. 正常分娩、流产或吸宫后 6 周之内。

4. 碘过敏者。

【术前准备】

1. 造影时间:月经干净后 3～7 天进行,禁性生活。如造影时间过早,子宫内膜创面未修复,容易发生油栓,或使残存经血逆流,造成子宫内膜异位症。如造影时间过晚,子宫内膜增厚,易致出血,还可妨碍造影剂进入输卵管。为确定子宫内口松弛症,应在排卵后进行。

2. 造影剂种类:有油剂和水剂两种。40% 碘化油密度大,显影清晰,刺激性小,但碘油吸收较慢,可引起异物反应,甚至形成肉芽肿;多量进入静脉可引起油栓。一次造影用量为 6 ~ 10ml。水剂为 25% 碘化钠,能迅速通过输卵管,易被吸收,但对腹膜有刺激性,引起腹痛。因碘水剂流动较快,摄片操作必须迅速。

3. 碘过敏试验:询问有无碘过敏病史。一般可做皮肤划痕试验,将 2.5% 碘酊涂布于前臂屈面直径 2 ~ 3cm 范围,在其上划痕。20 分钟后观察有无红肿反应。阴性时方可进行造影。

【造影方法】

1. 取膀胱截石位,消毒,铺巾,检查子宫位置。

2. 暴露宫颈,消毒宫颈及穹隆部。

3. 将造影剂充盈于导管内,排除管内空气,用宫颈钳钳夹宫颈,将金属导管顺子宫方向插入宫颈管,使导管橡皮塞紧贴,避免造影剂外溢。若用双腔气囊导管,气囊要在宫颈内口以上。

4. 在荧光屏监测下,徐徐注入造影剂,观察其进入子宫及流经输卵管情况,摄片一张。如在注入造影剂时见子宫角部圆钝,输卵管不能显影,表示输卵管有痉挛。遇此情况,可暂停操作,待下次造影前先注射解痉药后再次操作。碘油造影在第一次摄片 24 小时后,再摄盆腔平片,观察腹腔内有无游离的碘化油。水剂造影剂则在首次摄片后 10 ~ 20 分钟摄第二片。

5. 在透视下发现造影剂进入血管或淋巴管,或患者发生咳嗽,应停止注射造影剂,置患者于头低足高位,严密观察。

6. 造影后 2 周禁止性交和盆浴。必要时,应用抗生素预防感染。

【常见的子宫输卵管造影图像】

1. 正常图像宫腔呈倒三角形,输卵管细长、柔软。24 小时平片,可见造影剂在盆腔内均匀分布。

2. 内生殖器结核宫腔变形,边缘呈锯齿状或有充盈缺损,输卵管形态僵硬,呈棒状或串珠状。

3. 输卵管积水输卵管呈球形膨大,24 小时后造影剂仍滞留原处。

4. 子宫畸形如双子宫、双角子宫、纵隔子宫等多种形态。

5. 子宫黏膜下肌瘤或内膜息肉宫腔内有充盈缺损。

（岳　静）

三、精 液 检 查

精液检查以 WHO 第五版《人类精液检查与处理实验室手册》为准。

【精液采集】

受检者 2～7 天内无射精活动。排尿,洗净手和阴茎,以手淫法取精,将全部精液收集于清洁干燥广口小瓶内,保存于接近体温环境(25～37℃),1 小时内送检(应先检测证实容器对精子没有毒性作用)。一次射精中各部分的精液成分不全相同,若只收集一部分或在未完全液化之前检查可导致错误结果,尤其是富含精子的射精最初部分。如有丢失应在 2～7 天后再次采集做进一步检测。对手淫法取精困难或因宗教道德观而拒绝手淫者可通过性交方法取精,用性交中断是不可取的,必须用经特殊设计的对精子没有毒性的硅胶避孕套采样,用普通阴茎套收集精液可杀死正常精子。精液检查至少进行 3次,每次样本参数可能有明显差异,多次检查其结果更为客观。

【常规检查】

1. 正常精液:呈均质、灰白色外观,久未排精者呈淡黄色,中等黏稠,30 分钟内完全液化;量 2～6ml;pH 为 7.2～8.9;精子密度>20×10^9/L;总精子数>40×10^9/L,畸形精子<95%,白细胞<1×10^9/L。

2. 精子活力:精子活动力分为前向运动(PR)、非前向运动(NP)和不活动(IM)。前向运动指精子主动地呈直线或沿一大圆周运动,不管其速度如何。非前向运动指所有其他非前向运动的形式,如以小圆周泳动,尾部动力几乎不能驱使头部移动,或者只能观察到尾部摆动。不活动指精子没有运动。射精后 30 ~ 60 分钟,正常精子总活力(PR+NP)大于 40%,前向运动精子的正常参考值大于 32%。

3. 精子存活率:精子的存活率通过检测精子膜的完整性来评价。对于前向运动精子少于 40% 的精液标本特别重要。这个试验能够核查精子活力评估的准确性。精液标本一旦液化应该立即检测精子存活率,最好在 30 分钟内。正常精子存活率应大于 58%。

【生化检查】

1. 果糖:正常值 850 ~ 5730mg/L。果糖主要由精囊产生,是精子能量代谢的主要来源,与精子活动率及活力有关。射精管阻塞、双侧输精管先天性缺如、不完全逆行射精和雄激素缺乏的特征。

2. 酸性磷酸酶(ACP):正常值 470 ~ 1300U/ml。ACP 与精子活力和代谢有关。慢性前列腺炎及雄激素缺乏时其含量降低。

3. 枸橼酸:正常值 36 ~ 76mg/L。精液中枸橼酸影响精液的液化过程,并能激活 ACP。前列腺炎和雄激素缺乏时其含量降低。

4. 锌:正常值 1.99mmol/L。锌是维持男性性功能的重要微量元素。锌含量下降导致精子活力下降。

【细菌学检查】

正常情况下精液涂片做革兰染色和抗酸染色检查,应无致病菌。当附睾、精囊、前列腺和尿道有细菌性炎症时,精液内可查出病原菌,如淋病奈瑟菌、葡萄球菌、链球菌及大肠杆菌(大肠埃希菌)、抗酸杆菌。这些感染将会引起精液质量的改变及生育能力的降低。

(岳　静)

四、性交后试验

【适应证】

了解精子穿透宫颈黏液的能力。

【注意事项】

1. 性交在预计的排卵期进行,即月经前的第 14 天或第 15 天,或可按基础体温上升前后日期进行。

2. 试验前禁房事 3~4 天,男方也避免手淫。

3. 性交后抬高臀部 0.5~1 小时,2 小时内到医院检查。

【方法与结果】

检查时窥器上不宜涂蘸润滑剂,用棉球擦净宫颈表面及阴道内的分泌物。用长细弯钳伸入宫颈管内约 1cm,张开,旋转,钳夹黏液,轻轻取出涂于玻片上,加上盖玻片于显微镜下检查。每高倍视野内有 5~10 个以上活动较好的精子为正常,少于 5 个活精子则生育能力较差。如宫颈黏液及性交后试验结果不好时,应分析试验是否选在排卵期,如不是,应重复进行。阴性者应首先考虑有无性交方式的不当,可在指导性生活后重复进行。经排除性交技术不良及外用润滑剂等原因影响外,要考虑隐伏的男性因素如功能性不射精、逆行射精或严重的精液不液化,反复性交后试验差者应进一步行免疫学检查。

(岳 静)

第五章　超声在妇产科的应用

一、超声在产科的应用

【妊娠期超声检查的时间、次数、每次检查的目的、重点及意义】

1. 停经至<孕 8 周,经腹或经阴道超声检查 1 次。

（1）确定妊娠部位,排除异位妊娠。

（2）确定准确孕周,判断胚胎发育情况。

（3）确定有无多胎妊娠及绒毛膜性。

（4）判断子宫有无异常情况（如子宫畸形、宫腔粘连带、宫内避孕环、子宫肌瘤等）、有无附件包块。

2. 妊娠 11 ~ 13^{+6} 周（头臀长 45 ~ 84cm）:经腹二维彩超或三维彩超检查 1 次。

（1）排除致命的颅脑异常:无脑儿、前脑无裂畸形。

（2）排除严重明显的脊柱及肢体异常:脊柱裂、脊柱侧弯、肢体缺失。

（3）排除严重的前腹壁异常:大的腹裂、脐膨出。

（4）排除明显的肢体-体腔壁综合征、羊膜带综合征。

（5）排除明显的内脏异位。

（6）染色体异常（21-三体、18-三体、13-三体、Turner 综合征）的超声标记物的检测及测量:鼻骨有无、测量 NT（颈项透明层厚度）、PIV（静脉导管的搏动指数）、RT（心脏三尖瓣反流）。

（7）排除明显的脐带、胎盘异常。

（8）多胎妊娠时判断绒毛膜性、羊膜性,排除连体胎、无心胎。

（9）排除盆腔包块

3. 妊娠 18 ~ 28 周:经腹胎儿系统超声筛查 1 ~ 2 次。

（1）检查胎位。

（2）胎儿生物测量（BPD、HC、AC、FL），判断胎儿宫内生长速度是否正常。

（3）胎儿各系统结构畸形筛查（最佳时机），染色体异常超声标记物的筛查。

（4）胎儿附属物的检查与测量：脐带、胎盘、羊水。

（5）子宫动脉（UtA）-胎盘动脉（PL-A）-胎儿血管（UA、MCA、KA、DV）血流频谱及参数测量，判断有无胎儿宫内窘迫。

（6）胎儿生物评分。

（7）测量宫颈长度、子宫剖宫产瘢痕厚度。可选择经腹超声（适当充盈膀胱）、经会阴超声或经阴道超声检查与测量。

（8）检查盆腔有无包块。

4. 妊娠 28～40 周：经腹胎儿晚期妊娠常规二维彩超超声筛查 1～2 次。

（1）判断胎位。

（2）胎儿生物测量（BPD、HC、AC、FL），判断胎儿宫内生长速度是否正常。

（3）胎儿在晚期妊娠表现出来的结构畸形筛查。

（4）胎儿附属物的检查与测量：脐带、胎盘、羊水。

（5）子宫动脉（UtA）-胎盘动脉（PL-A）-胎儿血管（UA、MCA、KA、DV）血流频谱及参数测量，判断有无胎儿宫内窘迫。

（6）胎儿生物评分。

（7）测量宫颈长度、子宫剖宫产瘢痕厚度。可选择经腹超声（适当充盈膀胱）、经会阴超声或经阴道超声检查与测量。

（8）检查盆腔有无包块。

【早孕超声】

1. 直接征象：声像图中增厚的内膜内可见孕囊（GS）无回声，孕囊为圆形或椭圆形无回声，周边回声增强，孕囊着床部位可检测到滋养动脉血流。阴道超声最早在停经 5 周可以显示孕囊，0.2～1.0cm，最早停经 6 周可探及心管搏动。

2. 间接征象：妊娠后子宫的长宽厚三径线均相应增大，其中前后径增大较为明显，内膜增厚。

3. 真假孕囊的鉴别:孕囊着床于内膜内,偏离宫腔线,其周围回声增强,其着床部位可检测到滋养动脉血流。宫腔积血(假孕囊)位于宫腔内,周围没有回声增强,其周边检测不到血流。

4. 早孕的诊断要点:子宫增大、出现孕囊、胚芽或胚胎、心管搏动或胎心。

5. 流产的分类与超声表现

(1)先兆流产:子宫与孕囊均可正常,或有少许宫腔积血。

(2)难免流产:孕囊在子宫内口处或颈管内,孕囊与内口处或宫颈壁分界清晰,无血流联系。

(3)不完全流产:宫腔内不见孕囊,见残留组织。

(4)完全流产:宫腔内未见孕囊或残留物。

(5)过期流产(稽留流产):胚胎死亡或停止发育2个月以上。

(6)习惯性流产:连续流产≥3次。

(7)感染性流产:宫腔内见残留组织,伴患者发热、腹痛。

【正常妊娠 11~13^{+6} 周超声】

妊娠 11~13^{+6} 周超声可探及到胎儿颅骨光环、脑中线、左/右侧脑室、脊柱、四肢、膀胱、胃泡、心脏的位置及搏动、前腹壁的大体结构,细微结构尚显示不清晰。此次超声检查特别要注意 NT 值、鼻骨、静脉导管、心脏三尖瓣血流。

NT 即胎儿颈项透明层厚度(nuchal translucency),是指胎儿颈后部皮下组织内液体的积聚。NT 检查时机与孕周关系密切,14 周后胎儿淋巴系统发育完全,胎儿颈项部积聚的液体迅速引流,超声不易观察到"透明层",故其测量的孕周有严格的规定,在妊娠 11~13^{+6} 周进行,此后(中期妊娠)可测量胎儿皮肤及皮下组织厚度,仍能反应胎儿淋巴回流是否通畅。正常妊娠 11~13^{+6} 周颈项透明层厚度随孕周略有上升,粗略简单估计方法是,凡测值小于 2.5mm 时判断为正常,凡测值大于 2.5mm 时诊断为颈项透明层增厚。

临床上,大部分妊娠 11~13^{+6} 周时曾检测到 NT 增厚的胎儿出生后检查并无异常发现,但也有相当多的胎儿被确认染色体异常、解剖结构异常或是一些遗传综合征。NT增厚程度与胎儿异常的关系十分密切,增厚越明显,胎儿异常概率越高,异常程度也越严重。对增厚者需进一步检查,如染色体检查、DNA分析、妊娠18~22周详细重点超声检查,提高胎儿畸形检出率,指导临床作出正确处理。

【正常中晚期妊娠胎儿超声解剖结构】

此次超声检查可清晰探及到胎儿胎头、脊柱、胸腔、腹部、泌尿、生殖、四肢结构,可检测胎儿血流及胎儿附属物。

1. 胎头:妊娠12周以后,颅骨钙化较完全,能见到清晰的圆形或者椭圆形强回声光环,骨壁厚度不超过3mm。妊娠18周后颅内结构清晰,做横断面探查,可显示胎儿的脑中线、侧脑室、丘脑、透明隔、第三脑室、小脑、小脑延髓池。对胎儿面部进行冠状面、矢状面、横切面探查,可显示眼眶、鼻、唇、耳、上下颌结构。

2. 胎儿脊柱:妊娠11~12周可探及胎儿脊柱的回声。妊娠18周以后可清晰分辨,此时脊柱全长应分段扫查。矢状面扫查,沿着胎头颅部开始,脊柱呈两条平行的弓形排列整齐的光带回声,脊柱的两条光带始终平行至骶尾椎合拢上翘。横切面扫查,可见到三个骨化点强回声光团,呈"∴"形排列,下方较大的为椎体。

3. 胎儿胸腔

(1)胎儿心脏:妊娠12周以后可清晰见到胎儿心脏有节律地跳动,每分钟120~160次。妊娠18周后能显示心脏腔室血管结构。

(2)胎儿肺脏:横切面胎儿肺脏位于胎儿心脏的两侧,呈实质均匀中等回声,晚期略强于肝脏回声。

(3)胎儿胸腺:晚期较易显示,为位于胸骨后方胸腔大血管前方的低回声结构。

(4)胎儿膈肌:矢状面,胎儿膈肌显示为胎肺与肝脏之间一个凸向胸腔的低回声带,分隔胸腔和腹腔脏器。

4. 胎儿腹部

(1)胎儿胃肠:胎儿胃泡最早于妊娠12周开始显示为左

上腹一无回声结构,15~16周后左上腹可清晰见到蠕动式变形的胃泡,其下方可见强回声的小肠,呈蜂窝状结构,并能见到其蠕动。晚期妊娠可见到结肠包绕小肠图像。

(2)胎儿肝脏:胎儿肝脏为腹内最大的实质性脏器,位于右上腹。

(3)脐静脉 脐静脉于胎儿腹部脐根部穿过腹壁,然后向上走行进入肝组织和门静脉窦,在门静脉窦处与静脉导管相连。

(4)胎儿胆囊:胎儿胆囊显示为位于肝内脐静脉右侧的"梨形"无回声结构。

(5)胎儿脾脏:胎儿脾脏位于胃泡的后上方,呈半月形低回声结构,妊娠中期多不易显示,妊娠晚期较易显示。

5. 胎儿泌尿、生殖结构

(1)胎儿肾脏:胎儿肾脏位于脊柱的两侧,妊娠16周后横切面显示为位于脊柱两侧的圆形低回声结构,低回声中央可见回声增强的肾盂,妊娠20周以后内部结构显示清晰,肾实质回声衰减,中央集合系统回声较强,胎儿膀胱充盈时,集合系统可见到少量液性暗区,属于正常。

(2)胎儿肾上腺:胎儿肾上腺位于肾上方,妊娠26周后较易显示,呈椭圆形或三角形低回声结构,中央回声增强,大小约为正常肾脏的1/3,比新生儿肾上腺大。

(3)胎儿膀胱:胎儿膀胱妊娠14周清晰可见,呈一圆形或者椭圆形含液性暗区,如盆腔内未见膀胱,10~30分钟应重复扫查,同时注意双肾有无缺如。

(4)胎儿生殖器:男性生殖器在妊娠16~18周后可显示,女性生殖器在妊娠20周后可显示。一般妊娠20~30周时观察最好,此时羊水较多,胎儿活动不受限制。男性胎儿会阴部阴囊突起内可见均匀稍强回声的睾丸,有时可见少量液性暗区,并能见到阴茎。女性胎儿会阴区可见两条线状略突起的回声,较平坦。胎儿性别鉴定仅限于有性遗传疾病的高危病例。

6. 胎儿肢体:妊娠中期四肢长骨、关节、掌、指(趾)结构可显示较清楚。四肢的探查及测量,可及早发现短肢及缺肢。

7. 胎儿血流:彩色多普勒广泛应用于临床研究胎儿血流动力学。

(1) 胎头脑 Wills 环(大脑前动脉、中动脉、后动脉):测量大脑中动脉的阻力指数对胎儿宫内缺氧有重要的参考价值。

(2) 胎儿心脏的血流循环:从胚胎的原始心管一直监测到分娩前的胎儿心脏,通过观察胎儿心血管结构,可及早在宫内对胎儿先心病作出诊断;观察测量胎儿三尖瓣血流及下腔静脉血流变化,可及早诊断胎儿心功能不全;应用彩色多普勒、频谱多普勒及 M 型超声检测胎儿的心血管动力学,对胎儿心律失常作出诊断。

(3) 胎儿肺血流:肺血管像树枝样分布在肺组织内,可测到肺静脉频谱。

(4) 胎儿肝脏血流:肝内脐静脉、肝门静脉、静脉导管、肝静脉可清晰显示。静脉导管的血流频谱形态变化有助于诊断胎儿心功能不全。

(5) 胎儿肾脏血流:妊娠 14 周可显示腹主动脉进入左、右肾两根血管,妊娠中晚期可清晰显示胎儿肾脏血管、血流。

(6) 胎儿大血管:胎儿腹主动脉及胸主动脉在早期妊娠即可显示。

(7) 胎儿外周血管:中期妊娠以后可显示胎儿四肢血流。

8. 子宫-胎盘-胎儿血流循环

(1) 胎儿脐动脉(UA)的检测及其临床应用:胎儿脐动脉 UA 血流的收缩期峰值/舒张末期血流速度比值(S/D)、搏动指数(PI)、阻力指数(RI)的测定是反映胎盘外周阻力的指标,从血流动力学的角度反映了胎儿、胎盘的循环状态。正常妊娠时,随着孕周的增加,UA 的阻力指标应逐渐下降,以保证胎儿血供。表现在妊娠 30 周以后,S/D<3.0。这是由于随着妊娠的进展,胎盘逐渐成熟,绒毛血管增多、增粗,胎盘血管阻力下降,血流量同时增加。但在高危妊娠中,如妊娠高血压综合征,妊娠末期 S/D 不逐渐下降,而且降不到 3.0 以下,说明胎盘的病理改变,如绒毛血管痉挛、梗死、水肿等,已明显增加了胎儿-胎盘的循环阻力,以致 UA 舒张末期血流减少,S/D↑。胎儿宫内

窘迫发生时,临床中发现 UA 舒张末期血流量减少、中断或逆流的出现。胎儿 UAS/D 的明显增高,反映胎儿宫内缺氧严重,应及时加以治疗,并适时终止妊娠,以防胎死宫内。S/D 的测定是估计胎盘功能的敏感指标,可在临床症状出现之前,预测胎儿宫内窘迫,并可采取早期治疗措施,改善子宫胎盘循环,促进胎儿的发育。

(2) 胎儿大脑中动脉(MCA)阻力指标监测及其意义:胎儿 MCA 是大脑半球血液供应最丰富的血管,它可以反映胎儿颅脑循环的动态变化。随着孕周的增加,胎儿脑发育逐渐完善,血液供应对氧的需求也逐渐增加,正常妊娠胎儿 MCA 的 RI 妊娠中期为 0.83±,妊娠晚期为 0.72±,有下降趋势,正常胎儿 RI MCA/RI UA>1,当胎儿缺氧时,其脑动脉阻力指标的变化规律与 UA 相反,脑血管阻力代偿性减低,脑血流量增加,机体以重新分配心输出量,以保证大脑血供应,即脑保护效应。如胎儿缺氧得不到改善,就会出现失代偿,大脑中动脉舒张期血流缺失或反向。

(3) 胎儿肾动脉(KA)的监测及其意义:①重症妊娠高血压综合征及 FGR 胎儿,除脐动脉、脑血流阻力指标改变外,还存在胎儿体内循环状态的改变,肾动脉的监测可以评价胎儿末梢循环状态,正常妊娠,31～35 周,KA 的 RI 约为 0.76±,36～40 周约为 0.80±,有增高趋势,对于重症孕高症及 IUGR 者,KA 的 RI 明显升高,代表胎儿末梢循环状况不佳。②在羊水过少病例中,如果胎儿 KA 的 RI 也明显升高,则胎儿 KARI 的增高可能是羊水过少的重要原因之一。RIKA↑→肾血流↓→胎尿↓→羊水过少。

(4) 胎盘动脉(PLA)的监测及其意义:PLA RI 直接反应胎盘血管的阻力,可估计胎盘功能。

(5) 子宫动脉(UtA)的监测及其意义:母体因素如妊娠高血压综合征引起胎盘胎儿血流阻力增高时,UtA RI 增高。

当 UtA、PLA 反复多次测量均正常,而 UA S/D、MCA RI 反复多次测量均异常,结合产检排除胎儿宫内窘迫、或改善血循环治疗后 UA S/D、MCA RI 仍无改变或加重时要考虑有无胎儿畸形,尤其是染色体畸形的存在。

9. 脐带:胎儿的脐带一端连接于胎盘的胎儿面,另一端连接于胎儿脐部,内含三条血管,两条动脉一条静脉,其直径到妊娠足月时分别为 0.4cm、1.0cm。脐带横断面扫查时可见到一大两小圆形血管无回声。

10. 胎盘

(1)胎盘的附着部位

(2)胎盘的形状

(3)胎盘成熟度与胎盘分级

根据胎盘绒毛膜板、基底板、胎盘实质的回声特点把胎盘成熟度分为四级。

0级:胎盘胎儿面绒毛膜板显示为平直光整的强光带。

Ⅰ级:胎盘胎儿面绒毛膜板显示为波浪起伏的强光带。

Ⅱ级:胎盘基底板显示为完整的钙化带。

Ⅲ级:胎盘实质内出现广泛的钙化分叶。

绒毛膜板:妊娠中期胎盘的胎儿面有一清晰的线状光滑的绒毛膜反射界面称为绒毛膜板。

基底板:底蜕膜表面覆盖着一层来自固定绒毛的滋养层细胞与底蜕膜共同构成绒毛间隙的底,称为基底板。

11. 羊水

(1)单一径线测量法:孕妇平卧,探头垂直床面测量羊膜囊内最深羊水池的前后径,正常参考范围为 3～8cm。采用这种方法测定时,应全面扫查宫腔内羊水分布情况。

(2)羊水指数(AFL)测量法:孕妇平卧,探头垂直床面测量,以脐为中心,把腹部分为四个象限,在每个象限各测一个垂直径线,相加除以4,正常参考范围为 8～18cm。

12. 胎儿生物物理指标的监测(FBPS):主要监测项目有胎动(FM)、胎儿呼吸样运动(FBM)、胎儿肌张力(FT)、羊水(AF)和无应激试验(NST)。前四项由 B 超监测,后一项由胎心监护仪完成。超声评分最高分8分,最低分0分。6～8分为正常,4～5分为不良,0～3分为危急。

13. 正常妊娠超声检查步骤:应按常规顺序探查,逐一超声扫查,与正常解剖结构进行对比,判断胎儿、子宫、附件、盆腔是否正常。

(1) 扫查孕妇耻骨联合上方找到宫颈及宫体,确定胎儿在宫内。

(2) 大范围扫查下腹部及盆腔,判断有无子宫畸形、子宫肿瘤、盆腔肿块。

(3) 大范围扫查子宫,判断胎儿个数及胎位。

(4) 根据胎位调整探头姿势开始系统检查胎儿。

(5) 胎头的形状、结构、标准切面上的测量[双顶径切面即丘脑-透明隔横切面测量双顶径(BPD)、头围(HC),小脑标准测量切面即小脑-丘脑-透明隔斜切面测量小脑(TCD)]。

(6) 胎儿脊柱,以胎头为起点,顺着脊柱的生理弯曲连续矢状面扫查至骶尾部,观察排列与连续性,然后自骶尾部连续横切面扫查至颈部。

(7) 胎儿四肢,自肢体与躯干的连接部开始,顺着肢体的姿势扫查肢体的全长,观察肢体长骨、关节、掌指(趾)的有无、形态结构。于股骨长轴标准切面测量股骨的长度(FL)。

(8) 胎儿躯干,自颈部到盆腔或自盆腔到颈部,颈部观察有无肿块;胸部观察心胸比值、心脏的位置、搏动、心脏及大血管的结构,肺脏的形态、大小、横膈的观察;腹部观察前腹壁的完整性,腹腔内脏器——肝脏、胃泡、双肾、肠管;盆腔观察肠管、膀胱;外生殖器的观察。于腹围标准横切面测量腹围(AC)。

(9) 观察胎儿附属物,胎盘的附着部位、胎盘的形态、脐带、羊水情况。

【胎儿孕龄的评估】

1. 孕囊计测法(6~8周):孕囊测量时膀胱应适当充盈,或经阴道超声测量,各径线一律测孕囊内径。

根据孕囊大小计测孕龄(Hellman):

孕囊平均内径(cm) = (孕囊长+宽+前后径)/3 或(孕囊最大径+最小径)/2

孕周(W) = (孕囊平均内径+2.543)/0.7

2. 根据孕囊发育及胚胎发育声像图估测孕龄(6~12周):孕囊6周肯定可见,6周前≤1.5cm,胎芽6~7周可见,且可见心管搏动,胎心7~8周可见,胎动8~9周可见,胎盘9~10周可见,胎头11~12周可测BPD。

3. 胎儿头臀长(CRL)计测法(8~14周):测量胚胎颅顶部至臀外缘的距离。

(1)查表法:超声仪器内的生物测量表提供了超声孕周。

(2)简易估测法:孕龄(W)=CRL(cm)+6.5

(3)回归方程式:

Y=0.933X−5.674

孕龄(天)=51.08+0.6CRL(mm)(Nelson)

4. 胎儿双顶径或头围计测法(15周至分娩):15周以后孕周与BPD的相关性很好。BPD的测量一定要在双顶径的标准测量切面即丘脑-透明隔横切面测量自近场颅骨外缘垂直脑中线至远场颅骨内缘的最大距离,HC的测量一定要在双顶径的标准测量切面上确定近场颅骨外缘、远场颅骨外缘最大距离的两点自动包绕颅骨外缘。当胎头呈窄长椭圆形(双顶径/枕额径小于0.7)或胎头过圆(双顶径/枕额径大于0.86)时BPD不适于估计孕周,应以HC估计的孕周为准。

(1)查表法:超声仪器内的生物测量表提供了超声孕周。

(2)回归方程式:

Y=1.74+3.82X

孕周(W)=1.74+3.82BPD(cm)

(3)简易估测法:国内外资料一般认为15~31周孕周与BPD相关性良好,每周BPD平均增大3.0mm,31~36周每周BPD平均增大2.0mm,36周后每周BPD平均增大1.0mm。

5. 胎儿股骨长度(FL)计测法(15周至分娩):FL的测量具有高度的可重复性。在股骨的长轴切面且股骨长轴与声束垂直的切面上自股骨的一头端点的中点测至另一头端点的中点。

(1)查表法:超声仪器内的生物测量表提供了超声孕周。

(2)回归方程式:Y=6.837+4.316X

6. 胎儿腹围(AC)计测法(15 周至分娩):胎儿腹围的大小直接反映了胎儿的营养状况,可提供有关孕龄的重要信息。在 AC 标准测量切面即包括脊柱、肝脏、胃泡、门静脉的尽可能圆的横断面上确定两点自动包绕腹壁外缘。

查表法:超声仪器内的生物测量表提供了超声孕周。

7. 联合测量胎儿多项参数评估孕周(15 周至分娩):超声最常运用 BPD、HC、AC、FL 四项参数综合评估孕龄,监测胎儿的生长发育。

查表法:超声仪器内的生物测量表提供了超声孕周。

【多胎妊娠】

1. 超声表现

(1) 妊娠早期,宫腔内可探及两个或两个以上孕囊(双绒或两个以上绒毛膜囊),或一个孕囊内可探及两个胚芽、两个羊膜囊或一个羊膜囊(单绒双羊或单绒单羊)。

(2) 妊娠中晚期,宫腔内可探及两个或两个以上的胎儿,判断各自的胎位、检查测量每个胎儿、分辨胎盘的个数及羊膜分隔的有无。

2. 需注意的问题

(1) 当单绒单羊时要判断有无胎儿联体畸形。

(2) 当单绒双胎时要判断有无双胎输血综合征。

【双胎输血综合征 TTTS】

两个同性别的胎儿共同一个胎盘即单绒毛膜双胎妊娠时,且在胎盘内两胎儿的胎盘动静脉间存在动静脉血管吻合时,就会发生 TTTS。

1. 超声表现:严重的 TTTS 妊娠早期受血儿颈项透明层增厚,心率增快,两个羊膜囊的大小不一,供血儿羊膜囊偏小。中期妊娠起出现典型的 TTTS 表现,病情越严重异常声像图出现越早。最易观察到的是两个胎儿的各生物测量值不一致,供血儿各生物测量值小于正常,受血儿各生物测量值正常或大于正常,腹围特别明显。随着妊娠的继续,两者的差别越来越大。供血儿羊水过少、羊膜腔狭小,严重者无羊水、羊膜紧贴胎儿,成为"固定胎"或"贴壁儿";而受血儿羊水过多。供血儿所有器官都小,如心、肝、肾、膀胱,脐血管细小;受血儿心脏增大、膀胱大、脐血管增粗,发生充血性心力衰竭时出现胎儿水肿,心脏进一步增大,三尖瓣反流、心包积液、胸腔积液及腹水,静脉导管血流显示心房收缩期反流血。

2. 鉴别诊断:需与之鉴别的是双胎之一宫内生长受限。FGR 声像图上显示为两个胎儿大小不一,小胎儿羊水减少甚至"固定胎",但大胎儿径线正常,很少径线过大,羊水量也正常,不存在充血性心力衰竭。然而早期的、不严重的 TTTS 仍较难与 FGR 鉴别。

【胎儿宫内生长受限】

胎儿宫内生长受限(FGR)是指胎儿出生体重低于正常同孕龄胎儿体重的第 10 百分位数或低于 2 个标准差,或足月胎儿体重小于 2500g。

1. 分型:FGR 可分为匀称型 FGR 和非匀称型 FGR。

(1)匀称型:发生较早(小于 28 周),HC/AC 比例正常,又称内因性 FGR,胎儿发育匀称,多为胎儿先天畸形的表现之一,预后不良。

(2)非匀称型:发生较晚(大于 28 周),HC/AC 比例大于 95 百分位数,FL/AC×100:正常值为 22±2,如大于 24 则为非匀称型 FGR。又称外因性 FGR,胎儿发育不匀称,多源于因母体疾病或胎盘功能低下导致的营养不良。

2. 超声表现

(1)匀称型:发生较早(小于 28 周),胎儿双顶径、头围、腹围和股骨长度测值均低于同孕龄胎儿正常值的第 10 百分位数或低于两个标准差以上。HC/AC 比例正常,胎儿发育匀称。

(2)非匀称型:发生较晚(大于 28 周),胎儿双顶径、头围和股骨长度测值接近同孕龄胎儿正常值,腹围测值则明显低于同孕龄胎儿正常值两个标准差以上。HC/AC 比例大于 95 百分位数,FL/AC×100 大于 24,胎儿发育不匀称。

(3)羊水减少。

(4)胎盘显示小而薄。

(5)子宫动脉、脐动脉的 RI 增高、大脑中动脉 RI 增高或降低、肾动脉的 RI 增高。

3. 需注意的问题:检查对 FGR 的诊断和指导临床治疗有较大的意义,超声诊断 FGR 前应准确核实临床孕周。若无法准确确定临床孕周,则在判断时不能仅根据一次测量的结果,至少应动态观察 2~3 周后才下结论。

(1) BPD:妊娠 36 周前 BPD 每周增长应大于 2mm,连续 2 次测量 BPD 增长速度均低于 2mm/周时,也可考虑 FGR,BPD 增长曲线可判断 FGR,连续 2 次测量曲线低于第 10 百分位数。

(2) 胎儿头围与腹围比值(HC/AC):腹围反映胎儿肝脏体积和腹部脂肪的多少。妊娠 36 周前胎儿头围较腹围大,妊娠 36 周后则相反。非匀称型 FGR 头围大于腹围,匀称型的 HC/AC 则基本不变,据此可判断 FGR 的类型。

(3) 股骨长度(FL):FL 与胎儿身高和体重有密切的关系。妊娠 30 周以前平均每周增长 2mm,36 周后则平均每周增长 1mm,FGR 时则增长速度减低。

【胎儿畸形】

1. 神经系统畸形

(1) 无脑畸形:无颅骨光环,无大脑,仅显示面部和颅底回声,胎儿颈项短小。

(2) 露脑畸形:无颅骨光环,大量脑组织飘在羊水中。

(3) 脑膨出、脑膜膨出、脑脑膜膨出:部分颅骨缺失,脑膜及脑组织呈囊状自颅骨缺失处膨出,常发生于枕部。

(4) 脑室扩张、脑积水:侧脑室无回声区增宽,横径大于 1.0cm,脉络丛悬挂。

(5) 全前脑:由于前脑完全或部分未分裂而引起的一系列异常。包括脑部结构异常和面部畸形。分三型:无叶全前脑、半叶全前脑和叶状全前脑。无叶全前脑胎儿超声表现为:脑中线结构消失,脑组织位于前部,变薄,呈均匀一致回声,单一弧形脑室,其内为大量无回声,丘脑融合,小脑蚓部缺失。眼间距相对较窄,喙鼻或单鼻孔,略呈三角形,常伴唇腭裂。半叶全前脑时部分脑中线结构存在,叶状全前脑大部分脑中线结构存在。

（6）水脑：双侧大脑半球缺失，仅存脑干和小脑，颅腔内充满了脑脊液。

（7）孔洞脑：脑实质有囊性腔隙，内含脑脊液。

（8）脉络丛囊肿：侧脑室内的脉络丛内的囊性结构。

（9）Dandy-Walker 畸形：小脑蚓部全部或部分缺失，颅后窝增宽，无回声增多。

（10）胼胝体缺失（ACC）：双侧侧脑室"泪滴状"扩张、透明隔腔消失、第三脑室扩张上抬。

（11）颅内动静脉畸形（Galen 静脉瘤）：脑中线上可见异常无回声，内见血液流动，呈毛刺状频谱（其诊断靠彩超）。

（12）脊柱裂：开放性脊柱裂，病变处皮肤回声中断、脊柱回声中断，伴脊髓脊膜膨出至羊水中；闭合性/隐性脊柱裂，病变处皮肤回声连续，并行排列的脊柱强回声间距增宽，可有脊髓脊膜膨出至皮下形成包块。

（13）小头畸形：胎儿 BPD、HC 小于正常值的三个标准差，而其他生长参数 FL、AC 等均与正常值相符。

2. 消化系统畸形

（1）唇裂和腭裂：唇回声连续性中断、可见两个回声增强的断端、中断处为无回声、上腭有缺损，鼻腔、口腔相通。

（2）十二指肠闭锁：胎儿上腹部或中腹部可见两个并行排列并相通的无回声空泡结构，即"双泡征"，见不到充液的结肠及小肠回声，小肠呈一团迂曲增强光团回声，羊水过多。

（3）胎粪性腹膜炎：胎儿腹腔内可有腹水，腹腔内弥漫性钙化斑、钙化点、钙化光环，合并胎儿宫内发育迟缓。

3. 肺囊腺瘤：一侧胎肺增大，内可见一局限性光团，光团内呈均匀一致的强光点，或间有大小不等、形态不规则的无回声区。

4. 胎儿心血管畸形：常见畸形种类如下（超声声像图描述省略）：

右位心、右旋心、左旋心；左心发育不良综合征、右心发育不良综合征；单心房、单心室、单心房并单心室、三房心；室间隔缺损、房间隔缺损；法洛四联征、大动脉转位、右室双出口、永存动脉干、主动脉缩窄、静脉畸形引流;瓣膜畸形;三尖瓣下移(Ebstein's anomaly);心脏肿瘤;心律失常;心力衰竭;心包积液。

5. 膈疝

(1)右侧膈疝:右侧胸腔内见一实质性肿块回声与肝脏相连续,右侧膈肌连续性中断。

(2)左侧膈疝:左侧胸腔内见胃泡或肠管回声,心脏右移,左侧膈肌连续性中断。

6. 胎儿腹壁缺损

(1)腹裂:在脐旁腹壁连续性中断,肠管自腹壁中断处突出漂浮于羊水中,其表面没有包膜覆盖。

(2)脐膨出:胎儿腹部正中脐部突出一包块,内可见肠管、肝脏等,其表面有包膜。

7. 泌尿系统畸形

(1)肾缺如:肾脏可显示的孕周却在一侧肾区未见肾脏回声。

(2)异位肾:肾区未见肾脏显示,于盆腔显示一发育正常或发育不良的肾脏。

(3)多囊肾:胎儿型多囊肾显示为双侧体积明显增大的、实质回声明显增强的肾脏、合并羊水少;成人型多囊肾:显示双侧或单侧肾脏形态失常,实质内可见多个互不相通的无回声,羊水可正常或减少。

(4)肾积水:肾集合系统扩张,内见无回声区,前后径大于1.0cm。

8. 胎儿骨骼畸形

(1)软骨发育不全:胎儿头颅稍大,BPD、HC 与孕周相符,四肢长骨的长短低于该孕周的 2 个标准差以上;胸腔狭小、腹部膨隆。

(2)成骨发育不全:胎儿颅骨壁如纸薄,常有塌陷;胸部可变形,肋骨可有骨折;四肢长骨短而宽、弯曲、可成角,亦可见骨折。

(3)局部肢体异常:某一肢体发育不全或缺如、长骨弯曲。

(4)肢体姿势异常:如足内翻,足掌与小腿长轴显示在同一切面上。

9. 胎儿水肿(免疫性水肿、非免疫性水肿):胎儿全身皮下软组织增厚,厚度大于 0.5cm;胸腔、腹腔、心包腔积液;胎盘增厚。

10. 胎儿肿瘤:胎儿骶尾部畸胎瘤,胎儿骶尾部见一突出包块,有完整光滑的囊壁,内可见无回声、光带分隔、强光团等。

11. 羊膜带综合征:羊膜带综合征是指羊膜腔破损后,部分羊膜与胎儿肢体缠绕、粘连,导致胎儿畸形,特异性的羊膜带综合征导致的胎儿畸形为体表的压缩环,部分肢体的缺失,还有非常见部位的脑膨出、唇腭裂等,如果产前超声发现局部的胎儿畸形,畸形处胎儿肢体与周围条带相连时,可以诊断羊膜带综合征。

【遗传超声】

绝大部分21-三体和其他染色体异常的胎儿其超声检查有一定的阳性体征,包括器官结构畸形或出现于某些器官组织上的异常形态标志物。

1. 妊娠早期胎儿染色体异常的超声形态学筛查常见畸形和标志物

(1)颈部透明层(nuchal translucency,NT)厚度:是最重要的早期筛查标志物。与染色体异常及胎儿的其他畸形,尤其是心脏畸形密切相关。NT 是指在妊娠早期($11 \sim 13^{+6}$ 周)利用超声观察到胎儿颈后的皮下积液无回声区的厚度。正常情况下,胎儿 NT 厚度随头臀径增加而增厚,不同长度头臀径测得的每一个 NT 厚度值相对应一个似然比 LR,LR 将用来计算一个新的染色体异常的风险值,NT 越厚,新风险值越高,反之亦然。妊娠 $11 \sim 13^{+6}$ 周时,几乎所有的染色体异常都与 NT 增厚有关,三体综合征 NT 增厚的模式比较相似,且比相同头臀径胎儿的正常平均厚度>2.5mm。Turner 综合征胎儿的 NT 中位数比正常胎儿高 8mm。

(2)胎儿鼻骨(nose bone,NB)缺乏:95% 以上的胎儿鼻骨在妊娠 $11 \sim 13^{+6}$ 周可观察到,鼻骨缺乏的发生率随头臀径增长而下降,随 NT 厚度增加而增加。21-三体胎儿中,60% ～70%

缺乏鼻骨,18-三体中约 50%、13-三体中约 30% 鼻骨缺乏。

(3)单脐动脉:单脐动脉与所有的主要器官系统畸形和染色体异常相关。妊娠 11 ~ 13^{+6} 周时约 3% 核型正常的胎儿伴有单脐动脉,而 18-三体胎儿有 80%,但大部分 18-三体会同时有通过超声容易观察到的其他严重畸形。因此,单脐动脉不能单独作为核型分析的超声形态学标志物。

(4)巨大膀胱:妊娠 13 周时完全可以观察到胎儿膀胱。膀胱轻度增大(纵向直径 7 ~ 15mm)染色体异常的发生率为 20%,若严重增大(>15mm),染色体异常的发生率为 10%,但其余 10% 核型正常的胎儿常伴有尿路梗阻性畸形。

(5)脐膨出:妊娠 11 ~ 13^{+6} 周脐膨出的发生率为 0.1%,其中染色体异常导致脐膨出的发生率为 60%(主要是 18-三体),尤其是膨出物为肠管时,比其他膨出物染色体异常的发生率高 4 倍。由于 18-三体的宫内病死率随孕周的增加而上升。因此,脐膨出的发生率及其染色体异常的相关风险会随孕周的增加而下降。

(6)胎儿心率:正常妊娠时,5 周时胎心率由 100 次/分上升至 10 周时的 170 次/分,至 14 周时下降至 155 次/分。13-三体和 Turner 综合征会出现心动过速,18-三体和三倍体与心动过缓密切相关。21-三体胎心率变化则不明显。

(7)脐静脉导管和脐静脉 Doppler 超声波形异常:早孕时脐静脉导管血流异常与染色体异常、心脏畸形和不良妊娠结局密切相关。约 80% 的 21-三体会出现脐静脉导管血流 Doppler 波形异常。因此,与 NT 结合可以大大提高 21-三体的超声筛出率,约 25% 正常核型胎儿妊娠早期脐静脉血流呈波动性,而 18-三体、13-三体中 90% 有波动性血流。

2. 妊娠中期胎儿染色体异常形态学筛查常见畸形和标志物

(1)脑室扩大:病因可能与染色体异常、感染和颅内出血有关。脑室扩张的胎儿中出现染色体异常的发生率为 10%,多数为三体和三倍体胎儿。轻微的脑室扩张比严重的脑室扩张与染色体异常的关系更密切。

（2）脉络丛囊肿：正常情况下脉络丛囊肿没有临床意义，约95%的病例在妊娠28周前会自动消失。但脉络丛囊肿与染色体异常有密切相关性，尤其是18-三体。但18-三体常合并其他畸形。因此，发现该标志物应进一步仔细检查是否合并其他畸形。

（3）鼻骨发育不全：妊娠15～24周的超声检查中，约65%的21-三体合并鼻骨发育不全（<2.5 mm）。与妊娠早期血清学和NT测量相结合，可使妊娠中期21-三体的筛出率达97%。据推测鼻骨长度测量是妊娠中期筛查21-三体最敏感、特异性最好的标志物。

（4）心脏畸形：超过90%的18-三体、13-三体和40%的21-三体、Turner综合征伴有心脏畸形。产前超声检查心脏畸形胎儿中，约25%伴有染色体异常。

（5）泌尿系畸形：见于多种染色体异常。无论任何部位、单侧或双侧泌尿系畸形，其染色体异常似然比LR是相似的。但女性胎儿染色体异常发生率是男性的2倍。而且不同类型的染色体异常出现的畸形类型也有所不同，如轻度的肾盂扩张与21-三体有关，而中重度肾盂扩张与18-三体、13-三体密切相关。

（6）胎儿生长受限：胎儿生长受限是染色体异常常见的特征。与其密切相关的染色体异常通常为18-三体和三倍体。值得注意的是，临床工作中，染色体异常导致的生长受限与胎盘功能不全导致的生长受限很难鉴别。前者常伴有结构异常，而羊水量增加或正常，子宫动脉和脐动脉多普勒血流值也在正常范围，后者羊水量减少同时伴有子宫动脉和脐动脉多普勒血流值的异常。

3. 其他一些器官结构异常的标志物：如心室内强回声光斑、肠管回声增强、肱骨/股骨偏短等。这些妊娠早期、中期标志物通常不会导致胎儿器官的严重功能障碍，但这些标志物与胎儿染色体异常有关，不同的染色体异常会出现不同的异常标志物或畸形的组合。

4. 常见的四种非整倍体胎儿超声形态学筛查常见畸形和标志物

（1）21-三体：常出现脑膜膨出、颈部水瘤、前额平坦、巨舌、短而圆的小耳朵、三维超声可见典型的圆脸伴面中部发育不良。第五小指中指骨缺如、室间隔缺损、心包积液、法洛四联征、胎儿非免疫性水肿、十二指肠狭窄、食管狭窄、脐膨出、尿路梗阻等。

（2）18-三体：常出现草莓头，胼胝体缺失，唇腭裂，下颌短小，颈部水肿，心脏畸形，膈疝，食管狭窄，脐疝（通常有肠管在囊内），肠管回声增强，肾脏畸形，脑脊膜膨出，FGR，肢体过短，尺骨发育不全，重叠手指，马蹄足或 Rocker 足。

（3）13-三体：前脑分裂障碍和相关的脸部发育异常，小头，心肾畸形，肾增大回声增强，脐疝和轴后型多指。

（4）Turner 综合征：胎死宫内的发生率很高，致死畸形主要是较大的颈部水瘤、全身水肿、中度的心包积液和腹水、心脏异常和马蹄肾（中度的肾盂积水）等。

如果对出现上述标志物的病例不经风险评估和进一步超声诊断而直接进行侵入性产前诊断，则导致孕妇承担更多的经济损失和妊娠丢失的风险。因此，超声检查时一旦发现相关的标志物，应进行更进一步详细的超声检查以期发现相关的畸形。血清学和超声标志物联合检查的方法是目前最为广泛应用并行之有效的染色体异常筛查方法，若将这两种方法在妊娠早期、中期及时的联合应用，则可以将超过 95% 的染色体缺陷的胎儿及时筛查出来，并进行下一步的侵入性诊断。因此，充分认识并合理联合应用血清学与超声形态学来进行产前诊断或产前筛查的检测，不仅可以大大提高侵入性诊断技术的诊断准确率，减少侵入性诊断技术的盲目使用，同时也减少妊娠并发症的风险，减轻社会和家庭不必要的经济和精神负担。但需要强调的是，所有的筛查方法都是用来评估妊娠出现染色体异常胎儿的风险，即筛查结果阳性的胎儿未必一定就不健康，阴性的结果也不能完全排除染色体异常的可能性。

【胎儿附属物异常】

1. 胎盘异常

（1）前置胎盘（胎盘附着部位异常）：胎盘正常附着在子宫

体部的前壁、后壁或侧壁。如果胎盘附着于子宫下段或覆盖在宫颈内口,位置低于胎儿先露部称为前置胎盘。根据胎盘与宫颈内口的关系分为:①完全性(中央性),胎盘完全覆盖宫颈内口;②部分性,胎盘覆盖宫颈内口一部分;③边缘性,胎盘下缘达宫颈内口边缘;④低置性,胎盘下缘距宫颈内口≤5cm。

（2）异常胎盘(胎盘形态、脐带插入点等异常):球状胎盘、球拍状胎盘、二叶胎盘/多叶胎盘、副胎盘;帆状胎盘、膜状胎盘、轮状胎盘等。

（3）胎盘早剥(胎盘后出血):正常位置的胎盘早期发生剥离。主要的病理变化是底蜕膜出血,形成的血肿使蜕膜分离而胎盘早剥。症状主要是晚期妊娠中阴道出血(占15%～20%)与腹痛。其严重程度视出血量,剥离面积与剥离类型而定,轻症者可无任何症状。声像图特征:①显性剥离,胎盘形态可无变化(血液可由宫颈流出);②隐性剥离,则显示剥离区的胎盘增厚,向羊膜腔膨出,胎盘厚度>5cm;③胎盘与子宫壁之间回声杂乱,出现无固定形态的血肿回声;④胎盘剥离面过大,出现胎死宫内。

（4）胎盘绒毛膜血管瘤:胎盘实质内见一实质性界限清晰的肿块,多突向胎儿面脐带插入点旁,肿块内可呈低回声,部分呈无回声及部分呈强回声,在肿块内可测到血流信号,多为静脉频谱。

（5）胎盘植入:胎盘植入是指胎盘全部或部分异常附着于子宫肌层。胎盘植入的超声表现:①胎盘后正常低至无回声区消失,胎盘与子宫肌壁分界不清;②胎盘内多发不规则血管腔,使其呈"硬干酪"样表现;③子宫胎盘或子宫膀胱交界面可探及血管或胎盘组织连接;④胎盘后方子宫肌层变薄;⑤三维彩超胎盘基底部可见杂乱的血管网、大量融合血管。

2. 脐带异常

（1）单脐动脉:脐带内仅见一条脐动脉及一条脐静脉,胎儿膀胱一侧脐动脉缺失。

（2）脐带绕颈:胎儿颈部探测到脐带回声,呈"U"或"W"或"VVV"型。彩超可直接显示出环绕颈部的血流。

（3）脐血管前置:临产时脐带位于胎先露的下方。

3. 羊水异常:羊水随妊娠月份的增加而逐渐增加至 36 周后逐渐减少。足月妊娠时羊水量如超过 2000ml,称羊水过多。羊水过多要注意胎儿有无胃肠道梗阻。足月妊娠时羊水量小于 300ml 时,称羊水过少。羊水过少 90% 胎儿宫内生长受限、泌尿系统畸形。

（1）羊水过多:子宫大于妊娠月份;羊水增多,最深羊水暗区前后径>8cm,羊水指数>18cm。

（2）羊水过少:子宫小于妊娠月份;羊水减少,最深羊水暗区前后径<3cm,羊水指数<8cm。

（3）羊水浑浊:羊水透声性下降,内可见密集的光点。

【产科三维、四维超声的优势和局限性】

1. 三维、四维超声的优势

（1）三维图像立体、直观、形象,胎儿正常、异常结构的立体图像呈现在产科医生和患者及其家属的面前,便于超声医生与产科医生和患者及其家属间的沟通,尤其是胎儿表面畸形如唇裂、嚎鼻、短下巴、脊柱弯曲异常、马蹄内翻足、手桡侧弯曲,有了三维照片无需超声医生的过多解释。四维超声可以实时记录胎儿在母体内的活动情况。

（2）对于某些胎儿畸形如半椎体及肋骨融合三维超声成像比二维超声可提供更丰富更准确的信息,提高诊断的准确率。

（3）三维超声测量更准确、可测量参数更多。三维重建可获取比二维更标准的切面,在标准切面上可提高对正常和异常解剖结构的观察与测量准确性。体积测量更加准确,可测量任何形状的体积。三维彩色、能量多普勒可获得感兴趣区的血流图,应用 VOCAL 软件得到感兴趣区内的血管及血流的量化指标——VI(血管化指数)、FI(血流指数)和 VFI(血管化血流指数)。

（4）三维超声可瞬时采集感兴趣区的容积信息,对完整的超声参数进行数字化存储和后处理,并能获得图像回放,便于进一步分析、探讨及会诊。

（5）基于三维超声基础上的超声新技术为胎儿畸形的诊断提供了更好的技术支持。

2. 三维、四维超声的局限性

（1）三维超声图像质量取决于二维超声图像的质量。感兴趣区周围有遮挡，或胎儿姿势不佳影响成像。

（2）羊水过少或近预产期时羊水偏少影响表面成像。

（3）容积数据处理需要一定的时间。

（4）三维彩色超声诊断仪器与普通彩色超声诊断仪相比，价格较贵，同时对超声医生的技术水平要求较高，目前尚未能广泛应用。

三维超声和传统的二维超声之间彼此相辅相成，各有优势。三维超声不能完全代替二维超声在临床广泛应用。三维、四维彩色、能量超声在产科的应用日渐推广，优势日益突出，临床效果不断得到肯定。随着医疗仪器科技水平的不断提高，相信随着技术难点的逐步攻克，高分辨率、高速度的三维及四维超声将成为临床不可缺的检查手段。

（张　玲）

二、B 超在妇科的应用

【检查前准备】

1. 经腹部 B 超检查前应使膀胱适度充盈。

2. 经阴道或经直肠 B 超检查前应排空膀胱。

【正常子宫及附件超声表现】

1. 正常子宫

（1）子宫位于膀胱后方，纵切面呈一倒置梨形，宫体轮廓线光滑清晰，内部回声光点均匀，宫腔呈线状强回声，其周围有低回声或强回声的内膜围绕，宫颈回声较宫体稍强，颈管呈带状高回声。

（2）超声探测成年妇女正常子宫的参考值为：纵径 5.5～7.5cm；前后径 3.0～4.0cm，横径 4.5～5.5cm，子宫颈长 2.5 ~ 3.0 cm。

（3）青春期子宫体长约与子宫颈等长,呈 1:1,生育期子宫体长约为子宫颈的 1 倍,呈 2:1,老年期又成为 1:1。

（4）通过子宫纵切面观察子宫体部与子宫颈的位置关系,来了解子宫的屈度,可分为:前屈位、后屈位和平位。

2. 正常卵巢:正常卵巢通常位于子宫体部外上方,髂血管内侧,但有很多变异,一般成年女性卵巢大小为 3cm×2cm×1cm,纵切面呈长椭圆形,横切面呈近圆形。其内部为低回声,分布均匀,常有一至数个卵泡。

【常见子宫疾病超声诊断】

1. 子宫先天性畸形

（1）纵隔子宫:子宫内膜腔分为两个,宫底部外形正常。

（2）双角子宫:子宫内膜腔在宫底部分开,呈鞍状,形成两个宫腔。

（3）双子宫:盆腔内出现两个完全独立分开的子宫。

2. 子宫肌瘤

（1）一般变化:子宫体积增大,形态可正常或失常,内可见一个或数个结节,呈低回声或高回声,较大结节内呈漩涡状,后方可伴声衰减,边界清晰,瘤体周边可出现环状血流信号,阻力指数一般在 0.50 左右。

（2）根据肌瘤与子宫肌壁的关系,可将其分类为:子宫壁间肌瘤,子宫浆膜下肌瘤,子宫黏膜下肌瘤,阔韧带肌瘤和子宫颈肌瘤。

（3）子宫肌瘤变性:①透明变性,变性部位呈低或无回声区,内部隐约可见微弱的回声光点。②红色变性,多数发生在妊娠期或产褥期,伴局部剧烈疼痛,肌瘤中心部位出现液性暗区。③囊性变,肌瘤中心部位可见单个或多个形态不规则的液性暗区。④萎缩与钙化,绝经期后肌瘤变小、变硬,周边有点状或片状,弓形强回声团或强光带,后方有声影。⑤带蒂的肌瘤容易发生扭转,梗死。

3. 子宫肉瘤:由病理诊断确诊的一种罕见的子宫肿瘤。不易与子宫肌瘤鉴别,当子宫肌瘤迅速增大时,应怀疑本病可能。

超声表现为肿瘤边界尚清晰,内部回声极低,血流丰富,阻力指数小于0.5。

4. 子宫腺肌病

(1)指子宫内膜异位在子宫肌层,可引起盆腔的疼痛及压迫,超声表现:子宫增大,前后径较明显,外形可不规则,后壁常不平。病变处肌层内回声不均匀,强回声内有散在低回声光点,有时可见小的"蜂窝状"无回声区,与正常子宫间分界不清,呈现"栅栏征"。彩色多普勒检查不显示典型的子宫肌瘤的环状血流信号。

(2)子宫腺肌瘤回声与子宫腺肌病相同,病变区域回声改变较集中,无包膜,以后壁居多。

【常见子宫内膜疾病超声诊断】

阴道出血是妇产科就诊的常见的主诉,医生需要根据子宫内膜情况来明确诊断。应用经阴道超声检查可以详细地观察子宫内膜的结构和厚度。

1. 正常子宫内膜的超声表现

(1)经阴道超声检查时,正常子宫内膜回声差别很大,这取决于患者的月经周期是否正常以及是否正在服用某些药物(如口服避孕药、他莫昔芬等)。

(2)生育期妇女的双层子宫内膜厚度在5~15mm,月经中期内膜呈三线征,黄体期回声增强。

(3)绝经后妇女内膜变薄(<6mm)。

2. 子宫内膜增生和子宫内膜息肉

(1)子宫内膜增生表现为两层子宫内膜厚度增加,且形态稍不规则。

(2)子宫内膜息肉呈高回声,位于两层子宫内膜之间。彩色多普勒血流显像可见息肉内动脉血流信号。

3. 激素替代疗法(HRT):接受HRT治疗的妇女,其子宫内膜厚度与未接受HRT治疗的妇女的厚度基本相同。

4. 子宫内膜癌:①通常表现为绝经后阴道不规则出血,该病的高危因素包括肥胖、高血压及糖尿病;②子宫内膜往往增厚且不规则;③有时表现为息肉样肿物;④浸润性肿瘤可破坏低回声的子宫肌壁内层;⑤肿块内可探测到丰富的血流分布。

【卵巢良性肿瘤超声诊断】

1. 卵巢单纯囊肿:表现为圆形无回声区,壁薄,体积多为3~5cm。

2. 卵巢巧克力囊肿:①卵巢增大,内可见圆形或椭圆形肿块,边界不清,囊壁厚,不光滑;②内部有极低密集光点回声。

3. 卵巢畸胎瘤:表现较多,有一定特异性。①圆形或椭圆形,外形规则,边界清楚。②面团征,液性部位内有点状或细线样强回声,实性部分呈"团絮状"或"面团状"强回声,位于包块中央或靠近囊壁,部分囊内尚有强回声团块及可伴后方声影。③脂液分层征,上方为回声较强、密集细小的脂液,下方为液性暗区,中间有一水平分界线。④子宫旁强回声光带,后方有声影。

4. 浆液性囊腺瘤

(1) 单纯型:①肿瘤轮廓清晰,外形呈圆形或类圆形,壁薄,光滑,可有多个房,内容物为均匀无回声区。②表现多为单侧。

(2) 乳头型:囊壁内有大小不一乳头状中强回声光团,突向囊内。

5. 黏液性囊腺瘤:①瘤体直径常>10cm。②外形呈圆形,边缘光滑,囊壁均匀性增厚,内部为无回声区,常呈多房结构,有多个间隔光带。

【卵巢恶性肿瘤超声诊断】

1. 囊性为主的恶性肿瘤:①双侧或单侧附件区混合性肿瘤,外形不规则,边界不清楚,壁厚,不均匀;②肿瘤以无回声为主,内有散在光点和不规则的强回声光点区;③肿瘤壁或分隔光带上有乳头状突起,表面不光滑,呈菜花样;④彩色多普勒超声检查可探及周边及间隔内血流较丰富,血流阻力低。

2. 实质性为主的恶性肿瘤:①肿瘤形态不规则,轮廓模糊;②边缘回声不整或中断,厚薄不均;③内部回声强弱不一,呈密集杂乱光点,或有少许无回声区;④后方有轻度衰减;⑤瘤体内血流信号丰富,可见点、条状、树枝状或周围绕行的血管,血流阻力低；⑥常伴有腹水。

3. 库肯勃瘤（Krukenberg's tumor）：①双侧，中等大，保持卵巢外形；②切面呈肾形，轮廓清晰；③内部呈弥漫性分布的强弱不均回声，出血坏死时有不规则无回声区；④肿瘤内部及周边血运丰富，可出现动静脉的血流频谱曲线；⑤多伴腹水。

【滋养细胞疾病超声诊断】

1. 葡萄胎：①增大的子宫腔内充满弥漫分布的小光点和大小不均匀小囊泡样无回声区或呈蜂窝状，周边血流信号不丰富；② 常伴有双侧卵巢黄素囊肿，呈多房性无回声结构；③部分性葡萄胎在此基础上可在宫腔内探及胎头、胎体、胎儿或存活，或死亡。

2. 侵蚀性葡萄胎或绒毛膜上皮癌：两者在超声上极难区分，常常需要结合病史及多项临床指标，两者有如下共同超声表现：①子宫轻度或明显增大，宫体失常，轮廓凸凹不平；②子宫肌层失去正常均质图像，病变区域可见回声不均，有不规则低回声和液性无回声，当穿破宫体时，宫旁可见积液暗区；③彩色多普勒超声可显示不均匀的肌壁回声内有异常丰富的血供，特征为高速、低阻的滋养频谱。

【输卵管妊娠超声诊断】

1. 子宫稍大，子宫内膜常常呈增厚的蜕膜反应，宫腔内无真胚囊。

2. 附件区可探及包块；不同时期有不同表现：有时宫外可见小的环状无回声，内部可探及胚芽甚至心管搏动；有时于子宫一侧见不规则的边界不太清晰的中低回声包块。

3. 盆腹腔积液，一般在陶氏腔可出现中至大量的液性暗区，当发生急性大出血时，子宫漂浮于液体中，腹腔内可见游离血及血凝块。

【妇科超声新技术及展望】

（一）三维、四维超声在妇科疾病中的应用

1. 子宫畸形：三维超声技术弥补了二维超声的不足，可显示子宫冠状面的形态，反映子宫外形及宫腔结构的变化，因此可为明确子宫畸形的诊断提供直接依据。

2. 子宫内膜：三维超声能显示完整的子宫内膜层，并且可精确计算内膜体积。内膜癌的分级与内膜体积及厚度有关，中低分化的癌体要大于高分化内膜癌，若内膜体积持续增长还要警惕肌层浸润。

3. 宫腔节育环（IUD）：三维超声克服了二维超声难以如实显示子宫 IUD 整体形态的缺陷，通过切面图和三维重建，将 IUD 的立体形体及其与子宫、内膜间的相互关系直观地显示出来，从而可对 IUD 移位、嵌顿、变形、断裂等异常作出诊断。

4. 异位妊娠：通过三维立体空间重构，对于子宫间质部妊娠、子宫宫角妊娠、残角子宫妊娠、宫颈妊娠、子宫瘢痕妊娠时的孕囊着床位置得以清晰显示，能判断该着床部位与周围组织结构的毗邻关系，大大提高了诊断的准确率。

5. 卵巢肿瘤：三维重建的表面成像可很好地显示二维超声所不能显示的囊肿内壁及隔膜的表面性状，如囊壁、隔膜表面的光滑与粗糙、囊壁上有无结节及其大小、性状等，有助于对病变性质加以判断。三维超声能量图能十分敏感地显示肿块内的微血管的分布，为肿瘤良恶性的鉴别提供更多诊断信息。

6. 对恶性肿瘤治疗疗效评价：三维超声数据处理后可精确测得肿瘤体积，通过测得肿瘤放疗或化疗前后体积变化在妇科恶性肿瘤的诊断和治疗中有一定的评价意义。

7. 在妇科泌尿学中应用：随着妇科泌尿学的进展，三维盆底超声可用来辅助观察女性盆腔底部解剖结构，帮助评价张力性尿失禁患者的盆底结构改变。

（二）超声造影在妇产科的临床应用与进展

1. 经子宫输卵管超声造影（HyCoSy）：近几年出现的新的微泡超声造影技术可以基本抑制基波回声，使经宫腔注入的微泡超声造影剂（SonoVue）可以较清晰的显示输卵管走向及其通畅性。应用 SonoVue 进行的输卵管造影研究表明，微泡造影剂能有效显示输卵管情况。正常情况下，造影推注无明显阻力，无液体回流，输卵管腔快速全程增强显影，并观察到微泡造影剂的增强回声自输卵管远端溢出；如遇输卵管梗阻，推注时阻力较大且有明显疼痛，液体反流入阴道，造影剂微泡增强仅局限于宫腔内,输卵管部分或完全无增强显影,有部分增强显影者微泡强回声流动缓慢,且无造影剂进入盆腔。结合三维、四维成像技术可以客观准确地反映出双侧输卵管卵管的走形及形态,该技术对于输卵管轻度粘连有疏通作用,且无辐射,给不孕症患者带来全新的诊疗方法。

2. 经周围静脉超声造影

(1)附件包块的良恶性鉴别诊断:附件区包块的超声表现复杂多样,有些良恶性病变的临床及超声表现间也存在不少相似点,给诊断带来困难。由于造影剂可以顺利进入组织微循环,从而能提供更多包块内部的血流灌注信息,因此造影检查对一部分实性病变及囊实性病变的良恶性鉴别方面发挥巨大作用,但值得指出的是由于卵巢肿瘤的良恶性、输卵管及附件区炎性病变与恶性病变的超声造影表现存在重叠,日前仍难以单纯通过超声造影得出十分准备诊断。

(2)在子宫肌瘤及腺肌瘤中的应用:超声学者们尝试用超声造影对子宫肌瘤与腺肌瘤进行检查分析,结果显示,子宫肌瘤和子宫腺肌瘤在造影增强方式上明显不同,造影各参数值也存在显著差异,因此该方法可以比较准确将其两者区分;通过对子宫肌瘤典型造影增强特征的判断,超声造影也可帮助诊断一些常规超声上未能显示的小肌瘤,研究表明超声造影检出的肌瘤数目更多,直径更小;此外,超声造影还有助于显示浆膜下及黏膜下子宫肌瘤的蒂部;超声造影在子宫肌瘤介入治疗疗效评估中也发挥着重要作用。在子宫肌瘤的高强度聚焦超声消融治疗及射频消融治疗中,超声造影也是一个很好的评价消融疗效的影像方法,子宫肌瘤经治疗后超声造影显示凝固坏死区无造影增强,而残存的肌瘤组织造影后仍呈增强区。

(3)子宫颈癌:子宫颈癌是最常见的妇科恶性肿瘤之一,常规超声检查对于子宫颈癌诊断及分期的价值有限,子宫颈癌超声造影初步研究显示超声造影较常规超声能更清楚的显示宫颈病灶边界,子宫颈癌的造影特征表现为病灶区增强早于子宫肌层,呈均匀或不均匀性增强,能更清晰的显示宫颈病灶边界及范围,可为临床诊断和分期提供更多有用的信息,主要是显示进展期的子宫颈癌病灶,对宫颈早期浸润癌尚不能清楚显示,应用价值有限。

(4) 靶向微泡超声造影:超声造影逐步应用于临床诊断的同时,大量的实验研究也在不断深入进行。其中靶向微泡超声造影剂的研究成为最大的热点之一。研究表明,当微泡与治疗性药物或基因结合后,即可以通过血液循环将治疗性药物或基因定向转运到病变组织,这样将可能在局部靶向治疗、基因治疗中发挥重要作用。有研究发现卵巢瘤体内注射造影剂微泡和野生型 p53 质粒混合物后行超声辐照,可明显增加质粒基因在癌瘤组织中的导入及表达,因此将来超声联合造影剂微泡有可能作为卵巢癌基因治疗中促进基因转移的辅助方法。当然,这些研究尚处于初始阶段,但我们仍然可以展望将来的超声造影可能在医学舞台上扮演更重要的角色,在卵巢癌等妇科肿瘤的临床治疗中发挥巨大作用。

图像处理技术的不断改进,促进了三维及四维超声技术的迅猛发展,继而大大提高了我们对正常解剖和病变结构的评价水平。超声造影显像详细地描绘出组织灌注血流,可作为检测生理活动的客观指标。相信随着超声技术应用领域的不断拓宽,检测过程的进一步实时便捷,妇科超声检查必将为患者和临床医生提供更多、更精确的解剖结构及生理参数信息。

(韩 伟)

三、B超在计划生育的应用

阴道超声检查应用于辅助生殖技术的始末。由于其操作简单,安全性高,经济实用,可反复多次检查,因此在辅助生殖技术中有着非常重要的意义。

【检查前准备】

患者检查前应排空小便,检查时呈截石位。阴道探头上涂耦合剂,外套消毒避孕套,置于阴道穹隆处检查。

【不孕症常见妇科疾病】

1. 多囊卵巢综合征(polycystic ovarian syndrome，PCOS)：超声表现为双侧卵巢均匀性增大，体积大于或等于10cm³，包膜增厚，呈高回声，边界清晰。皮质内可见大量无回声小囊区结构，直径一般为2~9mm，每侧卵巢内的卵泡数大于12个。间质回声增强，彩色多普勒显示卵巢血流无周期性改变，血管显示清晰，数量丰富，卵巢动脉血流阻力增高。

2. 卵巢早衰(premature ovarian failure)：在发病早期超声一般无特异性改变，晚期可表现为子宫及卵巢体积均变小，子宫内膜薄，卵巢内探测不到卵泡声像。彩色多普勒监测可见双侧卵巢内血流分布明显减少。

3. 其他疾病：见相关章节。

【正常子宫内膜及卵泡发育的监测】

1. 月经期子宫内膜：显示欠清，可见宫腔稍分离，有袋状暗区。增生期子宫内膜呈线状光带，多≤4mm。分泌期子宫内膜逐渐增厚，排卵前可达到7~11mm，呈"三线征"。

2. 窦状卵泡：通常在月经的第2~3天监测。窦卵泡大小通常在2~5mm，正常双侧卵巢内窦卵泡数为10~15个。

3. 优势卵泡：通常在月经周期的第10天开始，B超下直径>10mm的卵泡为优势卵泡，生长速度为1~3mm/d，越接近成熟，生长速度越快，可达到3~4mm/d。

4. 成熟卵泡：排卵前正常卵泡最大直径为17~24mm，卵泡饱满呈圆形或椭圆形无回声区，内壁薄且清晰，卵泡内可观察到一小泡状强回声，为卵丘。

5. 排卵：排卵是一个极其短暂的过程，超声往往不能直接观察到卵泡破裂排出的过程，但可根据间接征象判断是否排卵。排卵后超声表现为优势卵泡消失，壁皱缩不平，内部可见逐渐增多的小光点回声。黄体逐渐形成，直径多<30mm，壁薄，以后随月经周期逐渐消失。排卵后陶氏腔内可见少量无回声区。

【卵泡发育异常的监测】

1. 无卵泡周期：在月经周期中无排卵占7%。超声表现为双侧卵巢体积正常或偏小,卵巢内无优势卵泡,排卵期卵泡直径均<10mm。彩色多普勒超声检测卵巢内血流无周期性变化。

2. 小卵泡周期:超声连续监测有卵泡发育,但卵泡未发育至成熟(直径<14mm)即闭锁,或接近成熟卵泡的大小范围(直径≥14mm)而闭锁。超声表现为卵巢体积稍增大,优势卵泡生长缓慢<1mm/d,排卵期卵泡直径多<14mm,卵泡形态欠规则,张力偏低。彩色多普勒超声检测卵巢动脉血流信号呈低速,血流阻力偏高。

3. 卵泡未破裂黄素化(luteinized unruptured follicle,LUF):卵泡发育到一定程度未破裂而黄素化,常发生在子宫内膜异位症、卵巢周围炎性粘连及内分泌失调引起的促黄体生成素排卵前峰不足或早现。超声表现为卵泡未破裂,卵泡壁逐渐增厚,内部光点回声逐渐增多,形成黄体或黄素化囊肿,直径可达30~40mm。

4. 黄体血肿:正常排卵过程中,卵泡层破裂而引起出血,较多的血液潴留在卵泡或黄体腔内形成血肿。多为单侧,一般直径为40mm,偶可达100mm。血肿被吸收后可形成黄体囊肿,较大的血肿破裂时可引起急腹症。

【超声在宫腔内人工授精中的应用】

阴道超声能准确监测子宫内膜厚度和形态、卵泡数目和大小,预测排卵时间适时实施宫腔内人工授精,判断排卵与否及是否发生卵巢过度刺激综合征等,对提高人工授精成功率和安全性有重要意义。

【超声在体外受精-胚胎移植中的应用】

1. 周期前监测:进入体外受精-胚胎移植周期前应充分了解子宫、内膜和附件的正常及异常的超声影像,尤其是窦卵泡数目,可以预测卵巢储备功能和反应性,决定周期方案的选择。

2. 周期中监测:在周期启动日、控制性超促排卵过程中、人绒毛膜促性腺激素注射日对子宫内膜厚度和形态以及卵泡数目和大小进行连续监测,有助于调整促性腺激素用药剂量和用药天数,决定取卵时机。取消无效的控制性超促排卵治疗周期,避免控制性超促排卵的不良后果及并发症。

3. 取卵术中的监测：阴道超声探头阴道穿刺取卵是取卵的首选方法，其优点是创伤小，简单易行且相对安全，并能减少脏器损伤、出血等并发症的发生。

4. 胚胎移植术中的监测：可以在经腹超声直视下监测移植管进入宫颈内口到达宫腔的全过程，提高临床妊娠率并减少异位妊娠的发生。

5. 复苏周期中的监测：超声监测子宫内膜厚度和形态以及卵泡情况，决定胚胎移植的最佳时机。

6. 经阴道超声介入下穿刺大卵泡，囊肿或积水。

【超声在辅助生殖技术并发症中的应用】

1. 卵巢过度刺激综合征（ovarian hyperstimulation syndrome, OHSS）：超声对于预防和预测卵巢过度刺激综合征的发生有重要意义，简便快捷，更适宜于临床应用。超声表现为卵巢不同程度的增大，腹水。

2. 卵巢扭转：超声检查可以显示增大的卵巢或卵巢的占位性病变。卵巢扭转时常表现为一侧附件区的异常团块状回声，形态多规则，边缘清晰，内部回声不均匀，盆腔内可有少量积液。当探头触及扭转的卵巢时，患者可感到明显的疼痛。扭转的卵巢血流信号减少或缺乏。

3. 出血：腹腔内出血时超声可见盆腔积液增加，积液内可见絮状或点状强回声，有积血块形成时可在相应部位发现欠均匀的囊实性包块，包块形态欠规则，与周围组织边界欠清晰。

4. 多胎妊娠：超声检查在多胎妊娠的诊断中有很重要的作用。

5. 宫内宫外同时妊娠：超声检查能够早期诊断宫内异位妊娠，对保留宫内妊娠，防止严重出血等并发症有重要意义。

【经阴道超声介入下的减胎术】

一般建议三胎以上妊娠者减至两胎，对有高危因素者，建议减为单胎。经阴道穿刺的优点在于：无须充盈膀胱和穿刺经过膀胱，患者痛苦小，相对安全；操作简单，易于掌握；阴道探头贴近子宫，超声图像清晰，穿刺距离缩短，准确性提高，使减胎时间可以提前到孕6周进行，此时孕囊体积小，术后胚胎组织吸收快,有利于改善妊娠结局。减胎的最佳时机是孕7～8周,选择减灭目标妊娠囊的原则是有利于操作;在不损伤其他妊娠囊的基础上,尽量选择发育差的孕囊。

(胡　丹　李豫峰)

四、多普勒超声对胎儿血流动力学的评估

【原理与目的】

多普勒超声利用多普勒效应的原理,通过检测胎儿脐动脉、脐静脉导管、大脑中动脉、胎盘动脉和子宫动脉,了解胎儿、胎盘血液循环和胎盘功能状况,评估胎儿生长发育状况、间接判断影响胎儿发育的原因,监护胎儿宫内生长。

【常用指标及参数】

1. 收缩期最大血流速度(S)。

2. 舒张期最小血流速度(D)。

3. 平均血流速度(M)。

4. 舒张末期血流速度或心房收缩速度(a)。

最常用的指标的参数特点:① S/D 比值,即收缩期末最大血流速度与舒张期末最小血流速度的比值。脐动脉舒张期血流在妊娠18周后开始出现,脐动脉S/D 比值在正常妊娠时随孕周增加而逐渐下降,妊娠中期S/D 比值下降快,孕晚期则下降缓慢。当血管远端阻力增加时,D 值下降,S/D 比值升高,血管阻力越高,S/D 值越高;②阻力指数(resistance index,RI),RI＝(S-D)/S。反映血管阻力,如果血管阻力越高,D 值就越低,RI 值越高,当舒张末期血流速度为 0 时,RI＝1,当舒张末期血流速度反向时,RI>1;③搏动指数(pulsatile index,PI),PI＝(S-D)/M。反映整个心动周期情况,并且反映检测血管下游的阻力。如果血管阻力越高,平均血流速度 M 就越低,D 值也越低,PI 值越高;④静脉导管的舒张末期血流频谱波形,即"a"波,正常胎儿舒张期血流速度大于10cm/s,当 a 波为 0,或出现

反向时,预示胎儿有宫内缺氧或先天性心脏畸形的可能。

【检查时间】

1. 脐静脉导管血流检测:最早可在妊娠 11～13^{+6} 周时,联合颈项透明层(NT)、三尖瓣血流(TR)、鼻骨检查,预测胎儿部分染色体疾病和复杂心脏畸形的发生,可作为筛查染色体异常的一种无创检测手段。妊娠中期和晚期脐静脉导管 a 波的形态改变是胎儿血流动力学异常的重要指标。

2. 脐动脉血流监测:宜在妊娠 18 周以后进行,因妊娠 13 周以前仅有收缩期峰波,而舒张期血流缺如,妊娠 13～18 周才逐渐出现舒张期血流。在发现脐血流频谱异常或妊娠合并妊娠高血压综合征时,大脑中动脉、胎盘动脉、子宫动脉可作为补充检测内容。

【多普勒超声对胎儿血流动力学的评估的临床应用及意义】

1. 评估胎儿发育:脐动脉血流分析可以作为预测早期胎儿宫内发育迟缓的依据和监测胎儿治疗效果。S/D 比值、RI、PI 均随孕周增加而减低,而 FGR 胎儿与适龄胎儿对比,S/D 值反呈增加趋势。在 FGR 胎儿的治疗过程中,脐动脉 S/D 比值下降不明显或升高时,提示宫内治疗效果较差,新生儿预后多不良。

2. 提示胎儿畸形:胎儿心脏复杂畸形时由于血流动力学的改变,导致脐动脉血流频谱异常,主要表现 S/D 比值增高。染色体非整倍体异常的胎儿也会表现 S/D 比值增高。

3. 胎儿宫内窘迫的监测和预测胎儿心功能不全:脐动脉血流监测是预测胎儿宫内窘迫的重要指标,当脐动脉舒张期血流缺失或反向,伴有脐静脉"a"波形异常时,提示胎儿宫内缺氧状况严重,死胎和围生儿病死率的比例亦随之增加,围生儿病死率高达 60%～100%,应引起高度重视。

4. 双胎血流灌注评价:单卵双胎妊娠出现双胎输血综合征时,在胎儿不同的生理病理状态,多普勒变化亦不相同,它受两个胎儿的血容量、低氧血症血压及心功能等多方面的影响。当输血到达Ⅲ期时,供血儿血容量降低,心排血量下降,脐动脉舒张期血流下降。受血儿血容量增加,血压升高,心肌肥厚、心脏扩大、羊水增量加,接受过多的低氧血,出现一系列低氧血症的改变,如胎儿水肿、充血性心力衰竭。多普勒超声表现为脐动脉阻力指数升高、三尖瓣反流、大脑中动脉阻力指数降低、脐静脉导管 a 波缺失或反向、脐静脉搏动等。

5. 子宫胎盘血流循环评价 在妊娠中晚期,子宫动脉舒张早期切迹的持续存在,常见于妊娠期高血压疾病孕妇及出现子宫胎盘灌注不足的情况时。

(周 琴)

第六章 妇产科内镜检查

一、阴道镜检查

阴道镜检查是一种临床诊断手段,它利用光学放大的原理,通过透镜将局部组织放大 5～40 倍,观察局部组织的上皮与血管的形态、色泽、数量等变化,在可疑部位取活检以提高诊断的正确率。对子宫颈癌及癌前病变的早期发现、早期诊断具有一定的价值。

【适应证】

1. 宫颈刮片或宫颈管吸刷片,细胞学诊断为巴氏 III 级,复查仍为 III 级或初次细胞学即为巴氏 IV 级或 V 级者。

2. 肉眼观察宫颈及外阴、阴道病变可疑恶性者,如接触性出血、宫颈重度糜烂、息肉、硬结、白斑等。

3. 病理切片可疑。

4. 临床与病理不符。

5. 尖锐湿疣。

6. 久治不愈的宫颈糜烂。

7. 外阴、阴道病变诊断。

8. 随访宫颈炎治疗后、子宫颈癌治疗后、尖锐湿疣治疗后、外阴阴道病变治疗后。

【操作方法及注意事项】

要求检查前 24 小时内无性生活、不做妇科检查和宫颈刮片,以免损伤宫颈上皮影响观察。

1. 患者取膀胱截石位,阴道窥器(不用润滑剂)暴露宫颈,并注意勿碰伤宫颈上皮,用棉球轻轻擦去宫颈表面分泌物。将光源和镜头对准观察部位,调整焦距(一般物镜距宫颈 15～20cm,距外阴 5～10cm),先用扩大 10 倍的低倍镜观察,再增大倍数按顺时针方向循序进行,并随时调距。

2. 涂 3% 醋酸溶液后观察上皮情况,用绿色滤光镜放大 20 倍观察血管,可增强毛细血管与周围组织的对比度。

3. 重点检查转化区,多数情况下都能看清,但病变位于宫颈管内时,检查不满意或不肯定。

4. 若阴道镜检有异常,可在镜检结束时进行碘试验*,参考碘试验结果取活检送病理检查。

* 碘试验:正常的复层扁平上皮含有丰富的糖原,若与碘液接触,即被染成棕褐色或褐黑色,称为碘试验阳性。柱状上皮、未成熟的化生上皮、上皮内肿瘤及浸润癌,因缺乏糖原而不着色,称为碘试验阴性。因此,根据碘试验的结果,可了解病变范围及选择活检部位,故常用于阴道及子宫颈部可疑癌变的辅助诊断方法。

【阴道镜名词及分类(1978)】

根据 1975 年世界第二次宫颈病理及阴道镜会议决定和 1978 年第三次会议的修改,阴道镜专有名词如下:

1. 正常阴道镜图像

(1)原始复层扁平上皮(original squamous epithelium)。

(2)柱状上皮(columnar epithelium)。

(3)转化区(transformation zone)。

2. 不正常阴道镜图像

(1)不正常转化区(atypical transformation zone):镶嵌(mosaic)、点状血管(punctaton)、异型血管(atypical vessels)、醋酸白色上皮(acetowhite white epithelium)、白斑(leukoplakia)。

(2)阴道镜下明显之浸润癌(suspect frank invasive carcinoma)(肉眼不可辨别者)。

3. 阴道镜图像不满意(unsatisfactory changes)(复层扁平上皮、柱状上皮交界看不见者)。

4. 其他

(1)炎症改变(inflammatory changes)。

(2)萎缩(atrophic changes)。

(3)糜烂(erosion)。

(4)湿疣(condyloma)。

（5）乳头状瘤（papilloma）。

（6）其他（others）。

【阴道镜名词的定义】

1. 正常阴道镜图像

（1）原始复层扁平上皮：为光滑、粉红色和无特殊形态的上皮，起源于宫颈和阴道。

（2）柱状上皮：为单层分泌黏液的高柱状上皮，表面不规则，有长的基质乳头和深的裂隙。阴道镜下涂醋酸后出现典型的葡萄样结构。

（3）正常转化区：位于原始复层扁平上皮和柱状上皮之间，可包含柱状上皮小岛、腺体开口和纳氏囊肿。该区内无阴道镜下可疑的宫颈肿瘤图像。

2. 不正常阴道镜图像

（1）醋酸白色上皮：涂醋酸后出现的局灶性白色不正常图像，是由于该处的核密度增加所致。

（2）镶嵌：局灶性不正常阴道镜图像，呈镶嵌状，镶嵌区由红色边界隔开。

（3）点状血管：局灶性不正常图像，该处毛细血管呈逗点状。

（4）白斑：局灶性阴道镜图像，由于过度角化或角化不全而表现为隆起的白斑，在涂醋酸之前即可见到。

（5）异形血管：血管形态不规则，有不规则的收缩及扩张，有急转弯或如拖长的逗点状、螺旋状或通心面状。

（6）碘阴性区：加卢戈碘溶液后上皮不变为深褐色。柱状上皮、未成熟的化生上皮、棘上皮、角化上皮及非典型增生上皮不含糖原均为碘阴性。

（7）白环及白色腺体：加醋酸后腺口周围上皮变白称白环，整个腺体变白称白色腺体。

（8）阴道镜下明显之浸润癌：阴道镜下可见明显的浸润癌，而临床检查未见明显浸润癌的表现。

3. 阴道镜图像不满意：指复层扁平上皮、柱状上皮交界看不到。

4. 其他

（1）炎症改变：一种弥漫性充血，其中血管可表现为弥漫点状形态。

（2）萎缩改变：由于雌激素缺乏致复层扁平上皮变薄，故其血管形态比较容易看出。

（3）糜烂：为上皮剥脱区，常由创伤引起。

（4）湿疣：为人乳头瘤病毒（HPV）感染引起的外生性病变，位于外阴、阴道及宫颈转化区内侧或外侧，呈小菜花或桑葚状。

（5）乳头状瘤：也是 HPV 感染，上皮有长的乳头形成，呈簇状分布。

【阴道镜诊断标准】

包括图像种类、边界清晰度、表面构型、颜色及醋酸反应、图像位置、病变面积、不同图像的数目等内容。

1. 图像的种类正常图像、不正常图像、重要变化（厚白色上皮、粗点状血管、粗镶嵌、厚白斑、异形血管及糜烂）、次要变化（薄白色上皮、细点状血管、细镶嵌、薄白斑）。

2. 边界清晰度重要病变边界清楚，局限于一定边界内；次要病变边界模糊，如炎症。

3. 表面构型光滑、不平整、颗粒状、乳头状、结节状。重要病变表现为表面不平高出周围组织或结节状。

4. 颜色及醋酸反应重要病变颜色逐渐变暗。上皮的非典型性越重，加醋酸后越白。

5. 图像位置重要图像位于转化区内，次要图像位于转化区外。

6. 病变面积大面积病变有重要性。

7. 图像数目白色上皮、点状血管、镶嵌合并存在较单独存在恶性指数明显上升。

（刘丽江　李　亚）

二、宫腔镜检查

宫腔镜技术是近代妇科领域里涌现出的一门新学科。利用它可以直接检视宫腔内病变,并可取活检,进行简单治疗。还可以代替子宫切除治疗异常子宫出血,具有不开腹、无切口、创伤小、恢复快等优点,因而现已较多地被临床采用,成为有实用价值的内镜之一。

【原理】

采用多种膨宫介质膨胀子宫,然后通过一套光学结构系统将光源和子宫镜直接导入子宫腔内,使其能在直视下对子宫腔内的疾病进行诊断和治疗。常用的膨宫介质有 CO_2、5% 或 10% 葡萄糖溶液、32% 中分子右旋糖酐(右旋糖酐 70)、羧甲基纤维素钠等。

【适应证】

1. 原因不明的阴道出血、月经不调、绝经前后出血等。

2. 原因不明的不孕症,习惯性流产,疑子宫纵隔或宫腔内异常者。

3. 疑宫腔粘连。

4. 避孕环嵌顿或宫腔内异物的诊断和治疗。

5. 输卵管通畅度的检查,粘连的治疗及黏堵绝育。

6. 用于幼女或未婚妇女的阴道疾病检查。

7. 依靠辅助器械可进行子宫内膜切除、子宫黏膜下肌瘤切除、子宫纵隔切除、子宫内膜活检、子宫内膜息肉摘除等操作。

【禁忌证】

1. 近期有内生殖器炎症。

2. 多量活动性子宫出血。

3. 患有严重心、肺、肝、肾疾病者。

4. 近期有子宫穿孔或子宫修补术史者。

5. 高度怀疑宫颈或宫腔恶性肿瘤者。

【术前准备】

1. 镜检前,常规心肺、体温、脉搏、血压、阴道清洁度检查正常。

2. 以月经干净 3 ~ 7 天内镜检查为宜,此时内膜较薄,不易出血,易于看清宫腔内情况。

3. 2% 利多卡因溶液做宫颈管内表面麻醉,对精神紧张者术前肌内注射哌替啶 50mg。

【操作方法】

1. 排空膀胱,取截石位,常规外阴、阴道消毒,铺巾,查清子宫位置后放置窥器,暴露宫颈,再次消毒宫颈,宫颈钳钳住宫颈前唇,宫颈口紧者用扩宫器扩至 7 号。

2. 插入宫腔镜,接通生理盐水冲洗宫腔再注入膨宫介质后,依次观察宫腔内前、后、侧壁、宫底、宫角及输卵管开口,在逐步退出过程中观察宫颈内口、宫颈管,或由外口依次向上进行观察。

3. 在观察过程中,需不断注入膨宫液使宫腔内膨宫液压力维持在 80 ~ 160mmHg(10. 7 ~ 21. 3kPa),以保持视野清晰。

4. 如需进行宫腔操作,可从操作孔插入相应器械进行操作。

【术后处理】

1. 术后禁房事 2 周。

2. 术前长期出血者,术前应用抗生素 3 ~ 5 天,且术后继续抗感染治疗 5 ~ 7 天。

【并发症】

1. 宫颈裂伤。

2. 子宫穿孔。

3. 感染。

4. 膨宫介质过敏反应。

5. 心脑综合征。

6. CO_2 气栓和气腹。

(刘丽江　李　亚)

三、腹　腔　镜

【适应证】

（一）诊断性腹腔镜

1. 不孕症的病因学探查和相关操作。

（1）输卵管、卵巢、子宫的形态学检查。

（2）生殖器与毗邻脏器相互关系及有无粘连的确认。

（3）腹腔镜监视下输卵管通液术。

（4）盆腔粘连分解。

（5）排卵功能及黄体形成情况。

（6）腹水的采集及相关检查。

2. 原因不明急慢性下腹痛的诊断和鉴别诊断。

3. 子宫内膜异位症的诊断和治疗。包括活检、镜下分期、轻度粘连分离以及进行镜下简单治疗等。

4. 盆腔肿块的诊断与鉴别诊断。可明确盆腔肿块的来源、部位、大小、性质、活动度及粘连情况,并对是否手术治疗、手术方式以及难易程度进行全面评估。必要时进行组织活检,以明确病理诊断。

5. 生殖器官恶性肿瘤的分期、术前评估、疗效判定及疾病监测。

6. 先天性生殖器官畸形的诊断。

7. 闭经及月经失调者的卵巢情况,如多囊卵巢、卵巢早衰、原发性性腺发育不良、早期绝经的原因,以及促性腺抵抗综合征等。同时进行卵巢组织活检,明确诊断。

（二）手术性腹腔镜

1. 异位妊娠。明确诊断并了解异位妊娠的部位、性质、病灶大小、毗邻关系、内出血情况等。并且可在确定诊断的情况下起到治疗作用,包括:输卵管切除术、输卵管切开取胚及修补术、腹腔镜下输卵管挤压术、腹腔镜下输卵管局部注射甲氨蝶呤（MTX）等。

2. 子宫肌瘤剔除术（浆膜下、肌壁间、阔韧带内肌瘤）。

3. 计划生育及其合并症的诊断和治疗。

（1）寻找和取出异位节育器。

（2）子宫穿孔后的子宫修补术。

（3）输卵管绝育术。

4. 卵巢囊肿剥除，多囊卵巢打孔及楔形切除。

5. 子宫切除。子宫小于妊娠3个月子宫者。

6. 子宫颈癌、子宫内膜癌、卵巢癌等恶性肿瘤的腹腔镜手术治疗。

7. 女性不孕症腹腔镜手术。

（1）输卵管通畅度评价。

（2）输卵管伞部梗阻成形术。

（3）输卵管、卵巢粘连分离术。

（4）输卵管吻合术。

（5）输卵管宫角植入术。

（6）子宫内膜异位症的病灶清除及巧克力囊肿抽吸或摘除术。

【禁忌证】

（一）绝对禁忌证

1. 心脏代偿功能不全或中重度肺功能不全不能耐受气腹、特殊体位者。

2. 不能耐受包括气管插管在内的麻醉。

3. 腹股沟疝或膈疝。

4. 急性弥漫性腹膜炎伴严重胀气者。

5. 非囊性巨大盆、腹腔包块影响人工气腹或不能置镜者。

6. 严重的急性内出血性休克。

7. 20周以后妊娠。

8. 严重盆腔、腹腔粘连影响人工气腹或不能置镜者。

（二）相对禁忌证

1. 既往有腹部手术史。

2. 过度肥胖与消瘦。

3. 急慢性盆腔炎史。

4. 妊娠20周以前。

5. 大于拳头大小的肌瘤或卵巢肿瘤。

【操作要点】

1. 术前准备:术前各项检查与常规手术相同。腹部皮肤准备按下腹部常规手术备皮,特别注意脐孔清洁。需要行阴道操作者,术前 3 天,每天进行阴道冲洗。盆腔粘连严重、涉及肠道的手术应该进行肠道准备。

2. 麻醉:可根据患者情况、结合手术的难易度,酌情选择全身麻醉、硬膜外麻醉、腰麻或局部麻醉。

3. 消毒:腹部皮肤、外阴、阴道及子宫颈按常规进行消毒,铺无菌手术巾。为确保膀胱排空,需放置导尿管。

4. 体位:取膀胱截石位,气腹形成后转成头低 15° ~ 30°位,并可根据手术需要进行调节。

5. 气腹针穿刺:脐部上、下缘或正中是常用的气腹针穿刺点。如盆腔包块较大、或脐耻之间距离过短、或下腹部手术瘢痕接近脐部者,可选择脐部与剑突间连线的下 2/3 任意位置进行穿刺。用尖刀在穿刺部位纵向切开皮肤 8 ~ 10mm,2 把布巾钳分别于穿刺点两侧 2cm 处钳夹皮肤,向上提起腹壁,用气腹针进行垂直穿刺,当气腹针突破筋膜进入腹腔,多只有明显的一次性突破感。此时可将气腹针以 45°角向盆腔中央方向推进 2 ~ 3cm 即可。

6. 气腹形成:确认气腹针进入腹腔后,可接上充气管进行充气。刚开始充气时腹腔内压力应为负值或不超过 5mmHg,随气体量增加,腹腔内压力逐渐增至预期设定值 12 ~ 13mmHg,气腹机停止充气,气腹形成。

7. 套管针穿刺:充气后拔出气腹针,用两把巾钳钳夹切口两边皮肤,以左手尽可能提高腹壁,从切口处放入套管针,呈 60° ~ 70°的角度刺入腹腔。经过筋膜有较强的阻力,进入腹腔即感阻力消失,拔出针芯有少量气体溢出,即证明进入腹腔,再插入内镜。

8. 腹腔镜检查:置入腹腔镜后,首先应对腹腔脏器进行一次 360°快速扫描检查,主要目的是检查腹腔内脏器有无明显病变,并排除穿刺过程中对大网膜、腹腔内脏器以及后腹壁大血管的损伤。然后观察盆腔全貌以便对病变有一个初步了解。如需第二、三穿刺点,可在腹腔镜监视下,选择下腹壁无血管区域进行穿刺,在导入操作器械的协助下,着重了解子宫、输卵管和卵巢的形态、大小、与周围组织有无粘连、直肠窝有无子宫内膜异位症病灶以及有无盆腔其他病变等。并根据情况进行相应的手术处理。

9. 结束操作:手术完毕后,首先在腹腔镜下拔出所有的辅助器械,将患者转为平卧位,尽量放净腹腔内 CO_2 气体,拔出腹腔镜及导管鞘。最后缝合腹壁上的穿刺孔,结束整个腹腔镜手术。

【并发症】

目前妇科腹腔镜手术并发症总发生率为 0.5% ,总死亡率为 3.3/10 万,发生并发症需中转开腹率为 0.31% 。随着复杂手术的比例增高,严重的并发症发生率仍在升高。故应引起重视。

1. 损伤

(1) 肠管损伤。肠道损伤是妇科腹腔镜手术少见但严重的并发症之一,发生率 0.06% ~ 0.3% 。既往盆腔、腹部手术史、盆腹腔粘连、胃肠胀气等均为其高危因素。可发生在气腹形成时、分离粘连时、取出组织时、器械进出套管针是及手术结束拔出套管针时。肠管损伤机制为分离严重粘连时的机械损伤和电源使用不当导致的电热损伤。术中如发现腹部不规则膨胀、打嗝、排气均提示胃肠道损伤。发现肠管损伤应及时修补。

(2) 血管损伤

1) 第一穿刺导致腹膜后大血管损伤:主要损伤的是腹主动脉、髂总动脉和左右髂血管,患者可迅速出现出血、休克,严重者可导致死亡。应立即中转开腹手术进行止血和修补血管。

2) 操作孔穿刺所致腹壁下血管损伤:主要容易损伤的血管是腹壁下和腹壁浅动静脉。损伤后,局部出血不止,或向腹腔内或向腹壁外流出,也可造成局部血肿和腹壁广泛淤血。

3) 操作孔穿刺至髂血管损伤。

2. 气腹的并发症

(1) 皮下气肿。腹壁腹膜穿刺孔口损伤过大,导致操作时套管反复进出,CO_2 自破损过大的腹膜口进入腹膜外,导致皮下气肿,或开口未完全进入腹膜即开始注气。表现为腹壁不均匀膨胀、触诊有捻发感、气流压力高。当气体不多时,可不需处理。

(2) 纵隔气肿。当腹腔镜充气压力过高时,气体通过横膈裂孔进入纵隔,气肿范围大时后果严重,患者表现为呼吸急促、心传导障碍及自发气胸,甚至休克或心搏骤停。应立即停止手术,穿刺排气,故操作时应按常规仔细观察。

(3) 气体栓塞。充气时气体进入血管,可引起呛咳、呼吸循环障碍、应立即取左侧卧位,吸氧并注射地塞米松可缓解,大量气体栓塞可致猝死。充气前应证实气腹针进入腹腔,充气时应注意压力变化范围。

3. 电操作损伤

(1) 电切电凝直接损伤:在分离粘连过程中将粘连的肠管、膀胱,甚至输尿管损伤。遇有粘连的空腔脏器,应避免使用能源进行分离。

(2) 间接电损伤:多发生在使用高频电流过程中,过大持续的电流可能对空腔脏器造成电击伤,术中不易发现,术后数日出现被损伤的部位缺血、坏死、脱落,导致严重的空腔脏器瘘发生。术中应正确使用电能源。

4. 肩背部疼痛:手术后残留的 CO_2 刺激膈肌会引起肩背部疼痛,几天后随着腹腔内残余气体的吸收可自然痊愈。为避免或减少肩部疼痛,在手术结束时应尽量把腹腔内 CO_2 排除干净。

5. 感染:可因术前脐部或皮肤消毒不洁或术时无菌操作不严、原有腹腔内感染灶被手术激惹引起扩散所致,应用抗生素治疗。

(赵义清　章汉旺)

四、羊 膜 镜

【原理和目的】

羊膜镜检查是应用羊膜镜透过羊膜观察妊娠晚期或分娩期羊水的情况,判断胎儿的安危,以达到监护胎儿的目的。

【适应证】

1. 妊娠高血压综合征(妊高征)或妊娠合并原发性高血压、慢性肾炎、糖尿病等。

2. 过期妊娠、胎儿宫内生长迟缓。

3. 既往有难以解释的死胎、死产者。

4. 疑有羊水过少者。

5. 出现胎儿窘迫或胎盘功能低下者。

6. 疑为胎膜早破但无羊水流出者,或进行人工破膜者。

7. 分娩早期监护检查。

【禁忌证】

1. 凡不具有下述必备条件者,不宜进行羊膜镜检查。

2. 前置胎盘(尤其是中央型前置胎盘者)。

3. 妊娠<37周,胎儿尚未成熟者。

4. 急性生殖道炎症。

5. 重度宫颈糜烂,有接触性出血的宫颈病变。

6. 羊水过多、臀位等如破膜有脐带脱垂危险者。

【必备条件】

1. 妊娠末期(预产期前7~10天)或分娩期。

2. 子宫颈口开大(1cm以上)。

3. 宫颈口处无难以除去的黏液。

4. 宫颈口无出血。

5. 子宫颈管无过度后屈。

6. 有前羊水囊存在。

7. 宫颈口无粘连。

8. 无前置胎盘。

【操作方法】

1. 术前准备

（1）检查前 B 超先确定胎先露为头先露，并除外前置胎盘。

（2）以 75% 乙醇溶液或 2% 戊二醛浸泡镜体、套管及内芯至少 20 分钟，应用时取出用无菌生理盐水冲洗。

2. 操作

（1）患者排空膀胱后，取膀胱截石位，外阴、阴道清洁同无菌手术常规。

（2）术者行阴道检查，了解宫颈管性状及宫口开大情况。

（3）用消毒窥器暴露宫颈，拭去分泌物后用 2.5% 碘酊及 75% 乙醇溶液消毒宫颈。

（4）在冷光源照明下将镜体送入宫颈，使其前端紧贴前羊水囊，将羊膜镜前后移动，仔细观察羊水情况。

（5）检查完毕，退出羊膜镜，关闭光源，取出窥器。清洗消毒所有器械备用。

【结果判定】

1. 胎儿情况正常：羊水清亮，无色透明，可较清楚地看见羊水中的胎发及胎脂片。

2. 可疑胎儿窘迫：羊水呈淡黄色，半透明，可见到胎脂，毛发隐约可见。

3. 胎儿窘迫：羊水呈黄色、黄绿色或混浊呈深绿色，胎脂、毛发均看不清。

4. 胎盘早剥：羊水呈粉红色、深红色或鲜红色。

5. 胎死宫内：羊水呈棕色、紫色、暗红色或褐暗色，混浊。

6. 母儿 Rh 血型不合：羊水呈黄色、金黄色。

7. 胎膜早破：能直接看到胎儿先露，前羊水囊消失，或见羊水流出。

8. 脐带脱垂或先露：在前羊水中可见白色带状或条索状物。

9. 过期妊娠或高位破膜：无前羊水，胎膜紧贴头皮，有时见胎头上有绿色的胎粪痕迹。

10. 无脑儿:头先露时可见胎儿头部凹凸不平,并有小结节状物。

【注意事项】

1. 检查前应向患者解释检查目的,使患者配合,有利于观察和减少并发症的发生。

2. 检查前应仔细擦去宫颈管分泌物和胎膜表面的附着物,必要时可用 25% 的碳酸氢钠液。

3. 操作宜慢、轻、稳,以免刺破胎膜或碰伤宫颈出血而影响观察。

4. 检查时尽量使眼睛接近羊膜镜的顶端,以便于观察。

5. 严格无菌操作,必要时给予抗生素。

6. 羊膜镜检查结果应综合其他临床检查进行判断,假阴性见于:因胎儿有阻塞性消化道畸形、胎头深入骨盆前后羊水不能交流,假阳性见于:胎膜表面有血液附着或胎膜因某些原因不透明等。

7. 若为双胎,只能看到第一个胎儿的羊水。

8. 尽可能不要碰上宫颈组织,以免出血影响观察。

9. 分娩期检查宜在宫缩间歇期进行。

【并发症】

1. 胎膜早破发生率在 2% ~ 3% ,多因操作时用力不当引起。

2. 出血一般量很少,多在短时间内自然停止而不需处理。

3. 上行性感染严格无菌操作,严格执行适应证和禁忌证。

4. 引起宫缩发生率为 25% ~ 30% ,因是在妊娠末期进行检查,胎儿已成熟,如诱发临产对母婴无不良后果。

（龚　洵）

五、胎儿头皮血气分析

【原理与目的】

胎儿头皮血气分析是指分娩时采取胎儿头皮毛细血管血,

测定其酸碱度(pH)、氧分压(PO_2)、二氧化碳分压(PCO_2)及剩余碱(BE),以反映胎儿宫内缺氧程度,有无酸中毒。目前,胎儿头皮血气分析已成为高危妊娠胎儿宫内状况监测的一种可靠手段之一,对胎儿宫内缺氧的判断准确率达80%~90%。

【适应证】

胎儿头皮血气分析适用于分娩期宫颈口开大3cm以上已破膜的产妇,尤其适用于各种胎心率异常、不同程度的羊水污染、胎盘功能低下、胎儿宫内生长迟缓、过期妊娠、滞产和具有妊娠高血压综合征及妊娠合并原发性高血压等合并症者。

【禁忌证】

1. 具有产道及宫内感染者。

2. 不宜破膜者。

3. 先露异常,如面先露、额先露、肩先露及臀位等。

4. 胎儿存在或可疑有血液病,如血友病、胎儿血小板减少症等。

【采血方法】

产妇排空膀胱,取截石位,行外阴备皮消毒(同产时阴道检查),用拉钩或窥器暴露胎儿头皮,用碘酒酒精消毒局部,用可控制深度的采血针刺入胎儿头皮2~3mm,将肝素化的毛细玻璃管置于刺口处,让血液自然流入,取血后局部压迫数分钟止血。将玻璃管两端立即用橡皮泥封闭,立即送检或置于4℃冰箱内保存(保存时间不宜超过2小时)。

【正常值】

胎儿正常头皮血气测定值见表6-1。

表6-1 胎儿头皮血气分析测定值正常范围

	均值	正常波动范围
pH	7.35	7.25~7.45
PO_2(kPa)	2.7~4	—
PCO_2(kPa)	5.3~6.7	—
BE(mmol/L)	-5~-3	—

【临床意义】

在胎儿头皮血气分析的各项指标中 pH 的诊断价值最高,与产时胎心率异常、新生儿脐动脉血 pH 及阿氏评分之间有明显的相关性。BE 与 PCO_2 可区别酸碱中毒类型,协助判断酸中毒的严重程度。而 PO_2 的变异范围较大,仅供参考。胎儿头皮血 pH 的临床意义及其处理方案见表 6-2。

表 6-2 胎儿头皮血 pH 的意义及处理方案

pH 意义	处理方案
>7. 25	正常电子胎心及临床监护有指征时复查
7. 20 ~ 7. 24	病理前期,可能有酸中毒及窘迫给氧,侧卧,间隔 15 ~ 30 分钟复查
7. 15 ~ 7. 19	异常,存在酸中毒及窘迫排除母体酸中毒影响后立即复查,如仍<7. 20,1 小时结束分娩
<7. 15	危险信号,存在严重的酸中毒及窘迫迅速结束分娩

注:在母体有酸中毒时,母儿 pH 差小于 0. 15 提示胎儿良好,差值在 0. 15 ~ 0. 19 之间为胎儿酸中毒前期,差值大于 0. 20 提示胎儿存在酸中毒。

【注意事项】

1. 取血时应避开囟门,并选择无水肿部位。

2. 应在宫缩间歇期进行,并防止羊水流入而影响 pH 的结果。

3. 取血局部应压迫至血止为止。

4. 单次酸中毒头皮血气分析的结果仅反映取血时的胎儿血气情况,必要时可重复进行。

5. 胎儿头皮血气分析只是胎儿宫内状况的监测方法之一,在分析结果时应结合临床具体表现,如羊水性状、对分娩难易的估计及产妇的状况等进行综合考虑后再决定具体的处理方案。

6. 头皮血气分析测定是损伤性检查,结果受多种因素的影响,如头皮水肿、标本暴露于空气、标本放置时间过长等,而不能根据一次结果判定预后。

（龚　洵）

六、胎儿镜及宫内治疗

胎儿镜（fetoscope）又称羊膜腔镜，胎儿镜检查是用直径很小的光导纤维内镜从母体腹壁穿刺，经子宫壁进入羊膜腔，以观察胎儿体表情况、采取脐血、进行胎儿活体组织检查以及进行宫内胎儿治疗的方法。

【适应证】

由于胎儿镜检查是一种侵入性、创伤性诊疗技术，故凡 B 超检查或羊水穿刺检查即可达到目的者均不宜做胎儿镜检查，因而它的适应证主要包括以下几个方面：

1. 胎儿体表畸形或异常如唇裂、腭裂、多指（趾）畸形、肢指畸形综合征、骨软骨发育不良、开放性神经管畸形、内脏外翻、脐疝、腹裂、联体双胎、多肢体、血管瘤、白化病、兽皮痣、外生殖器畸形等。

2. 采取胎儿血液进行产前诊断用于诊断血红蛋白病、血友病、染色体异常、免疫缺陷、胎儿宫内感染、先天性代谢病、血小板减少症、先天性白细胞减少症、非溶血性水肿、测定胎儿血型、贫血和评价胎儿血气及酸碱平衡状态。

3. 采取胎儿活组织进行产前诊断：①皮肤活检，主要用于诊断大疱性表皮松解症、鱼鳞样红皮病、斑状鳞癣、层状鳞癣以及 Sjogren Larsson 综合征等。②肝组织活检，主要用于疑有肝脏疾患及某些与肝脏代谢有关疾病的胎儿的产前诊断，如鸟氨酸氨基甲酰基转移酶缺乏症、Von Gierke 病（糖原储积病 I 型）、氨甲酰磷酸合成酶缺乏症和原发性尿草酸盐过多症 I 型等。③肌肉组织活检，常用于产前诊断胎儿假性肥大性肌营养不良症和进行性脊柱肌萎缩等。④胎儿体内肿块组织活检，有助于畸胎瘤和肺先天性腺瘤样变等的确诊。

4. 胎儿的宫内治疗：①对于某些溶血性贫血和血小板减

少症的胎儿,可以通过胎儿镜进行输血和输血小板治疗。②对于胎儿心律失常,特别是伴有胎儿水肿而对母体用药无反应的心动过速,可通过胎儿镜进行胎儿血管或肌内注射抗心律失常药物治疗。③对于双胎或多胎之中有胎儿畸形、双胎输血综合征或多胎妊娠需减胎者,可通过胎儿镜对不保留的胎儿血管内注射高浓度钾盐溶液,或用血管内空气栓塞法,或抽干其血液而将其杀死。④对于胎儿脑积水、泌尿系梗阻、胎儿卵巢囊肿和大量胸腔积液、腹水影响其生长发育时,在胎儿镜下穿刺抽吸或放置导管分流。⑤此外,还有在胎儿镜下,用激光切除寄生胎、进行宫内胎儿腹裂修补和进行某些单基因病基因治疗的报道。

【禁忌证】

1. 有出血倾向的孕妇。

2. 妊娠期曾有流产征兆的孕妇。

3. 有流产、早产倾向的孕妇。

4. 腹壁、阴道有感染或可疑宫腔感染(如白细胞计数升高、体温>37.5℃时)。

5. 有严重妊娠并发症的孕妇。

6. 子宫过度前屈和过度后屈,不能复位者。

7. 对孕妇 Rh 阴性并且丈夫为 Rh 阳性者。

8. 胎死宫内。

【检查时间】

胎儿镜检查的时间一般选择在 16～28 孕周,最佳时间在 18～20 孕周。

【术前准备】

1. 常规做血尿粪三大常规、血型、出血时间、凝血时间、血小板计数、肝功能、肾功能、心电图等检查。

2. 腹部备皮,并排空膀胱。

3. B 超检查,行胎盘定位,估计胎儿大小、胎方位以及选择穿刺点。

4. 术前 10 分钟给孕妇地西泮 10mg 静脉注射或哌替啶 50mg 肌内注射,可使孕妇镇静并减少胎动,以利于观察。

【操作方法及步骤】

1. 孕妇取仰卧位或侧卧位,常规碘酒及酒精消毒手术野皮肤,铺无菌手术巾。

2. 局部用利多卡因或普鲁卡因做浸润麻醉,用刀片在选择好的穿刺部位做一长 2~5mm 的皮肤切口。

3. 用带有套管的穿刺针经腹壁切口垂直穿入羊膜腔,有两次落空感,抽出套针,见羊水流出,此时可取羊水检查和接通冷光源后插入胎儿镜,在 B 超引导下观察胎儿体表情况。

4. 在胎儿镜观察下经操作孔放入穿刺针活检钳,进行胎血抽取、组织活检或宫内治疗,如无操作孔可拔出胎儿镜,在 B 超监护下完成上述操作。

5. 操作完毕,将胎儿镜连同套管一起取出,穿刺局部用无菌纱布压迫 5 分钟,覆盖敷料,观察血压、脉搏、胎心率、有无宫缩、羊水渗漏及出血。

【并发症】

胎儿镜检查是一种侵袭性损伤性检查方法,有其特定的应用价值,可弥补 B 超、绒毛采样和羊水穿刺检查的不足,有着广阔的应用前景,但仍可引起流产、早产、胎死宫内、出血、感染、羊水渗漏、羊膜破裂、胎儿损伤、胎盘损伤和孕妇脏器损伤等并发症,使用时应权衡利弊。

【注意事项】

1. 严格无菌操作,操作应由有相当经验的医师进行。

2. 正确选择穿刺点穿刺点有足量的羊水,便于穿刺和观察,穿刺点以不损伤胎盘、能看到目标并易于取材为原则。

3. 宜在 B 超指导下进行有重点的观察和移动,以免检查时间过长和影响胎儿、损伤胎儿。

4. 抽取脐血时宜从最靠近脐蒂的脐带血管内采血,并注意进针深度。

5. 为预防孕妇致敏,对孕妇为 Rh 因子阴性、其丈夫 Rh 因子阳性者(已知胎儿 Rh 因子阴性者除外),术前应给予孕妇适量抗 D 血清,常用量为 500U。

6. 抽取胎血后,胎儿出血时间长或严重时,可进行宫内输血或血小板。

7. 术后观察时间应不短于 3 小时。

8. 此外,术后可酌情用抗生素预防感染,但一般不使用宫缩抑制药,因子宫松弛易发生羊水渗漏而致流产。

（龚　洵）

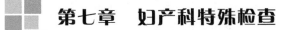

第七章　妇产科特殊检查

一、HCG 测定

绒毛膜促性腺激素(HCG)是一种由滋养细胞分泌的糖蛋白激素,由两条多肽链组成,分别为 α 亚单位和 β 亚单位,α 亚单位和 FSH、LH、TSH 的 α 亚单位一样,因此可产生交叉反应,而 β 亚单位则为 HCG 所特有。HCG 的测定在妊娠诊断以及滋养细胞疾病的诊断、治疗以及随访中具有重要意义。

1. HCG 正常值:因各实验室条件及选择的方法不同而存在差异,目前应用最广泛的测定方法为化学发光法。

2. 正常妊娠妇女 HCG 的变化:第一次高峰出现在末次月经的第 70~80 天,最高可达 20 万 U/L 或以上,以后逐渐下降,并维持在一定的水平。第二次高峰在末次月经的第 260 天左右,但较第一次为低,以后逐渐下降,至产后 1~4 周降为正常水平。

3. 人工流产后血清 HCG 变化:人工流产后血清 HCG 转为正常约需 4 周,个别可长达 8 周。自然流产后 HCG 较早转为正常,一般为 7~8 天,个别也可达 3 周,异位妊娠妇女血清 HCG 消失时间为妊娠物完全清除后 1~5 周。

4. 葡萄胎排出前后 HCG 变化:葡萄胎排出前 HCG 滴度一般>20 万 U/L,最高可达 240 万 U/L,且持续不下降。排出后 HCG 成直线下降至一定程度后,下降转缓,80% 的患者在 8 周左右降至正常,约 20% 的患者至 12 周降至正常水平,个别患者至 16 周才降至正常水平。

(王常玉)

二、垂体激素测定

（一）垂体促性腺激素 FSH、LH 测定

1. 正常值：正常月经周期中，月经期后 LH 和 FSH 含量低，以后逐渐增多，到排卵前达高峰，以后又下降。绝经期和绝经后 FSH 和 LH 显著升高，个体差异大。

LH 正常值：卵泡期为 5～30U/L，排卵峰 75～100U/L，黄体期：3～30U/L，绝经期为 30～130U/L。FSH 正常值：正常女性 5～20U/L，绝经后>40U/L。

2. 临床意义

（1）月经失调：在闭经患者测定 FSH、LH，并同时测定 17β-雌二醇，有助于鉴别垂体性和卵巢性闭经。垂体或垂体以上部位引起的闭经时，血 FSH、LH 低；而卵巢性闭经时，血 FSH、LH，尤其是 FSH 明显升高。如 FSH 值大于 40U/L，并且 17β-雌二醇低于 20pg/ml 时，则可诊断为卵巢功能不全；若 LH、FSH 正常，雌二醇在 40pg/ml 以上，则可排除卵巢功能不全。

（2）多囊卵巢综合征患者，LH/FSH 比值增高大于 2，甚至大于 3。

（3）月经中期测定 LH、FSH 可了解排卵情况和预测排卵时间，90% 妇女在 LH 峰后 36 小时左右发生排卵。

（二）垂体催乳素测定

1. 正常值：催乳素（PRL）浓度有明显波动，但无月经周期性变化，正常值为 3～25ng/ml。妊娠期间 PRL 水平逐日升高，至妊娠足月时可为非妊娠期的 5～10 倍。产后如哺乳，PRL 的分泌升高将持续一个很长的时间，且在每次喂奶时还有一个过度的暂时升高。如果不哺乳，则在产后 4～6 周，PRL 水平可恢复至正常。

2. 临床意义

（1）催乳素分泌过多：如血 PRL 超过 30ng/ml，为高催乳素血症。高催乳素血症常伴有月经紊乱（闭经）、泌乳和不孕。其原因除某些药物刺激，如吩噻嗪、甲氧氯普胺、雌激素、萝芙

木生物碱类、吗啡等外,主要是垂体催乳素腺瘤,如 PRL 超过100ng/ml,提示垂体催乳素腺瘤存在。其他原因还有原发性甲状腺功能低下肾功能不全、胸壁损伤及异位 PRL 分泌等。

(2)催乳素分泌过少:一般认为与下丘脑-垂体区域病变有关。

(钟　刚)

三、卵巢激素测定

(一)雌激素测定

雌激素的测定主要用于检查卵巢及胎盘功能。雌激素主要由卵巢、胎盘产生,少量来自肾上腺,在肝脏灭活和代谢,经肾脏由尿液排出。雌激素可分为雌二醇、雌酮和雌三醇(E_3)。

1. 正常月经周期中的雌激素测定

(1)正常值:外周血 17β-雌二醇浓度,早期卵泡期 30～77pg/ml,排卵前期 250～350pg/ml,黄体期 100～200pg/ml,绝经后期 4～20pg/ml。

(2)临床意义:①雌激素降低,见于原发和继发性卵巢功能不全或受药物抑制,如应用雄激素或避孕药后。重度雌激素降低如发生于生育年龄妇女,常有月经过少、闭经、不孕等。当血浆 17β-雌二醇低于 50pg/ml 时,则孕激素撤退性出血试验可能阴性。有时雌激素虽低,但持续时间长,也能导致子宫内膜增生过度。②雌激素增高,多见于无排卵型功血或受药物(如氯米芬、HMG、HCG)刺激后;妇女患卵巢颗粒细胞瘤、卵泡膜细胞瘤时,血、尿中雌激素水平往往升高。雌激素持续增高时,子宫内膜出现增生过度。绝经后妇女雌激素升高可引起绝经后阴道流血。

2. 妊娠期雌三醇测定

(1)正常值:妊娠期 E_3 主要由胎儿胎盘单位产生,测定孕妇尿 E_3 可反映胎儿胎盘功能状态。正常妊娠 29 周尿雌激素迅速增加,正常足月妊娠时尿 E_3 排出量平均值为 84.7nmol/24h

（24.2mg/24h）尿。

（2）临床意义：足月妊娠时尿 E_3 排出量连续多次均在 34.7nmol/24h（10mg/24h）尿以下，提示胎盘功能减退。在 22.2nmol/24h（6mg/24h）尿以下或急剧减少 50% 以上，提示胎盘功能显著减退。也可用孕妇尿查雌激素/肌酐（E/C）比值，以估计胎儿胎盘功能，此值大于 15 为正常，10～15 为警戒值，10 以下为危险值。

用放射免疫法测定血浆 E_3 较尿 E_3 能更早地反映胎儿胎盘单位功能的急剧变化，孕 26～34 周血浆游离 E_3 逐渐上升，自孕 35～36 周开始快速上升，在孕 41～42 周达高峰 [（16.25±3.17）ng/ml]，43 周后逐渐下降。如血 E_3 低于 24.29nmol/L（7ng/ml）时，50% 有异常情况发生。

（二）孕激素测定

1. 正常值：正常妇女血中孕酮在卵泡期低，仅为 0～1ng/ml，在 LH 峰后血中孕酮逐渐上升，LH 峰后第 8 天达最高值，孕酮为 6.6～29.6ng/ml。

2. 临床意义：主要了解卵巢有无排卵。在正常月经周期，排卵前孕酮水平低，排卵后黄体形成，血孕酮上升，如血中孕酮达 10ng/ml 以上为排卵的标志。此外，也可了解黄体功能，基础体温升高后 4、6 和 8 天三次测定孕酮，若血中平均值大于 10ng/ml，则认为黄体功能正常，否则为黄体功能不全。

（三）雄激素测定

1. 正常值：正常妇女体内也有少量雄激素，来自肾上腺和卵巢。最主要的雄激素是睾酮，其正常血浆浓度为 18～76pg/ml。

2. 临床意义：妇女雄激素分泌过多常伴有多毛、秃发及皮肤油脂分泌等表现。其常见原因除肾上腺皮质肿瘤和卵巢产生雄激素肿瘤（卵巢含睾丸细胞瘤、卵巢门细胞瘤）外，非肿瘤性雄激素分泌过多有肾上腺性（先天性肾上腺性综合征、库欣综合征）和卵巢性（多囊卵巢综合征）因素。此外，还有医源性因素，如激素类药物（雄激素、蛋白质同化剂、19 去甲睾酮衍生物、达那唑、ACTH、糖皮质激素）和非激素类药物（利尿药、抗风湿药、二氮嗪、乙内酰脲)等。

（钟　　刚）

四、胎盘激素测定

胎盘是重要内分泌器官,通过合成多种激素来维持妊娠,孕育胎儿。生化检测方法主要检测胎盘合成物质在血、尿中的含量,间接了解胎盘功能及胎儿发育情况。各种激素的测定中,妊娠晚期最常用的是雌三醇测定,雌激素与肌酐比值及胎盘泌乳素的测定。

【雌三醇】

1. 尿 E_3 测定:收集 24 小时尿液,采用化学定量分析法或气体色层分析法。因测定值波动范围较大,故需连续多次测定。

临床意义如下:

(1) 连续多次测定 E_3 值<15mg/24h 尿,或突然降低至原来测定值的 50% ,提示胎盘功能减退:10 ~ 15mg/24h 尿为警戒值,<10mg/24h 尿为危险值,表明胎盘功能严重受损,<4mg 为死胎。

(2) 双胎、巨大胎儿及糖尿病合并妊娠胎儿过重等 E_3 值可增高。

2. 血浆 E_3 测定:优点是短时间内出结果,放射免疫测定较简便,且干扰因素少,只需采血 1m/L。但受条件限制。正常值:>40nmol/L,若低于此值,表示胎盘功能低下。

【尿雌激素/肌酐比值】

采用随意尿测定尿雌激素/肌酐比值(estriol/creatinine, E/C)。正常孕期中 E/C 随妊娠进展而逐渐增加,孕 32 周后急剧升高,孕 38 周达高峰,以后稍下降并维持在一定水平。多数作者认为 E/C 更能准确反映胎盘功能。

临床意义:E/C 比值>15 为正常值,10 ~ 15 为警戒值,<10 为危险值。

【血胎盘泌乳素测定】

血胎盘泌乳素(human placental lactogen,HPL)是胎盘合体细胞分泌的特异性产物,孕期浓度增加。母血中 HPL 含量直接反映胎盘功能状态,故可作为胎盘功能的特异性指标。采用放射免疫测定法测定。

临床意义:孕足月正常值为 4~11mg/L,<4mg/L 或突然下降 50% 提示胎盘功能低下。HPL 水平与胎盘大小成正比,如糖尿病合并妊娠时胎儿较大,胎盘也大,HPL 值可能偏高,临床应用时还应再配合其他监测指标。

(乔福元)

五、甲胎蛋白测定

甲胎蛋白(α fetoprotein,AFP)是一种糖蛋白,是胎儿性蛋白之一,胎儿性蛋白是胎儿所特有,在出生后及正常人为阴性或仅有微量的一种蛋白质。AFP 主要产生于胎儿肝脏和卵黄囊,胎儿的消化道和肾脏也能产生微量 AFP。AFP 由胎肝注入胎儿血循环,经胎儿尿排出到羊水中去,同时经胎盘渗透到孕妇血清中或由胎血直接通过胎盘进入母体血循环。胎血中 AFP 自妊娠 6.5 周即可测出,以后急剧上升,分娩前很快下降,出生 1 周以后,用一般方法已不能测出。

母体血清中 AFP 值一般在妊娠 16 周左右开始上升,28~32 周时达到最高峰,至 36 孕周逐渐下降,羊水内 AFP 值随孕周增加而逐渐下降,36 孕周后下降到与母体血清 AFP 值相近似。

AFP 测定方法很多,有琼脂扩散法、对流免疫电泳法、补体结合试验、红细胞凝集试验、火箭电泳自显影法、放射免疫法等,以放射免疫法应用最为普遍。

其正常值在成人应<25μg/L,小儿(3 周~6 个月)<39μg/L。在以下情况时可异常增高:①胎儿开放性神经管缺陷性疾病:如无脑儿、开放性脊柱裂、脑膜膨出等,由于脑脊膜暴露,AFP 随脑

脊液流入羊水,故羊水中 AFP 含量可比正常高出 4～10 倍。②多胎妊娠、死胎、胎儿上消化道闭锁、胎儿先天性膈疝和内脏外翻等可能伴有孕妇血清或羊水 AFP 值增高。③卵巢内胚窦瘤及部分恶性畸胎瘤:AFP 可持续增高,是其诊断和治疗监护的重要指标。④原发性肝癌:可出现于 90% 的病例中。⑤肝炎:急性肝炎和慢性活动性肝炎 AFP 均可增高,随损伤肝细胞恢复可逐渐减少或消失。

若 AFP 浓度异常降低,应考虑:①21-三体综合征(Down 综合征)。②高血压或妊娠高血压综合征。③糖尿病。

(乔福元)

六、血浆内皮素的测定

血浆内皮素(endothelin,ET)是血管内皮细胞所分泌的一种多肽激素,具有强烈的收缩血管作用。妊娠期高血压疾病时由于血管内皮受到损伤,ET 分泌可明显升高。Dekker 等(1991)认为血浆内皮素浓度的高低可作为判断妊娠期高血压病情轻重的主要指标之一。各种文献也一致认为 ET 浓度愈高其病情愈重。临床上以放射免疫测定法进行测定。

临床意义:正常妊娠晚期 ET 值为(40±2)ng/L,轻度子痫前期为(52±6)ng/L,重度子痫前期为(96±27)ng/L,因各实验室测定值均有较大差异,故应以各自实验室测定值为准。

(乔福元)

七、CA125 测定

CA125(癌抗原 CA125)是一种卵巢肿瘤癌细胞系作为免疫原所产生的、并被鼠单克隆抗体所识别的一个大分子量糖蛋白的抗原决定簇。因其在卵巢癌患者血清中阳性检出率高,现已作为一种卵巢肿瘤标志物应用于临床。

【测定原理】

1. 放射免疫法原理:利用^{131}I 标记的 CA125 抗体(抗原),与血清中或腹水中的 CA125 抗原(抗体)结合,用 γ 计数器测定该复合物的浓度。

2. 酶联免疫吸附法:利用酶标记的 CA125 二级抗体与血清中或腹水中 CA125 抗原与一级 CA125 抗体复合物结合,而后根据酶动力学原理测定样品中的 CA125 浓度。

【CA125 检测的敏感性和特异性】

酶联免疫吸附法:一般以 35μg/L 作为监测上皮性癌病情变化的临界值。血清 CA125 监测上皮性癌的敏感性为 73.3% ~ 93.5%,特异性为 75.2% ~86.6%。敏感性的高低与卵巢癌组织类型有关,浆液性和子宫内膜样癌较高,一般在 80% 以上;而黏液性癌及透明细胞癌则较低,前者为 47.8% ~66.7%,后者为 33.3%。有报道以 CA125>65μg/L 为临界值,CA125 可检测出 98% 的卵巢恶性肿瘤。

【临床意义】

根据测定方法和试剂盒不同,CA125 阳性值不相同。放射免疫法测定 CA125 阳性值为 35μg/L。其临床意义表现如下:

1. 可作为卵巢上皮性癌的辅助检查。约有 85% 以上的上皮性卵巢恶性肿瘤患者血清术前有明显升高。以浆液性囊腺癌阳性检出率最高。在绝经后妇女中,CA125 联合盆腔超声的策略可以达到令人兴奋的特异性,为 99.9%,阳性预测值为 26.8%,灵敏度达 78.6%。在 Ⅰ 期患者中,50% 的患者 CA125 水平升高,90% 以上的晚期患者 CA125 升高。

2. 监测卵巢上皮性癌的病情进展。CA125 逐渐下降,表明治疗有效;反之,则预示治疗无效。CA125 低于 35U/ml 并不排除活跃疾病的存在,因此 CA125 绝对值不是判定临床反应和评估化疗疗效的唯一标准。

3. 评估卵巢上皮性癌的预后。卵巢恶性肿瘤的术前 CA125 水平与组织类型、分级和肿瘤负荷有关。对 Ⅰ 期患者术前 CA125 水平高者,5 年存活率较高;对 Ⅱ ~ Ⅲ期患者,术后血清 CA125 水平与预后关系不大,但术后 3 个月 CA125 水平下降较快者,生存时间较长;复发患者血清 CA125 阴性者预后较好。二次探查手术前行 CA125 监测研究表明:CA125 升高预测复发的准确性为 62% ~88% ,并常比临床复发出现得早。

4. CA125 升高还出现在其他恶性肿瘤(如子宫内膜癌等),同时也可出现在部分急性妇科炎症(如盆腔炎急性期 CA125 可高于正常值)和生理性状态下(如怀孕和月经期)。

5. 对子宫内膜异位症患者,血清中 CA125 术前亦有升高,同时对此类患者用药治疗后,测定血清 CA125 有助于观察疗效,CA125 高于正常值提示病情进展。

(王蓓蓓)

八、染色体检查

染色体是在细胞分裂时能够被碱性染料着色的丝状或棒状小体,是 DNA 不断螺旋化的结果。细胞分裂中期的染色体结构最典型、清晰,所以在研究染色体时常用分裂中期染色体进行检查分析。人体的任何一种体内或离体的处于旺盛有丝分裂或减数分裂的细胞群,经过特有的细胞学处理,都可以作为染色体的标本,如外周血、绒毛组织、羊水组织等。正常人体细胞的染色体数目为 46 条,按它们的形态特征可配成 23 对,这些成对的染色体叫同源染色体,将一个体细胞中的全套染色体按一定方向排列起来叫做核型。由于染色体数目和结构异常所引起的疾病叫染色体病,可造成涉及多系统的综合征。

外周血染色体检查

【适应证】

1. 家族中有遗传性疾病史者。
2. 具有染色体异常家系者。
3. 脆性 X 染色体家系者。
4. 有原因不明的自然流产史、畸胎史、死产或新生儿死亡史者。

5. 原发性闭经和不孕症者。

6. 有两性外生殖器畸形者。

7. 明显体态异常,智能发育不全,特别是伴有先天畸形者。

8. 某些恶性肿瘤者。

【方法】

1. 采血:用灭菌注射器抽肘静脉血 1~2ml。

2. 培养:将血液缓缓注入装有 5ml 1640 培养基的培养瓶内,每瓶 0.3~0.5ml,轻轻摇动,置 37℃恒温箱中培养 72 小时。

3. 秋水仙碱处理:终止培养前 1.5~2 小时,加入秋水仙碱 20μg/ml,使细胞分裂停止在中期。

4. 低渗处理及固定:染色体标本的制作将细胞液移入 5ml 的离心管中,2400r/min 离心 10 分钟,去上清,加入已预温至 37℃ 的 0.075mol/L KCl 溶液 8ml 进行低渗处理,吸管打匀使细胞悬浮,37℃水浴(或温箱)20~40 分钟,加固定剂(甲醇:冰醋酸=3:1)1~2ml 吹打均匀,1000r/min 离心 8 分钟,去上清,固定两次,每次 30 分钟,均离心去上清,再加入新固定剂 8ml,吸管轻轻将细胞团打散成细胞悬液,用吸管滴在预先用冰水冷却的载玻片上,每片 1~2 滴,立即将载玻片置 75~80℃的烤箱中烘烤 2~4 小时,编号。

5. 染色:显带(常用 G 显带)烤片后取出自然冷却,浸入已升温至 37℃ 的 0.25% 胰酶溶液(用 0.85% NaCl 溶液配制,用 1mol/L NaOH 溶液调 pH 至 7.2~7.5)1~2 分钟(时间自行摸索),再用预温 37℃生理盐水漂洗,立即投入已升温至 37℃的用磷酸盐缓冲液配制的 Giemsa 染液中染色 5 分钟,自来水漂洗,干燥,镜检。

绒毛细胞染色体制备

【适应证】

1. 生育过唐氏综合征(先天愚型)患儿及低能儿者。

2. 生过先天畸形儿的孕妇。

3. 孕妇年龄大于或等于 35 岁。

4. 近亲婚配者。

5. 孕早期发热用过多种药物者。

6. 夫妇一方有辐射及有害化学药剂接触史者。

7. 孕妇系唐氏综合征患者。

8. 夫妇一方系染色体平衡易位或生产过染色体异常儿的孕妇。

9. 性连锁疾病基因携带者应做胎儿性别预测。

【方法】

(一) 绒毛细胞直接制备染色体

1. 挑选绒毛组织 5～10mg，置生理盐水漂洗。

2. 低渗:1% 枸橼酸钠 5～10ml,37℃,30 分钟。

3. 秋水仙处理:低渗期间放入适量秋水仙胺(最终浓度 0.04μg/ml)及放线菌素 D。

4. 预固定:加 1ml 固定液(甲醇：冰醋酸 = 3：1),离心去上清,连续固定 2 次,每次 20 分钟,置4℃冰箱过夜。

5. 反固定:反固定液(甲醇：冰醋酸 = 1：2),半小时后离心去上清,去除绒毛枝,加少量新鲜固定液。

6. 制片:细胞悬液常规滴片,空气干燥。

7. 常规 Giemsa 染色或 G 分带。

(二) 绒毛细胞短期培养制备染色体

1. 挑选绒毛 5～10mg 种入含 40% 新生牛血清的 RPMI-1640 培养液,稍加离心后立即放入 37℃恒温箱密封培养 24 小时。

2. 秋水仙处理:收获前 1 小时放入放线菌素 D(终浓度 1μg/ml),收获前半小时加秋水仙胺(终浓度 0.04μg/ml)。

3. 胰酶消化:加 0.25% 胰酶消化。

4. 制片、染色及分带均同直接法。

羊水细胞培养染色体制备

【适应证】

同绒毛细胞染色体制备+羊水过多临床疑有胎儿畸形者。

【方法】

1. 离心:将采集的羊水(10~15ml)在无菌条件下分装在两个离心管中,1000r/min 离心 10 分钟,弃上清,留 0.5ml 沉淀放入培养瓶中。

2. 培养:加入含 30% 牛血清培养基 5ml 于培养瓶,放入恒温 37℃ 二氧化碳培养箱中静置 4~5 天,在倒置显微镜下观察羊水细胞贴壁生长情况,至第 7 天可换液。

3. 换液:在无菌条件下倒出培养液,加入新配培养液 2ml 继续培养,每天观察细胞生长情况,每 2~3 天换培养液一次,第 11~14 天可达收获期。

4. 收获细胞:当培养瓶内发现 5~6 个克隆即可加秋水仙碱,最终浓度 0.02~0.04μg/ml,继续培养 4 小时,使分裂细胞停止在分裂中期,倒出上清液,在瓶中加 0.25% 胰酶进行消化,加入 2ml 培养液停止消化。离心 10 分钟,去上清。

5. 低渗:加入已预温至 37℃ 的 0.075mol/L KCl 溶液 5~8ml,立即用吸管吹打,置 37℃ 水浴 12~15 分钟,离心前加固定液(甲醇:冰醋酸=3:1)1ml,离心 8 分钟,去上清。

6. 固定:连续固定两次,每次 30 分钟。

7. 制片:加入新固定剂 8~10 滴,吹打成细胞悬液,用吸管滴入预先用冰水冷却的载玻片上,立即置 75~80℃ 的烤箱中烘烤 2~3 小时,编号。

8. 显带、染色、镜检同外周血。

结果判断:正常染色体核型人类染色体总数 46 条,正常男性核型为 46,XY,正常女性核型为 46,XX。人类染色体异常,通常可分为数目异常、结构异常和细胞株嵌合异常三类。

【染色体数目异常】

1. 非整倍体异常:染色体数目增加或减少不是成倍的,统称为非整倍体。少于 46 者称亚二倍体,多于 46 者称超二倍体。

2. 整倍体的异常:人类在某种病理情况下细胞的染色体数目成倍地增加,如三倍体、四倍体等,又称为多倍体。此类在新生儿活婴中极为少见。

【染色体结构异常】

染色体出现各种结构异常。

1. 断裂:染色体的长臂或短臂的部分断离称为断裂。

2. 缺失:当染色体断裂后,其断片往往很快丢失,称为缺失,可分为末端缺失和中间缺失。

3. 重复:若一条染色体存在着两个或两个以上的某种额外的遗传物质时,这种增多的片段为重复。

4. 易位:两条染色体如同时断裂,这两条染色体的断裂部分相互转移到另条染色体上并粘合起来,造成染色体间的重新排列称为易位。平衡易位其遗传物质基本上没有增减;不平衡易位即新形成异常的染色体,包括两套遗传物质。

结构上的异常有的来源于遗传,有的是受到外界环境影响所致,如药物、放射线等。

【细胞株嵌合异常】

同一机体内具有两种或两种以上不同核型的细胞,这种现象叫嵌合,这种个体称为嵌合体。嵌合体有性染色体嵌合体和常染色体嵌合体。

临 床 意 义

人类染色体异常可引起先天多发性畸形、痴呆、闭经、不育、习惯性流产及各种性别分化异常,由染色体畸变引起的疾病可分为常染色体疾病、性染色体疾病及染色体易位携带者。

【常染色体异常疾病】

1. 唐氏综合征(21-三体综合征):是最常见的一种染色体畸变,男女患病相仿,其发生与母高龄关系密切,其核型约92.5%为单纯三体型。患者表现为眼裂小、眼距宽、两眼内侧角低、鼻梁低平,经常流涎伸舌。患儿肌张力低下,双手常呈通贯手,第5指中节骨骼发育不全,常伴有先天性心脏病,常因呼吸道感染或心脏疾患而死亡。染色体核型为47,XX或XY,+21。

2. 18-三体综合征:患儿以小下颌、枕部突出、手指重叠、摇篮足、重度生长发育迟缓或智力障碍为特征,95%以上的病儿有先天性心脏病,预后甚差,绝大多数于生后 6 个月内死亡。染色体核型 47,XX 或 XY,+18。

3. 13-三体综合征:患儿有多发畸形,以唇裂、小眼和多指畸形为基本特征,绝大多数病例在出生后 3 个月死亡。染色体核型 47,XX 或 XY,+13。

【性染色体异常疾病】

1. 先天性卵巢发育不全综合征:亦称 Turner 综合征。患者外表为女性,但卵巢萎缩,子宫发育不全或缺如,外生殖器幼稚,第二性征缺乏。表现为体形矮小、宽胸蹼颈、肘外翻、后发际低等症状,大多数患者的染色体核型为 45,X。

2. 先天性睾丸发育不全综合征:外表为男性,阴茎短小,小睾丸,睾丸组织发育不全,无精子产生。部分患者青春期可出现女性乳房、腋毛、阴毛稀疏,喉结不明显,皮下脂肪发达,有轻度或中度智力低下。染色体核型为 47,XXY。

3. 超雌综合征:外表为女性,眼距宽,睑裂上斜,鼻梁低平,月经异常,不孕,中度到重度智力障碍。也有智力、生育正常者。染色体核型可为 47,XXX;48,XXXX;49,XXXXX 等。

【染色体易位携带者】

携带者是带有染色体结构异常但表型正常的个体,可分为易位和倒位两大类,其共同的临床特征是在婚后引起流产、死产、新生儿死亡、生育畸形或智力低下儿等疾患。因此,为了防止染色体病患儿的出生,检出携带者,进行宫内诊断在我国更具有重要意义。

(冯　玲)

九、TORCH 感染的检测方法

TORCH 是一组病原体,妊娠期 TORCH 感染后可导致胎儿受染,引起胎儿生长发育障碍,故越来越引起临床工作者的高度重视,其常用的检测方法如下:

1. 血清学方法:对母体外周血清中病原体 IgG、IgM 抗体进行检测,常用的方法有放射免疫法(RIA)、酶联免疫吸附试验(ELISA)等,根据其特异性抗体出现的时间不同,其意义不一。一般来讲,IgM 是急性感染的标志。胎儿期可经过脐带穿刺抽取脐血,测定 IgM 抗体,意义较大。

2. 分子杂交法:采用放射性核素或非放射性核素标记的探针对各种不同组织进行 DNA-DNA、RNA-DNA 杂交,但因费时、样品制作复杂、需要特殊条件等,较少应用。分子杂交准确性可达 100%。

3. PCR 法:PCR 是一种选择性的体外扩增 DNA 片段的方法,该方法具有微量、快速、特异等优点,能检测各种不同来源的组织标本,如血清、淋巴细胞、羊水、胎儿各种组织及其附属物,取材方便。据研究,PCR 法比细胞培养敏感性高 100 多倍,能检测出 4 万个感染细胞中的一个病毒颗粒。现在 PCR 的种类很多,常用的有套式 PCR、多重 PCR、反转录 PCR、定量 PCR等。PCR 实验要求高,应防止 DNA 污染。

4. 病毒分离为病毒类感染的最佳标准,但由于耗时长、过程复杂、容易失败而临床应用较为困难。

5. 快速培养系统即早期抗原荧光单克隆抗体检测法,操作简便、快速,敏感性亦较高,可作为日常检测手段。

6. 电镜下直接观察病毒颗粒对胎盘组织、绒毛、胎儿脏器进行超微切片后电镜下直接观察病毒颗粒形态。

（曾万江）

十、性传播疾病检测

【淋球菌的检测】

1. 直接涂片法应用革兰染色在多核细胞内见到典型的双球菌,但对女性宫颈内分泌物不如培养敏感,敏感性为60%～90%。

2. 分离培养淋球菌需在特定的培养基里生长,常用的有四种培养基(改良 Thayer-Martin 含有制霉菌素,Martin-Lewis 含有茴香霉素,New York City 琼脂含两性霉素 B,James 培养基)。培养 24～48 小时,典型菌落直径 0.5～1mm,灰白色,不透明,有光泽,菌落氧化酶阳性,在三种选择性培养基上传代时出现较大菌落。此种方法敏感性明显提高。

3. 单克隆抗体免疫荧光法在采集的标本中滴加抗淋球菌单克隆荧光素标记抗体,使之与标本中的淋球菌结合,可在荧光显微镜下查见阳性标本中发亮绿色荧光的双球菌。此法敏感性及特异性均明显提高。

【沙眼衣原体的检测】

1. 包涵体检查取分泌物标本直接涂片行碘染色或 Giemsa 染色,在镜下观察感染细胞内的包涵体,但阳性率甚低。

2. 分离培养用 HeLa 229 或 McCoy 单层细胞培养,观察细胞病变(肿大、变性、脱落)及细胞内特征性包涵体。培养需 3 日又需较高的条件和技术,难以用于临床诊断。

3. 单克隆抗体免疫荧光法在采集的标本中滴加抗沙眼衣原体单克隆荧光素标记抗体,使之与标本中的沙眼衣原体结合,可在荧光显微镜下查见阳性标本中发亮绿色荧光的包涵体。此法迅速简便,敏感性及特异性较高。

4. 检查患者血清中的抗体可用补体结合反应、间接血凝试验、荧光素标记抗体和 ELISA。

5. 沙眼衣原体基因探针以其质粒中重复 4 次的226bp 核苷酸为探针,可特异、快速地检查出标本中的沙眼衣原体 DNA。

6. PCR 法检测沙眼衣原体用无菌棉拭子采取阴道分泌物,采集后半个小时内送检。按照试剂盒说明处理样本,制模板经 35 次热循环,电泳后在紫外灯下判断阴阳性。此方法是目前最简单、灵敏、适用的方法之一。

【支原体的检测】

1. 分离培养最可靠的方法是先接种于液体培养基,待有生长后,再接种于固体培养基上至 72 小时,如仍无菌落生长可视为阴性。

2. 单克隆抗体免疫荧光法标本中滴加抗支原体的单克隆

抗体,在荧光显微镜下可见绿色发荧光的菌落。此法特异性及敏感性均较高。

血清中抗体检测法、基因探针检测法、PCR 检测法:参考沙眼衣原体的检测。

（刘丽江　李　亚）

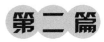

第二篇

妇产科疾病

第八章 正常妊娠

一、妊娠诊断

妊娠过程全长40周,可以分为三个阶段:第12周末以前为早期妊娠,第13~27周末为中期妊娠,第28周及其以后为晚期妊娠。

(一)早期妊娠的诊断

1. 病史与症状

(1) 停经:有性生活且平素月经周期规则的育龄妇女,月经过期10天以上,应高度怀疑妊娠。

(2) 早孕反应:多数妇女在妊娠6周后出现头晕、乏力、嗜睡、食欲不振、恶心、呕吐、择食、厌油荤等不适,但不影响日常生活。妊娠12周后症状可自行消失。

(3) 尿频:子宫增大向前压迫膀胱,孕妇可出现尿频,但不伴有尿痛等泌尿系感染征象。

2. 体征

(1) 乳房变化:乳房逐渐增大,自觉乳房胀痛,检查发现乳头及乳晕着色加深,乳晕周围出现蒙氏结节。

(2) 生殖器官变化:阴道壁及宫颈着色。宫颈变软,子宫峡部极软,宫颈与宫体似不相连,称为黑加征(Hegar sign)。子宫体增大、变软,妊娠12周子宫体超出盆腔,可于耻骨联合上方触及。

3. 辅助诊断

(1) 超声检查:阴道超声较腹部超声诊断早孕更早。B超探及宫腔内孕囊、胚芽及胎心搏动可确诊宫内妊娠、活胎。停经12周测量胎儿头臀长度(crown-rump length,CRL)评估孕周较为准确。孕龄11~13周测量颈项透明层厚度筛查唐氏综合征患儿。此外,用超声多普勒仪在子宫区域闻及有节律的、单一高调的胎心音,有助于诊断。

(2) 妊娠试验:尿HCG检测多呈阳性。动态观察外周血β-HCG水平有助于分析妊娠状况,与异位妊娠及滋养叶疾病进行鉴别诊断的价值更高。

(3) 宫颈黏液检查:取宫颈黏液涂片干燥后在光镜下可见到椭圆形结晶。

(4) 基础体温测量:呈双相型,高温相持续18天以上,早孕可能性大。

(二) 中晚期妊娠的诊断

1. 病史与症状:有早期妊娠经过,子宫逐渐增大并出现胎动。

2. 体征

(1) 子宫增大:测量子宫底高度有助于判断胎儿大小及孕周。

(2) 胎动:初产妇妊娠20周可自觉胎动,经产妇自觉胎动时间更早。

(3) 胎体:妊娠20周可自腹壁触及胎体。妊娠24周后可区分胎头、胎臀、胎背及胎儿肢体。触诊时,胎头圆而硬,胎臀宽而软且形状略不规则,胎背宽而平坦,胎儿肢体小且有不规则活动。用手指经阴道或腹壁轻触胎体某一部分,得到胎儿漂走又回弹的感觉,尤以胎头明显,称浮球感。

(4) 胎心音:正常值每分钟120~160次。妊娠12周可用超声多普勒仪听到,妊娠18~20周可用一般听诊器在腹壁听到。妊娠24周后胎心音在胎背侧最清晰。听诊时应注意与子宫杂音、腹主动脉音、胎动音及胎盘杂音鉴别。

3. 辅助检查

（1）超声检查：B超可显示胎儿数目、胎产式、胎方位、胎先露、胎心搏动、胎盘位置及功能、羊水量及分布情况，并能测量胎儿身体各径线判断胎儿大小，检查有无畸形。

（2）胎儿心电图：目前国内常用间接法检测，诊断胎心异常有一定价值。

（三）胎姿势、胎产式、胎先露和胎方位

1. 胎姿势（fetal attitude）：指胎儿在子宫内的姿势。正常情况下，胎头俯屈，脊柱略前弯，四肢交叉屈曲于胸腹之前，整个胎体似椭圆形。

2. 胎产式（fetal lie）：指胎体纵轴与母体纵轴的关系。两纵轴平行为纵产式，垂直为横产式，呈角度交叉为斜产式，后者属暂时性，临产后多转为纵产式。

3. 胎先露（fetal presentation）：指最先进入骨盆入口的胎儿部分。纵产式有头先露及臀先露，横产式为肩先露。根据胎头屈伸程度，头先露可分为枕先露、前囟先露、额先露及面先露。臀先露可分为完全臀先露、不完全臀先露及单臀先露。复合先露较少见，指肢体与头或臀同时入盆。

4. 胎方位（fetal position）：指胎儿先露部指示点与母体骨盆的关系。枕先露以枕骨、面先露以颏骨、臀先露以骶骨、肩先露以肩胛骨为指示点。枕左前位临床较多见，指胎头枕骨位于母体骨盆左前方，其余胎方位可类推。

（陈素华）

二、围生期保健及监护

围生期是指妊娠满28周到产后1周，此期对孕产妇、胎儿、新生儿须进行一系列保健工作。如孕产妇并发症的防治，胎儿的生长发育，健康状况的预测和监护，以及制订防治措施，指导优生等工作。

【孕前保健】

怀孕前应进行健康检查和优生指导,特别对婚后1年,未避孕亦未怀孕者,有异常孕产史,孕前到区级妇幼保健所进行检查。

(一)优生指导

1. 选择受孕时机如年龄25～29岁,结婚后1年内为宜。

2. 注意居住和工作环境。

3. 体力上,思想上不宜紧张。

4. 避开情绪上挫折和经济上困扰。

5. 男女中一方在生病期间不宜受孕。

6. 受孕前禁烟酒和致畸药物。

(二)孕前检查

1. 了解结婚时间,婚后性生活,避孕及生育情况。

2. 母亲健康状况如生殖器官发育,以及慢性病如贫血、高血压、肝、肾疾病等。必要时应检查甲状腺功能,糖耐量试验及内分泌。不易受孕者,应详细检查男、女双方性功能。

3. 有不良孕产史如流产、死产、围产儿死亡、新生儿缺陷等,详细询问发生发展及治疗经过,有无孕期感染,有关产科质量因素。

4. 怀疑有遗传性疾病,男女双方应进行染色体检查。

5. 新生儿溶血性疾病,男女应进行血型分析。

【孕期保健与监护】

根据妊娠不同阶段的特点,将妊娠全过程分为早、中、晚三个时期;12周末前称为孕早期;13～27周末称孕中期;满28周以后为孕晚期。孕期常出现不同并发症,其保健内容,各有不同重点。

(一)孕早期保健

1. 一旦停经,有早孕反应,明确诊断。

2. 适当休息,保持心情舒畅。

3. 早孕反应如恶心、呕吐,给予安慰并鼓励进食,根据严重程度到医院就诊。

4. 避免密切接触猫、狗等动物,以防 Torch 感染。

5. 在医生指导下用药。

6. 若有病毒感染,发热或服用过致畸药物,到优生咨询门诊,在医生指导下诊治,必要时终止妊娠。

7. 正确对待流产,适当保胎是必要的,应在医生指导下寻找原因并进行治疗。

8. 禁用有害、有毒的药品如接触农药、化肥、放射线等。

9. 预防母婴破伤风,保证分娩环境卫生合格。

（二）孕中期保健

此期是胎儿生长发育最快时期,胎儿各器官基本定型并趋向成熟,保健要点,加强孕妇营养预防贫血,监测胎儿生长发育。

1. 产前检查:是贯彻预防为主,保障母婴健康的重要措施,定期检查:

（1）时间:一般妊娠 20 周开始在妇幼保健所,辖区妇幼保健院检查,强调早期检查,登记,建卡;妊娠 20 ~ 36 周每 4 周查一次,36 周以后每周查一次,特殊情况随时就诊。

（2）内容:年龄、身高、体重、步态等,测量血压及心、肝、肺等,并检查乳房发育。

（3）产科检查:腹部检查,骨盆测量、阴道检查及肛门检查,测宫高腹围,腹部大小,形状及有无手术瘢痕,并进行四步触诊法。

（4）听诊:胎心音在妊娠 18 ~ 20 周均可听到正常胎心为 120 ~ 160 次/分。

（5）骨盆测量:用骨盆测量器,测量下列径线:髂棘间径正常值为 23 ~26cm;髂嵴间径正常值为 25 ~28cm;骶耻外径正常值为 18 ~20cm;出口横径正常值为 8.5 ~ 9.5cm。

（6）根据末次月经或胎动时间,推算预产期。

2. 生化检查:血常规、血型;尿常规、蛋白定性;肝功能、乙肝全套及性病检查。

3. 特殊检查:如产前诊断,染色体等应在专家门诊就诊。

4. 电子仪器检查:胎儿监护仪监测胎儿的储备能力;B 超

监测胎盘、羊水、胎儿发育情况,妊娠期一般 2 次。

5. 自测胎动计数:每天早、中、晚各数 1 小时,3 次胎动相加乘以 4 为 12 小时胎动次数,一般在 20~40 次,平均每小时 3~5 次;胎盘功能低下时,胎动<10 次/12 小时,提示胎儿宫内缺氧。如有胎动频繁或明显减少甚至消失应立即到医院就诊。

6. 适当户外活动和散步,不宜束紧胸、腹,穿宽松衣服,平跟轻便鞋,保证充足睡眠。

7. 按期参加医院或妇幼保健所举办孕妇学习班,了解妊娠的生理过程及保健知识。

(三)孕晚期保健

孕晚期常易出现并发症如妊娠高血压综合征、贫血、胎位不正、产前出血、胎膜早破、早产等,严重影响母婴安全,因此孕晚期保健要点:每次检查要重视孕妇主诉,产前检查时发现异常及时处理,一般要在有条件的省、市级医院和监护中心检查,必要时应在高危门诊加强监护及治疗。①应用妊娠图监测胎儿生长发育状况;②定期 B 超监测胎盘功能及胎儿大小;③必要时作胎盘无负荷试验监护,了解胎儿、胎盘的储备功能;④孕28~32 周以前出现异常胎位予以纠正,如艾灸至阴穴和膝胸卧位,每日 3 次,每次 15min,1 周复查;⑤妊娠合并症及并发症者,在高危门诊进行检查及处理,必要时住院治疗;⑥指导孕妇和家属,掌握常规简单可行的自我监护方法,如数胎动。听胎心、孕妇体位及水肿状况;⑦让孕妇了解分娩的生理过程;⑧有临产先兆如血性分泌物,不规则腹痛、腰胀,应作好分娩准备,若有阴道流水、出血等应急诊就医。

【产褥期保健】

此期是生殖系统变化最大阶段,全身器官(除乳房外)逐渐恢复到正常状态,一般要 6 周时间,掌握一定的保健知识很重要。

(1)阴道出血又称恶露变化:产后阴道出血似月经量,由鲜红→暗红持续 3 天,逐渐减少,并变成淡红色→白色。一般3~4 周干净,若恶露持续时间延长,应到分娩的医院就诊,查找原因和治疗。

（2）产后 4~6 小时鼓励产妇多饮水和排尿、防止产后尿潴留。如有排尿困难可用：热敷、引尿、新斯的明 1mg 肌内注射；重者理疗或无菌技术操作下行导尿术，并持续导尿定期开放 2~4 小时一次。

（3）产妇清洁卫生：①勤洗勤换及时更换卫生巾；②会阴有伤口者，用 5% 活力碘外阴擦洗每天 2 次，取健侧卧位；③衣着以宽松吸汗、散热的棉织品内衣为宜。

（4）休养环境清洁整齐、安静、舒适；室内温度保持在 24~28℃。相对湿度 50%~60%；保持空气新鲜每日通风 2 次，阳光充足，保证产妇及婴儿睡眠。

（5）乳房护理：产妇哺乳期间，注意清洁，按需哺乳，用乳罩托起乳房；每次哺乳前洗净双手，温水擦洗乳头，在乳房周围及乳头按摩 1~2 分钟；若有平或凹陷乳头，喂奶前用两大拇指向两边平拉或牵拉乳头；每次哺乳后，挤出多余乳汁，留 1~2 滴湿润乳头；防止乳头皲裂。

（6）新生儿护理：每日温水擦洗或淋浴。注意保暖；预防红臀，每次排大便后，温水清洗并涂 10% 鞣酸软膏；每次喂奶后，轻拍背部，排出胃中空气，防止溢奶，婴儿睡眠好，不吵闹，大小便正常，说明乳汁充足。

（7）产后锻炼，可促进腹壁、盆底肌张力恢复，锻炼时间根据产妇情况，一般可在产后 1~2 周后进行，逐日加量。

（8）性生活及避孕，产后 2 个月内禁止性生活，一般用避孕套和避孕环，不宜用药物。

（9）产后检查：一般产后 42 天，产妇和婴儿应到辖区医院，妇幼保健院检查并进行新生儿预防注射。

【孕期营养】

孕妇要有丰富的营养，才能满足母儿的需要。应注意营养的搭配及适当增量，保证胎儿健康发育成长。一方面从食物中摄取；另一方面额外补充。

1. 热能：孕妇需要增加热能是十分重要，特别是中期和晚期，基础代谢率比平常人高 10%~20%，随着胎儿的增长，热能需要更多。而且膳食热能摄入与新生儿出生体重关系密切；热能来源是由糖类、脂肪和蛋白质三大类。合适比例糖类供热占总热能 60%～70%，脂肪供热占 20%～25%，蛋白质供热能 10%～15%。

2. 蛋白质：是构成组织细胞的基本成分，妊娠期为了胎儿，子宫、乳房的增长及母体储备，需增加蛋白质，足够的蛋白质对胎儿的大脑发育十分重要；蛋白质来源于动物性和植物性食物，如鱼、肉、蛋、牛奶与豆类。

3. 无机盐与微量元素：母体和胎儿需要钙以保持骨骼和牙齿正常生长，神经与肌肉的功能，血浆容量和肾小球滤过率增加。孕妇血中各种无机盐和微量元素的浓度降低，容易缺乏钙、铁和锌。

（1）膳食中钙来源于牛乳和乳制品，各种海产品如虾米、海带、紫菜；豆制品如黄豆；蔬菜等。

（2）铁来源于猪肝、瘦肉和内脏均含有丰富铁质；由于铁的吸收利用率差，难满足机体的需要，适当补充硫酸亚铁，每日 3 次，每次 0.5mg。

（3）锌来源于肉类、鱼类、海产品，尤以牡蛎含量高。

4. 维生素：是维持身体健康，促进生长发育和调节生理功能必不可少的一类营养素如维生素 A、维生素 D、维生素 B_1、维生素 B_2、维生素 C 以及叶酸；维生素来源于新鲜水果、蔬菜。

【围生儿的喂养】

母乳是新生儿的最佳食品，初乳中含有丰富的蛋白质，脂溶性维生素，具有抗感染特性，是新生儿的特殊营养品，母乳的成分与温度均适宜，且易消化、能有效吸收；既经济又方便，更重要的是母婴之间产生一种特殊的亲切感。婴儿纯母乳喂养 4 个月之内不需添加辅食，因为乳汁分泌是产后激素水平的变化，产生乳汁，一旦哺乳开始，婴儿吸吮乳头，刺激神经末梢，产生喷乳反射，使乳汁适时定量泌出；只要精神放松、多吸吮、多刺激均可促进乳汁分泌，而充足的乳汁又是母乳喂养成功的关键。

【妊娠期胎教】

胎教是指改善人们的外在环境和内在环境，通过胎教使母儿身心更好发展,达到优生。具体做法:妊娠 3 ~ 4 个月,孕妇全身放松,用于轻轻地抚摸或拍打腹部,让腹中的胎儿进行宫内"散步"活动。有利于肌肉发育;妊娠 5 个月,让胎儿听音乐(轻松、愉快的乐曲),收录机放在母体腹部两侧,每天一次,定时进行。妊娠 7 ~ 8 个月,父母可与胎儿讲话,让其熟悉父母的声音,胎儿脑细胞充分发育。

【孕期用药】

孕妇用药应选择安全、有效、适量,必用的药物,不可滥用。也不能该用时又不用。合理用药原则:①明确指征,在专科医生指导下用药;②尽量选用非致畸药物,剂量适度,疗程宜短;③选用副作用小的药物。

(李玲新)

三、正常分娩的处理

分娩(delivery)是指妊娠满 28 周以后胎儿及其附属物,从临产发动至从母体全部娩出的全过程。妊娠 28 ~ 不满 37 周为早产(premature delivery),满 37 周至不满 42 周为足月产(term delivery),≥42 周为过期产(posterm delivery)。在分娩过程中的不同阶段需根据不同情况进行处理。

(一)第一产程的处理

第一产程(first stage of Labor)是以规律宫缩开始至宫口开全为止,又称宫颈扩张期,初产妇需 11 ~ 12 小时,经产妇需 6 ~ 8 小时。主要表现为宫缩规律,呈进行性加强,子宫颈逐渐扩张,胎头下降及胎膜破裂。

观察产程进展及处理原则:仔细观察,及时发现问题,尽早处理。

目前多采用产程图(partogram),对产程做到一目了然。产程图分潜伏及活跃期。潜伏期是指临产出现规律宫缩开始至宫口扩张 3cm,此期间扩张速度较慢,平均每 1cm/(2 ~ 3)h,约需 8 小时,最大时限为 16 小时,超过 16 小时称潜伏期延长。

活跃期指宫口扩张 3~10cm,此期扩张速度较快,约需 4 小时,最大时限为 8 小时,超过 8 小时为活跃期延长。活跃期又划分为 3 个阶段,最初是加速阶段,指宫口扩张 3~4cm,约需 1.5 小时,接着是最快速阶段,指宫口扩张 4~9cm,约需 2 小时,最后是减速阶段,指宫口扩张 9~10cm,约需 30 分钟,然后进入第二产程。

1. 子宫收缩:定时连续观察宫缩持续时间,强度及间歇时间,并予以记录。还可用胎心宫缩描记图(cardio tocogram, CTG)进行监护。

2. 胎心:用听诊器于潜伏期每 1~2 小时听胎心一次,活跃期后每 15~30 分钟听胎心一次,每次听 1 分钟。用 CTG 观察胎心与宫缩间的关系,判断胎儿在宫内的状态,明显优于听诊器法。若宫缩后胎心不恢复,<120 次/分或>160 次/分均提示胎儿缺氧,应寻找原因进行处理。

3. 宫口扩张及胎头下降:潜伏期宫口扩张每 1cm/(2~3)h,约需 8 小时。活跃期指宫口扩张 3~10cm,此时宫口扩张明显加快,约需 4 小时,超过 8 小时为活跃期延长,可能有难产因素存在。胎头下降是以胎头颅骨最低点与坐骨棘平面的关系为标志的。胎头平坐骨棘以"O"表示,坐骨棘平面下 1cm 为"+1",上 1cm 为"−1",以此类推。

4. 破膜:胎膜多在宫口近开全时自然破裂,前羊水流出。一旦胎膜破裂,应立即听胎心,并观察羊水的性状、颜色。若先露为胎头,羊水黄绿色混有胎粪,应立即行阴道检查,注意有无脐带脱垂,并给予紧急处理。若羊水清而胎头高浮未入盆,应予以卧床,以防脐带脱垂,若破膜 12 小时未分娩者,应给予抗炎药物预防感染。

5. 肛门检查(简称肛查):肛查可了解宫颈位置、软硬程度、厚薄;宫口扩张程度(以厘米计算),是否破膜;骨盆大小,是否有骨产道异常;确定胎位及胎头下降程度。肛查次数不宜过勤,临产初期 4 小时查肛一次,经产妇或宫缩强者间隔应缩短。

6. 阴道检查:适用于肛查不清,疑有脐带先露或脱垂,轻度头盆不称经试产 4~6 小时产程进展缓慢者。应在严格消毒下进行检查,能直接摸清胎头,触清胎头矢状缝及囟门,确定胎位、宫口扩张程度,以决定其分娩方式。

7. 其他:第一产程中每 4~6 小时测量一次血压,若血压升高应增加测量次数,并予以相应处理;鼓励产妇少量多次饮食;临产后每 2~4 小时排尿一次,以免膀胱充盈影响胎头下降;潜伏期未破膜者可行肥皂水灌肠,清除粪便避免分娩时排便造成污染;清洗外阴,剃去阴毛。

(二) 第二产程的处理

第二产程(second stage of labor)是从宫口开全到胎儿娩出。初产妇需 1~2 小时,经产妇数分钟可完成。主要表现为宫口已开全,胎头下降达盆底,产妇有排便感,屏气用力,宫缩强,间隙短,会阴膨隆变薄,肛门松弛。

1. 密切监测胎心:此期宫缩频而强,需了解胎儿有无急性缺氧,应勤听胎心,每 10~15 分钟听一次。必要时可使用 CTG 连续检测,若发现胎心确有变化,应立即阴道检查,尽快结束分娩。

2. 正确指导产妇屏气:宫口开全后,正确指导产妇用腹压,一旦宫缩出现,先深吸气屏住,然后如解大便样向下用力屏气以增加腹压。若发现第二产程延长应及时找原因,采取措施结束分娩。

3. 接生:接生者应按无菌操作常规进行消毒铺巾等,掌握好接生要领,保护会阴防止撕裂伤,若会阴体(会阴中心腱)较高,胎儿较大,母儿有紧急情况,急需结束分娩者就行会阴切开术。胎头娩出后,不要急于娩出胎肩,应先以左手自鼻根部向下挤压,挤出口鼻腔黏液及羊水,然后协助娩出全部胎儿,记录出生时间。断脐并结扎好脐带后交台下处理新生儿。

(三) 第三产程的处理

第三产程(third stage labor)是从胎儿娩出至胎盘娩出,需 5~15min,不超过 30min。产妇感到轻松,宫腔变小,胎盘剥离。

1. 胎盘剥离征象有:①宫底重新升高达脐上。②脐带自然下降。③阴道少量出血。④压迫子宫下段脐带不再回缩。胎盘娩出有两种方式:a. 舒式(Schultz mechanism),胎盘胎儿面先排出,阴道出血较少。b. 顿式(Duncan mechanism),胎盘母体面先排出,阴道出血较多,此种娩出式较少见。仔细检查胎盘及胎膜是否完整,同时检查会阴有无裂伤及侧切伤口,并予以按解剖关系进行缝合。

2. 新生儿处理:清理呼吸道,用新生儿吸痰管或导尿管吸净口鼻腔黏液羊水,然后用手轻拍新生儿足底,新生儿大声啼哭,表示呼吸道通畅。

3. 阿普加评分(Apgar score):以判断有无新生儿窒息及严重程度,根据出生后1分钟时的心率、呼吸、肌张力、喉反射及皮肤颜色5项体征为依据,每项0~2分,满分为10分。4~7分为轻度窒息,<4分为重度窒息。

4. 预防产后出血:正常分娩多数出血<300ml,若遇子宫收缩乏力的产妇应在胎头娩出后给予催产素(oxytocin)10~20U静脉注射或胎盘娩出后注射0.2~0.4mg麦角新碱(ergonovine),预防产后出血。产后应在产室观察2小时,注意子宫收缩、宫底高度、阴道出血量及会阴有无血肿等。

(李玲新)

四、产褥期的处理

从胎盘娩出至产妇全身各器官(除乳腺外)恢复至妊娠前状态,包括形态和功能,这一阶段称为产褥期(puerperium),一般规定为6周。

1. 休息与卧位:会阴无伤口者取自由卧位,有伤口者应健侧卧位或平卧。保证充足的睡眠。以便恢复体力。

2. 饮食护理:给予易消化和富于营养的饮食,适量的新鲜蔬菜及纤维素,避免吃刺激性食物,少食多餐,并适当补充维生素和铁剂。多喝各种汤类促进乳汁分泌。

3. 病情观察

(1)子宫复旧的观察:正常情况下,产后当日,宫底平脐或在脐下1横指,以后逐日下降1~2cm,至产后10日降入骨盆腔内。此期应严密观察子宫收缩情况,子宫不能如期复原常提示异常。

(2) 恶露的观察:密切观察恶露情况,注意色、量、气味,正常恶露有血腥味,总量约 500ml,持续 4~6 周,量逐渐减少。如宫缩不良或胎盘胎膜残留,则恶露增多有臭味。

(3) 严密观察生命体征,如体温>37.5℃ 以上者,应测量体温、脉搏、呼吸,每天 4 次。

4. 会阴护理

(1) 产妇如有外阴、阴道剧烈疼痛,排尿困难或直肠有压迫症状,应注意有无会阴血肿发生,如发现有会阴血肿,应立即配合医生进行切开、止血及缝合。

(2) 会阴切开或自然破裂者,嘱产妇取健侧卧位,每日用5% 活力碘棉球擦洗外阴两次并垫消毒卫生垫。保持外阴部清洁干燥。

(3) 会阴水肿者可用 50% 硫酸镁液湿敷,会阴伤口红肿者,可用 95% 乙醇湿敷,每天 2 次,每次 20 分钟。

(4) 会阴感染裂开者可提前拆线引流或行扩创处理,产后伤口愈合不佳者,在产后 7~10 天用 1∶5000 高锰酸钾溶液坐浴,每天 2 次;并根据医嘱给予抗生素治疗。

5. 排尿的护理:产后 4~6 小时鼓励并协助产妇自行排尿,以防膀胱充盈影响子宫收缩而至产后出血。如不能自行排尿,可用下列方法诱导。

(1) 鼓励和帮助产妇下床排尿。

(2) 让产妇听流水声,用温开水冲洗外阴诱导排尿。

(3) 下腹部正中放置热水袋。

(4) 遵医嘱肌内注射新斯的明 1mg。

(5) 上述方法均无效时给予导尿,并留置导尿管 1~2 天,定时开放,同时给予抗生素预防感染。

6. 排便的护理:产后 2 天未能大便者给予缓泻剂,如中药番泻叶、酚酞(果导)片、开塞露等,必要时少量肥皂水灌肠,如有痔者可用 10% 鞣酸软膏涂在消毒纱布上轻轻按摩送入肛门。

7. 乳房护理

（1）一般护理：乳房应保持清洁、干燥，哺乳前用温水擦洗乳头及乳晕，切忌用肥皂及乙醇擦洗。每次哺乳前应按摩乳房，刺激泌乳反射；哺乳时应让新生儿吸空乳汁，如乳汁充足未吸尽时，可挤出，以免乳汁淤积，影响再生。

（2）平坦及凹陷乳头护理：①乳头伸展练习，将两拇指平行的放在乳头两侧，慢慢地向头两侧外方拉开，使乳头向外突出；②乳头牵拉练习，用一手托住乳房，另一手的拇指和中、示指抓住乳头向外牵拉，重复多次；③配制乳头罩，对乳头周围组织起稳定作用；④在婴儿饥饿时先吸吮平坦的一侧。

（3）乳房胀痛及乳腺炎护理：产后 3 天内，因淋巴及静脉充血，乳腺管不畅，乳房可胀痛并有硬结、疼痛，可有轻度发热，1 周乳腺管通畅后自然消失，如胀痛明显，可用以下方法缓解：①尽早哺乳，产后半小时哺乳，促进乳汁畅通；②热敷乳房，或轻轻拍打乳房；③按摩乳房，使乳腺管畅通，减少疼痛。

（4）退乳：因疾病和其他原因不能哺乳者，应尽早退乳，按医嘱给予退乳药物，如苯甲酸雌二醇；已泌乳者可用生麦芽泡茶服用，每天 3 次，连服 3 天。退乳期间限进汤类食物。

8. 健康教育

（1）一般指导：出院后保证合理的营养，适当的活动与休息，注意个人卫生，保持良好的心态。

（2）计划生育指导：指导产妇选择适当的避孕方法。一般产后 42 天采取避孕措施，产后 4 周内禁止性生活。

（3）产褥期保健操：保健操可以促进腹壁、盆底肌肉张力的恢复，防止尿失禁，膀胱直肠膨出及子宫脱垂的发生。

（4）计划生育指导：顺产分娩后 3 个月，剖宫产术后 6 个月可上宫内节育器，产后 6 周在妇产科门诊及辖区妇幼保健院进行产后健康检查。

（杨凌艳）

五、正常新生儿的监护、喂养及处理

孕龄达到 37 周至不足 42 周,出生体重≥2500g 的新生儿称为足月新生儿。从胎儿出生断脐到满 28 天前的时期称为新生儿期,它是胎儿逐渐适应子宫外生活的过渡时期,也是护理工作的重要时期。

1. 入母婴同室评估

(1) 了解母亲的特殊病史、本次妊娠的经过、分娩经过;了解产程中胎儿情况、出生体重、性别、Apgar 评分及出生后检查结果等。检查出生记录是否填写完整,并与新生儿身上的手圈核对床号、姓名、性别、出生时间。

(2) 行身体评估,评估时应注意保暖。

1) 一般检查:注意新生儿的发育、反应,观察皮肤颜色,有无瘀斑或感染灶。在沐浴后测裸体体重、身高;测量新生儿体温、呼吸、心率。

2) 头面部:观察头颅大小、形状,有无产瘤、血肿及皮肤破损;检查囟门大小和紧张度,有无颅骨骨折和缺损;巩膜有无黄染或出血点;口腔外观有无唇腭裂。

3) 颈部:注意颈部对称性、位置、活动范围和肌张力。

4) 胸部:观察胸廓形态、对称性,有无畸形;呼吸时是否有肋下缘和胸骨上下软组织下陷;通过心脏听诊了解心率、节律,各听诊区有无杂音;通过肺部听诊判断呼吸音是否清晰,有无啰音及啰音的性质和部位。

5) 腹部:出生时腹形平软,以后肠管充满气体,腹略膨出。观察呼吸时胸腹是否协调,外形有无异常;触诊肝脾大小;听诊肠鸣音。

6) 脐带:观察脐带残端有无出血或异常分泌物。如脐部红肿或分泌物有臭味,提示脐部感染。

7) 脊柱、四肢:检查脊柱、四肢发育是否正常,四肢是否对称,有无骨折或关节脱位。

8) 肛门、外生殖器:肛门外观有无闭锁,外生殖器有无异常,男婴睾丸是否已降至阴囊,女婴大阴唇有无完全遮住小阴唇。

9）大小便:正常新生儿出生后不久排尿,出生 24 小时内排胎便。如 24 小时后未解大便应检查是否有消化道发育异常。

10）肌张力、活动情况:新生儿正常时反应灵敏、哭声洪亮、肌张力正常。如中枢神经系统受损可表现为肌张力及哭声异常。嗜睡时,予以刺激引起啼哭后观察。

11）反射:通过观察各种反射是否存在,可以了解新生儿神经系统的发育情况。持久存在的反射有觅食反射、吸吮反射、吞咽反射等,而拥抱、握持等反射随着小儿的发育逐渐减退,一般于出生后 3～4 个月消失。

（3）提供良好的环境:母婴同室的房间宜向阳,光线充足、空气流通、室温保持在 20～24℃,相对湿度在 55%～65%;床单元(一张母亲床加一张婴儿床)所占面积不应少于 $6m^2$。

（4）安全措施:①新生儿出生后,在其病历上印上其右脚印及其母亲右拇指手印。②新生儿手腕上系有手圈,手圈上正确书写母亲姓名、新生儿性别、住院号。每项有关新生儿的操作前后都应认真核对。③新生儿床应铺有床垫,配有床围。④新生儿床上不放危险物品如锐角玩具、过烫的热水袋等。

2. 预防感染措施

1）每一房间应配有洗手设备或放置消毒溶液以使医护人员或探访者在接触新生儿前洗手或消毒双手。

2）医护人员必须身体健康,每年需体格检查,每季度做鼻咽拭子培养,如带菌者应调离接触新生儿的岗位,经治疗 3 次培养阴性后才可恢复原工作。如患有呼吸道、皮肤黏膜、肠胃道传染性疾病者在接触新生儿前应采取相应的措施如戴口罩、手套等。

3）新生儿患有传染性疾病如脓疱疮、脐部感染等,应采取相应的消毒隔离措施。

3. 帮助新生儿适应母体外环境

（1）维持正常的体温。

（2）维持呼吸道的通畅。

4. 帮助家属做好新生儿日常生活护理

（1）喂养:新生儿的喂养方法有:母乳喂养、人工喂养和混合喂养。

母乳是婴儿最佳的天然营养品,是任何代乳品、牛奶、各类食物都无法代替的,初乳中含有丰富的蛋白质,脂溶性维生素,具有抗感染特性。母乳的成分与温度均适宜、易消化,能有效吸收;既经济又方便,更重要的是母婴之间产生一种特殊的亲切感。纯母乳喂养是指新生儿4~6个月内不需添加辅食,实行母婴同室、早接触、早吸吮及按需哺乳是促进母乳喂养成功的关键。

1）一般护理:把母乳喂养的好处告诉产妇及家属,做好饮食营养指导,产妇每天摄入的总热量不低于12 550kJ。摄入足够的蔬菜、水果及谷类。控制食物中总的脂肪的摄入,每天胆固醇的摄入量不超过300mg。补充足够的钙、铁、碘等必需的无机盐类。

2）早接触早吸吮:阴道分娩的正常新生儿,出生半小时内全裸放在母亲胸部,进行皮肤接触30分钟,并帮助婴儿早吸吮。剖宫产母亲有应答后30分钟内进行皮肤接触30分钟。

3）指导哺乳方法:哺乳前嘱产妇洗净双手及奶头。①母亲采用舒适体位,常见坐式、卧式(侧卧、仰卧)、环抱式(剖宫产及双胎婴儿)。②呈"C"形手势,一只手托住婴儿,另一只手托起乳房,拇指与四指分别放在乳房上下呈"C"形。③婴儿含接时,应将乳头及大部分乳晕充分放入婴儿口中,吸吮时可见婴儿两颊鼓起,嘴唇突起,听到有节奏吸吮和吞咽声。

4）按需哺乳:母乳哺乳不限时间及次数,奶胀就喂,婴儿饿了就喂。喂哺时母亲及新生儿均应选择舒适位置,采取正确的姿势;注意婴儿含接姿势。每次哺乳后,应将新生儿抱起轻拍背部1~2分钟,排出胃内空气,以防止吐奶。

5）哺乳时,护士应巡视婴儿吃奶情况,了解乳汁分泌情况,注意母亲的乳房不要堵塞婴儿鼻子,并宣教哺乳知识。

（2）沐浴:沐浴可以清洁皮肤、评估身体状况、促进舒适。

沐浴时室温以 26~28℃,水温以 38~42℃ 为宜;沐浴前不要喂奶,新生儿出生后体温未稳定前不宜沐浴;沐浴动作应轻而敏捷,防止损伤;每个婴儿用一套沐浴用品防止交叉感染。

（3）脐部护理:断脐后要密切观察脐部出血情况,保持脐部清洁干燥,每次沐浴后用 75% 乙醇消毒脐带残端及脐轮周围,然后用无菌纱布覆盖包扎。保持包扎敷料的干燥清洁。

（4）皮肤护理:新生儿娩出后应及时抹净皮肤表面血迹、去除胎脂,剪去过长的指(趾)甲。

（5）臀部护理:目的是避免发生红臀、溃疡或皮疹等。定时更换尿布,大便后用温水清洗臀部,揩干后涂上软膏。尿布使用松紧合适,不宜用橡皮布或塑料纸作为婴儿床垫。一旦发生红臀,可用红外线照射,每次 10~20min,每天 2~3 次,如皮肤糜烂,可用消毒植物油或鱼肝油纱布敷于患处。

5. 免疫接种

（1）卡介苗:将 0.1ml 卡介苗作左臂三角肌下端偏外侧皮内注射,一般于出生后 12~24 小时接种。禁忌证:①早产儿;②低体重儿;③体温在 37.5℃ 以上;④严重呕吐、腹泻、湿疹、脓疱疹;⑤产伤或其他疾病者。

（2）乙肝疫苗:正常新生儿在出生后 24 小时、1 个月及 6 个月各注射基因工程乙肝疫苗 10μg。

6. 心理护理:新生儿期的心理护理,对今后发展良好的母儿心理,培养母儿亲情具有重要意义。

（杨凌艳）

第九章 异常妊娠

一、妊娠剧吐

妊娠期少数孕妇早孕反应严重,恶心、呕吐频繁,不能进食,导致营养障碍、水电解质紊乱并威胁孕妇生命时,称为妊娠剧吐(hyperemesis gravidarum)。其发生率约为4%。

【病因】

迄今尚不十分清楚。早孕反应的出现和消失恰与孕妇体内人绒毛膜促性腺激素(HCG)值变化相吻合,多胎和葡萄胎孕妇血中HCG值明显升高,发生妊娠剧吐者也显著增加,而在终止妊娠后,症状立即消失,均提示本症与HCG关系密切,但症状轻重不一定和HCG值成正比。有些神经系统功能不稳定、精神紧张的孕妇,妊娠剧吐多见,说明本症也可能与自主神经功能紊乱有关。

【检查】

1. 血液检查:查血常规及血细胞比容,了解有无血液浓缩,有条件者可检查全血黏度和血浆黏度。查血清电解质、二氧化碳结合力或血气分析以判断有无电解质紊乱及酸碱平衡失调。肝肾功能检查,包括胆红素、转氨酶、尿素氮、尿酸和肌酐等。

2. 尿液检查:测定尿量、尿比重、尿酮体等。

3. 心电图检查:此项尤为重要,可及时发现有无低血钾或高血钾所致的心率失常及心肌损害。

【诊断和鉴别诊断】

根据病史和临床表现,诊断并不困难。首先要明确是否为妊娠,并排除葡萄胎、消化系统或神经系统等其他疾病引起的呕吐,如孕妇合并急性病毒性肝炎、胃肠炎、胰腺炎、脑膜炎、尿毒症等,尤其是胃癌、胰腺癌等恶性肿瘤虽属罕见并发症,但一旦漏诊,将贻误患者生命,也应予以考虑。

【治疗】

妊娠剧吐者,应该住院治疗。

1. 禁食 2～3 天,每天静脉滴注葡萄糖液和葡萄糖盐水共3000ml,但需根据患者体重酌情增减。同时应根据化验结果决定补充电解质和碳酸氢钠溶液的剂量,输液中加入维生素 C 及维生素 B_6。每天尿量至少应达到 1000ml。贫血严重或营养不良者,也可输血或静脉滴注复方氨基酸 250ml。尿酮体阳性者应适当多给予葡萄糖液。在此期间,医护人员对患者的关心、安慰及鼓励是很重要的。

2. 一般经上述治疗 2～3 天后,病情多迅速好转。呕吐停止后,可以少量多次进食及口服多种维生素,同时输液量可逐天递减至停止静脉补液。输液期间及停止补液以后,必须每天查尿酮体,早晚各一次,阳性者恢复原输液量。若效果不佳(包括复发病例),可用氢化可的松 200～300ml 加入 5% 葡萄糖液内缓慢静脉滴注(皮质激素在人类应用尚无致畸报告)。同时进行静脉高营养疗法,每 5～7 天监测体重以判断疗效。对于孕周大于12～14 周的患者可酌情给予止吐药,如甲氧氯普胺(胃复安),10mg,tid;或异丙嗪,25mg,tid;或苯海拉明,12.5～25mg,q4～6h,均可缓解恶心和呕吐等症状。甲氧氯普胺可能有嗜睡、头晕和肌张力障碍等不良反应,其余药物无明显副作用且未发现有致畸风险。此外,可试用针灸疗法,在手腕掌侧折痕近端 5cm 处针灸,30 分钟 1 次,每天 3 次,可有效缓解剧吐。

3. 若剧吐后出现青紫窒息,应考虑是否有胃液吸入综合征(acid aspiration syndrome);若剧吐后出现胸痛、呕血,应考虑是否有 Mallory-Weiss 综合征,即由于剧吐引起的食管和胃交界处黏膜破裂出血,该征必须紧急手术治疗。

4. 经上述治疗,若病情不见好转,而出现以下情况,应考虑终止妊娠:①体温升高达 38℃ 以上,卧床时心率每分钟超过120 次。②持续性黄疸和(或)蛋白尿,肝肾功能严重受损。③有多发性神经炎及中枢神经系统病变,经治疗后不见好转。④有颅内或眼底出血,经治疗后不见好转。

(邓东锐)

二、流 产

妊娠不足 28 周、胎儿体重不足 1000g 而终止者,称为流产(abortion)。流产发生于妊娠 12 周前者称早期流产,发生在妊娠 12 周至不足 28 周者称晚期流产。前者较为多见。流产又分为自然流产和人工流产。本节内容仅限于自然流产,其发生率占全部妊娠的 15% 左右。

有些医学发达国家和地区,将妊娠不足 20 周,胎儿体重小于 500g 终止者称为流产。妊娠已满 20 周,不足 28 周终止,体重 500~1000g 的胎儿称为有生机儿。

【病因】

流产的原因较复杂。自然流产的胚胎和胎儿 55% 伴有形态上的异常,1/3 有染色体的异常,大多数是由于母体环境因素和胚胎内敏感的遗传物质之间相互影响的结果。还有很多病例发生流产的病因不明。

1. 染色体异常:通过对自然流产胚胎的检验,发现 50%~60% 有染色体异常,多发生在早期妊娠,以及产母年龄过小或过大者。90% 的染色体异常流产为染色体数目异常,包括三种类型,即三体、三倍体及 X 单体等,可能与其双亲的染色体异常有关,亦可能双方染色体都正常,而在其配子形成时的减数分裂过程中,或胚胎发育早期的有丝分裂过程中,染色体的组合发生差错,导致数目异常或结构异常。流产时妊娠产物有时仅为一空孕囊或已退化的胚胎。

2. 母体因素

(1)全身性疾病:母体患有严重中毒性感染疾病,如肺炎或伤寒。高热和细菌毒素对胎儿有致命的影响。

(2)病毒感染:母体感染风疹、生殖道疱疹、巨细胞病毒等疾病,病毒可通过胎盘传染胚胎及胎儿。

(3)母体内分泌功能失调:黄体功能不足、甲状腺功能低下者往往影响蜕膜、胎盘,或引起胚胎发育不良而流产。

(4)生殖器官疾病:孕妇可因子宫畸形(如纵隔子宫及子

宫发育不良等)、多发性子宫肌瘤影响胎儿的生长发育导致流产。宫颈内口松弛或损伤可导致妊娠时胎膜破裂发生晚期流产。

（5）创伤：妊娠期外伤或施行卵巢肿瘤和阑尾手术等，特别是在妊娠早期，可刺激子宫收缩而引起流产。

3. 胎盘内分泌功能不足：妊娠 8 周后，胎盘逐渐成为产生孕激素、β-HCG、HPL 及雌激素的主要场所。妊娠早期时卵巢妊娠黄体的功能逐渐为胎盘所代替，而当胎盘内分泌功能不足时，上述激素值下降，妊娠将难以继续。

4. 免疫因素：妊娠犹如同种异体移植，母儿免疫系统相互影响，若互不适应，则可引起排斥而致流产。母体有抗精抗体则多为早期流产，如母儿 Rh 血型不合、ABO 血型不合，可引起死胎，多为晚期流产。

5. 环境因素：某些有害的化学物质（如铅、有机汞、镉、DDT、乙醇及烟草等）和物理因素（如噪声、放射线、高温等）可以直接或间接对胚胎或胎儿造成损害而致流产。

【病理】

早期流产时胚胎先停止发育，绒毛分泌雌激素、孕激素减少，底蜕膜血管形成血栓，发生坏死、出血，绒毛与蜕膜层剥离。已剥离的胚胎组织如同异物，引起子宫收缩而被排出。妊娠 8 周内，胎盘绒毛发育尚不成熟，与子宫蜕膜联系还不牢固，流产时妊娠产物多可完全剥离而排出，出血不多。在妊娠 8 ~ 12 周，胎盘绒毛发育繁盛，深植蜕膜中，发生流产时，胎盘往往不易完整剥离排出，残留宫腔内影响子宫收缩，出血较多。妊娠 12 周后，胎盘已完全形成，流产过程与足月分娩相似。一般胎儿死亡后 2 周内自然排出，但少数情况下，胎儿已死，绒毛与蜕膜之间逐渐被血液浸润，羊水被吸收，胎囊被凝固的血块包围，稽留于宫内，可发生反复出血。

【诊断】

1. 临床表现：流产的主要症状为停经后出现阴道流血及腹痛。根据流产过程的不同阶段，临床上将流产分为下列几类，即流产的发展过程，简示如图 9-1。

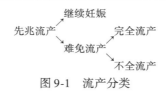

图 9-1 流产分类

各类流产除具有上述主要症状外,临床过程尚存在差异。

(1)先兆流产(threatened abortion):是流产的初期阶段。停经后出现少量阴道流血,有时伴有轻微下腹痛。检查时宫颈口未开,羊膜囊未破,子宫与停经月份相符。仍有可能继续妊娠。

(2)难免流产(inevitable abortion):由先兆流产发展而来,继续妊娠已不可能。阴道出血量超过月经量,下腹阵发性剧痛或出现阴道流水(胎膜已破)。检查宫颈口已开大,有时可见羊水流出,胚胎组织或胎囊堵塞宫颈口,子宫大小与停经月份相符或略小。

(3)不全流产(incomplete abortion):胎儿已排出,部分或全部胎盘潴留在子宫腔内,影响子宫收缩,以致阴道出血不止,大量出血时可引起休克。检查时可见已扩张的宫颈口内不断有血液流出,部分妊娠产物堵塞于宫颈口或已排于阴道内。子宫小于停经月份。

(4)完全流产(complete abortion):通过先兆和难免流产过程,胎儿、胎盘已完全排出,阴道出血逐渐减少,腹痛随之消失。检查时宫颈口已关闭,子宫大小基本正常。

2. 流产中的特殊问题

(1)稽留流产(missed abortion):又称过期流产。指胚胎或胎儿在宫内已死亡尚未自然排出者。孕妇通常曾有先兆流产症状,此后子宫不再长大,反渐缩小。至妊娠中期,无胎动。检查宫颈口未开,子宫小于停经月份,质地不软。如死胎长期稽留于子宫内,胎盘组织机化,与子宫壁紧密粘连而不易完全剥离,流产时可出现大量出血,偶尔发生胎盘自溶产生凝血活酶,进入血液循环引起 DIC。

（2）习惯性流产（habitual abortion）：指自然流产连续发生3次或以上者。每次流产多发生于同一妊娠月份，临床症状与一般流产相同。早期习惯性流产的原因常为染色体异常，内分泌功能不足。晚期最常见的原因为宫颈内口松弛、子宫畸形及子宫肌瘤。

（3）流产感染（septic abortion）：各型流产均可并发感染，最多发生于不全流产。子宫腔内胎盘组织残留、手术时无菌操作不严或非法堕胎及流产症状出现后仍有性交等均可引起感染。感染可局限于子宫腔，亦可蔓延至盆腔。检查可见体温升高、脉搏增快、阴道分泌物有臭味、子宫及附件有明显压痛，严重时可并发腹膜炎、败血症，甚至引起感染性休克，危及生命。

3. 辅助检查

（1）妊娠试验：采用酶联免疫法测定尿 HCG，对诊断妊娠有意义。放射免疫法定量测定血 HCG 含量，可以进一步了解流产的预后。

（2）B 型超声检查：根据 B 型超声检查显示妊娠囊的有无和形态，有无胎心和胎动，判断流产的类型并指导正确的治疗方法。

（3）其他激素测定：主要有血孕酮的测定，可以协助判断先兆流产的预后。

4. 鉴别诊断：通过临床症状和检查可以和功能失调性子宫出血、输卵管妊娠、葡萄胎及子宫肌瘤进行鉴别。

【诊断标准】
各种类型流产的诊断标准见表9-1。

【治疗】
流产为妇产科常见病，治疗分保胎及清宫两方面。

1. 保胎：适用于先兆流产或习惯性流产者，估计胚胎尚存活，有可能继续妊娠。

（1）卧床休息，禁止性生活。减少不必要的阴道检查。

（2）安定情绪，给予心理治疗和适当的镇静药物，如苯巴比妥0.03g，每天3次。

表 9-1 各种类型流产的诊断标准

流产类型	症状			体征			辅助检查		
	阴道出血	下腹痛	宫颈口	有无妊娠产物排出	子宫大小		尿 HCG 试验	B 型超声检查	
先兆流产	少	轻或无	闭	无	与妊娠月份相符		阳性	有胎囊、胎心、胎动反射	
难免流产	增多	阵发性加剧	扩张	无，有时有羊膜膨出或羊水流出	与妊娠月份相符或略小		阳性或阴性	有或无胎心、胎动反射	
不全流产	持续少量或大量出血	减轻	扩张	部分排出或阻塞宫颈口	小于妊娠周数		阳性或阴性	无胎心、胎动	
完全流产	少或无	消失	闭	全部排出	正常或稍大		阴性	子宫正常	

（3）内分泌治疗：黄体功能不足者，肌内注射黄体酮 20mg，每天 1 次，可连续 7～10 天。维生素 E 50mg，每天 1 次。甲状腺功能低下者，可服甲状腺片 0.03～0.06g，每天 1～2 次。

（4）腹痛剧烈者，用哌替啶 50mg，肌内注射，或沙丁胺醇 2.4mg，每天 2～3 次。

经上述治疗 2 周后，阴道出血不止或增多，腹痛加重，应当停止保胎，检查妊娠能否继续。

2. 清宫：难免流产、不全流产及稽留流产时，妊娠已不能继续，应及时清宫以防止出血、感染和凝血功能障碍。

（1）难免流产：早期难免流产应及时清宫，并将刮出物送病检。晚期难免流产因子宫较大，可考虑药物引产等，如用缩宫素 10U 加 5% 葡萄糖液 500ml 静脉滴注，促使子宫收缩，排除妊娠产物，其后如仍疑有组织残留子宫腔内，需及时清宫。

（2）不全流产：一经确诊，及时清宫。流血多有休克者应先输血、输液，待血压上升、情况好转立即清宫。术后给以抗生素预防感染。

（3）稽留流产：因胚胎组织机化，有可能与子宫壁紧密粘连，造成刮宫困难；亦可能发生凝血机制障碍。处理前，应常规检查血常规、出凝血时间、血小板、血纤维蛋白原（凝血因子Ⅰ）、凝血酶原时间及 3P 试验等。如有异常，应先纠正，可输新鲜血及适量肝素等；如无异常，用己烯雌酚 5mg，每天 3 次，共 5 天，提高子宫肌对缩宫素的敏感性。清宫前做好输液、输血准备，有条件者，应在 B 超监测下刮宫，防止子宫穿孔。一次不能刮净，可于 5～7 天后再次刮宫。子宫大于 12 孕周者，可静脉滴注缩宫素，也可用依沙吖啶或米非司酮等进行引产。

3. 完全流产：如无感染征象，一般不需特殊处理。

4. 习惯性流产：应于再次怀孕前查找流产原因，如夫妇双方染色体、血型及男方精液、女方生殖道的检查等，能纠正者积极治疗。如为宫颈内口松弛，于妊娠前做宫颈内口修补术，或于妊娠 14～16 周行宫颈内口环扎术。原因不明者，可按黄体功能不足给以黄体酮治疗，每天 10～20mg，肌内注射，直至妊娠 10 周或超过以往发生流产的月份。

5. 流产感染:如阴道流血不多,应先控制感染,再行刮宫。若流血量多,在静脉注射广谱抗生素和输血的同时,用卵圆钳将子宫腔残留组织夹出,使出血减少。切不可用刮匙全面搔刮子宫腔,以免造成感染扩散,待感染控制后再行彻底刮宫。流产感染易引起败血症及中毒性休克,病死率较高,应予重视。若感染严重或盆腹腔有脓肿形成时,应手术引流,甚至切除子宫。

【随访】

流产后 1 个月门诊随访,内容如下:

1. 月经是否恢复正常。

2. 生殖道有无炎症等病变。

3. 进一步查找流产病因,指导优生或计划生育。

(濮德敏　李　天)

三、异位妊娠

受精卵在子宫体腔以外着床,称为异位妊娠(ectopic pregnancy),习惯上称为宫外孕(extrauterine pregnancy),是妇产科常见急腹症之一,其发生率近年有上升趋势。异位妊娠分为输卵管妊娠、卵巢妊娠、腹腔妊娠及宫颈妊娠等,其中以输卵管妊娠最为常见,占异位妊娠的 95% 左右,其发生部位:壶腹部占 60%,峡部占 25%,伞部及间质部妊娠少见。

【病因】

1. 输卵管因素

(1) 慢性输卵管炎为其常见病因。例如,淋菌及沙眼衣原体感染常导致输卵管黏膜炎,流产或分娩后感染往往引起输卵管周围炎,均影响受精卵的运行。结核性输卵管炎多造成不孕,偶尔妊娠,约 1/3 为输卵管妊娠。

(2) 输卵管发育不良,如过长、肌层发育差、憩室等,或输卵管功能异常,包括蠕动、纤毛活动、上皮细胞的分泌异常等。

（3）输卵管手术后（包括绝育术后）瘘管或再通；或输卵管成形术、复通术后管腔狭窄。

（4）其他：输卵管周围肿瘤，如子宫肌瘤或卵巢肿瘤压迫，可影响输卵管的通畅。输卵管子宫内膜异位，致使受精卵在该处着床。宫内节育器（IUD）的使用可能导致输卵管炎症或逆蠕动，若 IUD 避孕失败则异位妊娠机会较大。

2. 卵子因素：一侧卵巢排卵，受精卵经子宫腔或腹腔向对侧输卵管移行，称为受精卵游走。移行时间过长，受精卵发育增大，通不过相对狭窄的输卵管腔。此外，生殖助孕技术的广泛开展，IVF-ET 多个受精卵移植，着床错落，合并异位妊娠者时有报道。

【病理】

1. 输卵管妊娠流产（tubal abortion）：多见于壶腹部妊娠。发病多在妊娠 8～12 周。输卵管内膜蜕膜反应差，肌层薄，如受精卵种植在黏膜皱襞内，一定时间后，囊胚可突破包膜与管壁分离，引起出血，经伞部流入腹腔，称为输卵管妊娠流产。

2. 输卵管妊娠破裂（rupture of tubal pregnancy）：受精卵着床于输卵管黏膜皱襞间，当囊胚的绒毛侵蚀输卵管肌层及浆膜层，最终穿破浆膜时，形成输卵管妊娠破裂。短期内可发生大量腹腔内出血，使患者陷于急性失血性休克。

3. 陈旧性宫外孕：输卵管妊娠流产或破裂，反复内出血停止，胚胎死亡或吸收，盆腔血肿机化变硬与周围组织粘连，称为陈旧性宫外孕。

4. 继发腹腔妊娠：输卵管妊娠胚胎排至腹腔，如尚存活，且从周围组织获得血供，则可形成继发腹腔妊娠。若破裂口在阔韧带内，可发展为阔韧带妊娠。

5. 子宫的变化：和正常妊娠一样，异位妊娠时子宫也增大变软，子宫内膜出现蜕膜反应。当激素分泌减少或停止时，蜕膜可以分次以碎片状或一次如三角状蜕膜管型自子宫腔内剥落，从阴道排出。子宫内膜亦可呈增生期改变，有时可见 Arias-Stell（A-S）反应。

【诊断】

（一）临床表现

1. 症状

（1）停经：大部分患者有 6~8 周停经史，但有 20%~30% 的患者无明显停经史。输卵管间质部妊娠停经时间较长，约 3 个月。

（2）腹痛：为 90% 的患者就诊时的主要症状，大多突然发作。胚胎在输卵管内逐渐增大，使输卵管膨胀，表现为一侧下腹部隐痛或酸胀感。当输卵管妊娠流产或破裂时，患者突感一侧下腹撕裂样痛，严重时伴头昏、眼花、晕厥。当血液积聚于直肠子宫陷凹时，可引起下坠及排便感。血液刺激胃部引起上腹疼痛，刺激膈肌时，可引起肩胛部放射性疼痛，偶有误诊为上消化道急诊。若腹腔出血不多，疼痛可于数小时后减弱而消失，以后可以反复发作。

（3）阴道出血：系子宫蜕膜剥离所致。常为不规则阴道出血，少量、深褐色，可伴有蜕膜管型或碎片排出。少数出血量较多，类似月经。

（4）晕厥与休克：由于腹腔内急性大量出血而致休克，与阴道出血量不成比例。此时面色苍白，出冷汗，脉微弱而数，血压下降。

2. 体征

（1）一般情况：腹腔内出血较多时可致不同程度的贫血。血液吸收时体温可略高，一般不超过 38℃。

（2）腹部检查：腹肌一般不紧张，下腹患侧压痛及反跳痛。内出血多时，腹部隆起，移动性浊音阳性。

（3）盆腔检查：阴道内常有少量血液；子宫颈轻度着色，举痛明显；后穹隆饱满及触痛；子宫稍大而软，内出血多时，子宫有漂浮感；子宫一侧或后方可触及肿块，触痛明显，病程较长时，血块机化，与子宫粘连，质地较硬。

（二）实验室检查

妊娠试验是早期诊断异位妊娠的重要方法之一。可通过尿酶联免疫法测定尿 HCG 和放射免疫法测定血 β-HCG。阳性者需鉴别是宫内妊娠抑或异位妊娠。β-HCG 阴性一般可以排除异位妊娠。

（三）特殊检查

1. 超声诊断：B 型超声显像亦是早期诊断异位妊娠的重要方法之一。异位妊娠的声像特点：①子宫腔内空虚，无妊娠环。②子宫旁有稠密的光点及光斑围绕即双环征，若该区查出胚芽及原始心管搏动，可诊断异位妊娠。超声检查若能结合临床表现及 HCG 测定，更有助于诊断。

2. 阴道后穹隆穿刺：是常用的重要辅助诊断方法。用16～18 号长针头经阴道后穹隆穿刺，抽出暗红色不凝血，可诊断腹腔有无内出血。

3. 诊断性刮宫：仅适用于阴道流血量较多者，以排除宫内妊娠流产。刮出物病理检查，若未见绒毛有助于诊断异位妊娠。

4. 腹腔镜检查：适用于早期异位妊娠，患者血流动力学状况稳定者。有助于提高异位妊娠诊断的准确性及与原因不明的急腹症鉴别。腹腔镜下可见一侧输卵管肿大，表面紫蓝色，腹腔内无出血或少量出血。腹腔内大出血伴休克者禁做腹腔镜检查。

（四）鉴别诊断

输卵管妊娠应与流产、急性输卵管炎、急性阑尾炎、黄体破裂及卵巢囊肿蒂扭转、刮宫后宫颈粘连阻塞、经血倒流鉴别。

【处理】

异位妊娠一经确诊应立即积极采取下述方式治疗。

1. 手术治疗

（1）输卵管切除术：异位妊娠内出血多、休克者，在积极纠正休克的同时，迅速开腹切除患侧输卵管，控制出血，抢救生命。其他如要求同时绝育手术者，异位妊娠非手术治疗失败者、并发感染不能控制者，均可施行该手术。

自体输血在缺乏血源的情况下是有效的抢救措施之一。其指征是：妊娠<12 周，胎膜未破，内出血时间<24 小时，血液未受污染，镜下红细胞破坏率<30%。每 100ml 血液加入 3.8% 枸

橡酸钠 10ml 抗凝,经 6 ~ 8 层纱布或 20μm 微孔过滤器过滤,即可输回体内。

(2) 保守性手术:适用于有生育要求的妇女。伞部妊娠可行输卵管挤压术将妊娠产物挤出;壶腹部妊娠行输卵管切开术,将胚胎取出;峡部妊娠行病变切除及显微外科技术断端吻合术。

上述输卵管切除术及保守性手术,均可经腹腔镜进行手术。

2. 非手术治疗

(1) 中医治疗:主方为丹参、赤乌、桃仁,活血祛瘀,消瘀止血。根据个体差异,根据中医辨证施治,随证加减。如有严重内出血或保守治疗效果不佳者,应及早手术。

(2) 化学药物治疗:主要适用于早期异位妊娠,要求保存生育能力者。其病灶直径<3cm,未破裂或流产,无明显内出血,血 β-HCG<3000U/L。常用甲氨蝶呤(methotrexate, MTX),抑制滋养细胞增生,破坏绒毛,使胚胎组织坏死、脱落、吸收而免于手术。全身用药为 MTX 0.4mg/(kg·d),5 天一疗程,间隔 5 天,根据病情可用 1 ~ 2 疗程。局部用药可采用在 B 超引导下穿刺异位妊娠囊或在腹腔镜直视下穿刺,将 MTX10 ~ 50mg 注入其中。用药期间应注意病情变化及药物的不良反应;用 B 超和 β-HCG 监测治疗效果,若用药后 1 ~ 2 周,临床症状缓解或消失,β-HCG 迅速下降,连续 3 次阴性为显效。本法简单易行,疗效确切,疗程短,不良反应小,应用前景广阔。

【随访】

1. 检查生殖器官及盆腔病变治疗后恢复情况。

2. 针对异位妊娠病因继续预防性治疗。

3. 对要求生育者,给予相应检查和指导。

(濮德敏 李 天)

四、高 危 妊 娠

妊娠期母婴有某种病理因素或致病因素可能危害母婴健

康与生命或导致难产者称为高危妊娠。具有高危因素的孕妇为高危孕妇,具有高危因素的围生儿为高危儿。

【高危妊娠的因素】

高危妊娠几乎包括所有的病理产科。为了判断高危妊娠的程度,可对高危妊娠进行评分。

1. 一般因素

(1) 孕妇年龄<18 岁或>35 岁。

(2) 孕妇未行产前检查。

(3) 身高<145cm,体重<40kg 或>85kg。

(4) 身体素质:肥胖、影响骨骼发育的疾病、生殖道畸形、有遗传家族史及营养状态比较差。

(5) 多年不育经治疗受孕者。

(6) 血型:女方血型是 O 型,而丈夫血型是非 O 型;或女方血型为 Rh 阴性而丈夫血型为 Rh 阳性者。

2. 孕产因素:有以下孕产史,即自然流产、异位妊娠、早产、难产、胎儿畸形、先天性遗传病史、围生儿死亡史、新生儿溶血性黄疸。

3. 妊娠并发症:如妊娠高血压综合征、前置胎盘、胎盘早剥、羊水过多或过少、双胎、胎位不正、胎儿宫内发育迟缓、胎心及胎动异常、过期妊娠、巨大胎儿、产道异常。

4. 妊娠合并症:如心脏病、高血压、糖尿病、肾病、肝炎、血液病、甲状腺功能亢进症。

【高危妊娠的监护与诊断】

1. 病史以上高危因素的病史。

2. 确定胎龄由末次月经第一天推算,共 40 周(280天)。末次月经不详或月经周期不规则时可参考早孕反应时间(妊娠 6 周左右)、胎动时间(妊娠 18～20 周)及子宫大小判断。用 B 型超声检测确定胎龄是可靠的方法。所以,当临床判断胎龄有困难时应行 B 超检查。由于早期妊娠时胎儿大小的个体差异较晚期妊娠时小得多,故应在妊娠早期确定胎龄。

3. 胎儿发育情况

（1）子宫底高度和腹围：孕妇排空小便后平卧，用皮尺测量耻骨联合上缘至子宫底间距离和腹周径。于妊娠 20 周开始，每 4 周 1 次，妊娠 28 周后每 2 周 1 次，孕 36 周后每周 1 次。各孕周子宫底高度见表 9-2。

表 9-2　各孕周子宫底高度

孕周	子宫底高度（cm）
20	18.0（15.3～21.4）
24	23.0（22.0～25.1）
28	26.0（22.4～29.0）
32	29.0（25.3～32.0）
36	31.0（29.0～33.8）
40	33.0（33.0～35.3）

引自：乐杰. 2007. 第 7 版. 妇产科学. 人民卫生出版社，40。

（2）B 型超声：可测量胎头双顶径、胎头周径、胸径腹径（AD）及股骨长度来判断胎儿生长发育，并可观察羊水和胎盘情况间接反映胎儿状况，如胎儿宫内发育迟缓时常合并羊水量少和胎盘老化。各孕周胎头双顶径（BPD）和股骨长度（FL）见表 9-3。

表 9-3　各孕周胎头双顶径和股骨长度

孕周	BPD（cm）	FL（cm）
12	2.29（1.35～3.23）	—
16	3.59（2.56～4.53）	2.0（1.6～2.4）
20	4.88（4.08～5.68）	3.3（2.9～3.6）
24	6.10（5.44～7.42）	4.4（4.0～4.8）
28	7.00（6.32～7.68）	5.3（4.9～5.7）
32	8.00（7.48～8.52）	6.1（5.7～6.5）

续表

孕周	BPD(cm)	FL(cm)
36	8.69(8.17~9.21)	6.9(6.4~7.3)
40	9.19(8.73~9.65)	7.6(6.8~8.0)

引自:刘映遴.1997.高危妊娠监护治疗学.北京医科大学中国协和医科大学联合出版社,第218页。

4. 胎儿畸形、先天性遗传性疾病的监测

(1)B型超声:由于B超是安全、可靠、无损伤、经济、重复性强的监测技术,目前已成为诊断胎儿畸形的首选方法。腹部B超可于妊娠14~16周诊断胎儿畸形,而阴道B超于妊娠11~12周即可诊断胎儿畸形,其中包括唇裂、无脑儿、脑积水、脊椎裂、小头畸形、食管、十二指肠、小肠及肛门闭锁、胸腔积水、腹水脐疝、腹裂、心脏房室间隔缺损、肾缺如、多囊肾、输尿管或尿道闭锁、联体双胎、双胎无心无头畸形及四肢畸形。中枢神经系统和消化道畸形常合并羊水过多,泌尿生殖系统畸形常合并羊水过少。

(2)羊膜腔穿刺取羊水及胎儿细胞:进行染色体核型分析及遗传性代谢缺陷疾病的检测,妊娠中期羊膜穿刺取胎儿细胞进行染色体核型分析,并可测定羊水中酶的含量诊断代谢性疾病。

(3)绒毛活检:妊娠早期和中期经宫颈或经腹部取绒毛进行酶活性测定及染色体分析,诊断先天性遗传性疾病。

(4)母亲血中胎儿细胞的检测:20世纪60年代就有学者企图从孕妇静脉血中寻找胎儿细胞。20世纪70年代,国外学者发现母血中存在单个XY的男性细胞,推测其来源于男性胎儿。20世纪80年代末,由于相关技术的发展,从母血中分离纯化胎儿细胞获得初步成功。目前认为母血中存在三种胎儿细胞,即有核红细胞、淋巴细胞和滋养细胞。利用母血中胎儿细胞进行胎儿性别和遗传性疾病的诊断属非创伤性产前诊断方法,有广阔的前景。

（5）经皮脐静脉穿刺采血法：在 B 超指导下采脐静脉血，可诊断染色体异常、基因异常、血红蛋白异常、血凝异常及遗传代谢缺陷。

（6）羊膜腔胎儿造影：是一种显示羊水中胎儿轮廓的造影方法。可诊断胎儿体表畸形和消化道畸形。

（7）胎儿镜检查：直视下观察胎儿体表和胎盘胎儿面有无异常。

（8）母亲血清生化指标：母血中 AFP 升高作为胎儿中枢神经系统畸形的诊断指标已应用了多年。而母血 AFP、HCG 和游离雌三醇(uE₃)作为胎儿唐氏综合征的筛选参数已得到证实。此方法既无创伤又经济，可为进一步的羊水、绒毛和母血中胎儿细胞的检测提供高危候选人群。

5. 胎盘功能检查

（1）胎动：尽管孕妇对胎动的主观感觉受孕妇的敏感程度、羊水量、腹壁厚度等因素的影响，但胎动仍是反映胎儿宫内健康状况的较可靠指标，其与胎盘功能密切相关。孕妇妊娠 18 ~ 20 周开始感觉胎动，并逐渐增多，妊娠 28 ~ 32 周达高峰，以后下降至足月，过期后胎动明显减少。胎盘功能减退时，胎儿处于慢性缺氧状态，胎动减少甚至消失。胎儿在宫内有自己的醒-睡规律。孕妇可凭自己的感觉计数胎动，其方法为：早、中、晚各计数胎动 1 小时，将 3 次胎动相加乘以 4，便为 12 小时胎动次数。正常胎动次数为>10 次/12 小时，>3 次/小时。因胎动的个体差异大，故应自己与自己相比，如胎动突然减少 50%，应考虑胎盘功能不良，胎儿严重缺氧。

（2）雌三醇(E_3)：妊娠雌三醇是由母体的胆固醇在胎盘内转换为孕烯醇酮，然后进入胎儿，在胎儿肾上腺转变为脱氢表雄酮后再经过肝脏的羟化作用后返回胎盘，在胎盘内芳香化后转变为 E_3。所以 E_3 代表胎儿胎盘功能单位。E_3 正常值为 15mg/24h 尿，<10mg/24h 尿或减少 35% 以上，表示胎盘功能不良。E_3 在血中的正常值为 4nmol/L。由于尿中肌酐排出量波动小，所以随意尿雌激素与肌酐的比值(E/C)能较好地反映胎儿胎盘功能单位。E/C 正常值为>15。

（3）缩宫素激惹试验（OCT）：缩宫素静脉滴注诱发有效宫缩，即每 10 分钟有三次宫缩，每次持续 30 秒。OCT 阳性是指胎心晚期减速在 10 分钟内持续出现 3 次以上，提示胎盘功能不良。

6. 胎儿成熟度：孕周≥37 周，体重≥2500mg 为成熟胎儿。临床根据宫高、腹围、羊水多少及腹壁的厚度估计胎儿大小，并可进行 B 超检测，BPD≥8.5cm 提示胎儿成熟。胎儿脏器成熟度需抽羊水检查以下项目。

（1）磷脂酰胆碱/鞘磷脂（L/S）比值：比值>2 提示胎儿肺成熟。

（2）肌酐与葡萄糖：肌酐≥176.8μmol/L（2mg/dl），葡萄糖<6.56mmol/L 提示胎儿肾脏成熟。

（3）胆红素类物质：胆红素 ΔOD_{450}<0.02 提示胎儿肝脏成熟。

（4）脂肪细胞：脂肪细胞达 20% 提示胎儿皮肤成熟。

7. 胎儿监护：胎心率主要受迷走神经的调节。正常胎心率在 120~160 次/分，胎心<120 次/分、>160 次/分或胎心不规则为胎儿缺氧。

（1）听诊法：用胎儿听诊器是简便的方法，可指导产妇的丈夫听胎心 1 次/天，1 分钟/次。尽管听诊法难以早期发现胎儿窘迫，但其仍为配合胎儿电子监护的不可缺少的手段。

（2）胎心率电子监护：胎心率电子监护分为内监护和外监护两种。内监护是将螺旋形胎心率电极置于胎儿头皮上。内监护不受孕妇体位及腹壁厚度的影响。外监护将胎心探头和宫缩探头分别置于孕妇腹壁胎心处和宫底下 3cm。外监护结果可受各因素的影响，但方便，无损伤，重复性强，目前国内已广泛应用。其可持续观察胎心率及胎心与胎动、胎心与子宫收缩的关系。

胎心率的监护包括产前监护和产时监护。对高危妊娠者（如过期妊娠、胎儿宫内发育迟缓、妊娠高血压综合征、羊水少、胎动减少等）应进行产前监护来预测胎儿宫内状况。临床常进行无应激试验（NST）。产时监护包括胎心入室试验和选择性间断胎心监护,即对所有临产孕妇在入院 1 小时内进行 20 ~ 40 分钟的胎心率监护,然后根据是否为高危妊娠及产程图的情况对部分产妇进行重复的胎心监护,是早期发现胎儿窘迫的可靠手段。

1)基线胎心率:指一定时间内(>10 分钟)无宫缩或宫缩间歇时的胎心率。正常基线胎心率为 120 ~ 160 次/分,且伴有基线的变异,即每分钟胎心波动≥6 次,波动范围为 10 ~ 25 次/分。基线<120 次/分为心动过缓,>160 次/分为心动过速,基线变异减弱或消失提示胎儿宫内窘迫。

2)周期性胎心率:指宫缩时的胎心变化。

A. 加速:宫缩时胎心加快 15 ~ 20 次/分为正常。表示胎儿躯干和脐静脉暂时受压。

B. 早期减速:胎心减速几乎与宫缩同时发生。宫缩后很快恢复正常,下降幅度<40 次/分。早期减速与胎头受压有关,表示脑血流量一过性减少。一般认为对胎儿无损害。

C. 晚期减速:宫缩开始 30 秒后胎心才开始减速,下降缓慢,持续时间长,宫缩恢复后 30 ~ 60 秒胎心才恢复,下降幅度一般<50 次/分。晚期减速提示胎盘功能不良、胎儿宫内窘迫。

D. 变异减速:胎心减速与子宫收缩的关系无规律性,下降幅度>70 次/分,恢复也快。变异减速提示脐带受压。

3)无应激试验(NST):NST 是指胎心对胎动的反应性。正常情况下,胎动时胎心率会加快,监护 20 分钟内至少有 2 次胎动,伴胎心率加快≥15 次/分,持续 15 秒以上,此为 NST 阳性。如果胎动减少或消失或无胎心加快,应进一步寻找原因。如果胎儿不是处于睡眠状态,排除了药物因素,应行 OCT 试验。

8. 胎儿生物物理监测:生物物理监测包括五项指标。正常的生物物理相为:无应激试验为反应型,胎儿呼吸运动在 30 分钟内≥1 次,胎动在 30 分钟内>3 次,胎儿肌张力好,羊水暗区垂直深度≥2cm。

9. 胎儿心电图:胎儿心电图检测有直接法和间接法。其原理与成人心电图相同。胎儿早期缺氧时,胎心率加快,PR 间期缩短。随着缺氧的加重,胎心率减慢,PR 间期延长,ST 段压低或升高,T 波振幅增大。

(1) 直接法:将两个电极分别置于胎先露(经阴道)和母体会阴部,无关电极置于母亲大腿内侧。此方法准确,不受其他因素干扰,但易发生感染。

(2) 间接法:将两个电极置于母体腹部,一电极位于宫底部,另一电极位于胎先露处,而无关电极置于母亲大腿内侧。间接法受母体心电及外界的干扰,但简便、无损伤,适合于推广应用。

10. 胎儿头皮血 pH 测定:胎儿头皮血血气分析是判断胎儿缺氧酸中毒的重要指标。正常 pH 为 7.25 ~ 7.35,pH<7.20 应考虑胎儿严重酸中毒。

11. 羊膜镜检查:羊膜镜插入宫颈可观察前羊水的颜色、量、有无胎粪污染,可为早期发现胎儿窘迫提供依据,如羊膜镜直视胎儿头发可诊断胎膜已破,而胎膜紧贴胎头应考虑羊水过少或胎膜高位破水。

【高危妊娠的处理】

高危妊娠的范围很广,应根据病因不同而选择适当的处理方案。预防为主、严密监护、早期诊断及积极处理是提高围生质量的关键。不断提高高危妊娠的检出率、随诊率及住院分娩率,可降低孕产妇死亡率、围生儿死亡率、残废儿出生率。

1. 加强营养、注意休息妊娠期饮食应富含蛋白质、维生素、钙、铁及微量元素。左侧卧位可减轻子宫对椎前大血管的压迫,纠正妊娠期右旋的子宫,从而改善子宫胎盘血流量。

2. 吸氧间断面罩吸氧,每天 2 ~ 3 次,每次 15 ~ 30 分钟。

3. 适时终止妊娠根据高危妊娠的病因、母亲全身状况、胎儿成熟度、胎盘功能决定终止妊娠的时间。

4. 产时处理产时应严密监护胎心率及母亲的情况,发现问题应及时处理,同时做好新生儿抢救工作。

(陈汉平)

五、妊娠期高血压疾病

妊娠期高血压疾病(hypertensive disorders in pregnancy)是发生于妊娠期特有的疾病。多数病例表现为妊娠期一过性高血压、蛋白尿症状,分娩后随之消失。该病严重影响母婴健康,是孕产妇及围生儿死亡的重要原因之一。

【分类】

根据《妊娠期高血压疾病诊治指南》(2012 年版)分类如下:

(一)妊娠期高血压

妊娠期出现高血压,收缩压≥140mmHg 和(或)舒张压≥90mmHg,于产后 12 周恢复正常。尿蛋白(-),产后方可确诊。少数患者可伴有上腹部不适或血小板减少症状。

(二)子痫前期

轻度:妊娠 20 周后出现,收缩压≥140mmHg 和(或)舒张压≥90mmHg,伴有尿蛋白≥0.3g/24h。

重度:血压和尿蛋白持续升高,发生母体脏器功能不全或胎儿并发症。

子痫前期患者出现下述任一不良情况可诊断为重度子痫前期:①血压持续升高,收缩压≥160mmHg 和(或)舒张压≥110mmHg;②尿蛋白≥5g/24h 或间隔 4 小时两次尿蛋白≥(+++);③持续性头痛或视觉障碍或其他脑神经症状;④持续性上腹部疼痛,肝包膜下血肿或肝脾破裂症状;⑤肝功能异常,肝酶 ALT 或 AST 水平升高;⑥肾脏功能异常,少尿(24 小时尿量<400ml 或每小时尿量<17ml)或血肌酐>106μmol/L;⑦低蛋白血症伴胸腔积液或腹水;⑧血液系统异常,血小板呈持续性下降并低于 $100×10^9/L$;血管内溶血、贫血、黄疸或血 LDH 升高;⑨心力衰竭、肺水肿;⑩胎儿生长受限或羊水过少;⑪妊娠 34 周以前发病。

(三)子痫

子痫前期基础上发生不能用其他原因解释的抽搐。

（四）妊娠合并慢性高血压

妊娠 20 周前收缩压≥140mmHg 和（或）舒张压≥90mmHg，妊娠期无明显加重；或妊娠 20 周后首次诊断高血压并持续至产后 12 周以后。

（五）慢性高血压并发子痫前期

慢性高血压孕妇妊娠前无蛋白尿，妊娠后出现尿蛋白≥0.3g/24h；或妊娠前有蛋白尿，妊娠后尿蛋白明显增加或血压进一步升高或出现血小板减少<$100×10^9$/L。

【高危因素】

初产妇、孕妇年龄过小或大于 35 岁、多胎妊娠、妊娠期高血压疾病史及家族史、慢性高血压、慢性肾炎、抗磷脂抗体综合征、糖尿病、肥胖、营养不良、低社会经济状况，均与妊娠期高血压疾病发病风险增加密切相关。

【病因与病理】

（一）病因

病因至今尚未明了，目前主要集中在子痫前期-子痫的病因和发病机制的研究认为起源于胎盘的病理生理改变，导致全身血管内皮细胞损伤，进而引起一系列子痫前期的临床症状。子痫前期-子痫的发病机制可能与以下机制有关。

1. 胎盘缺血学说：子痫前期-子痫患者，妊娠早中期（14～16 周）合体滋养细胞侵入子宫螺旋动脉重铸不足，螺旋动脉总横截面积仅为正常妊娠的 40%，胎盘灌注不足，处于相对缺氧状态。胎盘缺血造成血管内皮细胞的损伤可能存在两种理论。一种理论认为子痫前期-子痫患者胎盘缺血，合体滋养层微绒毛膜退化可导致血管内皮细胞损伤，并抑制其增生；另一种理论则认为胎盘缺血后，氧化应激反应增强使血管内皮细胞发生损伤。

2. 免疫适应不良学说：子痫前期被认为是母体的免疫系统对滋养层父系来源的抗原异常反应的结果。蜕膜的免疫活性细胞释放某些介质作用于血管内皮细胞，包括弹性蛋白酶、组织坏死因子、白介素-1。这些在子痫前期孕妇的血液和羊水中的浓度明显升高,并且对血管内皮细胞起作用。

3. 氧化应激学说:子痫前期缺氧胎盘的局部氧化应激反应转移到孕妇全身的体循环系统,导致全身血管内皮细胞的氧化应激损伤。氧化应激反应产生的不稳定的活性氧沉积于血管内皮下,产生相对稳定的脂质过氧化物。正常妊娠中可以通过同步增加的抗氧化作用抵消脂质过氧化物的增加;而在子痫前期患者中氧化-抗氧化平衡被打乱,氧化作用占优势,导致血管内皮细胞损伤。

4. 遗传易感学说:对于子痫前期的遗传方式尚未定论,目前认为可能是女性单基因常染色体隐性遗传或显性基因的不完全外显或更加复杂的多基因遗传。

(二)病理

妊娠期高血压疾病以全身小动脉痉挛为基本病变。由于小动脉痉挛,造成管腔狭窄,周围阻力增大,内皮细胞损伤,渗透压增加,体液及蛋白质渗出,临床表现为血压升高、蛋白尿、水肿及血液浓缩。全身各器官组织因缺血及缺氧而受到损害,严重时脑、心、肝、肾及胎盘等病变可导致抽搐、昏迷、脑水肿、脑出血、心肾功能不全、肺水肿、肝细胞坏死及被膜下出血,胎盘绒毛退行性变、出血及梗死,胎盘早期剥离及 DIC 等。

【临床表现】

典型临床表现为妊娠 20 周以后出现高血压、水肿、蛋白尿。轻者可无症状或有轻微头晕,血压轻度升高,伴水肿或轻微蛋白尿;重者出现头痛、眼花、恶心、呕吐、持续性右上腹疼痛等,血压明显升高,蛋白尿增多,水肿明显,甚至昏迷、抽搐。

【诊断】

1. 病史:注意询问妊娠前有无高血压、肾病、糖尿病、抗磷脂综合征等病史,了解此次妊娠后高血压、蛋白尿等征象出现的时间和严重程度,有无妊娠期高血压疾病家族史。

2. 高血压:至少出现两次以上血压升高(≥ 140/90mmHg)、其间隔时间 ≥ 6 小时。血压较基础值升高 30/15mmHg,但低于 140/90mmHg,不作为诊断依据,需密切观察。

3. 尿蛋白:留取 24 小时尿做定量检查;也可取中段尿测

定,避免阴道分泌物污染尿液。

4. 水肿:一般为凹陷性水肿,限于膝以下为"+",延及大腿为"++",延及外阴及腹壁为"+++",全身水肿或伴有腹水为"++++"。若孕妇体重每周突然增加 0.5kg 以上,或每月增加 2.7kg 以上,表明有隐性水肿存在。

5. 辅助检查

(1)血液检查:包括全血细胞计数、血红蛋白含量、血细胞比容、血小板计数、凝血功能、电解质等。

(2)肝肾功能测定:肝细胞功能受损时 ALT、AST 升高。可出现白蛋白缺乏为主的低蛋白血症,白/球比值倒置。肾功能受损时,血清肌酐、尿素氮、尿酸升高,肌酐升高与病情严重程度相平行。

(3)尿液检查:尿比重>1.020 提示尿液浓缩,尿蛋白(+)时尿蛋白含量约 300mg/24h;尿蛋白(+++)时尿蛋白含量约 5g/24h。尿蛋白检查在严重妊娠期高血压疾病患者应每 2 日一次或每日检查。

(4)眼底检查:眼底改变是反映子痫-子痫前期病变程度的重要标志,对估计病情有重要意义。眼底的主要改变为视网膜小动脉痉挛,动静脉管径之比可由正常的 2∶3 变为 1∶2,甚至 1∶4。严重时可出现视网膜水肿、视网膜脱离或有棉絮状渗出物及出血,患者可出现视物模糊或突然失明。

(5)损伤性血流动力学监测:当子痫-子痫前期患者伴有严重的心脏病、肾脏疾病、难以控制的高血压、肺水肿以及不能解释的少尿时,可以监测孕妇的中心静脉压或肺毛细血管楔压。

(6)其他检验:如心电图、B 超等。疑有脑出血可行 CT 或 MRI 检查。

【并发症】

1. 脑卒中(脑梗死、脑出血)

2. 心脏病。

3. 肾衰竭。

4. 胎盘早期剥离。

5. 凝血功能障碍。

6. HELLP 综合征,即溶血(haemolysis,H)、肝酶升高(elevated liver enzymes,EL)、低血小板(low platelet count,LP)。

7. 胎儿宫内发育迟缓(IUGR)或胎死宫内。

8. 产后血液循环衰竭。

【治疗】

妊娠期高血压疾病的治疗目的是预防重度子痫前期和子痫的发生,降低母胎围生发期病率和死亡率,改善母婴预后。治疗基本原则:镇静、解痉,降压、利尿,适时终止妊娠。

根据病情轻重分类,进行个体化治疗:①妊娠期高血压,休息、镇静、监测母胎情况,酌情降压治疗。②子痫前期,镇静、解痉,有指征的降压、补充胶体、利尿,密切监测母胎情况,适时终止妊娠。③子痫,控制抽搐,病情稳定后终止妊娠。④妊娠合并慢性高血压,以降压治疗为主,注意子痫前期的发生。⑤慢性高血压并发子痫前期,同时兼顾慢性高血压和子痫前期的治疗。

(一)评估和监测

妊娠高血压疾病病情复杂、变化快。了解病情轻重和进展情况,及时合理干预,早防早治,避免不良临床结局发生。

1. 基本检查:了解头痛、胸闷、眼花、上腹部疼痛等自觉症状。检查血压、血尿常规。体质量、尿量、胎心、胎动、胎心监护。

2. 孕妇特殊检查:包括眼底检查、凝血指标、心肝肾功能、血脂、血尿酸及电解质等检查。

3. 胎儿的特殊检查:包括胎儿发育情况、B 超和胎心监护监测胎儿宫内状况和脐动脉血流等。

(二)一般治疗

1. 地点:妊娠期高血压疾病患者可在家或住院治疗,轻度子痫前期应住院评估决定是否院内治疗,重度子痫前期及子痫患者应住院治疗。

2. 休息和饮食:应注意休息,并取侧卧位。保证充足的蛋白质和热量。

3. 镇静:为保证充足睡眠,必要时可睡前口服地西泮 2.5~5mg。

(三)降压治疗

降压治疗的目的:预防子痫、心脑血管意外和胎盘早剥等严重母胎并发症。

收缩压≥160mmHg 和(或)舒张压≥110mmHg 的高血压孕妇应降压治疗;收缩压≥140mmHg 和(或)舒张压≥90mmHg 的高血压患者可使用降压治疗。

目标血压:孕妇无并发脏器功能损伤,收缩压应控制在 130~155mmHg,舒张压应控制在 80~105mmHg。

孕妇并发脏器功能损伤,则收缩压应控制在 130~139mmHg,舒张压应控制在 80~89mmHg。

降压过程力求下降平稳,血压不可低于 130/80mmHg,以保证子宫胎盘血流灌注。

常用的口服降压药物常用有:拉贝洛尔、硝苯地平短效或缓释片。

如口服药物血压控制不理想,可使用静脉用药,常用有:拉贝洛尔、尼卡地平、酚妥拉明。

妊娠期一般不使用利尿剂降压,以防血液浓缩、有效循环血量减少和高凝倾向。不推荐使用阿替洛尔和哌唑嗪。

硫酸镁不可作为降压药使用。禁止使用血管紧张素转换酶抑制剂(ACEI)和血管紧张素Ⅱ受体拮抗剂(ARB)。

1. 拉贝洛尔:α、β 肾上腺素受体阻滞剂。用法:50~150mg 口服,3~4 次/天。静脉注射:初始剂量 20mg,10 分钟后如未有效降压则剂量加倍,最大单次剂量 80mg,直至血压被控制,每天最大总剂量 220mg。静脉滴注:50~100mg 加入 5% 葡萄糖溶液 250~500ml,根据血压调整滴速,待血压稳定后改口服。

2. 硝苯地平:二氢吡啶类钙离子通道阻滞剂。用法:5~10mg 口服,3~4 次/天,24 小时总量不超过 60mg。紧急时舌下含服 10mg,起效快,但不推荐常规使用。

3. 尼莫地平:二氢吡啶类钙离子通道阻滞剂。可选择性扩张脑血管。用法:20 ~ 60mg 口服,2 ~ 3 次/天;静脉滴注:20 ~ 40mg 加入 5% 葡萄糖溶液 250ml,每天总量不超过 360mg。

4. 尼卡地平:二氢吡啶类钙离子通道阻滞剂。用法:口服初始剂量 20 ~ 40mg tid。静脉滴注 1mg/h 起,根据血压变化每 10 分钟调整剂量。

5. 酚妥拉明:α 肾上腺素受体阻滞剂。用法:10 ~ 20mg 溶入 5% 葡萄糖溶液 100ml ~ 200ml,以 10μg/min 静脉滴注。必要时根据降压效果调整。

6. 甲基多巴:中枢性肾上腺素能神经阻滞剂。用法:250mg 口服,每日 3 次,以后根据病情酌情增减,最高不超过 2g/d。

7. 硝酸甘油:作用于氧化亚氮合酶,可同时扩张动脉和静脉,降低前后负荷,主要用于合并心力衰竭和急性冠脉综合征时高血压急症的降压治疗。起始剂量 5 ~ 10μg/min 静脉滴注,每 5 ~ 10 分钟增加滴速至维持剂量 20 ~ 50μg/min。

8. 硝普钠:强效血管扩张剂。用法:50mg 加入 5% 葡萄糖溶液 500ml 按 0.5 ~ 0.8μg/(kg·min) 静脉缓滴。妊娠期仅适用于其他降压药物应用无效的高血压危象孕妇。产前应用不超过 4 小时。

(四)硫酸镁防治子痫

硫酸镁是子痫治疗的一线药物,也是重度子痫前期预防子痫发作的预防用药。除非存在硫酸镁应用禁忌或硫酸镁治疗效果不佳,否则不推荐使用苯妥英钠和苯二氮䓬类(如地西泮)用于子痫的预防或治疗。对于轻度子痫前期患者也可考虑应用硫酸镁。

1. 用法

(1)控制子痫:静脉用药:负荷剂量硫酸镁 2.5 ~ 5g,溶于 10% 葡萄糖溶液 20ml 静脉注射(15 ~ 20 分钟),或者 5% 葡萄糖溶液 100ml 快速静滴,继而 1 ~ 2g/h 静滴维持。或者夜间睡眠前停用静脉给药,改为肌内注射,用法:25% 硫酸镁 20ml+2% 利多卡因 2ml 臀部肌内注射。24 小时硫酸镁总量 25 ~ 30g。

（2）预防子痫发作（适用于子痫前期和子痫发作后）：负荷和维持剂量同控制子痫处理。用药时间长短根据病情需要掌握，一般每天静脉滴注 6～12 小时，24 小时总量不超过 25g。用药期间每日评估病情变化，决定是否继续用药。

2. 注意事项：血清镁离子有效治疗浓度为 1.8～3.0mmol/L，超过 3mmol/L 即可出现中毒症状。使用硫酸镁必备条件：①膝腱反射存在；②呼吸 ≥16 次/分钟；③尿量 ≥25ml/h 或 ≥600ml/d；④备有 10% 葡萄糖酸钙溶液。镁离子中毒时停用硫酸镁并静脉缓慢推注（5～10 分钟）10% 葡萄糖酸钙溶液 10ml。如患者同时合并肾功能不全、心肌病、重症肌无力等，则硫酸镁应慎用或减量使用。条件许可，用药期间可监测血清镁离子浓度。

（五）扩容疗法

除非有严重的液体丢失（如呕吐、腹泻、分娩出血）或高凝状态者。子痫前期孕妇不推荐扩容治疗，否则会增加血管外液体量，导致一些严重并发症的发生如肺水肿、脑水肿等。子痫前期患者出现少尿如无肌酐升高不建议常规补液，持续性少尿不推荐使用多巴胺或呋塞米。

（六）镇静药物的应用

应用镇静药物的目的是缓解孕产妇精神紧张、焦虑症状，改善睡眠，预防并控制子痫。

1. 地西泮（安定）：口服 2.5～5.0mg，2～3 次/天，或者睡前服用，可缓解患者的精神紧张、失眠等症状，保证患者获得足够的休息。地西泮 10mg 肌内注射或者静脉注射（>2 分钟）可用于控制子痫发作和再次抽搐。

2. 苯巴比妥：镇静时口服剂量为 30mg/次，3 次/天。控制子痫时肌内注射 0.1g。

3. 冬眠合剂：冬眠合剂由氯丙嗪（50mg）、哌替啶（100mg）和异丙嗪（50mg）三种药物组成，可抑制中枢神经系统，有助于解痉、降压、控制子痫抽搐。通常以 1/3～1/2 量肌内注射，或以半量加入 5% 葡萄糖溶液 250ml，静脉滴注。由于氯丙嗪可使血压急剧下降，导致肾及胎盘血流量降低，而且对母胎肝脏有一定损害，故仅应用于硫酸镁治疗效果不佳者。

（七）利尿治疗

子痫前期患者不主张常规应用利尿剂，仅当患者出现全身性水肿、肺水肿、脑水肿、肾功能不全、急性心力衰竭时，可酌情使用呋塞米等快速利尿剂。甘露醇主要用于脑水肿。甘油果糖适用于肾功能有损伤的患者。严重低蛋白血症有腹水者应补充白蛋白后再应用利尿剂效果较好。

（八）促胎肺成熟

孕周<34 周的子痫前期患者预计 1 周内可能分娩的均应接受糖皮质激素促胎肺成熟治疗。用法：地塞米松 5mg，肌内注射，每 12 小时 1 次，连续 2 天；或倍他米松 12mg，肌内注射，每天 1 次，连续 2 天；或羊膜腔内注射地塞米松 10mg 1 次。不推荐反复、多疗程产前给药。临床已有宫内感染证据者禁忌使用糖皮质激素。

（九）分娩时机和方式

子痫前期患者经积极治疗母胎状况无改善或者病情持续进展的情况下，终止妊娠是唯一有效的治疗措施。

1. 终止妊娠时机

（1）妊娠期高血压、轻度子痫前期的孕妇可期待至孕 37 周以后。

（2）重度子痫前期患者

1）小于妊娠 26 周的经治疗病情不稳定者建议终止妊娠。

2）妊娠 26～28 周根据母胎情况及当地围生期母儿诊治能力决定是否可以行期待治疗。

3）妊娠 28～34 周，如病情不稳定，经积极治疗 24～48 小时病情仍加重，应终止妊娠；如病情稳定，可以考虑期待治疗，并建议转至具备早产儿救治能力的医疗机构。

4）大于妊娠 34 周患者，胎儿成熟后可考虑终止妊娠。

5）妊娠 37 周后的重度子痫前期可考虑终止妊娠。

（3）子痫：控制 2 小时后可考虑终止妊娠。

2. 终止妊娠的方式：妊娠期高血压疾病患者，如无产科剖宫产指征，原则上考虑阴道试产。但如果不能短时间内阴道分娩、病情有可能加重,可考虑放宽剖宫产指征。

3. 分娩期间注意事项:①注意观察自觉症状变化;②检测血压并继续降压治疗,应将血压控制在≤160/110mmHg;③检测胎心变化;④积极预防产后出血;⑤产时不可使用任何麦角新碱类药物。

(十)子痫的处理

子痫发作时的紧急处理包括一般急诊处理,控制抽搐,控制血压,预防子痫复发以及适时终止妊娠等。

子痫诊治过程中,要注意和其他强直性-痉挛性抽搐疾病(如癔症、癫痫、颅脑病变等)进行鉴别。同时,应监测心、肝、肾、中枢神经系统等重要脏器功能、凝血功能、水和电解质及酸碱平衡。

1. 一般急诊处理:子痫发作时需保持气道通畅,维持呼吸、循环功能稳定,密切观察生命体征、尿量(应留置导尿管监测)等。避免声、光等刺激。预防坠地外伤、唇舌咬伤。

2. 控制抽搐:硫酸镁是治疗子痫及预防复发的首选药物。当患者存在硫酸镁应用禁忌或硫酸镁治疗无效时,可考虑应用地西泮、苯妥英钠或冬眠合剂控制抽搐。子痫患者产后需继续应用硫酸镁24~48小时,至少住院密切观察4天。

3. 控制血压:脑血管意外是子痫患者死亡的最常见原因。当收缩压持续≥160mmHg,舒张压≥110mmHg时要积极降压以预防心脑血管并发症。

4. 适时终止妊娠:子痫患者抽搐控制2小时后可考虑终止妊娠。

(十一)产后处理(产后6周内)

重度子痫前期患者产后应继续使用硫酸镁24~48小时预防产后子痫。

子痫前期患者产后3~6天是产褥期血压高峰期,高血压、蛋白尿等症状仍可能反复出现甚至加剧,因此这期间仍应每天监测血压及尿蛋白。如血压≥160/110mmHg应继续给予降压治疗。哺乳期可继续应用产前使用的降压药物,禁用ACEI和ARB类(卡托普利、依那普利除外)。

注意监测及记录产后出血量,患者在重要器官功能恢复正常后方可出院。

【预后】

妊娠期高血压疾病患者产后是否会遗留高血压或肾脏持久性损伤,至今尚未统一意见。有些人认为,妊娠期高血压疾病产后血压持久不能恢复正常,因而成为永久性高血压,从而引起机体持久不可逆病理过程,部分妇女会在妊娠结束后仍存在肾脏的病理性损伤。另有人认为,妊娠期高血压疾病患者在产后仍有高血压,可能与原有高血压——隐性高血压或家族性高血压史有关。他们认为,子痫前期与子痫病变是完全可逆的,产后并无高血压或肾脏损害等问题。

[附:HELLP 综合征的诊断和治疗]

HELLP 综合征以溶血、肝酶升高及血小板减少为特点,是妊娠期高血压疾病的严重并发症。多数发生在产前。典型症状为全身不适,右上腹疼痛,体质量骤增,脉压增大。但少数患者高血压、蛋白尿临床表现不典型。其确诊主要依靠实验室检查。

(一)诊断标准

1. 血管内溶血:外周血涂片见破碎红细胞、球形红细胞,胆红素 ≥ 20.5 μmol/L(即 1.2mg/dl),血清结合珠蛋白 < 250mg/L。

2. 肝酶升高:ALT ≥ 40U/L 或 AST ≥ 70U/L,LDH 水平升高。

3. 血小板减少:血小板计数 < 100×10^9/L。

LDH 升高和血清结合珠蛋白降低是诊断 HELLP 综合征的敏感指标,常在血清未结合胆红素升高和血红蛋白降低前出现。HELLP 综合征应注意与血栓性疾病、血小板减少性紫癜、溶血性尿毒症性综合征、妊娠急性脂肪肝等鉴别。

(二)治疗

在重度子痫前期治疗的基础上,其他治疗措施如下。

1. 有指征的输注血小板和使用肾上腺皮质激素:血小板

计数：①>50×10⁹/L且不存在过度失血或者血小板功能异常时不建议预防性输注血小板或者剖宫产术前输注血小板；②<50×10⁹/L可考虑肾上腺皮质激素治疗；③<50×10⁹/L且血小板数量迅速下降或者存在凝血功能障碍时应考虑备血，包括血小板；④<20×10⁹/L时阴道分娩前强烈建议输注血小板，剖宫产前建议输注血小板。

2. 适时终止妊娠

（1）时机：绝大多数 HELLP 综合征患者应在积极治疗后终止妊娠。只有当胎儿不成熟且母胎病情稳定的情况下方可行期待治疗。

（2）分娩方式：HELLP 综合征患者可酌情放宽剖宫产指征。

（3）麻醉：血小板计数>75×10⁹/L，如无凝血功能紊乱和进行性血小板下降，首选区域麻醉。

3. 其他治疗：目前尚无足够证据评估血浆置换或者血液透析在 HELLP 治疗中的价值。

（乔福元）

六、前置胎盘

正常妊娠时，胎盘附着于子宫体的前壁、后壁或侧壁。妊娠 28 周后，胎盘部分或全部附着于子宫下段或覆盖在子宫颈内口处，其位置低于胎儿先露部，称为前置胎盘。前置胎盘是妊娠晚期的严重并发症，处理不当，可威胁母婴安全。

【病因】

前置胎盘与子宫内膜炎症、损伤及子宫发育不良有关。故减少宫内操作（如人工流产、剖宫产），避免宫内感染及做好计划生育工作是预防前置胎盘的关键。

【病理】

妊娠晚期或临产后，子宫下段逐渐伸展，随着宫颈管消失扩张，附着的胎盘从宫壁上剥离，血窦破裂而出血。

【分类】

1. 完全性前置胎盘:子宫颈内口完全被胎盘组织覆盖。

2. 部分性前置胎盘:子宫颈内口部分被胎盘组织覆盖。

3. 边缘性前置胎盘:胎盘附着于子宫下段,其下缘不超越宫颈内口。

【诊断】

1. 症状:妊娠晚期无痛性的反复的阴道出血是前置胎盘的典型症状。初次出血量常不多,且自行止血,偶尔可有第一次便有大量阴道出血,产妇于夜间醒来,发现自己睡在血泊之中。阴道出血常常反复发生,出血量一次较一次多。出血的时间、量和次数与前置胎盘的类型有关。完全性前置胎盘是最严重的一类,其初次出血常发生在妊娠28周左右,反复出血的次数多,量也多。边缘性前置胎盘初次出血时间较晚,常在妊娠37~40周,量较少。部分性前置胎盘介于两者之间。

2. 体征

(1) 阴道出血可使产妇贫血,甚至休克。

(2) 腹部检查:腹软,子宫大小与妊娠月份相符。先露常高浮,可发生胎位异常。在耻骨联合上方可听到胎盘杂音。出血多时,可发生胎儿宫内缺氧,甚至胎儿死于宫内。

(3) 阴道检查:因阴道检查可使胎盘剥离引起大量阴道出血,故国内对前置胎盘产妇基本上不行阴道检查。

(4) 超声检查:B 型超声检查已成为诊断前置胎盘最常用的手段。其可确定胎盘的位置,并可清楚地判断胎盘与子宫颈内口的关系,故可诊断前置胎盘的类型,为临床提供可靠的依据。目前,B超诊断前置胎盘已代替了其他方法,其准确率达95%。作者见过完全性前置胎盘的产妇在妊娠晚期无阴道出血,由于其他指征行 B 超检查发现前置胎盘,足月后择期剖宫产使母子平安。

(5) 产后检查胎盘及胎膜:阴道分娩后检查胎盘,如果胎膜破口距胎盘边缘<7cm 则为前置胎盘。

3. 鉴别诊断:前置胎盘应与胎盘早期剥离、胎盘边缘窦破裂、帆状胎盘前置血管破裂、宫颈炎症及宫颈癌相鉴别。

仔细地询问病史和体检有助于鉴别诊断。如有困难,可行B超检查。胎盘早剥时,B超可发现胎盘增厚、胎盘后血肿,胎盘边缘窦破裂时,胎盘位置正常。如果B超发现胎盘位置正常,可行阴道窥诊,直视宫颈有无病变。帆状胎盘前置血管破裂为胎儿出血,由于血管的位置异常,在胎膜发生破裂时血管亦发生破裂,突然出血,胎儿迅速死亡,对母亲危害不大。

【对母儿的影响】

1. 产后出血。

2. 植入胎盘。

3. 产褥感染。

4. 羊水栓塞。

5. 早产及围生儿死亡率升高。

【治疗】

前置胎盘的处理应根据以下几点来决定方案:①阴道出血的量。②孕周大小。③前置胎盘的类型。④胎儿是否存活。⑤是否临产。

1. 期待疗法:期待疗法是为延长胎龄,减少早产儿,降低围生儿的死亡率和发病率。期待疗法的条件有:①孕妇一般情况好。②阴道出血不多。③孕龄<34周。④胎儿体重<2000g。⑤胎儿存活。

(1)产妇入院,绝对卧床休息,要求左侧卧位。

(2)定时间断吸氧。

(3)配血,必要时输血。

(4)镇静药和宫缩抑制药:25%硫酸镁20～40ml溶于5%葡萄糖液250～500ml,静脉滴注(1g/h);100～150mg利托君(安宝)溶于5%葡萄糖液500ml,静脉滴注(初始剂量为0.05mg/min,最大剂量:0.35mg/min,停止静脉滴注30分钟前改为口服10mg,每4～6小时1次);沙丁胺醇2.4～4.8mg,每天3次。

(5)胎心监护,每周1次。

(6)B超检查,每7～10天1次。

2. 终止妊娠:当胎儿已成熟,或大量阴道出血威胁母亲时,应终止妊娠。

（1）剖宫产术：剖宫产术是处理前置胎盘的主要手段。完全性前置胎盘必须行剖宫产，部分性或边缘性前置胎盘也倾向于行剖宫产。手术多选择子宫下段切口，适当选择切口的位置，尽可能避开胎盘。若切口无法避开胎盘，应推开胎盘破膜，迅速娩出胎儿，加强子宫收缩，减少产后出血。

（2）阴道分娩：边缘性前置胎盘，出血不多，估计短时间可结束分娩者可考虑阴道分娩。

（3）术后、产后应预防感染、纠正贫血。

（陈汉平）

七、胎 盘 早 剥

妊娠20周后或分娩期，正常位置的胎盘在胎儿娩出前部分或全部从子宫壁剥离，称为胎盘早剥。胎盘早剥起病急，进展快，若处理不当，可危及母儿生命。

【病因】

胎盘早剥可能与以下因素有关。

1. 血管病变：妊娠高血压综合征、慢性高血压者易发生胎盘早剥。

2. 机械性因素：外伤，羊水过多破膜时羊水流出过快，臀位行外倒转术时。

3. 子宫静脉压突然升高。

4. 其他：高危因素如高龄孕妇、吸烟、可卡因滥用、孕妇代谢异常、孕妇有血栓形成倾向、子宫肌瘤及有胎盘早剥史。

【病理与分类】

胎盘早剥的病理变化为胎盘后底蜕膜出血，形成血肿，使胎盘自附着处剥离。如果胎盘边缘与子宫壁剥离，血液经宫颈流出，称为外出血。如果胎盘边缘仍附着于子宫壁，血液积聚在胎盘与子宫壁之间，称为内出血。内出血、外出血可同时发生，称为混合性出血。内出血不断增多时，由于局部压力增大，血液侵入子宫肌层，引起肌纤维分离、断裂、变性，丧失收缩力，称为子宫胎盘卒中。严重胎盘早剥可导致凝血功能障碍。

【诊断】

1. 病史：常有妊娠高血压综合征（约占 40%）、原发性高血压、胎盘早剥史（复发率 10%）、外伤史。

2. 症状

（1）阴道出血：轻型以外出血为主，重型以内出血为主。阴道出血量与休克程度不成比例。

（2）腹痛：突然发作的持续性腹痛，其程度与胎盘后积血多少有关，积血越多，疼痛越剧烈。

（3）体征：子宫硬如板状，压痛明显，子宫间歇期不放松。随着胎盘后血肿增大，宫底升高，胎位不清，胎心不清或消失。

（4）超声检查：B 超是诊断胎盘早剥的常用方法，也是鉴别晚期妊娠出血有价值的方法。胎盘早剥的声像图特征为胎盘增厚、胎盘后液性暗区或混合性包块图像。

（5）实验室检查：可有贫血及凝血功能异常。

【鉴别诊断】

胎盘早剥与前置胎盘、先兆子宫破裂的鉴别见表 9-4。

表 9-4 胎盘早剥与前置胎盘、先兆子宫破裂的鉴别

	胎盘早剥	前置胎盘	先兆子宫破裂
病史	妊娠高血压综合征、外伤	宫腔操作	剖宫产、梗阻性分娩
腹痛	剧烈	无	强烈子宫收缩，烦躁不安
阴道出血	有内出血、外出血，出血量与全身失血症状不成正比	外出血与全身失血症状成正比	少量出血，可有血尿
子宫	子宫硬如板压痛，胎心不清或消失异常	子宫软、无压痛，先露高浮，胎位异常	子宫下段压痛，可有病理性收缩环

续表

	胎盘早剥	前置胎盘	先兆子宫破裂
超声检查	胎盘后血肿,胎盘增厚	胎盘位于子宫下段或覆盖宫颈口	无特殊变化

【并发症】

1. 胎盘早剥可引起胎儿缺血、缺氧,甚至引起胎儿宫内死亡。

2. 胎盘早剥可并发 DIC 与凝血功能障碍,其产后出血率也明显升高,急性肾衰竭及羊水栓塞。

【治疗】

1. 纠正休克:输液、输血、补充血容量。

2. 及时终止妊娠:根据胎盘早剥的严重程度、是否临产、胎儿宫内状况决定分娩的方式。

(1)剖宫产:胎儿存活,或胎儿窘迫而不可能迅速从阴道分娩者。严重的早剥无论胎儿是否存活都应立即行剖宫产术。

(2)阴道分娩:产妇一般情况好,宫颈口已开大,估计短时间内可结束分娩,尤其对于胎儿死于宫内者,可行人工破膜、缩宫素静脉滴注让其从阴道分娩。但必须严密观察母胎的情况。

3. 子宫胎盘卒中时,应尽可能地按摩子宫、注射宫缩药,子宫收缩多可恢复。如子宫收缩乏力,出血多,甚至血液不凝,应行子宫切除术。

4. 防止产后出血:缩宫素 10U,肌内注射或静脉注射;麦角新碱 0.2g,肌内注射。

5. 凝血功能障碍

(1)输新鲜血。

(2)纤维蛋白原 2~4g 静脉注射。

(3)输新鲜血浆。

(陈汉平)

八、早 产

妊娠满 28 周至不满 37 周之间终止妊娠者称早产（premature delivery），此时出生的新生儿，体重为 1000～2499g，称为早产儿，占分娩总数的 5%～15%。早产儿死亡率较高，并有部分可留有神经或智力方面的后遗症。

【原因】

1. 绒毛膜羊膜炎。

2. 下生殖道及泌尿系感染。

3. 妊娠合并症与并发症，如妊娠期高血压疾病等。

4. 子宫过度膨胀及胎盘因素，如双胎、羊水过多、胎盘早剥、前置胎盘等。

5. 子宫畸形，如双角子宫、子宫纵隔、双子宫等。

6. 宫颈内口松弛。

7. 每日吸烟>10 支，酗酒。

【临床表现及诊断】

早产的临床表现主要为妊娠满 28～37 周以前出现宫缩，并由不规则向规则宫缩发展，常常有早破水征象或有阴道流血或血性分泌物，分娩出的新生儿体重小于 2500g。

【分类诊断】

1. 先兆早产：妊娠满 28 周至不足 37 周出现至少 10 分钟一次的规则宫缩，伴宫颈管缩短。

2. 早产临产：妊娠满 28 周至不足 37 周出现规则宫缩（20 分钟≥4 次，持续≥30 秒），伴宫颈缩短≥75%，宫颈扩张>2cm。

【预测】

1. 阴道 B 超检查宫颈长度及宫颈内口漏斗形成情况。

2. 阴道后穹隆棉拭子检测胎儿纤维连接蛋白。

【处理】

治疗原则：孕妇出现早产征象时，若胎儿存活，胎膜未破，应行期待疗法，尽量抑制宫缩，促使妊娠继续；若胎膜已破，早产已不可避免，应尽量使胎儿存活。

1. 卧床休息。

2. 抑制宫缩

(1) β肾上腺素受体兴奋药:这类药可激动子宫平滑肌中的 β 受体,抑制子宫平滑肌收缩而延续妊娠。①利托君(ritodrine)150mg 溶于 5% 葡萄糖液 500ml 中静脉滴注,保持 0.15～0.35mg/min 滴速,滴至宫缩消失后,至少持续 12 小时。以后改为口服 10mg,每 4～6 小时 1 次。②沙丁胺醇(salbutamol):每次 2.4～4.8mg 口服,每 8 小时重复 1 次。

(2) 硫酸镁:直接作用于子宫肌细胞,拮抗钙离子对于宫的收缩作用。一般用 25% 硫酸镁 16ml 加于 5% 葡萄糖液 100ml 中静脉滴注,在 30～60 分钟内静脉滴注完毕,然后维持 1～2g/h 滴速至宫缩<6 次/小时,每日总量不超过 30g。用硫酸镁滴注过程中应注意患者膝反射是否存在,以及呼吸、尿量是否正常。

3. 控制感染。

4. 预防新生儿呼吸窘迫综合征:产前给孕妇肌内注射地塞米松 6mg,每 12 小时 1 次,共 4 次,紧急时,静脉或羊膜腔注入地塞米松 10mg,促进胎肺成熟。

5. 分娩方式

(1) 阴道分娩:因胎儿小,大多可以经阴道分娩。产程中避免使用吗啡、哌替啶等抑制新生儿呼吸中枢的药物,充分给氧。第二产程常规行会阴切开术以缩短产程,防止早产儿颅内出血的发生。

(2) 剖宫产:对于胎龄虽小、胎肺已成熟、估计有存活希望的珍贵儿,为减少阴道分娩所致的颅内损伤可考虑剖宫产,但应充分向家属交代预后。

【预防】

1. 定期产检,积极治疗泌尿道、生殖道感染。

2. 积极治疗妊娠合并症及预防并发症的发生。

3. 宫颈内口松弛者,于妊娠 14～18 周行宫颈内口环扎术。

(徐京晶)

九、过 期 妊 娠

平时月经周期规则,妊娠达到或超过 42 周(≥294 日)尚未分娩者,称为过期妊娠(postterm pregnancy)。过期妊娠占妊娠总数的 3%~15%,围生儿死亡率约为足月分娩的 3 倍,死亡围生儿中死胎约占 35%、死产约占 45%、新生儿死亡约占 20%。

【病因】

可能与下列因素有关。

1. 性激素比例失常:内源性雌二醇和前列腺素分泌不足,孕酮水平增高,呈现孕激素优势,分娩发作延迟。

2. 头盘不称和胎位异常:胎先露部不能紧贴子宫下段及宫颈内口,不能引起反射性子宫收缩。

3. 胎儿异常:如无脑畸形,无下丘脑,垂体-肾上腺轴发育不良或缺如,肾上腺皮质萎缩,雌激素分泌不足。此外,胎儿小并不规则时,不能紧贴子宫下段及宫颈内口。

4. 遗传因素:如伴性隐性遗传病——胎盘硫酸酯酶缺乏症,雌激素水平低下。

【分类】

1. 生理性过期妊娠:胎盘功能正常,胎盘结构与正常妊娠足月胎盘相同,胎儿继续发育,体重增加,可发育为巨大儿。

2. 病理性过期妊娠:胎盘功能减退,胎盘内绒毛血管床减少,间质内纤维化增加,合体细胞小结形成增多,胎盘物质交换和运输能力下降。

【对子代不良影响】

由于胎盘功能减退,氧气和营养成分供应相对不足,胎儿不再继续生长,表现为:Ⅰ期为过度成熟,胎脂消失,皮下脂肪减少,皮肤干燥松弛且多皱褶,身材瘦长,头发浓密,指(趾)甲长,容貌如"小老人";Ⅱ期为胎儿缺氧,肛门括约肌松弛,有胎粪排出,羊水及胎儿皮肤黄染,羊膜及脐带绿染;Ⅲ期为胎儿全身因粪染历时较长广泛着色,皮肤呈鲜黄色,脐带及胎膜呈黄色或黄绿色。以上三期中Ⅱ期最为严重,胎儿及新生儿死亡率高。

【诊断】

1. **核实预产期及孕龄**

(1)病史:根据月经周期、末次月经时间、排卵时间或性生活时间,确定预产期和实际孕龄。

(2)临床表现:早孕反应及胎动出现时间、妊娠早期妇科检查子宫大小,均有助于推算孕龄。

(3)实验室检查:①孕龄20周内超声检查确定孕龄:妊娠5~12周主要以胎儿顶臀径推算孕龄,妊娠12~20周内主要以胎儿双顶径、股骨长度推算孕龄。②根据妊娠初期血、尿HCG增高时间推算孕周。

2. **判断胎盘功能**

(1)胎动计数:每日早、中、晚3个固定时间自计胎动1小时,3次胎动之和乘4即为12小时胎动数。胎动计数>30次/12小时为正常,<10次/12小时或逐日下降超过50%,应视为胎盘功能减退。

(2)NST:为过期妊娠首选的非侵入性客观指标,每周2次。注意假阴性及假阳性结果。作者推荐Krebs评分法(表9-5)。

表9-5　Krebs评分法

监护项目	评分		
	0分	1分	2分
基线率	<100或>180	100~119或161~180	120~160
胎心率变异			
振幅(次/分)	<5	5~9或>25	10~25
频率(次/分)	<3	3~6	>6
增速(次/30分)	0	1~4	>5

续表

监护项目	评分		
	0 分	1 分	2 分
减速(次/30 分)	2	1	无或早期减速
胎动次数(次/30 分)	0	1 ~ 4	>5

注:评 2 分正常,1 分可疑,0 分异常。

(3) OCT 或 CST:详见高危妊娠。注意假阴性及假阳性结果。

(4) 胎儿生物物理相:作者建议采用 Manning 评分法,满分为 10 分(表 3-1、表 9-6)。

表 9-6 Manning 评分的临床意义

评分	胎儿情况预计
10	无急性、慢性缺氧依据
8(羊水量正常)	可能有急性缺氧
8(羊水量不正常)	可能有慢性缺氧
6(羊水量正常)	疑有急性缺氧
6(羊水量不正常)	疑有急性、慢性缺氧
4(羊水量正常)	可能急性缺氧
4(羊水量不正常)	可能急性、慢性缺氧
2	可能急性缺氧或伴慢性缺氧
0	急性、慢性缺氧

(5) 脐动脉血流图:采用超声多普勒测定脐动脉 S/D 的比值来判断其血管阻力,S/D≥3.0 为异常。

(6) 羊膜镜检查:观察羊水性状。对过期妊娠者应每 2 天观察一次,发现粪染,立即处理。

(7) 其他检查方法:如胎儿心电图、孕妇 24 小时尿雌三醇含量、即时尿雌三醇/肌酐比值等(详见高危妊娠)。

3. 了解宫颈成熟度:采用 Bishop 评分法对宫颈成熟度进行评估,3 分以下者引产成功率较低。

【处理】

应根据胎盘功能、胎儿大小、宫颈成熟度及母体全身情况综合考虑,选择恰当的分娩方式。

1. 具有以下情况之一者应立即终止妊娠

(1)宫颈已成熟者。

(2)胎儿体重≥4000g 或 FGR。

(3)胎动<10 次/12 小时,或 NST 反应型,OCT 阳性或可疑。

(4)Manning 评分<6 分。

(5)24 小时孕妇尿雌三醇<10mg 或下降 50%,或即时尿雌三醇/肌酐比值持续降低。

(6)合并羊水过少或羊水粪染。

(7)合并有妊娠期高血压疾病。

2. 具有以下条件者可从阴道试产

(1)无明显头盆不称。

(2)NST 试验阳性,Manning 评分大于 6 分。

(3)宫颈条件好,Bishop 评分大于 7 分引产成功率高。

(4)羊水无粪染,羊水指数大于 8cm。

(5)无明显母体合并症。

3. 剖宫产指征:出现胎盘功能减退或胎儿窘迫征象,不论宫颈条件成熟与否,均应行剖宫产尽快结束分娩。

(1)引产失败。

(2)产程中出现胎儿窘迫征象。

(3)破膜后羊水少、黏稠、粪染。

(4)头盆不称,梗阻性难产。

(5)巨大儿。

(6)臀位伴骨盆轻度狭窄。

(7)高龄初产妇。

(8)同时存在妊娠合并症及并发症,如糖尿病、慢性肾炎、重度子痫前期等。

4. 积极做好新生儿复苏准备,尤其是合并羊水过少、羊水粪染严重者。

(石鑫玮 陈素华)

十、羊 水 过 多

妊娠期间羊水量超过 2000ml 称为羊水过多(polyhydramnios),发生率为 0.5% ~ 1%。慢性羊水过多指羊水在数周内缓慢增多,急性羊水过多指羊水在数日内急剧增加。

【病因】

约 2/3 与妊娠期并发症、合并症或胎儿畸形有关,约 1/3 病因不明称特发性羊水过多。

1. 胎儿畸形:以中枢神经系统和消化道畸形为主,与脑脊膜外露渗出液增多、吞咽障碍、抗利尿激素缺乏有关。

2. 多胎妊娠:如双胎输血综合征。

3. 胎盘脐带病变:如胎盘绒毛血管瘤直径在 1cm 以上、巨大胎盘、脐带帆状附着等。

4. 孕妇及胎儿各种疾病:如妊娠期糖尿病、贫血、妊娠期高血压疾病、母儿血型不合、急性病毒性肝炎等。

【诊断】

通常羊水量超过 3000ml 才出现症状。

1. 临床表现

(1)急性羊水过多:较少见,多发生在妊娠 20 ~ 24 周。数日内子宫急剧增大,并产生明显的压迫症状,孕妇出现呼吸困难、腹部皮肤疼痛、行动困难,严重者皮肤变薄、皮下静脉清晰可见,下肢及外阴部水肿、静脉曲张。

(2)慢性羊水过多:较多见,多发生在妊娠晚期。多数孕妇无自觉不适,测量宫高及腹围大于同期孕妇,腹部皮肤发亮变薄,触诊皮肤张力大,有液体震颤感,胎位不清,胎心遥远或听不清。

2. 超声诊断:有确诊价值。最大羊水暗区前后径>7cm,羊水指数>18cm。

3. 诊断胎儿是否畸形:超声诊断、甲胎蛋白测定、胎儿染色体检查等。

4. 其他 检查孕妇血型、血糖等。

【处理】

根据有无胎儿畸形、孕龄及孕妇自觉症状的严重程度决定是否终止妊娠。

1. 合并严重胎儿畸形:确诊后应及时终止妊娠。

(1) 做阴道拭子细菌培养,然后住院引产。

(2) 孕妇无明显心肺压迫症状,一般情况尚好,可经腹羊膜腔穿刺放出适量羊水后,注入依沙吖啶 50 ~ 100mg 引产。

(3) 人工破膜引产:用高位破膜器自宫口沿胎膜向上送入 15 ~ 16cm,刺破胎膜,使羊水以 500ml/h 的速度缓慢流出,并于羊水流出后腹部放置沙袋,注意严格无菌操作和生命体征监测,预防腹压骤降引起胎盘早剥、回心血量骤减等。破膜后 12 小时无宫缩,可促宫颈成熟或用缩宫素等引产。可预防性应用抗生素。

2. 正常胎儿:应根据胎龄及孕妇的自觉症状决定处理方案。

(1) 胎龄不足 37 周、胎肺不成熟,应尽量延长孕周。

1) 自觉症状较轻:注意休息,低盐饮食,左侧卧位。酌情使用镇静药和利尿剂,每周超声监测羊水量变化及胎儿发育情况。

2) 自觉症状严重:可穿刺放羊水。超声定位穿刺点,或在超声引导下,用 15 ~ 18 号腰椎穿刺针经腹穿刺羊膜腔缓慢放羊水,速度约每小时 500ml,一次放羊水量不超过 1500ml。根据羊水消长的情况,3 ~ 4 周后可重复进行。注意无菌操作、监测孕妇生命体征及胎心、预防早产,操作过程中应从腹部固定胎儿为纵产式。

3) 使用前列腺素合成酶抑制剂:吲哚美辛 2.2 ~ 2.4mg/(kg·d),分 3 次口服。用药期间,动态监测羊水量变化(每周

1 次超声检测)及胎儿超声心动图变化(用药后 24 小时 1 次,以后每周 1 次),发现羊水量明显减少或动脉导管狭窄及时停药。

(2) 妊娠足月可终止妊娠。

(3) 病因治疗:积极治疗原发疾病。

(4) 分娩期处理:破膜时应注意脐带脱垂、胎盘早剥。破膜后无宫缩可静脉滴注催产素。胎儿娩出后及时应用宫缩剂预防产后出血。

(石鑫玮　陈素华)

十一、羊水过少

妊娠晚期羊水量少于 300ml 者称为羊水过少(oligohydramnios)。发生率 0.4% ~4% 。各种原因的羊水过少均可导致胎儿肺发育不良。

【病因】

1. 胎儿畸形:主要是泌尿系统畸形导致梗阻性胎尿减少或无。

2. 胎盘功能减退:各种原因导致胎盘功能减退时,胎儿缺氧致血流重新分配,肾血流量减少,胎尿生成减少。

3. 羊膜病变。

4. 胎膜早破。

5. 孕妇疾病:如孕妇血容量不足致胎儿血浆渗透压增高,胎尿形成减少。孕妇服用吲哚美辛等药物也可引起羊水减少。

【临床表现及诊断】

1. 临床表现:症状不典型。胎动时孕妇可有感腹痛,胎盘功能减退时常有胎动减少。宫高、腹围低于同孕龄正常值,易出现激惹性宫缩,临产后阵痛明显且易出现不协调性宫缩。阴道检查可发现前羊膜囊不明显。

2. 超声检查:妊娠晚期羊水最大暗区垂直深度≤2cm 为羊水过少,≤1cm 为严重羊水过少。羊水指数≤8cm 为可疑羊水过少,≤5cm 为羊水过少。注意观察有无胎儿发育异常。

【处理】

1. 合并严重胎儿畸形:确诊后应尽早终止妊娠。多选用经腹羊膜腔穿刺依沙吖啶(利凡诺)引产术。

2. 胎儿正常

(1) 终止妊娠:妊娠足月应终止妊娠。破膜时羊水少且胎粪严重污染或合并胎盘功能不良、胎儿窘迫,且估计短时间内不能结束分娩,应行剖宫产术。胎盘功能正常、无明显胎儿缺氧,人工破膜后严密观察产程进展及母胎安全,必要时静脉滴注催产素。

(2) 期待治疗:妊娠不足月或胎肺不成熟,应增加羊水量、延长孕周。可选用羊膜腔灌注治疗,在常规消毒腹部皮肤后,超声引导下行羊膜腔穿刺术并输注 37℃0.9% 氯化钠注射液,速度 10~15ml/min,输注量 200~300ml。加用宫缩抑制剂预防早产。

(石鑫玮　陈素华)

十二、胎儿生长受限

胎儿生长受限(fetal growth restriction,FGR)指胎儿在各种不利因素影响下,未能达到其潜在的生长速率。表现为足月胎儿出生体重<2500g,或胎儿体重低于同孕龄平均体重的两个标准差,或低于同孕龄正常体重的第 10 百分位数。围生儿患病率和死亡率增高,可能出现远期体格及智能发育异常。

【病因及分类】

胎儿生长发育基本分三期:妊娠 17 周之前主要是细胞增殖,细胞数目增多;妊娠 17~32 周,细胞继续增殖但速率下降,细胞体积开始增大;妊娠 32 周后至足月,细胞增生肥大,胎儿突出表现为糖原和脂肪沉积。根据胎儿的生长特征、体重及病因等,将胎儿生长受限分为三型。

1. 内因性匀称型:属于原发性胎儿生长受限。主要原因是染色体异常或在胎儿发育第一阶段发生宫内感染等不良宫内接触。临床特点为:胎儿身高、头围、体重呈均衡发育但小于同孕龄正常胎儿;外表无营养不良,器官成熟度与孕期相符,各器官的细胞数目减少,脑发育落后;胎盘较小;胎儿无缺氧现象。约50%有先天畸形。出生后多伴有脑神经发育障碍。

2. 外因性不匀称型:常见,不良因素主要发生于妊娠晚期,属于继发性胎儿生长受阻。主要原因是子宫胎盘功能低下、血管病变等。临床特点为:胎儿身高、头围与孕龄相符,仅体重减轻;新生儿外表呈营养不良或过熟儿状态,皮下脂肪菲薄,有过多的皮肤皱褶。胎儿常有宫内缺氧及代谢障碍,各器官细胞数量正常,但细胞体积缩小,以肝脏为著。胎盘体积正常,但功能下降,伴有缺血缺氧的病理改变。出生后躯体发育正常,可能出现低血糖。

3. 外因性匀称型:为上述两型的混合型。致病因素在整个妊娠期发生作用,常见营养不良、吸烟酗酒等所致。临床特点为:新生儿身长、体重、头围均小于该孕龄正常值。各器官体积均小、细胞减少,尤以肝脾显著;外表有营养不良表现,常伴智力发育障碍。胎盘外观正常,但体积小。

【诊断】

(一)询问病史

1. 高危孕妇:应从孕早期开始定期行超声检查,动态观察胎儿生长发育状况,早期诊断。

2. 核对预产期:如末次月经不准或不详者按以下五项综合估测预产期。

(1)早孕反应出现时间(一般于停经40天左右)。

(2)妊娠试验阳性出现时间(一般于停经40天左右)。

(3)首次妇科检查子宫大小是否与孕月相符。

(4)初次听到胎心的时间一般在18~20周。

(5)初次胎动时间一般在18~20周。

(二)产前检查

1. 测量子宫长度及腹围:连续3周测量值均位于第10百分位数以下者,为FGR筛选指标。

2. 计算胎儿发育指数:子宫长度(cm)−3×(月份+1)。指数在−3 ~ +3 之间为正常,<−3 可能为 FGR。

3. 观察妊娠晚期体重增长:体重增长停滞或缓慢,可能为 FGR。

(三)超声诊断

1. B 型超声

(1)BPD:BPD 增长正常值,如妊娠早期平均 3.6 ~ 4.0mm/周,妊娠中期 2.4 ~ 2.8mm/周,妊娠晚期 2.0mm/周。如增长<2.0mm/周、或<4.0mm/3 周、或<6.0mm/4 周,妊娠晚期增长<1.7mm/周,均应考虑 FGR。

(2)HC/AC:低于同孕龄第 10 百分位数,有助于判断不匀称型 FGR。

(3)羊水量及胎盘成熟度:多数合并羊水过少、胎盘老化。

(4)有时可测量全子宫容积(TIUV):子宫长×宽×高×0.52。FGR 时 TIUV 减少。

2. 彩色多普勒超声:脐动脉舒张期末波缺失或倒置,诊断意义较大。正常妊娠晚期脐动脉 S/D 比值≤3,若升高应考虑 FGR 可能。

(四)生化测定

1. 尿雌三醇测定

(1)不匀称型 FGR:妊娠 27 周后,尿雌三醇值不再增高,到妊娠 38 周时曲线尚在两个标准差以下,提示有严重代谢功能不足。

(2)匀称型 FGR:尿雌三醇曲线位于正常值和两个标准差之间,呈平行状态。

2. 蛋白激素酶测定

(1)甲胎蛋白(AFP):AFP>3SD,在妊娠 37 周前发生 FGR 的可能性 5.8 倍于正常。

(2)妊娠特异蛋白:约 78.56% 病例在妊娠 24 周后小于第十百分位。

(3)碱性核糖核酸酶测定:羊水中碱性核糖核酸酶和尿酸含量升高对诊断 FGR 有一定帮助。

总之,FGR产前诊断率较低,多数报道认为不到50%,而单靠临床估计胎儿大小诊断率仅35%,综合利用超声检查、临床估计、胎盘功能测定可使产前诊断率提高到70%。

【治疗】

治疗越早越好,妊娠32周前开始治疗疗效较佳,妊娠36周后胎盘逐渐老化,疗效差。

1. 卧床休息:左侧卧位改善子宫胎盘血液循环。

2. 补充营养

(1) 食物:补充富有营养、高热量、高蛋白、高维生素饮食。

(2) 药物:口服复合氨基酸片,每次1片,每日1~2次。静脉滴注脂肪乳注射液,每次250~500ml,每3日1次,连用1~2周。10%葡萄糖注射液500ml加维生素C或能量合剂,每日1次,连用10日。口服叶酸,每次5~10mg,每日3次,连用15~30日。适量补充维生素E、B族维生素、铁剂、锌剂、钙剂等。

3. 治疗原发疾病:针对病因积极治疗,防止疾病加重和并发症发生。

4. 改善胎盘血流:β肾上腺素激动剂能舒张血管、松弛子宫,改善胎盘血流。硫酸镁能恢复胎盘的血流灌注。丹参能促进细胞代谢、改善微循环、降低毛细血管通透性,有助于恢复胎盘功能。可将500ml右旋糖酐40与4ml复方丹参注射液一起滴注。低分子肝素、阿司匹林可用于抗磷脂抗体综合征引起的FGR。

5. 加强胎儿宫内监测:包括胎动计数以及动态胎心监护、胎儿成熟度评估、超声监测。

6. 产科处理

(1) 继续妊娠指征:胎盘功能正常,胎儿状况良好,妊娠未足月、孕妇无合并症及并发症。在严密监视下妊娠至足月,但不应超过预产期。

(2) 终止妊娠指征:①治疗后FGR无改善,胎儿停止生长3周以上;②胎盘提前老化,伴羊水过少等胎盘功能低下表现;③NST、胎儿生物物理评分及脐动脉S/D比值测定等提示胎儿缺氧;④妊娠合并症或并发症病情加重,继续妊娠可能危害母婴健康或生命。一般在妊娠34周左右考虑终止妊娠,孕龄不足34周,应先促胎肺成熟再终止妊娠。

(3)分娩方式选择:患儿对缺氧耐受力差,胎儿胎盘储备不足,应放宽剖宫产指征。如胎儿病情重,产道条件较差,应剖宫产终止妊娠。

(石鑫玮　陈素华)

十三、死　　　胎

妊娠20周后胎儿在宫内死亡称为死胎(fetal death)。胎儿在分娩过程中死亡称为死产(still birth),是死胎的一种。约80%死胎于胎儿死亡2~3周内自然娩出。若死亡3周以上胎儿仍未排出,退行性变的胎盘组织释放凝血活酶进入母血循环,可导致弥散性血管内凝血(DIC),甚至引起分娩时严重出血。

【病因】

1. 胎盘及脐带因素:胎盘早剥、前置胎盘、脐带血管前置、脐带帆状附着、急性绒毛膜羊膜炎、脐带过短、脐带扭转、脐带打结、脐带脱垂等,导致胎儿窘迫。

2. 胎儿因素:胎儿生长受限、严重胎儿畸形、胎儿宫内感染、严重遗传性疾病、母儿血型不合等。

3. 孕妇因素:包括全身因素,如妊娠期高血压疾病、抗磷脂抗体综合征、过期妊娠、糖尿病、慢性肾炎、心血管疾病、全身和腹腔感染、休克等;子宫局部因素,如宫缩过强或张力过大、子宫破裂、子宫肌瘤、子宫畸形等。

【诊断】

孕妇自觉胎动停止,子宫停止增长。检查时子宫大小低于停经周数,听不到胎心。超声检查显示胎心和胎动消失,胎儿死亡时间较长可出现颅板塌陷、颅骨重叠、袋状变形等。

【处理】

确诊后应尽早引产。可经羊膜腔注入依沙吖啶引产,或先地诺前列酮促宫颈成熟、再静滴缩宫素。应注意预防并发症,产后仔细检查胎儿及胎盘、脐带,寻找死胎原因。

胎儿死亡 4 周尚未排出者,应检查凝血功能,防治 DIC。当纤维蛋白原<1.5g/L、血小板<100×10^9/L 时,可使用肝素,每次 0.5mg/kg,间隔 6 小时可重复给药,用药期间检测试管凝血时间。一般 24~48 小时后纤维蛋白原和血小板恢复到有效止血水平,再引产,配备新鲜血,注意预防产后出血和感染。

多胎妊娠如其中一胎先死于宫内,一般可观察等待,孕妇常有一过性纤维蛋白原及血小板降低,其后又自行恢复正常。一旦纤维蛋白原下降至 2g/L,估计胎儿已能存活,应立即引产;如胎龄尚小,可静脉滴注小剂量肝素 150~200mg/24h,用药期间以试管法维持凝血时间在 20 分钟以内。通常 24~48 小时后血浆纤维蛋白原水平回升,以后酌情减量,适时终止妊娠。

(石鑫玮　陈素华)

十四、多 胎 妊 娠

一次妊娠宫腔内同时有两个或两个以上胎儿时,称为多胎妊娠(multiple pregnancy)。多胎妊娠与家族史及辅助生育技术有关。近年来多胎妊娠发生率升高可能与人工辅助生殖技术广泛使用有关。多胎妊娠较易出现妊娠期高血压疾病等并发症,孕产妇及围生儿死亡率增高。多胎妊娠以双胎最常见,本节主要讨论双胎妊娠。

【分类】

1. 双卵双胎(dizygotic twins):两个卵子分别受精而成,约占单卵双胎的 70%。胎儿的遗传基因不完全相同,性别和血型可以不同,外貌和指纹等表型不同。胎盘可为两个或一个,但胎盘的血液循环各自独立,胎儿分别位于自己的胎囊中,两胎囊之间的中隔由两层羊膜和两层绒毛膜组成,两层绒毛膜有时融合为一层。

2. 单卵双胎(monozygotic twins):一个受精卵分裂而成,约占单卵双胎的30%。原因不明。胎儿的遗传基因完全相同,性别、血型、表型等也完全相同。根据受精卵分裂时间不同而形成双羊膜囊单绒毛膜单卵双胎、双羊膜囊双绒毛膜单卵双胎、单羊膜囊单绒毛膜单卵双胎以及极罕见的联体双胎四种类型。胎儿畸形儿发生率相对较高。

【临床表现及诊断】

1. 病史及临床表现:多有双胎妊娠家族史或人工助孕史(如使用促排卵药、移植多个胚胎等)。临床表现主要为早孕反应较重,中期妊娠后体重及腹部迅速增加、下肢水肿等压迫症状明显,妊娠晚期常有呼吸困难、心悸、行动不便等。

2. 产科检查:子宫大小超过同孕龄的单胎妊娠子宫。妊娠中晚期腹部可触及多个肢体和两个胎头。在子宫不同部位听到两个节律不同的胎心,两个胎心音之间间隔一个无音区或两个胎心率差异大于10次/min。产后检查胎盘胎膜有助于判断双胎类型。

3. 超声检查

(1)妊娠早期在子宫内见到两个孕囊、两个原始心管搏动。

(2)判断双胎类型:胎儿性别不同可确诊双卵双胎。胎儿性别相同,应测量两个羊膜囊间隔厚度,间隔厚度达到或超过2mm、尤其是两个胎盘部位不同,提示双绒毛膜;间隔厚度小于2mm则提示单绒毛膜。妊娠早期超声检测有助于确定绒毛膜性。

(3)筛查胎儿结构畸形。

(4)确定胎位。

【并发症】

1. 孕产妇并发症

(1)妊娠期高血压疾病:发病率40%以上。发病早、程度重、易出现主要器官并发症。

(2)妊娠期肝内胆汁淤积综合征:发生率高于单胎妊娠,

常伴随胎盘功能不良而导致围生儿死亡率升高。

（3）贫血：发生率40%以上，与机体对铁及叶酸的需求量增加有关，可引起孕妇多系统损害以及胎儿生长发育障碍等。

（4）羊水过多：羊水过多发生率约12%，多见于单卵双胎，尤其是双胎输血综合征、胎儿畸形胎膜早破。

（5）胎膜早破发生率约14%，可能与宫腔压力增高有关。

（6）胎盘早剥：是双胎妊娠产前出血的主要原因，可能与妊娠期高血压疾病、羊水过多突然破膜、双胎之第一胎娩出后宫腔压力骤减相关。

（7）宫缩乏力：与子宫肌纤维过度伸展有关。

（8）产后出血：与宫缩乏力及胎盘附着面积增大有关。

（9）流产：发生率高于单胎妊娠，可能与畸形、胎盘发育异常、胎盘血供障碍、宫内溶剂相对狭窄有关。

2. 围生儿并发症

（1）早产：发生率约50%，与胎膜早破、宫腔压力过高以及严重母儿并发症相关。

（2）胎儿生长受限：一般认为，胎儿数量越多，胎儿生长受限越严重。胎儿生长受限可能与胎儿拥挤、胎盘占蜕膜面积相对较小有关。两胎儿大小不一致可能与胎盘血液灌注不均衡、双胎输血综合征以及一些胎儿畸形有关。应建立多胎妊娠胎儿生长发育生理曲线。

（3）双胎输血综合征（twin to twin transfusion syndrome，TTTS）：见于双羊膜囊单绒毛膜单卵双胎，发生率10%～20%。两个胎儿体重差别大于20%、血红蛋白差别大于50g/L提示双胎输血综合征可能。

（4）脐带异常：主要是脐带脱垂和脐带互相缠绕、扭转，后者常见于单羊膜囊双胎。

（5）胎头碰撞和胎头交锁：胎头碰撞发生于两个胎儿均为头先露且同时入盆。胎头交锁发生于第一胎儿臀先露头未娩出、第二胎儿头先露头已入盆。

（6）胎儿畸形：是单胎的2倍，联体双胎、无心畸形等为单卵双胎特有畸形。

【处理】

1. 妊娠期处理

（1）一般处理：注意休息和营养，预防贫血及妊娠期高血压疾病等。

（2）预防早产：孕龄 34 周前出现产兆者应测量阴道后穹隆分泌物中的胎儿纤维连接蛋白及宫颈长度，胎儿纤维连接蛋白阳性且超声测量宫颈长度<3cm 者近期早产可能性较大，应预防性使用宫缩抑制剂及糖皮质激素（详见早产）。

（3）及时防治妊娠期并发症：注意血压及尿蛋白、血胆汁酸、肝功能等。

（4）监护胎儿发育状况及胎位：动态超声及胎儿电子监测观察胎儿生长发育状况、宫内安危及胎位，发现胎儿致死性畸形应及时人工终止妊娠，发现 TTTS 可在胎儿镜下激光凝固胎盘表面可见血管吻合支，胎位异常一般不予处理。

（5）终止妊娠指征：合并急性羊水过多伴随明显的压迫症状、胎儿致死性畸形、孕妇严重并发症、预产期已到尚未临产、胎盘功能减退等。

2. 分娩期处理

（1）阴道分娩注意事项：①保持体力；②观察胎心变化；③注意宫缩和产程进展；④必要时行会阴后-侧切开术；⑤第一个胎儿娩出后由助手扶正并固定第二个胎儿为纵产式；⑥第一个胎儿娩出后立即钳夹脐带以预防胎儿失血或继续受血；⑦第一胎儿娩出后 15 分钟仍无宫缩可行人工破膜并静滴催产素；⑧一旦出现脐带脱垂、胎盘早剥等严重并发症应立即行阴道助产结束快速娩出第二胎儿。

（2）剖宫产指征：①第一胎儿为肩先露或臀先露；②孕龄 26 周以上的联体双胎；③其他：同单胎妊娠。

（3）积极防治产后出血：临产时备血，其余见产后出血。

（肖　娟　陈素华）

十五、母儿血型不合

母儿血型不合指孕妇与胎儿之间血型不合。胎儿红细胞携带的来自父体的血型抗原母体恰好缺乏,胎儿红细胞通过胎盘进入母体循环系统后诱导母体免疫系统产生特异性抗体,该抗体通过胎盘进入胎儿循环系统后与胎儿红细胞结合,发生免疫反应破坏胎儿红细胞,导致胎儿或新生儿溶血性疾病。

Rh 血型不合及 ABO 血型不合是常见的两种类型,我国约 96% 的病例为 ABO 血型不合,因此本节主要阐述 ABO 血型不合。

【疾病特点】

1. 血型特点

(1) ABO 血型不合:①母亲血型主要为 O 型,父亲血型主要为 A 型、B 型或 AB 型。若父母血型相同、父亲血型为 O 型或母亲血型为 AB 型则不会发病。②肠道寄生菌、某些疫苗、植物或动物含有 ABO 血型抗原物质,所以第一胎可以发病。③ABO 血型抗原主要是 IgM 抗原,在胎儿红细胞上表达较弱,所以新生儿溶血症状较轻。

(2) Rh 血型不合:①母亲 Rh 血型为阴性、经产妇或有输血史。②Rh 血型抗原的抗原性较强,新生儿溶血症状较重。

2. 临床表现:ABO 血型不合胎儿期一般无明显表现,新生儿期主要表现为高胆红素血症和贫血。Rh 血型不合临床表现较重,可出现严重的胎儿水肿、贫血、肝脾大及新生儿高胆红素血症,且高胆红素血症出现早、上升快,部分患儿可出现胆红素性脑病或心力衰竭,甚至胎死宫内。

【诊断】

1. 产前诊断

(1) 病史:①高胆红素血症患儿分娩史,②流产、早产、死胎等异常孕产史,③输血或血液制品使用史。

(2) 夫妇血型检查:孕妇血型为 O 型,配偶血型为 A 型、B 型、AB 型。或孕妇为 Rh 阴性血型,配偶为 Rh 阳性血型。

（3）血型抗体滴度测定：孕妇外周血抗 A 或抗 B 抗体滴度水平并不总是与胎儿溶血程度成正比，但仍应动态监测。妊娠 16 周检查结果可作为抗体基础水平，以后间隔 2～4 周复查。抗 A 或抗 B 抗体滴度高于 1∶64、Rh 血型抗体滴度高于 1∶16 应高度重视，抗体效价进行性升高可能胎儿受累。

（4）羊水穿刺检测：超声引导下穿刺采集羊水，用分光光度计分析羊水中胆红素吸光度值（ΔOD_{450}），结果位于 Ⅰ 区提示无溶血或轻度溶血，位于 Ⅱ 区提示中度溶血，位于 Ⅲ 区提示严重溶血。属创伤性诊断技术。

（5）超声诊断：胎儿肝脾大、水肿、腹水、羊水过多等征象往往提示严重溶血。

（6）胎儿电子监测：孕龄 32 周始定期行胎儿电子监测。

（7）脐血穿刺检测：在超声引导下穿刺采集脐带血，检测胎儿血型以及有无溶血反应如抗人球蛋白试验（间接法）、抗体释放试验、游离抗体试验等。属创伤性诊断技术，我国较少使用。

2. 出生后诊断

（1）新生儿溶血或严重贫血临床表现：如皮肤苍白并迅速变黄，心率快加、呼吸急促、口周青紫，甚至明显的心衰征象，全身皮肤水肿、肝脾大、腹水等。

（2）脐血或新生儿外周血检测：血型为 A 型、B 型、AB 型或 Rh 阳性，间接胆红素水平升高，血红蛋白及红细胞容积下降，网织红细胞及有核红细胞增高，Coombs 试验、抗体释放试验或游离抗体试验阳性。

【治疗】

1. 妊娠期治疗

（1）早期中期晚期妊娠各 10 日综合治疗，可使用 25% 葡萄糖、维生素 C、维生素 K、维生素 E 等，间断吸氧，也可服用茵陈汤等中药。

（2）严重的 Rh 血型不合病例可考虑孕妇血浆置换或宫内输血。

（3）有死胎史或本胎 Rh 抗体滴度升高到 1∶（32～64）或

出现较严重的胎儿溶血征象,可提前终止妊娠,胎肺不成熟者可先应用肾上腺皮质激素促胎肺成熟在终止妊娠。

2. 新生儿期治疗:重点是防治贫血、心力衰竭和胆红素性脑病。蓝光疗法及苯巴比妥、白蛋白等药物治疗对大多数病例的高胆红素血症具有较好的治疗效果。当新生儿出生时血红蛋白低于 120g/L 伴水肿、肝脾大、充血性心力衰竭者,或血清胆红素达 342μmol/L(20mg/dl),或出现胆红素脑病症状者可选择换血治疗。

(肖　娟　陈素华)

十六、脐带异常(先露、脱垂)

胎膜未破时脐带位于胎先露前方或一侧,称为脐带先露(presentation of cord),也称隐性脐带脱垂。若胎膜已破,脐带进一步脱出于胎儿先露的下方,经宫颈进入阴道内,甚至到外阴部,称为脐带脱垂(prolapse of cord),其发生率为 0.4%~10%。

【病因】

骨盆狭窄、头盆不称、臀先露、横位、羊水过多、脐带过长等。

【对母儿影响】

1. 对产妇影响:增加剖宫产率。

2. 对胎儿影响:隐性脱垂、宫缩不强时可能危害不大。若宫缩强,先露下降,脐带受压严重,可至胎心明显减速,若脐带脱垂,已有宫缩,胎儿严重缺氧,脐血流阻断 7~8 分钟,胎儿即可死亡。

【诊断】

有上述脐带脱垂原因时,应随时想到有脐带脱垂发生的可能。如果胎膜未破,胎心出现减速(变异),尤其是改变体位后胎心恢复者应考虑脐带先露,若胎膜已破,胎心异常应立即行阴道检查,是否能触及宫颈口异物,并触及是否有血管搏动,可以诊断脐带脱垂或确诊胎儿是否存活。B超等有助于明确诊断。

【处理】

1. 一旦发现脐带脱垂,胎心存在或基本正常,若宫颈口未开全,应抬高臀部,立即剖宫产;若宫颈口已开全,先露较低应立即产钳牵拉娩出胎儿;若臀先露应立即行臀牵引。若胎心消失时间较长,应按死胎处理。

2. 隐性脐带脱垂,经产妇、胎膜未破、宫缩良好者,取头低臀高位,胎心持续良好者,可经阴道分娩。初产妇、足先露或肩先露者,应选择剖宫产。

【预防与注意事项】

1. 妊娠晚期及临产后,超声检查有助于尽早发现脐带先露。

2. 对临产后胎先露迟迟不入盆者,尽量不作或少做肛查或阴道检查。

3. 需人工破膜者,应行高位破膜,避免脐带随羊水流出而脱出。

(徐京晶 乔福元)

十七、胎膜早破

胎膜早破(premature rupture of membranes,PROM)是指临产前胎膜破裂。妊娠37周后的胎膜早破的发生率为10%,妊娠不满37周的胎膜早破发生率为2.0%~3.5%,它是妊娠晚期常见的并发症,使早产率、围生儿死亡率、宫内感染率、产褥感染率均升高。临床上,及时诊断并有效处理该并发症非常必要。

【病因】

胎膜早破的原因尚未完全搞清,但认为与以下因素有关:

1. 生殖道感染:近年国外大量研究证实破膜前患者生殖道潜在的感染(如宫内感染或细菌性、病毒性阴道炎)均会波及羊膜,导致羊膜组织本身因炎症而变脆弱。

2. 头盆不称或胎位不正:如臀位致前羊水囊压力不均;羊水过多、双胎妊娠使羊膜腔内压力过高。

3. 宫颈的病变:如先天或后天原因致宫颈内口功能不全常导致妊娠中期胎膜早破。

4. 其他:如性生活、咳嗽、负重、创伤等因素均可为胎膜早破的诱因。

【诊断】

1. 临床表现:孕妇突感较多液体从阴道流出,继而少量间歇排出,腹压增加(如咳嗽、负重)时阴道排液增多。肛查时,触不到羊膜囊,如向上推胎头或按压宫底见到阴道流液量增多,则可明确诊断。但羊膜破口位置较高(高位破膜)时,阴道流液不明显则给正确诊断造成困难,同时阴道流液也应与阴道炎溢液、尿失禁相鉴别,故需行辅助检查。

2. 实验室检查:①阴道液酸碱度检查,正常阴道液 pH 为 $4.5 \sim 5.5$;羊水为 $7.0 \sim 7.5$;尿液为 $5.5 \sim 6.5$。若用硝嗪纸(nitrazine paper)测试,pH≥7.0(偏碱性),则为阳性,可诊断胎膜早破。该方法较简便,但若为高位破膜,阴道残存羊水量少或阴道中混有血性黏液(也偏碱性),则影响准确性。②阴道液涂片检查,吸取后穹隆液体,置一滴于清洁玻片上,文火烘干后镜检,如为羊水则可见羊齿状或金鱼草样透明结晶及少量小"十"字形透明结晶体。或将所取阴道液离心,沉渣涂片干燥后,用 0.5‰亚甲蓝染色可见淡蓝色或不着色胎儿皮肤及毳毛;用苏丹Ⅲ染色见橘黄色脂肪小粒;用 0.5% 硫酸尼罗蓝染色可见橘黄色胎儿上皮细胞。上述方法虽较试纸测定 pH 可靠,但很不简便,临床少用。

3. 羊膜镜检查:已破膜者,看不到前羊膜囊,可直视胎儿先露部,即可诊断胎膜早破,有时还能及时发现羊水性状,对临床诊断及处理均有一定帮助。

4. 采用检测宫颈分泌物中胎儿型纤维粘连蛋白或胰岛素样生长因子结合蛋白等生物活性物质的含量来诊断胎膜早破,具有很高的特异性。

5. 羊膜腔感染检测。

6. 超声检查。

【对母儿的影响】

1. 对母体影响:胎膜早破可诱发早产并增加宫内感染和产褥感染的机会。破膜距分娩开始时间越长,宫内感染机会就越多。破膜 48 小时后分娩者,产妇感染率为 5%~20%,败血症率为 1:45,产妇死亡率为 1:5500。若突然破膜,有时可引起胎盘早剥,羊膜腔感染易发生产后出血。

2. 对胎儿影响:胎儿吸入感染的羊水同时也会发生胎儿肺炎、胎儿窘迫;产时如头盆衔接不良,宫缩时伴随羊水涌出,可发生胎儿脐带或肢体脱垂;羊水流尽可导致干产,子宫壁紧裹胎儿身体引起子宫收缩不协调,胎儿血循环受阻,发生胎儿窘迫以致死亡;胎膜早破诱发早产,也会导致围生儿死亡率增加。据统计,胎膜早破导致的围生儿死亡占全部围生儿死亡的 10%。

【治疗】

1. 期待疗法:适用于妊娠 28~35 周,胎膜早破不伴感染,羊水平段大于 3cm 者。

(1) 一般处理:绝对卧床,密切观察产妇体温、心率、宫缩、阴道流液性状和血白细胞计数。

(2) 预防性应用抗生素。

(3) 有宫缩者,静脉滴注硫酸镁等。

(4) 妊娠 35 周前,给予地塞米松 10mg 静脉滴注,每日 1 次,共 2 次。

2. 终止妊娠

(1) 经阴道分娩:妊娠 35 周后,胎肺成熟,宫颈成熟,无禁忌证可引产。

(2) 剖宫产:胎头高浮,胎位异常,宫颈不成熟,胎肺成熟,明显羊膜腔感染,伴有胎儿窘迫,抗感染同时行剖宫产术终止妊娠,做好新生儿复苏准备。

【预防】

加强妊娠期卫生指导,积极治疗和预防下生殖道感染及牙周炎;妊娠期特别是妊娠晚期应避免负重、过度劳累、腹部受撞击;妊娠后期禁止性交;不论是先天还是后天宫颈功能不全患者,均应卧床休息,并于妊娠 14～16 周尽早行宫颈环扎术;胎位不正,应及时纠正,但切忌强行转胎。临近预产期时,对骨盆狭窄、头盆不称、先露部尚未入盆者应重视预防胎膜早破。

(徐京晶　乔福元)

第十章　妊娠合并症

一、妊娠合并心脏病

妊娠合并心脏病(包括妊娠前已有心脏病及妊娠后发现或发生心脏病)是孕产妇死亡的重要原因,在我国占孕产妇死亡原因第二位,我国 1992 年报道其发病率为 1.06%,主要类型有先天性心脏病、风湿性心脏病、妊娠期高血压性心脏病、围生期心肌病等。

【病理生理】

1. 对母亲的危害性:妊娠后血容量的增加以及血流动力学的急剧变化大大加重心脏的负担,在妊娠 32~34 周、分娩期及产后 3 日内是全身血液循环变化最大、心脏负担最重的时期,极易诱发心力衰竭和心律失常,严重者甚至造成死亡。妊娠合并心脏病对孕妇的主要影响为心力衰竭、亚急性感染性心内膜炎、缺氧、发绀,静脉栓塞和肺栓塞。

2. 对胎儿的危害性:不宜妊娠的心脏病患者一旦妊娠或妊娠后心功能恶化者,流产、早产、死胎、胎儿生长受限、胎儿窘迫及新生儿窒息的发生率均明显增高。一部分先天性心脏病与遗传因素有关。

【诊断】

1. 妊娠合并心脏病的诊断

(1) 病史:妊娠前有心悸、气急或心力衰竭史;体检曾被诊断有器质性心脏病;曾有风湿热病史。

(2) 症状:有劳力性呼吸困难、经常性夜间端坐呼吸、咯血、经常性胸闷胸痛等。

(3) 体征:以下体征提示有心脏病。①发绀、杵状指、持续性颈静脉怒张。②心脏听诊有舒张期杂音或Ⅲ级或Ⅲ级以上全收缩期杂音,性质粗糙。③有心包摩擦音、舒张期奔马律、交替脉。

（4）X 线、心电图及超声心动图的改变：X 线提示心脏显著扩大；心电图有严重的心律失常，如心房颤动、心房扑动、三度房室传导阻滞、ST 段及 T 波异常改变等；超声心动图显示心腔扩大、心肌肥厚、瓣膜运动异常、心内结构异常。

2. 心功能分级：纽约心脏病协会（NHYA）1994 年开始采用以下两种并行的心功能分级方案。

（1）依据患者对一般体力活动的耐受程度，将心脏病患者心功能进行分类。

Ⅰ级：一般体力劳动不受限制。

Ⅱ级：一般体力劳动略受限制，休息时无症状，活动后心悸、轻度气短。

Ⅲ级：一般体力劳动显著受限，休息时无不适，轻微日常工作即感不适、心悸、呼吸困难，或既往有心力衰竭史。

Ⅳ级：不能进行任何活动，休息时仍有心悸、呼吸困难等心力衰竭征象。

（2）根据心电图、负荷试验、X 线、超声心动图等客观检查结果，评估心脏病的严重程度。

A 级：无心血管病的客观依据。

B 级：客观检查表明属于轻度心血管病患者。

C 级：属于中度心血管病患者。

D 级：属于重度心血管病患者。

【处理】

1. 心脏病育龄妇女应行孕前咨询，明确心脏病类型、病变程度、心功能状态，并确定能否妊娠。

2. 妊娠期处理

（1）凡妊娠 3 个月以内有以下情况者应考虑人工流产终止妊娠。①心功能Ⅲ级或Ⅲ级以上者。②以往有心力衰竭史或伴有严重内科合并症。③肺动脉高压者。④慢性心房颤动。⑤高度房室传导阻滞。⑥并发细菌性心内膜炎。⑦先天性心脏病有明显发绀或肺动脉高压者。⑧活动性风湿热。妊娠 12 周以上者应与内科医师配合，严格监护下行钳刮术或中期引产。

（2）对于继续妊娠者，应注意以下几方面：①充分休息，避免过劳及情绪过度激动。②妊娠期应适当控制体重，整个妊娠期体重不超过 10kg，高蛋白、高维生素、低盐、低脂肪饮食。③定期进行产前检查，妊娠 20 周前，每 2 周产前检查 1 次，妊娠 20 周后每周 1 次。检查内容除针对产科情况外，还应判断心脏病的性质和心功能的分级。④及时发现心力衰竭早期症状，如轻微活动后即出现胸闷、心悸、气短；休息时心率每分钟超过 110 次，呼吸每分钟超过 20 次；夜间经常因胸闷而坐起呼吸，或到窗口呼吸新鲜空气；肺底部出现少量持续性湿啰音。⑤预防感染，尤其是上呼吸道感染；纠正贫血；治疗心律失常；防治妊娠期高血压疾病和其他合并症及并发症。⑥住院治疗，心功能Ⅲ级或Ⅲ级以上者，应立即住院治疗，心功能正常者应在预产期前 1~2 周住院待产，未临产的心力衰竭患者应先住入内科病房处理，待病情稳定，临近预产期可转入本科待产。⑦选择性剖宫产术，由于子宫下段剖宫产术是一种较为安全的分娩方式，因而对于心脏病患者，可就其骨盆情况、胎儿大小及其病情作出综合判定，估计从阴道分娩有一定困难者，可在胎儿成熟后尽早行选择性剖宫产术娩出胎儿，避免进入产程后的血流动力学变化更加加重病情，有心力衰竭者可在心力衰竭控制的情况下进行。

3. 分娩期处理

（1）第一产程：首先应根据患者的子宫颈评分情况、胎儿大小、骨盆情况及其病情综合评估决定分娩方式，估计胎儿短期内可从阴道分娩者，可行阴道试产，其间监测生命体征和心力衰竭征象；估计短期间不能经阴道分娩者，宜在控制心力衰竭的情况下尽早行剖宫产术。非产科因素的剖宫产指征有：主动脉根部扩张>45mm 的马方综合征，分娩期使用华法林，突发血流动力学恶化、严重的肺动脉高压和严重的主动脉狭窄。

（2）第二产程：以缩短产程为原则。

1）宫颈口开全后应避免产妇用力屏气增加腹压，应行会阴侧切术、胎头吸引或产钳助产术。

2）胎儿娩出后,立即用沙袋压迫腹部,防止腹压骤降而导致心力衰竭,24 小时后去除沙袋。

3）产后酌情肌内注射地西泮。

（3）第三产程:继续严密监测生命体征和心力衰竭征象,对于宫缩不良者可用缩宫素 10 ~ 20U,禁用麦角新碱,以防静脉压增高。

4. 产褥期处理

（1）继续严密监测患者生命体征和心力衰竭征象。

（2）保证产妇充分休息。

（3）继续应用广谱抗生素预防感染,直至产后 1 周左右,无感染征象时停药。

（4）心功能Ⅲ级以上者不宜哺乳。

（5）产前、产时有心力衰竭者,产后继续用强心药。

（6）产后至少住院 2 周,如无心力衰竭,一般情况尚好,可酌情提前出院。

（7）不宜妊娠者,应严格避孕或行绝育术。

（吴媛媛　乔福元）

二、妊娠合并病毒性肝炎

病毒性肝炎为多种病毒引起的以肝脏病变为主的传染性疾病,致病病毒包括甲型（HAV）、乙型（HBV）、丙型（HCV）、丁型（HDV）和戊型（HEV）五种病毒。妊娠合并病毒性肝炎的发病率为 0.8% ~ 17.8% ,以乙型肝炎最为常见,可发生于妊娠的任何时期。

【妊娠对病毒性肝炎的影响】

妊娠不增加对肝炎病毒的易感性,但妊娠期新陈代谢率高,营养消耗增多,肝脏负担加重,易使病毒性肝炎病情加重、复杂,增加诊断和治疗的难度,妊娠期限越晚,越易发展成为重症肝炎。

分娩期间,由于体力消耗、出血、缺氧等引起代谢障碍,导致肝细胞缺血坏死。分娩后 1 ~ 3 天,部分患者的肝功能进一步下降,多数于产后 2 周肝功能恢复正常。

【病毒性肝炎时妊娠的影响】

1. 对母体的影响:妊娠早期合并病毒性肝炎,可使早孕反应加重,晚期合并肝炎,可使妊娠期高血压疾病的发病率增加。分娩时,因凝血因子合成减少,易发生产后出血;若为重症肝炎,常并发 DIC,出现全身出血现象,直接威胁母婴生命。

2. 对胎儿的影响:妊娠合并病毒性肝炎使流产、早产、死胎、死产、胎儿畸形的发生率明显增高,新生儿患病率和死亡率也增高;围生期感染的婴儿,一部分将转为慢性病毒携带状态。

3. 传播方式:甲型肝炎病毒(HAV)及戊型肝炎病毒(HEV)主要通过分娩过程中接触母血、吸入羊水或受粪便污染而感染,不能通过胎盘屏障传给胎儿;乙型肝炎病毒(HBV)主要通过宫内传播、产时传播及产后接触母乳及母亲唾液等途径传播;丙型肝炎病毒(HCV)在母婴间垂直传播率 4% ~ 7%,妊娠晚期感染丙肝病毒,约 2/3 发生母婴传播;丁型肝炎病毒(HDV)通过体液、血行或注射途径传播,需同时有乙型肝炎病毒感染。

【诊断】

1. 病史:有与病毒性肝炎患者密切接触史,半年内有输血、注射血制品史。

2. 潜伏期:甲型肝炎为 2 ~ 7 周;乙型肝炎为 1.5 ~ 5 个月;丙型肝炎为 2 ~ 26 周;丁型肝炎为 4 ~ 20 周;戊型肝炎为 2 ~ 8 周。

3. 临床表现:患者出现不能用早孕反应或其他原因解释的消化系统症状,如食欲减退、恶心、呕吐、肝区疼痛、乏力等;部分患者有皮肤巩膜黄染、尿色深黄,妊娠早期、中期可触及肝大,肝区触痛或叩击痛。

4. 辅助检查

(1)血清谷丙转氨酶增加,血清胆红素增加,尿胆红素阳性。

(2)病原学检查:甲型肝炎抗体(抗 HAV-IgM)、丙型肝炎抗体(抗 HCV-IgM)检查,以及乙型肝炎病毒的两对半检查(HBsAg、HBsAb、HBcAb、HBeAg 和 HBeAb)。

5. 肝炎病毒病原学检查的临床意义

(1)抗 HAV-IgM 阳性:提示甲型肝炎(HAV)急性感染。

(2)抗 HCV-IgM 阳性:提示丙型肝炎(HCV)急性感染。

(3)HBsAg 阳性:HBV 感染标志,见于乙型肝炎患者或病毒携带者。

(4)抗 HBsAb 阳性:提示过去曾感染过 HBV(或行过预防注射)。

(5)抗 HBc-IgM 阳性:提示处于乙型肝炎病毒复制阶段。

(6)HBeAg 阳性:提示血中大量 HBV 存在,目前传染性极强。

(7)抗 HBeAb 阳性:提示处于 HBV 感染恢复期,传染性较弱。

6. 妊娠合并急性重症肝炎的诊断要点

(1)消化道症状严重,表现食欲极度减退,频繁呕吐,腹胀,出现腹水。

(2)黄疸迅速加深,血清总胆红素值>171μmol/L。

(3)出现肝臭气味,肝呈进行性缩小,肝功能明显异常,酶胆分离,白/球蛋白倒置。

(4)凝血功能障碍,全身出血倾向。

(5)迅速出现肝性脑病表现,烦躁不安、嗜睡、昏迷。

(6)肝肾综合征出现急性肾衰竭。

【治疗】

1. 轻症肝炎:妊娠期处理原则与非妊娠期是相同的。

(1)注意休息。

(2)加强营养,补充高维生素、高蛋白、足量糖类,低脂肪饮食。

(3)预防感染。

(4)进行护肝治疗,避免使用肝毒性药物。

(5)有黄疸者应立即住院,按重症肝炎处理。

2. 重症肝炎

(1)保护肝脏:高血糖素-胰岛素-葡萄糖联合应用能改善

氨基酸及氨的异常代谢,有防止肝细胞坏死和促进肝细胞新生的作用。

(2)预防及治疗肝昏迷:口服新霉素或甲硝唑、醋谷胺、六合氨基酸等降低血氨治疗。

(3)凝血功能障碍的防治:补充凝血因子、输新鲜血、凝血酶原复合物、纤维蛋白原、抗凝血酶和维生素 K_1 等。

(4)并发肾衰竭:按急性肾衰竭处理。严格限制入液量,一般每日入量为 500ml 加前一日尿量。呋塞米 60 ~ 80mg 静脉注射,多巴胺或山莨菪碱(654-2)静注,扩张肾血管,检测血钾浓度,避免应用损害肾脏的药物。

3. 产科处理

(1)妊娠期:妊娠早期若为轻症应积极治疗,可继续妊娠。慢性活动性肝炎妊娠后对母儿威胁较大,应适当治疗后终止妊娠;妊娠中晚期,尽量避免终止妊娠,避免手术、药物对肝脏的影响。给予维生素 C 和维生素 K,加强胎儿监护,注意防治妊娠期高血压疾病,经治疗病情仍进展者,考虑终止妊娠。

(2)分娩期:分娩前数日肌内注射维生素 K_1,每日 20 ~ 40mg。尽量缩短第二产程,注意防止产道损伤和胎盘残留,减少产后出血情况;对于重症肝炎者,经积极控制 24 小时后迅速终止妊娠,以剖宫产术为宜,术后注意加强宫缩,严密观察,及时对症处理。

(3)产褥期:采用对肝脏损害小的广谱抗生素,控制感染,密切观察病情变化,给予相应的对症处理。母血 HBsAg、HBeAg、抗-HBc 抗体 3 项阳性及后 2 项阳性孕妇,均不宜哺乳。乳汁 HBV-DNA 阳性者不宜哺乳。

(吴媛媛　乔福元)

三、妊娠合并糖尿病

妊娠期间的糖尿病包括两种情况:糖尿病合并妊娠和妊娠期糖尿病。

糖尿病合并妊娠是指在原有糖尿病的基础上合并妊娠者,或者非妊娠期为隐性糖尿病,妊娠后发展为临床糖尿病(即出现糖尿病表现在先,妊娠在后)。

妊娠期糖尿病(gestational diabetes mellitus,GDM)是指妊娠期首次发现或发病的糖尿病(即妊娠在先,出现糖尿病表现在后)。由于从妊娠早期开始胎儿不断从母体中摄取葡萄糖,使孕妇血糖水平低于非妊娠期,随着妊娠进展,葡萄糖代谢率不断增高,所需的胰岛素也相应增加。如果胰岛素分泌相对不足或胰岛素抵抗,则其平衡失调,表现为糖耐量增高甚或糖尿病。大多数GDM患者产后糖代谢异常能恢复正常,但20%~50%将来发展成真性糖尿病,应引起重视。

【病理】

(一)妊娠对糖尿病的影响

1. 妊娠期:拮抗胰岛素的激素分泌增多,主要为胎盘分泌的胎盘泌乳素、雌激素、孕激素、肾上腺皮质激素等,故母体对胰岛素的需要量较非妊娠期增加1倍,加上胎盘泌乳素的脂解作用,使外周脂肪分解为糖类和脂肪酸,容易发生酮症酸中毒。另一方面,妊娠期由于血容量增加,血液稀释,则有胰岛素相对不足,并且肾小球滤过率增多、肾小管对糖的再吸收减少,使肾排糖阈降低,尿糖增加,易使病情复杂化,影响对胰岛素需要量的正确计算。

2. 分娩期:子宫收缩消耗大量糖原、临产后孕妇进食减少,容易发生酮症酸中毒。

3. 产褥期:随着胎盘的排出及全身内分泌激素的逐渐下降至非妊娠期水平,胰岛素的需要量随之相应减少,如不及时减少用量,极易发生低血糖症。

(二)糖尿病对妊娠的影响

1. 对孕妇的影响:GDM者妊娠期血糖控制不满意时,常伴微血管病变,其并发妊娠期高血压疾病的概率较普通孕妇高4~8倍,子痫及其并发症的发生率亦相应增高。糖尿病患者白细胞存在多种功能缺陷,杀菌作用明显降低,妊娠期、产时及产后容易发生感染,甚至败血症。由于羊水中糖含量增高,刺激羊膜过多分泌羊水,故并发羊水过多者可达 8% ~ 30% ,容易发生胎膜早破和早产。胎儿体内糖含量的增高使巨大胎儿的发生率上升,因而手术产率增高。

2. 对胎儿的影响:由于孕妇体内葡萄糖可通过胎盘进入胎儿体内,而胰岛素不能通过胎盘,使胎儿长期处于高血糖状态,刺激胎儿胰岛 β 细胞增生,产生大量胰岛素,蛋白质、脂肪合成增加,胎儿体内脂肪聚集,体重增加。同时畸形儿的发生率亦相应增高。另外,糖尿病患者常由于严重的血管病变及产科并发症,子宫胎盘血液循环障碍,死胎、死产发生率增高。胎儿出生后由于母体血糖供应迅速中断,而新生儿自身处于高胰岛素状态,极易发生反应性低血糖,并且由于肺泡表面活性物质不足而并发新生儿呼吸窘迫综合征,新生儿死亡率极高。

【诊断】

糖尿病合并妊娠的诊断不太困难,而妊娠期糖尿病(GDM)患者常无明显症状,有时空腹血糖及尿糖也可正常,诊断容易漏诊、延误治疗。

1. GDM 筛查及诊断

(1)病史和临床表现:典型患者常表现为多饮、多食、多尿及反复发作的外阴阴道真菌感染;常有糖尿病家族史、多囊卵巢综合征、孕前体重>90kg、胎儿出生体重>4kg、既往可有不明原因的流产、死胎、死产、巨大胎儿、畸形儿等病史;本次妊娠胎儿偏大或羊水过多者应警惕患糖尿病。

(2)口服葡萄糖耐量实验(OGTT):妊娠早期空腹血糖5.1 ~ 7.0mmol/L,在24 ~ 28 周或以后(就诊晚者)直接进行75g OGTT,不再推荐妊娠期50g 葡萄糖负荷实验(GCT)。

75g OGTT 诊断标准:口服葡萄糖75g,测空腹血糖及服糖后 1 小时、2 小时血糖值,分别为为 5.1mmol/L、10.0mmol/L、8.5mmol/L(92mg/dl、180mg/dl、153 mg/dl),其中任何一点血糖达到或超过上述标准即诊断为 GDM。

(3)医疗资源缺乏地区,24 ~ 28 周检查空腹血糖,若空腹血糖>5.1mmol/L,可直接诊断为 GDM;空腹血糖<4.4mmol/L,可暂不做 OGTT;空腹血糖 4.4 ~ 5.1mmol/L 者,做 OGTT。

2. 糖尿病合并妊娠的诊断

（1）妊娠前已确诊为糖尿病患者。

（2）妊娠前未进行过血糖检测的孕妇，存在高危因素，首次检查达到以下任何一项标准应诊断为糖尿病合并妊娠：糖化血红蛋白≥6.5%；空腹血糖≥7.0mmol/L；OGTT 2小时≥11.1mmol/L；伴有典型的高血糖或高血糖危象症状，同时任意血糖≥11.1mmol/L。

【妊娠合并糖尿病的分期】

White分类法，有利于估计病情程度、判断预后。

A级：妊娠期糖尿病。

　　A1级：单纯膳食治疗即可控制血糖。

　　A2级：需用胰岛素控制血糖。

B级：20岁以后发病，病程<10年。

C级：发病年龄10~19岁，或病程长达10~19年。

D级：10岁以前发病，或病程≥20年，或眼底单纯性视网膜病变。

F级：糖尿病性肾病。

R级：眼底有增生性视网膜病变或玻璃体积血。

H级：并发冠状动脉粥样硬化性心脏病。

T级：有肾移植史。

【治疗】

处理原则为维持血糖正常范围，减少母儿并发症，降低围生儿死亡率。

1. 妊娠期处理

（1）妊娠期监护：严密监护血糖、尿糖及酮体、糖化血红蛋白、眼底检查和肾功能等。妊娠早期、中期采用超声波及血清学筛查胎儿畸形。妊娠32周起可采用NST、脐动脉血流测定及胎动计数等判断胎儿宫内安危。

（2）血糖监测：①推荐每日监测血糖，孕妇每日监测血糖4次（空腹及餐后2小时）。建议标准：GDM者餐前≤5.3mmol/L，餐后1小时≤7.8mmol/L，餐后2小时≤6.7mmol/L；DM者餐前、睡前、夜间控制在3.3~5.6mmol/L，餐后血糖峰值在5.4~

7.1mmol/L。②尿糖及酮体测定。③糖化血红蛋白测定:1~2 个月测定 1 次,使其控制在≤6% 的水平,理想水平是≤5.5%。

(3) 血糖控制:①饮食控制,低糖低盐,每日能量约 125kJ/kg(30kcal/kg),补充维生素、钙和铁剂,以控制在上述水平且孕妇无饥饿感为宜,辅以适量运动。如血糖仍控制不佳,则需药物治疗。②药物治疗选用胰岛素,常采用速效胰岛素或速效中效混合制剂,应从小剂量开始,根据血糖水平调节。随孕周增加,胰岛素用量应不断增加,高峰时间在妊娠 32~33 周,一部分患者妊娠晚期胰岛素用量减少;产程中,孕妇血糖波动大,应停用所有皮下注射胰岛素,每 1~2 小时检测一次血糖;产褥期,随胎盘排出,体内抗胰岛素物质急骤减少,胰岛素用量应减少至产前的 1/3~1/2,并根据产后空腹血糖调整用量。③妊娠合并糖尿病酮症酸中毒时,应立即给予小剂量胰岛素持续静滴降低血糖,纠正代谢紊乱,补液改善循环血容量和组织灌注,纠正电解质紊乱,去除诱因,酮体转阴后可改为胰岛素皮下注射。

2. 终止妊娠

(1) 有下列情况者应终止妊娠:糖尿病血糖控制不满意,伴血管病变,合并重度子痫前期,严重感染,胎儿宫内生长受限,胎儿窘迫,胎儿畸形等。

(2) 终止妊娠的时间以妊娠 38~39 周为宜,患者应在妊娠 32 周后住院治疗。同时放宽剖宫产指征,手术采用连续硬膜外麻醉,如用局部麻醉则不用肾上腺素。术前给予地塞米松 10mg/d,连续 2 天,以防止发生新生儿呼吸窘迫综合征。并在术前控制血糖在 4.44~6.66mmol/L,基本纠正水电解质紊乱,尿酮阴性。

(3) 新生儿均按早产儿处理,因新生儿易发生反应性低血糖,故应于娩出后 30 分钟开始定时喂服葡萄糖水,多数新生儿在产后 6 小时内血糖恢复正常,应严密观察并酌情处理。

3. 产后随访:产后 6~12 周及以后每 3 年作 1 次 OGTT,高危因素者增加检查次数。

(周 琼 曾万江)

四、慢 性 肾 炎

妊娠期慢性肾小球肾炎（chronic glomerulonephritis），又称慢性肾炎，多由急性原发性肾小球肾炎发展而来，临床表现以蛋白尿、血尿、水肿、高血压为主，妊娠可使其逐渐加重。在妊娠合并高血压的患者中，约有 20% 有肾脏的病变。

【病理】

1. 妊娠期泌尿系统的变化：妊娠后，孕妇及胎儿代谢产物增多，肾脏负担加重，肾脏略增大约 1cm，肾血浆流量（RPF）及肾小球滤过率（GFR）于妊娠早期均增加，至妊娠末期时，RPF 比非妊娠期增加 35%，GFR 增加 65%。并且由于醛固酮、肾素、孕酮、雌激素的增加以及增大的子宫压迫骨盆入口处的输尿管，使肾盏、肾盂、输尿管扩张，容易继发肾盂肾炎。

尽管妊娠期 RPF、GFP 增加，但是尿素氮及肌酐的产生并无明显相应增加，故血中尿素氮和肌酐的含量相对降低，约为 3.11mmol/L（8.7mg/dl）和 40.66μmol/L（0.46mg/dl），低于非妊娠期的 4.64mmol/L（13mg/dl）和 59.23μmol/L（0.67mg/dl）。

2. 妊娠与慢性肾炎的相互影响：妊娠使肾小球原有的病变加重。妊娠后，血液处于高凝状态，易发生纤维蛋白沉积和肾小球新月体的形成，由于肾脏病变可导致高血压的发生，肾脏缺血缺氧、病变加重，并容易并发妊娠期高血压疾病，进一步加剧肾脏的病变，可发生严重的肾衰竭或肾皮质坏死，导致尿毒症、死亡。妊娠前已有慢性肾炎者，妊娠往往会使病情进一步恶化。

慢性肾炎对胎儿的生长发育有明显的影响，视病情程度而有所不同。在病变早期，如仅有蛋白尿而无高血压，肾功能损害较轻，血肌酐不超过 132.6μmol/L（1.5mg/dl）时，对母儿影响不大；然而病程较长者由于胎盘绒毛表面纤维素样物质沉积，胎盘功能减退，子宫胎盘血液循环障碍，可致胎儿宫内发育迟缓，甚至胎死宫内。如孕妇存在高血压、高氮质血症，肌酐>132.6μmol/L（1.5mg/dl），随妊娠的进展肾功能极容易恶化，流产、早产、死胎、死产的发生率亦随之增多。血压愈高,血肌酐越高,对母儿的危害就越大。

【诊断】

1. 临床表现:多种多样,可无症状,亦可有水肿、高血压或少尿、无尿等肾功能不全的症状,可有急性肾小球肾炎史,但部分病例无急性期病史。

2. 鉴别诊断:本病由急性肾炎发展而来,多有相应急性表现:蛋白尿、水肿,可有血尿或伴有管型,病情发展常有贫血、高度水肿、高血压、肾功能不全。如发病前有链球菌感染史,则诊断不太困难,但应与以下几种疾病相鉴别。

(1) 妊娠期高血压疾病:一般在妊娠 28 周后发病,多为年龄较轻的初孕妇,血压一般<200/120mmHg(26.7/16.0kPa),常有头痛、头晕、视物模糊等自觉症状,水肿多在下肢,眼底检查有小动脉痉挛及视网膜水肿,尿蛋白常有,一般无管型,血尿酸增高。而妊娠期慢性肾炎者则相反,常在非妊娠期有急性肾炎病史,发病早,一般无头痛、头晕,水肿除下肢外,面部尤其是眼睑水肿明显,并与体位有关,眼底动脉硬化屈曲、动静脉压迹、视网膜棉絮状渗出或出血,尿蛋白多,可有红细胞,管型较为多见,有低蛋白血症及高胆固醇、高尿素氮血症。

(2) 慢性肾炎者合并妊娠期高血压疾病:原有慢性肾炎的孕妇,于妊娠 20 周后,血压较原来水平升高 ≥30/15mmHg(4/2kPa)、尿蛋白含量增多、水肿加重或者伴有肾功能减退,可考虑此病。

(3) 慢性高血压:有高血压病史,一般无明显水肿及蛋白尿,眼底可见小动脉硬化,肾功能无大改变,产后血压不能恢复至正常。

【治疗】

1. 低蛋白低磷饮食:为降低血尿素氮和减轻肾小球的高灌注、高压、高滤过状态,宜进食低蛋白低磷和低钠饮食,其蛋白质含量每日低于 40g,给予含丰富必需氨基酸的高质量蛋白质,可每日静脉滴注复方氨基酸 250ml,并补充 B 族维生素及维生素 C,以防止肾小球硬化。

2. 控制血压：缓慢降低和控制血压是防止病情恶化的关键。

3. 预防感染，纠正水电解质紊乱与酸碱平衡失调，禁用肾毒性药物。

4. 适时终止妊娠：妊娠期密切动态监测血清尿素氮和肌酐变化，如妊娠前肌酐 > 265.2μmol/L（3mg/dl）或尿素氮>10.71mmol/L（30mg/dl），母儿死亡率极高，不宜妊娠，如已妊娠，则应及早终止妊娠；如血清肌酐 < 132.6μmol/L（1.5mg/dl），妊娠后不再继续升高，可在严密动态监护下继续妊娠，同内科医师协同治疗，同时要积极防止并发妊娠期高血压疾病，妊娠28周后应住院治疗，密切观察肾功能的变化，如肾功能恶化，则立即终止妊娠。妊娠32周后，胎儿有存活的希望，如有良好的新生儿监测条件，一旦胎盘功能减退，应及时行剖宫产终止妊娠，以免胎死宫内，同时进行绝育手术。

（周　琼　曾万江）

五、妊娠合并甲状腺功能亢进症

甲状腺功能亢进症（甲亢），发生率0.02%～0.1%，患者妊娠后对胎儿和孕妇本身都会带来一定的影响，甚至引起甲亢危象，属高危妊娠范畴，应予以高度重视。

【病理】

1. 妊娠对甲亢的影响：妊娠可使甲亢患者的心血管系统症状加重，甚至出现心力衰竭和甲亢危象，这是由于胎盘分泌的促甲状腺激素释放激素（TRH）和绒毛膜促性腺激素（HCG）加重甲状腺激素的分泌所致。

2. 甲亢对妊娠的影响：轻度或经治疗得到控制的患者，对妊娠的影响较小。重度或经治疗不能控制的患者，妊娠期容易引起流产、早产、死胎、妊娠期高血压疾病，产时容易出现宫缩乏力、产后出血，并易继发产褥感染。如产妇服用硫脲类药物可通过胎盘进入胎儿体内，引起胎儿甲状腺功能减退、甲状腺肿、畸形等。患者血液内的长效甲状腺素为一种免疫球蛋白，可通过胎盘进入胎儿体内，导致胎儿一过性甲亢，可持续至产后 3~4 周。先天性甲亢者，围生儿死亡率高。

【临床表现】

发病常缓慢，时间不定，感染和精神刺激可致急性发作。临床表现轻重不一。

1. 症状患者常表现为高代谢症群和多系统异常，如怕热多汗、食亢善饥、情绪激动、失眠心悸、心律不齐、腹泻等，常在妊娠早期加重，中期后趋于稳定。

2. 典型者常有甲亢三征，即高代谢率征、弥漫性对称性甲状腺肿、突眼症，此三征的程度及先后可不平行。甲状腺肿大者可闻及血管杂音，心率常大于 100 次/分，有房颤、房扑者可扪及震颤，重者有消瘦、乏力、恶病质等，易并发妊娠期高血压疾病、IUGR。

在分娩、手术、感染以及其他各种应激情况下，可发生甲亢危象：持续高热 39℃ 以上，心率>140 次/分，甚至高于 160 次/分，收缩压增高而舒张压变化不大使脉压增大，房颤或房扑，患者焦躁、大汗淋漓、恶心、厌食、呕吐、腹泻、大量失水致虚脱、休克，甚至昏迷，少数伴有黄疸，重者可随时出现心力衰竭、肺水肿、多系统脏器功能衰竭。孕产妇死亡率极高。

【诊断】

1. 病史：患者常于孕前即有甲亢病史，妊娠后常常症状加重。

2. 临床表现：典型者常有上述症状和体征，则基本可以确诊。

3. 辅助检查：甲亢患者基础代谢率（BMR）升高，但其准确率只有 50%，目前已经很少应用。在检查甲状腺功能的试验中，其诊断价值高低，依次排列是 $FT_3>FT_4>TT_3>TT_4$，妊娠期禁用甲状腺^{131}I 试验。妊娠期间由于甲状腺功能生理性亢进，故妊娠合并甲亢的实验室诊断标准较非妊娠期甲亢有所提高（表10-1）。

表 10-1 妊娠合并甲亢实验室诊断标准

检查项目	非孕妇女	妊娠妇女	妊娠合并甲亢
BMR(%)	<+15	+20 ~ +30	>+30
TT_3(nmol/L)	1.8 ~ 2.9	轻度增高	明显增高
TT_4(nmol/L)	64 ~ 167	轻度增高	明显增高
FT_3(pmol/L)	6.0 ~ 11.4	轻度增高	明显增高
FT_4(pmol/L)	18 ~ 38	轻度增高	明显增高
TSH(mU/L)	2 ~ 20	正常	正常或轻度降低
TBG(mg/L)	13 ~ 25	轻度增高	明显增高

【治疗】

1. 一般治疗:妊娠伴甲亢一般不是终止妊娠的适应证,通过治疗绝大多数患者都能安度妊娠和分娩,除非并发甲亢性心脏病以及高血压等重症者,才考虑终止妊娠。妊娠期应予以充分休息,补充足够热量和营养物质,适当使用镇静药。对甲亢孕妇的治疗,既要控制甲亢的发展,又要保障胎儿的正常发育和生长。妊娠期严禁使用放射性[131]I 和[125]I 进行诊断和治疗,因胎儿甲状腺已有摄碘和合成甲状腺素的功能,并且对促甲状腺素有反应。

2. 抗甲状腺药物治疗:宜小剂量应用抗甲状腺素药物,切勿过量,剂量一般为非妊娠时的半量,用药过程中应根据症状、体征、T_3、T_4 等调整用量,不可骤然停药。常用药物有丙硫氧嘧啶、甲巯咪唑、卡比马唑等。丙硫氧嘧啶能阻断 T_4 转变为 T_3,可较快地控制甲亢,并且不易通过胎盘,为首选药物。一般 300mg/d,分 3 次口服,逐渐减至 25 ~ 50mg/d,抗甲状腺药物治疗应注意:①剂量不宜过大,应将 TT_4 控制在正常妊娠时中度增高水平,以免发生甲减和流产。②抗甲状腺药多可通过胎盘,引起胎儿甲减,应在病情稳定后逐渐减量,每 1 ~ 2 周递减 1/3 量,以能控制症状的最小剂量为维持量。甲亢的程度和用药剂量的关系可参考(表 10-2)。

表 10-2　甲亢程度与用药剂量关系

甲亢程度	BMR（%）	HR（次/分）	丙硫氧嘧啶（mg/d）
轻度	<+30	<100	200~300
中度	+30~+60	100~120	300~400
重度	>+60	>120	400~500

对有明显心率过快及血压增高者,宜加用 β 受体阻断药,采用美托洛尔(metoprolol)100mg/d,效果良好。

3. 手术治疗:凡甲状腺肿大有明显压迫症状、药物治疗失败、可疑恶变者,应考虑手术治疗。手术时间以妊娠 16~20 周为宜,术前应做碘剂快速准备。目前采用内镜手术切除甲状腺已获得成功,技术上已经成熟,效果显著,术后恢复优于传统手术,且不影响美观。

4. 产科处理

(1)妊娠期:加强围生期孕妇及胎儿的监护,如出现 IUGR 应进行对症处理,补充氨基酸、维生素等,妊娠 32 周后每周胎心监护一次。在妊娠 37~38 周时住院待产,并与内科共同协助治疗。

(2)分娩期:无产科并发症及其他合并症者,可考虑经阴道分娩,临产后适当给予镇静及精神安慰,吸氧,注意补充能量,缩短第二产程,必要时行手术助产。如有产科并发症及其他合并症者,应放宽剖宫产手术指征,术前应控制心率<100次/分及基础代谢率<+30。产后均常规使用广谱抗生素预防感染,防止产后出血,注意甲状腺危象的发生。注意胎儿娩出后,避免使用前列腺素类药物止血,如卡孕栓、米索前列醇等,以免诱发甲亢的发生。

(3)产褥期:部分患者产后病情加重,不但需要继续用药,而且要增加药量。PTU 可以通过乳腺到达乳汁,但乳汁含PTU 量很少,24 小时内乳汁含量为母亲口服量的 0.07%,因此产后哺乳是安全的。如能定期监测新生儿甲状腺功能则更理想。

（4）新生儿处理：对新生儿应仔细检查甲状腺，必要时可测脐血中 T_3、T_4 值，有异常者积极处理。

5. 甲亢危象的处理

（1）采用物理降温（冰袋、冰枕、酒精擦浴）和药物降温（双氯芬酸、氨基比林等），必要时可行人工冬眠。

（2）丙硫氧嘧啶剂量加倍，以阻断甲状腺激素的合成，症状缓解后立即减量。

（3）给予 PTU 后 1 小时，开始口服饱和碘化钾溶液，5 滴/次，4 次/天，每日 20～30 滴，以抑制甲状腺激素向血中释放。10% 葡萄糖 500ml+碘化钠溶液 0.5～1.0g 静脉滴注。病情好转后减量，一般使用 3～7 日停药。

（4）心率过快者可口服普萘洛尔 10～20mg，每天 3 次，以控制心率。

（5）纠正水电解质紊乱、酸碱平衡失调。

（6）地塞米松 10～30mg 静脉滴注，并补充营养、维生素，吸氧。

（7）未分娩者应在病情控制后 2～4 小时结束分娩，最好是行剖宫产术，术后使用大剂量广谱抗生素预防感染。

（周　琼　曾万江）

六、妊娠合并阑尾炎

急性阑尾炎是妊娠期较常见的外科合并症之一，占妊娠合并外科腹部手术的 2/3，发生率为 1/2000～1/1000，妊娠 24 周前发生者多见。由于妊娠子宫的不断增大，使阑尾的位置亦不断发生改变，增加了诊断的困难，临床误诊率高达 27%，流产率为 11.1%。由于妊娠期阑尾炎的病情发展极快，容易发生阑尾穿孔、腹膜炎等，故早期诊断、及时处理尤为重要。

【病理】

1. 妊娠期阑尾位置的改变情况随着妊娠的进展，不断增大的子宫将盲肠和阑尾推向外上方。妊娠 12 周末，阑尾位于髂棘下 2 横指,20 周末在髂棘水平,32 周末在髂棘上 2 横指,孕足月时可达右肋弓肝下缘,产后随着子宫的复旧而逐渐下降,至产后 10 天回复到原来位置。

2. **妊娠期阑尾炎的特殊临床表现** 妊娠期盆腹腔脏器充血,炎症发展较非妊娠期快,易发生化脓、坏死和穿孔,并且由于增大子宫的推移,穿孔后不易局限,极易造成弥漫性腹膜炎。且炎症刺激子宫浆膜,可诱发子宫收缩,导致流产、早产或强直性子宫收缩,细菌毒素亦可导致胎儿缺氧窒息死亡。

【诊断】

（一）临床表现

1. **早期妊娠合并阑尾炎**：右下腹疼痛不一定呈转移性,伴有发热、恶心、呕吐,腹泻较少,如诱发流产者在持续性右下腹疼痛的基础上,还有阵发性腹痛,为节律性子宫收缩所致,极易与原发症状相混淆。体检下腹有压痛和反跳痛,麦氏点处最为明显,伴有腹肌紧张,化验白细胞及中性粒细胞增高等。病史、症状及体征与非妊娠期阑尾炎相似。超声检测对阑尾炎、阑尾周围脓肿有一定的诊断价值。

2. **中晚期妊娠合并阑尾炎**：阑尾被增大的子宫推移,其压痛点则相应上升,有时甚至可达右肋下。如阑尾位于子宫后下方,往往局部腹膜炎体征不典型,容易误诊,应予注意。

（二）鉴别诊断

1. 早期妊娠合并阑尾炎典型的阑尾炎诊断并不困难,但应注意与卵巢囊肿蒂扭转、异位妊娠破裂、子宫肌瘤变性、子宫扭转等相鉴别。

2. 中晚期妊娠合并阑尾炎此时阑尾已发生移位,应与右侧卵巢囊肿蒂扭转、右侧输尿管结石、右侧肾盂肾炎、急性胆囊炎及胆囊结石相鉴别。

3. 晚期妊娠合并阑尾炎需与急性胆囊炎及胆囊结石、胎盘早剥、子宫肌瘤红色变性相鉴别。

4. 其他分娩期、产褥期需与子宫破裂、产褥感染相鉴别。此外,要注意与淋球菌感染、盆腔脓肿相鉴别。

【治疗】

妊娠合并阑尾炎,越近妊娠晚期,诊断越困难,疾病发展越快,处理不及时极易化脓穿孔,稍有延误,可危及孕妇及胎儿生命,应及早诊断、积极处理。

1. 治疗原则:一旦确诊,应以手术治疗为主,尤其是怀疑阑尾化脓或穿孔者,应及早手术,否则发展为弥漫性腹膜炎、感染性休克,母儿均有生命危险。对于病情较轻的早期患者,要求保守治疗者,可使用对胎儿无危害性的抗生素,如青霉素每天800万~1200万U,至症状、体征消失,血象恢复正常后继续使用3~7天。保守治疗过程中如病情发展则应随时手术,切不可贻误时机。

2. 麻醉及手术方式:选用连续硬脊膜外腔阻滞麻醉为宜,晚期妊娠者术中应防止仰卧位低血压综合征及缺氧。手术切口在早期妊娠者取麦氏切口,中期妊娠后亦取高于麦氏点的右侧腹直肌旁切口,约相当于子宫体上1/3处,并且孕妇取左斜30°卧位,使子宫向左移,有利于寻找阑尾。手术基本方式为阑尾切除术,一般不放置腹腔引流,以免刺激子宫。阑尾穿孔者,切除阑尾后尽量吸净脓液,根据情况可做戳创引流。脓液送细菌培养及药敏试验,使用大剂量、高效广谱抗生素。妊娠足月、胎儿已成熟者,可先行剖宫产术,再行阑尾切除术。如选择腹膜外剖宫产缝合子宫切口后再打开腹腔切除阑尾则更佳,可减少或避免宫腔感染的机会。

3. 产科处理:对要求继续妊娠且无产科并发症者,应予以宫缩抑制药行安胎治疗,如硫酸镁、沙丁胺醇、利托君(羟苄羟麻黄碱)、多力玛(复方孕烯二醇)、黄体酮、维生素E、HCG等,以防止发生流产和早产。如病情严重,阑尾穿孔导致弥漫性腹膜炎、盆腔感染严重波及子宫或胎盘者,可考虑行剖宫产加阑尾切除术的同时行子宫次全切除术,并做盆腔引流术。

(周 琼 曾万江)

第十一章　妊娠合并感染性疾病

一、TORCH 综合征

TORCH 是一组病原体英文名第一个字母的组合,T 为刚地弓形虫（toxoplasma Gondii,Toxo）;O 为其他病原体（others）,如梅毒、水痘-带状疱疹病毒、爱泼斯坦巴尔病毒、科萨奇病毒、微小病毒 B19 等;R 为风疹病毒（rubella virus,RV）;C 为巨细胞病毒（cytomegalovirus,CMV）;H 为单纯疱疹病毒（herpes simplex virus,HSV）、人乳头瘤病毒（human papilloma virus,HPV）、乙型肝炎病毒（hepatitis B virus,HBV）和人类免疫缺陷病毒（human immune deficiency virus,HIV）。妊娠期妇女非常容易感染上述病原体,其中以病毒感染占据更为重要的地位。妊娠期妇女发生 TORCH 感染后,绝大部分病原体可以通过胎盘或产道感染胎儿或新生儿,引起流产、死胎、胎儿生长发育迟缓、先天畸形、新生儿中枢神经系统损害等,因此 TORCH 感染,即 TORCH 综合征是严重危害母胎和新生儿健康的一组疾病。

弓形虫病

弓形虫病是一种由刚地弓形虫引起的动物源性疾病,是呈世界性分布的一种人畜共患疾病,许多哺乳类动物和一些鸟类是该病的传染源。猫为主要宿主,感的猫粪内存有大量的弓形虫虫卵,是人畜间相互传播的重要传染源。此外,食用生肉、生乳、生菜或与动物密切接触,输血和器官移植等均可传染该疾病。不同地区、不同国家感染率不同,成年人弓形虫平均感染率为 25%~50%,最高感染率可达 80% 以上,我国成年人弓形虫感染为 5%~20%。

【病原体】

刚地弓形虫为原虫类寄生虫,属于孢子虫纲,弓形虫属。弓形虫感染后在消化道上皮细胞内进行繁殖并破坏周围细胞,形成病灶,经血液和淋巴传播到全身其他组织,侵犯有核细胞并进行繁殖。

【感染率】

妊娠期妇女弓形虫感染率因地区,生活方式和监测手段的不同,差异较大。国外孕妇弓形虫感染率为 22%~80%,国内为 6.6%~32.9%。

【诊断】

（一）病史和临床症状

有哺乳类动物喂养史或进食半生或全生动物肉类生活习惯。

孕妇感染弓形虫后大部分无明显临床症状,部分孕妇可出现轻微而不典型的感冒样症状,如发热、乏力、肌肉酸痛、短时腹泻,此外部分孕妇可出现淋巴结肿大、单核细胞增多、轻度黄疸。

妊娠 20 周前感染 Toxo,11% 发生宫内感染,妊娠 20 周后感染者宫内感染率为 45%。妊娠早期感染对胎儿影响更严重,可引起流产、死胎或出生缺陷等,幸存者智力低下;妊娠中期感染胎儿可引起死胎、早产、脑内钙化、脑积水和小眼球等严重损害;妊娠晚期感染可致胎儿肝脾大、黄疸、心肌炎,或生后数年甚至数十年出现智力发育不全、听力障碍、白内障及视网膜脉络膜炎。

（二）实验室诊断

对弓形虫病的确诊最具权威的诊断依据如下。

1. 病原体检测:采用涂片法和动物接种,其检测阳性率较低。

2. 血清学检测:检测患者血清中特异性抗体 IgG、IgM。检测方法诸多,如染色试验、间接血凝试验、间接荧光素标记抗体试验和酶联免疫反应试验(ELISA)。

3. 循环抗原检测:循环抗原(CAg)是虫体在宿主体内繁殖过程中的代谢和裂解产物。循环抗原是确诊弓形虫感染的最可靠指标之一。

4. 基因诊断:利用基因重组 DNA 技术直接从 DNA 水平检测病原体,进行 DNA 诊断。目前方法众多,但临床最常用的 DNA 诊断技术为分子杂交和多聚酶链反应(PCR)。弓形虫 DNA 阳性可作为弓形虫病确诊的主要依据。

【治疗】

弓形虫感染的孕妇在产前未做治疗,则出生的新生儿仅 50% 为健康者,如进行正规的治疗,则出生的新生儿 96% 为健康者。

治疗弓形虫感染的药物目前常用的有乙胺嘧啶、磺胺二甲嘧啶、磺胺嘧啶和螺旋霉素等。

(一)药物选择原则

1. 非妊娠期妇女:有乙胺嘧啶、磺胺二甲嘧啶、磺胺嘧啶和螺旋霉素等。

2. 妊娠期妇女:首选螺旋霉素。

(二)适应证

1. 显性先天性弓形虫病:一般选用乙胺嘧啶、磺胺嘧啶,3 周为一疗程。

2. 显性先天性弓形虫病合并炎症:一般选用乙胺嘧啶、磺胺嘧啶、肾上腺皮质激素。

3. 健康新生儿,其血清试验为阴性,但其母在妊娠期感染弓形虫一般先选用乙胺嘧啶、磺胺嘧啶,然后再服用螺旋霉素,或单独服用螺旋霉素,监测至产后 6 个月。

4. 妊娠期感染弓形虫:应单独使用螺旋霉素治疗。

(三)药物剂量及用法

1. 乙胺嘧啶:1mg/(kg·d),口服,每天 2 次。

2. 磺胺嘧啶:50~100mg/(kg·d),口服,每天 2 次。

3. 乙胺嘧啶+磺胺嘧啶联合应用:乙胺嘧啶 25mg/d,磺胺嘧啶 2~4g/d,4~6 周为一疗程。

4. 螺旋霉素：100mg/（kg·d），口服，每天 2 次，30～45 天为一疗程；或每天口服 2g，分 4 次服，2～3 周为一疗程。

5. 肾上腺皮质激素：合并脉络膜视网膜炎者加服肾上腺皮质激素，1～2mg/（kg·d），每天 2 次。

【预防】

对孕妇弓形虫感染的早期诊断和及时治疗是预防孕妇弓形虫感染、保护胎儿免受损害的关键。

对弓形虫感染的预防措施如下。

1. 开展卫生宣教，认识弓形虫感染对人群和家畜的危害，尤其是对孕妇及其胎儿的危害。

2. 常规进行婚前、孕前及孕时的监测，对感染者应及时正确治疗。

3. 不进食生肉或其他未煮熟食品。

4. 尽可能避免与猫、犬等动物接触，尤其是妊娠期妇女。

5. 感染弓形虫的组织物（胎盘，流产或死产胎儿）和动物尸体必须严格消毒，火化或深埋。

风　疹

风疹是由风疹病毒引起的急性传染性疾病，为世界性流行性疾病之一，妊娠期妇女是风疹的易感人群，发病率为正常人群的 5 倍。

【病原体】

风疹病毒是一种直径为 150～200nm 的小型 RNA 病毒，属披膜病毒科。最初记载风疹病毒的是一位德国医生，故又称其为德意志麻疹（Germanmeasles）。

【临床表现】

风疹病毒感染的潜伏期一般为 10～20 天，起病急，有咽痛、低热、咳嗽、流涕、头痛和关节痛。此外，尚可出现下列症状：

1. 耳后、颈后、滑车和周身淋巴结肿大。

2. 急性宫颈炎表现，如白带增多。

3. 颜面部、躯干和四肢出现特征性麻疹样红色斑疹,呈弥漫性分布,部分可出现皮肤和黏膜出血。

风疹病毒感染的病程从几天到 2 周不等,易重复性感染。风疹病毒在婴儿出生后可在体内持续存在 6 ~ 12 个月。

【风疹病毒感染对母胎及新生儿的影响】

(一)对母亲的影响

妊娠期妇女风疹病毒感染率比正常妇女高 5 倍,孕妇的重复感染率为 3% ~ 5% 。妊娠期妇女感染风疹病毒后所致的流产或死胎发生率较正常妊娠高 2 ~ 4 倍。

(二)对胎儿的影响

母亲感染风疹病毒后,该病毒可通过胎盘或经生殖道传播给胎儿和新生儿,妊娠期妇女发生感染的时间越早,则胎儿畸形发生率越高,而且畸形亦越严重。妊娠 12 周前感染风疹病毒,80% 发生宫内感染;妊娠 13 ~ 14 周感染者宫内感染率为 54% ;而妊娠中期末感染者宫内感染率为 25% 。风疹病毒宫内感染可发生先天性风疹综合征,称 Gregg 三联征,引起多发性胎儿畸形,畸形几乎涉及各个器官和系统。具体表现如下:

1. 眼:先天性白内障,小眼球,脉络膜视网膜炎,虹膜发育不全等。

2. 中枢神经系统:感觉神经性耳聋、口吃、小脑畸形、脑钙化、中枢神经感觉异常、肌无力、肌张力低下、青春期全脑膜炎和智力低下等。

3. 心血管系统:动脉导管未闭、室间隔缺损、房间隔缺损、肺动脉发育不全、法洛四联症、心内膜炎、肾动脉狭窄等。

4. 呼吸系统:病毒性间质性肺炎。

5. 泌尿生殖系统:肾钙化或硬化、尿道下裂、隐睾等。

6. 血液系统:溶血性贫血、白细胞减少症、血小板减少性紫癜、淋巴结炎等。

7. 骨骼系统:长骨骺端骨发育畸形、腭裂、短指、并指等。

8. 其他:幽门狭窄、牙齿发育障碍、慢性腹泻等。

【诊断】

1. 流行病学和密切接触史,风疹病毒感染的症状和体征。

城市或居民区内有成批的风疹患者或有与风疹患者密切接触史者,如幼儿园教师、小学教师等。

临床可表现为咽痛、低热、咳嗽、流涕、头痛和关节痛,部分可出现淋巴结肿大。

风疹病毒宫内感染引起的先天性风疹综合征主要表现为:①眼部,如先天性白内障、小眼球、脉络膜视网膜炎、虹膜发育不全等。②中枢神经系统,如神经性耳聋、口吃、小脑畸形、脑钙化、中枢神经感觉异常、肌无力、肌张力低下、青春期全脑膜炎等。③心血管系统,如动脉导管未闭、室间隔缺损、肺动脉发育不全、法洛四联症、心内膜炎、肾动脉狭窄等。

2. 实验室诊断

(1)病毒分离:若从咽喉部分泌物、脑脊液、尿或其他组织器官中分离出风疹病毒即可确诊。一般排毒发生在皮疹出现的前7天和皮疹出现的后7~10天,在该期间内病毒分离和培养阳性率极高。

(2)血清学诊断

1)血液凝集抑制抗体(HI)检测:正常生育期年龄妇女感染风疹病毒后抗病毒抗体滴度为1:(16~512),如果妊娠期妇女抗体滴度>1:8时,则应连续动态观察2~3周。

2)特异性IgM抗体检测:如果从胎儿脐血或新生儿血中检测出IgM抗体,则可确诊为先天性风疹感染。

(3)基因诊断:应用反转录多聚酶链反应(RT-PCR)检测风疹病毒RNA,可作为诊断风疹感染的重要依据之一。

【治疗】

目前尚无特效的治疗方法。妊娠早期一经确诊为原发感染,应向孕妇及家属交代风疹病毒感染对胎儿和新生儿的可能影响,以决定胎儿的取舍。若继续妊娠,应于孕妇感染5~7周后或妊娠21周后检查羊水中风疹病毒或脐血特异性IgM抗体,以明确有无风疹病毒宫内感染。并通过动态B型超声监测、胎儿磁共振检查(尤其怀疑脑部异常时)以及羊水中风疹病毒-RNA 负荷量来预测胎儿结局。

【预防】

1. 免疫接种:防止风疹病毒传播,避免胎儿感染的关键是尽可能地避免育龄妇女受到感染,可对风疹病毒抗体阴性的育龄妇女进行自动免疫接种。接种风疹疫苗后 2 个月应禁止妊娠。

2. 开展妊娠早期产前检查,防止先天性风疹综合征患儿出生。

3. 由于先天性风疹患儿可以长期排毒,故应注意管理和隔离(至少隔离风疹患者至出诊后 5 日)。

4. 孕妇于妊娠早期尽量避免与风疹患者接触,不去公共场所。

巨细胞病毒

巨细胞病毒(cytomegalovirus,CMV)是引起孕妇感染最常见的病毒之一,巨细胞病毒感染多见于经济条件较差的年轻初产妇。自 1959 年首次成功分离巨细胞病毒以来,巨细胞病毒被公认为是引起新生儿智力低下最重要的病原体,可因垂直传播而引起胎儿宫内感染。

【流行病学】

巨细胞病毒感染率与社会状态、经济条件以及地理位置等密切相关。世界不同地区或国家育龄期妇女的巨细胞病毒感染率差异较大,欧洲育龄期妇女巨细胞病毒抗体阳性率为 40% ~ 55%,亚洲和非洲育龄期妇女巨细胞病毒抗体阳性率为 90% ~ 100%。在发达的工业国家育龄期妇女巨细胞病毒原发性感染率为 1% ~ 3%,发展中国家育龄期妇女巨细胞病毒原发性感染率为 6% ~ 10%,少数地区或国家可高达 15%。

【传播途径】

巨细胞病毒感染被认为是性传播疾病,在原发性感染后病毒可以长期潜伏于机体内和淋巴细胞内,在特定条件下,潜伏的病毒可以再次活动,引起再发感染。巨细胞病毒传播途径较

多,具体概括成三个方面:

(一)垂直传播

1. 宫内感染:经胎盘感染胎儿,在妊娠最初 3 个月胎儿感染率最高,妊娠后期通常不引起胎儿感染。

2. 产道感染:分娩时经阴道或手术分娩时胎儿吞咽了巨细胞病毒感染的血液引起感染。

3. 出生后感染:产妇唾液、乳汁、尿液中均含有巨细胞病毒,通过密切接触、哺乳等方式感染。

(二)水平传播

1. 新生儿感染:新生儿吸吮含有巨细胞病毒的乳汁后而引起感染。

2. 婴幼儿期感染:经泪液、唾液、尿液和粪便等传播引起感染。

3. 成人期感染:主要是通过唾液、黏液和性交传播引起感染。

(三)医源性感染

巨细胞病毒可以通过输血、人工透析和器官移植传播等引起感染。

【临床表现】

孕妇感染巨细胞病毒后大部分无明显的症状和体征,部分患者可表现为单核细胞增多症,如低热、乏力、头痛、颈部淋巴结肿大、关节肌肉疼痛及阴道分泌物增多,少数患者可出现类似病毒性肝炎症状。

先天性巨细胞病毒感染多为隐性感染,表现为如下:

1. 中枢神经系统损伤如无脑儿、小头畸形、脑积水、脉络膜视网膜炎、视神经萎缩等。

2. 黄疸、瘀斑、肝脾大、血小板较少、迁延性肺炎等。

3. 胎儿生长发育迟缓、低体重儿等。

【诊断】

1. 细胞学检查:从组织、分泌物或尿液中寻找增大的细胞胞质中的包涵体,此法检出率较低,但阳性结果可作为巨细胞病毒感染的诊断依据之一。

2. 病毒分离:从组织、咽部分泌物、乳汁、精液、宫颈分泌物或尿液中分离出巨细胞病毒,是确诊巨细胞病毒感染的最可靠依据。

3. 特异性抗体检测:检测血清中特异性抗体 IgM、IgG,结合 IgG 亲和力指数确定孕妇感染状况。①IgM 阳性,IgG 阳性或血清学转换,若 IgG 亲和力指数低,则诊断原发感染;若 IgG 亲和力指数高,则为复发感染;②IgG 抗体滴度持续升高,提示再次感染;③IgG 阳性,IgM 阴性为既往感染;④由于 IgM 分子质量大,不能通过胎盘,故脐血中检测到 IgM 抗体,可诊断为宫内感染。

4. 基因诊断:应用分子生物学技术,如 DNA-DNA 杂交、PCR、RT-PCR 等检测巨细胞病毒 DNA 或晚期 mRNA。

【治疗】

当前对巨细胞病毒感染尚无特效的治疗,主要是对症治疗。基本处理原则同风疹病毒感染。CMV 感染活动期的产妇不宜哺乳,以防止乳汁中的 CMV 传入小儿体内。

【预防】

1. 对易感人群应早期检查,定期复查,并严密观察。

2. 注意隔离消毒患者的排泄物。

3. 如果阴道分泌物中检测出巨细胞病毒,则应选择剖宫产结束分娩,以避免经阴道分娩时的接触性感染。

生殖器疱疹

生殖器疱疹(genital herpes)是单纯疱疹病毒(herpes simplex virus, HSV)感染引起的性传播疾病。近年来,随着生殖道疱疹病毒感染率的增加,胎儿宫内感染和新生儿疱疹病毒感染率也明显增加,因此疱疹病毒感染的防治是妇产科领域研究的重要课题之一。

【病原体】

疱疹病毒是直径为 75nm 的 DNA 病毒,根据其抗原性的不同分为 HSV-1 和 HSV-2 两个血清型。HSV-1 又称为口腔型,主要侵犯口腔、鼻腔和颜面部黏膜。其传播途径以皮肤或黏膜密切接触而传播。HSV-2 又称为生殖器型,主要侵犯外生殖器皮肤、阴道和宫颈黏膜等泌尿生殖器黏膜。原发性生殖器疱疹主要由 HSV-2 引起,占 70% ~ 90% 。近年来,口-生殖器性行为方式导致 HSV-1 引起的生殖器疱疹的比例逐渐增加(10% ~ 30%)。复发性生殖器疱疹主要由 HSV-2 引起。

【临床表现】

疱疹病毒感染的潜伏期为 3 ~ 7 天,初发感染表现为全身乏力、低热、腹股沟淋巴结肿大及压痛,少数可表现为尿痛、白带增多等症状。全身症状一般在 3 ~ 5 天内消失,而泌尿生殖系的症状可持续全过程。

典型的疱疹样病灶呈红色肿起的基底,表面为疱状隆起,内含黄色渗出液,疱疹可融合成片状或呈表浅溃疡病灶,局部痒痛。原发感染部位多为外阴、肛门周围和下生殖道。临床观察表明,HSV -1 多引起腰部以上部位感染,HSV-2 多引起腰部以下部位感染。

【传播途径】

HSV-2 存在于皮损渗液、宫颈和阴道分泌物、精液和前列腺液中,主要通过性接触传播。

妊娠期生殖器疱疹,85% 通过感染的产道引起新生儿感染,10% 为产后感染,只有 5% 为宫内感染,后者主要经胎盘或生殖道上行性感染所致。新生儿感染的风险与生殖道 HSV 感染状况、HSV 型别、损伤性产科操作和孕妇感染时的孕周有关。孕妇近分娩时患生殖器疱疹,母儿传播率为 30% ~50% ,而对有复发性疱疹病史或在妊娠早期患生殖器疱疹的孕妇,母儿传播率不到 1% 。

【对胎儿和新生儿影响】

研究资料表明多数原发性生殖器疱疹在妊娠早期并不引起自然流产或死胎发生率升高,而在妊娠晚期可导致早产。严重宫内感染病例罕见。新生儿感染者,35% 感染局限在眼部或口腔;30% 发生脑炎等中枢神经系统疾病;25% 出现伴有多个重要脏器损害的播散性疾病,幸存者中 20%～50% 出现严重发育障碍和中枢神经系统后遗症。

【诊断】

1. 病史、症状和局部体征:全身乏力、低热、腹股沟淋巴结肿大及压痛等病史或症状,少数可表现为尿痛、白带增多等症状。其体征主要表现为会阴部疱疹样病灶,典型的疱疹样病灶呈红色肿起的基底,表面为疱状隆起,内含黄色渗出液,疱疹可融合成片状或呈表浅溃疡病灶,局部痒痛。

2. 病毒分离:疱疹出现 24～48 小时内取材进行病毒分离,阳性率较高,应取疱液进行病毒培养分离。

3. 细胞学检查:取疱疹病灶基底部组织涂片或直接染色,可见细胞核内包涵体。

4. 血清学检查:测定血清疱疹病毒抗体,区别急性型和再发型感染。

5. 基因诊断:应用分子生物学技术检测不同组织内疱疹病毒 DNA。

【治疗】

治疗原则是减轻症状,缩短病程,减少 HSV 排放,控制其传染性。美国 CDC 研究表明孕妇使用阿昔洛韦是安全的,妊娠早期应用阿昔洛韦,除短暂的中性粒细胞减少症状外,尚未发现对胎儿或新生儿的其他不良反应。伐昔洛韦及泛昔洛韦在妊娠期应用的经验较阿昔洛韦少。原发性生殖器疱疹,阿昔洛韦,400mg 口服,每日 3 次,连用 7～10 天或 200mg 口服,每日 5 次,连用 7～10 天;复发性生殖器疱疹,阿昔洛韦,400mg 口服,每日 3 次,连用 5 天或 800mg 口服,每日 2 次,连用 5 天。该药也可制成软膏或霜剂局部涂布,但局部用药较口服用药不但疗效差,而且还可诱导耐药,因此不推荐使用。

产科处理:对软产道有活动性疱疹病变产妇,排除胎儿畸形后,应在未破膜或破膜 4 小时以内行剖宫产术;即使病变已治愈,初次感染发病不足 1 个月者,仍以剖宫产结束分娩为宜。复发型疱疹是否需行剖宫产尚有争议,但病程超过 1 周的复发型疱疹可经阴道分娩。分娩时避免有创干预措施如人工破膜、使用头皮电极、胎头吸引器或产钳助产术等,以减少新生儿暴露于 HSV 的机会。HSV 活动性感染产妇,乳房若没有活动性 HSV 损伤可以哺乳,但应严格洗手。哺乳期可以用阿昔洛韦和伐昔洛韦,因为在乳汁中的药物浓度很低。

【预防】

目前尚无满意的预防疫苗,丙种球蛋白注射有一定的预防效果。

艾 滋 病

艾滋病是获得性免疫缺陷综合征(acquired immunodeficiency syndrome,AIDS)的简称,是由人类免疫缺陷病毒(human immunodeficiency virus,HIV)所引起的一种恶性传染性疾病,病死率极高,迄今尚无有效的治疗方法。

【病原体】

HIV 是一种反转录 RNA 病毒,分为 HIV-1 型和 HIV-2 型,HIV-1 型引起世界流行,HIV-2 型主要在非洲西部局部流行。HIV 对 T 淋巴细胞有特殊的亲和性和破坏性,侵入机体后立即与辅助淋巴细胞结合,其 RNA 转化为 DNA 后嵌入宿主 DNA 中,经过 1～2 周的潜伏期后,病毒活化,DNA 以自己的密码复制出新的病毒,辅助淋巴细胞失去免疫功能而溶解和消失,新病毒再感染其他的辅助淋巴细胞,最终机体内的辅助淋巴细胞逐渐减少,机体失去正常的免疫功能。

HIV 抵抗力很弱,在体外环境中很容易灭活,对热、干燥极敏感,一般 56℃ 30 分钟即可灭活。此外,含氯石灰也可以灭活该病毒,但该病毒对紫外线不敏感。

【传播途径】

HIV 存在于感染者血液、精液、阴道分泌物、泪液、尿液、乳汁、脑脊液中,艾滋病患者及 HIV 携带者均有传染性,主要经性接触传播,其次为血液传播,如吸毒者、接受 HIV 感染的黏液、血液或血制品等。

孕妇感染 HIV 可通过胎盘传染给胎儿,或分娩时经软产道感染,其中母婴传播20%发生在妊娠36周前,50%发生在分娩前几天,30%在产时传染给胎儿。出生后也可经母乳喂养感染新生儿。

【对母儿影响】

约82% HIV感染孕妇无临床症状,12%有HIV相关症状,仅6%为艾滋病。对于HIV感染是否增加妊娠不良预后一直存在争议。妊娠期因免疫功能受抑制,可能影响HIV感染病程,加速HIV感染者从无症状期发展为艾滋病,并可加重AIDS及其相关综合征的病情,45%~75%无症状孕妇在产后28~30个月后出现症状。

宫内感染为HIV垂直传播的主要方式,可经胎盘感染胎儿。无论剖宫产或经阴道分娩的新生儿,25%~33%受HIV感染,感染HIV的儿童有85%为垂直传播。母乳传播风险尚不完全清楚,为降低风险,产后不应哺乳。鉴于HIV感染对胎儿、新生儿高度危害性,对HIV感染合并妊娠者可建议终止妊娠。

HIV感染的胎儿从出生到症状出现,一般需4~8个月,新生儿期感染常在1岁左右出现症状和体征,表现为生长缓慢、腹泻、发热、全身淋巴结肿大、口腔感染、肝脾大和中枢神经系统损害(如共济失调、痴呆等)。

【临床表现与诊断】

对高危人群应进行HIV抗体检测。高危人群包括:①静脉毒瘾者;②性伴侣已证实感染HIV;③有多个性伴侣;④来自HIV高发区;⑤患有多种STD,尤其有溃疡型病灶;⑥使用过不规范的血制品;⑦HIV抗体阳性者所生的子女。

1. 无症状HIV感染:无任何临床表现,HIV抗体阳性,CD4淋巴细胞总数正常,CD4/CD8值>1,血清p24抗原阴性应诊断为无症状HIV感染。

2. 艾滋病:可根据病史、临床表现和实验室检查诊断。

(1)临床表现:发热、体重下降,全身浅表淋巴结肿大,常合并各种条件性感染(如口腔念珠菌感染、卡氏肺囊虫肺炎、巨细胞病毒感染、疱疹病毒感染、弓形虫感染、隐球菌脑膜炎及活动性肺结核等)和肿瘤(如卡波西肉瘤、淋巴瘤等)。

（2）实验室检查：抗 HIV 抗体阳性，CD4 淋巴细胞总数 <200/mm³，或 200～500/mm³；CD4/CD8＜1；血清 p24 抗原阳性；外周血白细胞计数及血红蛋白含量下降；β₂ 微球蛋白水平增高，合并机会性感染病原学或肿瘤病理依据均可协助诊断。

【治疗】

目前尚无治愈方法，主要采取抗病毒药物治疗和一般支持对症处理。HIV 感染的孕产妇若在产前、产时或产后正确应用抗病毒药物治疗，其新生儿 HIV 感染率有可能显著下降（<8%）。

1. 抗病毒药物：妊娠期应用核苷类反转录酶抑制剂齐多夫定（zidovudine，ZDV）可降低 HIV 的母婴传播率。用法：500mg/d 口服，从妊娠 14～34 周直至分娩。临产后：首次 2mg/kg 静脉注射后 1mg/(kg·h) 持续静脉滴注直至分娩。产后 8～12 小时开始，齐多夫定 2mg/kg，每 6 小时 1 次，至产后 6 周。

2. 增强免疫力：治疗改善患者的免疫状态，是治疗艾滋病患者的一个重要内容。一般可采用骨髓移植，也可以应用一些免疫调节制剂，如干扰素、白细胞介素等来提高 T 细胞功能，使机体免疫功能有所增强。

3. 支持对症治疗：加强营养，治疗机会性感染及恶性肿瘤。

4. 产科处理：尽可能缩短破膜距分娩的时间；尽量避免使胎儿暴露于血液和体液危险增加的操作，如会阴侧切术、人工破膜、胎头吸引器或产钳助产术、宫内胎儿头皮血检测等；建议在妊娠 38 周时选择性剖宫产以降低 HIV 母婴传播。不推荐 HIV 感染者母乳喂养。对于产后出血建议用催产素和前列腺素类药物，不主张用麦角生物碱类药物，因其可与反转录酶抑制剂和蛋白酶抑制剂协同促进血管收缩。

【预防】

AIDS 无治愈方法，重在预防。①利用各种形式进行宣传教育，了解 HIV/AIDS 危害性及传播途径；②打击并取缔娼妓活动，严禁吸毒；③对 HIV 感染的高危人群进行 HIV 抗体检测，对 HIV 阳性者进行教育及随访，防止继续播散，有条件应对其性伴侣检测抗 HIV 抗体；④献血人员献血前检测抗 HIV 抗体;⑤防止医源性感染;⑥性生活中使用阴茎套有预防 AIDS 传播作用;⑦及时治疗 HIV 感染的孕产妇。

(陈 茜 邓东锐)

二、性传播疾病

性传播疾病(sexually transmitted diseases,STD)是指以性行为或类似性行为为主要传播方式的一组传染病。妇女感染 STD 后,不仅引起泌尿生殖系统病变,还可使多种脏器受累,轻者引起不孕,重者可以致残,甚至死亡,并且可传给下一代,以致后患无穷。孕妇一旦感染性传播疾病后,若未能及时诊治,可通过垂直传播感染胎儿,导致流产、早产、死胎、死产或新生儿感染,严重影响下一代健康。本节主要介绍几种常见的 STD,如淋病、梅毒、尖锐湿疣、滴虫性阴道炎和外阴阴道念珠菌病等。

妊娠合并淋病

【病原学】

淋病(gonorrhea)是由淋病奈瑟菌(简称淋菌)引起的以泌尿系统化脓性感染为主要表现的性传播疾病。近年来其发病率居我国性传播疾病首位。淋菌为革兰阴性需氧菌,离开人体不易生存,一般消毒剂易将其杀灭。一般存在于多形核白细胞胞质内,呈卵圆形或肾形成对排列。主要是侵袭黏膜,以生殖、泌尿系统黏膜的柱状上皮和移行上皮为主,常隐匿于女性泌尿生殖道引起感染。皮肤为复层扁平上皮,对淋球菌有一定的抵抗力。所以其好发部位为尿道旁腺、宫颈管、前庭大腺等。

【临床表现】

1. 孕妇感染淋菌占 1% ~ 8% 。妊娠期任何阶段的淋菌感染,对妊娠预后均有影响。潜伏期为 1 ~ 14 天,60% ~ 80% 的妇女感染淋病后无症状,有症状者主要表现为排尿困难和白带过多。妊娠期淋球菌可血行性播散而引起播散性淋病。淋菌性输卵管炎是不孕的主要原因，其异位妊娠的发生率较正常者高6倍。妊娠期孕妇感染淋球菌的表现多种多样，一般较非妊娠期严重。在妊娠各期均可发生淋菌性绒毛膜羊膜炎，妊娠早期引起自然流产，妊娠晚期引起胎膜早破、早产、胎儿生长发育迟缓、宫内感染，产褥期可增加产妇发生子宫内膜炎和败血症的危险性。

2. 新生儿感染：孕妇感染淋病后，可通过羊水、产道使胎儿、新生儿感染，引起新生儿肺炎、脑膜炎、败血症和结膜炎。新生儿淋菌性结膜炎最常见，多在出生后 1～2 周内发病，可见双眼肿胀，结膜发红，有脓性分泌物流出。若未及时治疗，可进一步发展成淋菌眼眶蜂窝织性炎，累及角膜可形成角膜溃疡、云翳，甚至发生角膜穿孔或虹膜睫状体炎、全眼炎，可致失明。所以当新生儿患急性或暴发性结膜炎时应首先想到淋病，对此病没有治疗或治疗不彻底，可产生严重后果。

【诊断】

1. 病史：因为淋病患者中无症状带菌者多见，且症状缺乏特异性，故临床表现对诊断无显著意义。所以应该重视追问性病接触史，对高危人群应予以重视，以免漏诊或误诊。

2. 涂片法：取尿道口、宫颈管等处的分泌物涂片行革兰染色，急性期在多形核白细胞内外均可找到典型肾形的革兰阴性双球菌，即可确诊。若仅在细胞外找到典型肾形的革兰阴性双球菌或不典型球菌，则结果可疑。革兰染色不适于咽喉部位分泌物的涂片检查。

3. 培养法：对涂片可疑有淋球菌，临床可疑淋病而涂片阴性者，经治疗后涂片已找不到淋球菌但仍遗有炎症者或为查找是否有耐药菌株，应取阴道或宫颈分泌物做细菌培养。

对于无症状的带菌者，月经期取材较非月经期的阳性率高。

【治疗】

治疗以及时、足量、规范化用药为原则。由于耐青霉素菌株增多，目前首选药物以第三代头孢菌素为主。头孢曲松，

125mg,单次肌内注射;或头孢克肟,400mg,单次口服;对不能耐受头孢菌素类药物者,可选用阿奇霉素,2g,单次肌内注射。合并衣原体感染的孕妇应同时使用阿奇霉素,1g,顿服或阿莫西林进行治疗。播散性淋病,头孢曲松,1g,肌内注射或静脉注射,24小时1次,症状改善24~48小时后改为头孢克肟,400mg,口服,每日2次,连用7天。

淋菌产妇分娩的新生儿,应尽快使用0.5%红霉素眼膏预防淋菌性眼炎,并预防用头孢曲松,25~50mg/kg(最大剂量不超过125mg),单次肌内注射或静脉注射。应注意新生儿播散性淋病的发生,治疗不及时可致新生儿死亡。患儿应隔离治疗直到治愈后24小时,其父母必须同时治疗。

【预防】

1. 注意卫生,不与他人合用用具。

2. 新生儿出生后1小时内用0.5%红霉素液或1%四环素眼膏滴眼或擦眼,以预防新生儿淋菌性结膜炎。

3. 在淋病高发地区,孕妇最好在妊娠早期、中期、晚期各作一次宫颈分泌物涂片镜检或淋菌培养,以便及早确诊并得到彻底治疗。

妊娠合并梅毒

【病原学】

梅毒(syphilis)是由苍白螺旋体引起的慢性全身性性传播疾病。早期侵犯皮肤黏膜,晚期侵犯心血管、神经系统、骨骼等重要器官,产生各种严重症状及体征,造成劳动力丧失或死亡。人类对梅毒螺旋体缺乏天然的抵抗力,感染后产生传染性免疫,即只有梅毒螺旋体在体内持续存在时才有免疫力,所以经过治疗,梅毒螺旋体被消灭以后再感染时仍然可以再发生典型症状。早期梅毒患者皮肤、黏膜病变中含有大量的梅毒螺旋体,是主要的传染源;晚期梅毒病损中梅毒螺旋体少,传染机会也较少。患梅毒孕妇能通过胎盘将螺旋体传给胎儿引起晚期流产、早产、死产或分娩先天梅毒儿。

【临床表现】

梅毒分三期,一期和二期梅毒为早期梅毒,三期梅毒为晚期梅毒。孕妇可伴发任何期的梅毒。一期梅毒的潜伏期平均为2~4周,主要表现为硬下疳(chancre)。二期梅毒一般在硬下疳出现6~8周后发生,主要表现为梅毒疹。三期梅毒是由早期梅毒未经治疗或治疗不彻底发展而来,亦属于复发性梅毒,是存留下来的梅毒螺旋体所引起组织免疫学变态反应的结果,多发生在初次感染后3~4年或数十年。典型损害为树胶肿(gumma),可发生于身体任何部位。除皮肤黏膜损害外,还可损害多种组织和器官,引起神经梅毒、晚期心血管梅毒、眼梅毒和骨梅毒等。病程长,常持续10~30年。本期病损中,梅毒螺旋体少,传染性弱,但组织破坏性大,严重时可危及生命。

1. 妊娠与梅毒:妊娠对梅毒的病程无影响,梅毒对妊娠的危害却很严重。孕妇感染梅毒的年数越短越容易传给胎儿,感染梅毒的年数越长,传给胎儿的机会越少,感染5年后就有可能生出健康的新生儿,说明母体对梅毒的免疫力逐渐增强,而梅毒的毒力日趋减弱,传给胎儿的危险性也逐渐减小。梅毒螺旋体可通过胎盘传给胎儿,引起流产(多为晚期流产)、早产、死胎或先天性梅毒儿,死亡率和致残率均高。分娩过程中通过污染的产道而感染者不属胎传梅毒。

2. 先天性梅毒:早期先天性梅毒很少在出生时即有症状,多数于3周~3个月时才有症状。多为早产儿,常伴低热。其典型症状:鼻黏膜肿胀,黏液黏稠,称"婴儿鼻塞",引起吃奶困难、呼吸困难,进一步发展为黏膜破溃,破坏鼻软骨及鼻骨,形成鞍状鼻。喉头和口腔均可受累。全身皮肤与黏膜有斑丘疹样损害,尤以手掌和足底的大水疱或脓疱为其特征。也可出现全身淋巴结病、骨炎、骨质改变和肝脾大等。

晚期先天性梅毒在4~5岁时开始出现症状,也可能是由早期先天性梅毒未经彻底治疗所致。典型症状有耳聋、间质性角膜炎、哈钦森(Hutchinson)牙、方颅、舟状肩胛、鞍鼻、弓状胫、关节炎和Clutton关节等。

【诊断】

1. 病史及临床表现:仔细询问病史,尤其是性病接触史(不仅限于性交)是很重要的。因为二期梅毒的梅毒疹与其他皮肤病的表现极其相似,而且疾病的早期血清学试验又不能出现阳性,晚期血清学阳性率明显下降,如果病史不详则常易混淆。如果既往有病史,应追问其治疗情况,注意因治疗不彻底而复发的可能性。

2. 直接镜检:取硬下疳或二期梅毒,特别是扁平湿疣表面的渗出物,涂片镜检。检查方法有两种:一种是吉姆萨染色或镀银染色,高倍镜下检查梅毒螺旋体;另一种是暗视野检查法,在暗视野显微镜下检查出活动梅毒螺旋体即可确诊。但因正常人口腔中有致密梅毒螺旋体与之难以区别,故此法不适于检查口腔病变标本。

3. 血清学试验:分为非梅毒螺旋体试验和梅毒螺旋体试验。①非梅毒螺旋体试验:包括性病研究试验(VDRL)和快速血浆反应素试验(RPR)等,可行定性和定量检测。同一实验室同一方法两次检测相差 2 个倍比稀释度(4 倍)有意义。用于筛查和疗效判断,但缺乏特异性,确诊需进一步作梅毒螺旋体试验;②梅毒螺旋体试验:包括荧光梅毒螺旋体抗体吸附试验(FTA-ABS)和梅毒螺旋体被动颗粒凝集试验(TP-PA)等,测定血清特异性 IgG 抗体,该抗体终生阳性,故不能用于观察疗效、鉴别复发或再感染。

4. 脑脊液检查:主要用于诊断神经梅毒,包括脑脊液VDRL、白细胞计数及蛋白测定等。

5. 先天梅毒:产前诊断先天梅毒很困难。B 型超声检查可以提示甚至诊断,胎儿水肿、腹水、胎盘增厚和羊水过多等均支持感染,但感染胎儿的 B 型超声检查也可正常。PCR 检测羊水中梅毒螺旋体 DNA 可诊断。

【治疗】

1. 对所有孕妇均应在首次产前检查时进行梅毒血清学筛查。首先用上述两种血清学方法中的一种进行筛查。若阳性,需立即用另一种方法进行验证。在梅毒高发地区或对高危孕妇,妊娠晚期和分娩时均应再次筛查。妊娠20周后出现死胎者均需做梅毒血清学筛查。

2. 治疗原则:首选青霉素治疗,妊娠早期治疗有可能避免胎儿感染;妊娠中晚期治疗可使受感染胎儿在出生前治愈。梅毒患者妊娠时,已接受正规治疗和随诊,则无需再治疗。如果对上次治疗和随诊有疑问或本次检查发现有梅毒活动征象者,应再接受一个疗程治疗。妊娠早期和晚期应各进行一个疗程的治疗,对妊娠早期以后发现的梅毒,争取完成2个疗程治疗,中间间隔2周。

3. 根据梅毒分期采用相应的青霉素治疗方案,必要时增加疗程。

(1)早期梅毒包括一、二期及病期1年以内的潜伏梅毒:苄星青霉素240万U,单次肌内注射,亦有建议1周后重复1次。

(2)晚期梅毒包括三期及晚期潜伏梅毒:苄星青霉素240万U,肌内注射,每周1次,连用3次。

(3)神经梅毒:青霉素300万~400万U,静脉注射,每4小时1次,连用10~14天;或普鲁卡因青霉素,240万U,肌内注射,每天1次,加用丙磺舒500mg,口服,每天4次,连用10~14天。

青霉素过敏者,首选脱敏和脱敏后青霉素治疗。现有资料不足以推荐头孢菌素治疗孕妇梅毒和预防先天梅毒。四环素和强力霉素(多西环素)禁用于孕妇,红霉素和阿奇霉素对孕妇和胎儿感染疗效差,因此也不推荐应用。

(4)先天梅毒:血清学阳性孕妇所分娩新生儿均应采用非梅毒螺旋体试验进行定量评价。若脐血或新生儿血中RPR或VDRL滴度高于母血的4倍,可诊断先天梅毒。对先天梅毒儿应行脑脊液检查,以排除神经梅毒。确诊的先天梅毒儿均应治疗,普鲁卡因青霉素5万U/(kg·d),肌内注射,连用10日。脑脊液正常者:苄星青霉素5万U/(kg·d),肌内注射,共1次。

【随访】

应随访 2~3 年。第 1 年每 3 个月随访 1 次,以后每半年随访 1 次,包括临床表现及非梅毒螺旋体试验。若在治疗后 6 个月内血清滴度未下降 4 倍,应视为治疗失败或再感染,除需重新加倍治疗剂量外,还应行脑脊液检查,确定有无神经梅毒。多数一期梅毒在 1 年内,二期梅毒在 2 年内血清学试验转阴。少数晚期梅毒血清非梅毒螺旋体抗体滴度低水平持续 3 年以上,可诊断为血清学固定。

【预防】

1. 消灭传染源:梅毒患者是主要传染源,因此早发现、早治愈患者是消灭传染源的根本措施。

2. 切断传染途径:性生活勿滥。一方已感染梅毒,应劝对方检查,双方同时隔离、治疗。

3. 防止母婴传播:加强婚前及产前检查,若为梅毒患者,治愈后才能结婚;婚后感染者,治愈后才能怀孕;若怀孕才发现感染者,应在早期积极进行治疗,防止传染给胎儿、婴儿。

妊娠合并尖锐湿疣

【病原学】

尖锐湿疣(condyloma acuminata, CA)是由人乳头瘤病毒(human papilloma virus, HPV)感染引起鳞状上皮疣状增生病变的性传播疾病。近年发病率仅次于淋病,居第二位。HPV 属乳多空病毒科,是目前唯一以人类作为自然宿主的最小 DNA 病毒。人类皮肤和黏膜细胞是人乳头瘤病毒的宿主细胞,病毒在细胞核内复制,导致潜伏性或慢性感染。到目前为止该病毒尚不能在体外离体细胞内培养分离,现已发现 HPV 有 100 多种抗原型,其中有 40 个型别与生殖道感染有关。生殖道尖锐湿疣主要与低危型 HPV 6 型和 11 型感染有关。早年性交、多个性伴侣、免疫力低下、吸烟及高性激素水平等为发病的高危因素。

【传播途径】

CA 的传染性与病程有关,发病 3 个半月时传染性最强,男性患者患病 12 个月以上则无传染性。HPV 主要经性接触传播,约占 2/3,少数也可通过接触被 HPV 污染的器物而传染。孕妇感染 HPV 可传染给新生儿,但其传播途径是经胎盘感染、分娩过程中感染、还是出生后感染尚无定论,一般认为胎儿通过软产道时因吞咽含 HPV 羊水、血或分泌物而感染。

【对孕妇、胎儿和新生儿影响】

妊娠期细胞免疫功能降低,甾体激素水平增高,局部血循环丰富,容易患尖锐湿疣,且病灶生长迅速,数目多,体积大,多区域,多形态。巨大尖锐湿疣可阻塞产道。此外,妊娠期尖锐湿疣组织脆弱,阴道分娩时容易导致大出血。分娩后病损常减轻或消退。

孕妇患尖锐湿疣,有垂直传播危险。HPV 可通过胎盘、羊水传给胎儿,引起宫内感染,但是极罕见。少数情况下也在分娩过程中新生儿通过污染的产道而被感染,引起先天性 CA 和婴幼儿咽喉部乳头瘤病,后者多在 2～5 岁时发病,多表现为声音嘶哑、发声困难、喉鸣和呼吸困难等,可自然缓解,手术后易复发,也可恶变。目前尚无研究表明 CA 与早产、死胎、胎儿宫内生长迟缓等有关。

【临床表现】

本病有不洁性生活史,多发于 20～39 岁生育年龄的妇女,罕见于幼女,偶见于绝经后。潜伏期为 3 周～8 个月,平均为 3 个月。

妊娠期由于细胞介导的免疫功能受到抑制或激素水平变化,CA 发病率高于非妊娠期,且病损严重。会阴局部出现疣状或指状赘生物,严重者赘生物可呈菜花状。妇女会阴部,尤其是阴道内赘生物巨大时可出现明显的局部压迫症状,或引起尿频等泌尿系感染症状。

【实验室检查】

1. 细胞学检查:将宫颈分泌物涂片和巴氏染色,找到典型的挖空细胞即可确诊,其特异性高而敏感性低。

2. 阴道镜检查:宫颈 CA 多为亚临床感染,肉眼难以识别,阴道镜检查有助于诊断。宫颈涂 5% 醋酸液后,病变区变白,表面凸凹不平、粗糙或为小乳头状突起,可见点状血管或不规则弯而长的血管。

3. 病理检查:镜下可见挖空细胞,主要分布在上皮的中表层,而基底层少见。挖空细胞是 CA 特有的病理学变化。

4. 电镜检查:电镜或免疫电镜直接寻找病毒颗粒或用酶标记染色检测细胞内病毒抗原。

5. 免疫组织化学:局部病变组织切片后,可检测 HPV 核壳抗原(HPV-Ag),阳性率为 50% 。

6. 聚合酶链反应(polymerase chain reaction,PCR):不仅能对新鲜的组织进行检测,还可对经甲醛溶液固定的组织进行检测,且需要量少。故常用于 CA 确诊,并可确定 HPV 型别,有助于诊断和指导治疗,值得临床推广。

【诊断和鉴别诊断】

(一)诊断

1. 典型的临床表现。

2. 典型的挖空细胞。

3. HPV-Ag 阳性和(或)HPV DNA 阳性和(或)电镜检查,在被感染的组织细胞核中见到病毒颗粒。

以上任何两种阳性者即可确诊。

(二)鉴别诊断

1. 扁平湿疣:属于二期梅毒,常有梅毒的其他症状,皮疹表面的分泌物涂片可查到梅毒螺旋体。

2. 外阴癌:当 CA 巨大时应取活检,以除外此症。

3. 假性湿疣:好发于小阴唇内侧及阴道前庭,对称分布,呈小颗粒状或小乳头状,或呈绒毛状,与黏膜同色,一般无自觉症状或仅有轻度瘙痒,醋酸试验不变白,病理检查无挖空细胞,仅为慢性炎症增生性变化。

【治疗】

1. 妊娠 36 周前,位于外阴的较小病灶,可选用局部药物治疗,80%~90% 三氯醋酸涂擦病灶局部,每周 1 次。若病灶大且有蒂,可行物理及手术治疗,如激光、微波、冷冻、电灼等。巨大尖锐湿疣可直接行手术切除疣体,待愈合后再行局部药物治疗。妊娠期禁用足叶草碱、咪喹莫特乳膏和干扰素。

2. 近足月或足月时,若病灶局限于外阴者,仍可行冷冻或手术切除病灶,可经阴道分娩。若病灶广泛,存在于外阴、阴道、子宫颈时,经阴道分娩极易发生软产道裂伤引起大出血;或巨大病灶堵塞软产道,均应行剖宫产术。目前尚不清楚剖宫产能否预防婴幼儿呼吸道乳头状瘤的发生,因此妊娠合并尖锐湿疣不是剖宫产的指征。

【预防】

注意个人卫生,尤其是外阴部清洁;不与他人共用浴巾,不在公共浴池或浴盆内沐浴;疾病未愈前应避免性生活,内裤要煮沸消毒;性生活勿滥。

妊娠合并滴虫性阴道炎

【病原学】

滴虫性阴道炎是由阴道毛滴虫(trichomonas vaginalis)引起的最常见阴道炎之一。滴虫属厌氧的寄生原虫,仅以滋养体的形式存在,最适宜生长繁殖的条件是 25~42℃,pH 为 5~6 的潮湿环境。故适于寄生在缺氧的阴道内和男性生殖道及精液内,3%~15% 的正常妇女阴道内有滴虫,但无症状。其传播途径主要是通过性交传播,其次是通过接触被污染的浴巾、浴盆、游泳池、衣物、器械等间接传播。

【临床表现】

感染滴虫后 70% 为无症状的带虫者,有症状者表现多样,妊娠期滴虫性阴道炎的发病率及症状与非妊娠期相似。目前尚无报道说明滴虫性阴道炎是流产、早产、胎儿生长发育迟缓和围生期感染的原因,也无先天性感染者,且新生儿感染也较少。因为滴虫能吞噬精子,又能改变阴道 pH,以及阴道内脓性分泌物增多等,均可妨碍精子的存活及活动,引起不孕症。

【诊断】

1. 临床表现:虽有一定的特征,但并不是特异性的,且常与其他细菌混合感染,故不能作为诊断依据。

2. 试验室诊断

(1)悬滴法:检查前,不应做双合诊检查、阴道灌洗或局部用药,24~48 小时前避免性生活。将分泌物置于装有 2ml 生理盐水的试管中混匀,取一滴放玻片镜检,镜下可见到滴虫波动或变形虫样运动,即可诊断。

(2)培养法:临床检查怀疑为滴虫性阴道炎,多次悬滴法检查又未发现滴虫时,可做培养,其准确率可达 98%。

【治疗】

1. 全身治疗:因滴虫常隐藏于宫颈腺体及泌尿道下段,故单纯局部用药不易根治而需全身用药。甲硝唑为高效口服杀滴虫药物,疗效高,毒性小,但该药为诱变剂,虽其致畸作用在人类尚无定论,但可通过胎盘到达胎儿,故为慎重起见,妊娠 20 周以前禁用,应以局部治疗为主。因甲硝唑口服后,可从乳汁排出,故虽未见新生儿有明显的毒性反应,哺乳期也应慎用。

2. 局部治疗:先用 0.5%~1% 乳酸或醋酸溶液冲洗阴道,以增强阴道的防御力;然后用乙酰胺(滴维净)、甲硝唑栓,各药用法均为 1 片,每晚放入阴道内,10 天为一疗程。

3. 夫妻双方同时治疗。

妊娠合并外阴阴道念珠菌病

【病原学】

外阴阴道念珠菌病(VVC)中 80%~90% 是由白念珠菌感染所致,10%~20% 为其他念珠菌感染。白念珠菌平时生存在正常人的皮肤、黏膜、消化道及其他脏器中,当生殖道抵抗力降低时,阴道中的白念珠菌就会致病。该菌呈卵圆形,由假菌丝与孢子相连成链状或分枝状,最适于其繁殖的阴道 pH 为 5.5。

【临床表现】

妊娠期由于免疫力降低,同时因性激素增加而使阴道上皮的糖原含量增多,酸性增强,易使念珠菌在阴道内致病。孕妇感染后,症状与非孕期相似,且念珠菌可上行性感染胎儿,引起宫内感染,而致早产和皮肤红斑疹等;也可在分娩过程中感染新生儿,引起新生儿念珠菌病,最常见的病变是鹅口疮。

【诊断】

典型病例不难诊断。若在分泌物中找到白念珠菌即可确诊。检查方法有:①悬滴法,镜下可见假菌丝和芽孢。②培养法,用于有临床症状而多次检查阴性者。顽固病例要查尿糖或血糖,并详细询问病史,注意有无长期使用大量激素和抗生素的病史。

【治疗】

1. 消除诱因:治疗相关疾病,如糖尿病等,停用广谱抗生素或激素。

2. 妊娠期外阴阴道念珠菌病易反复发作,需反复治疗,以局部治疗为主,以避免新生儿感染;该症一般在产后多自然停止发作。

3. 改变阴道酸碱度用 2%～4% 碳酸氢钠液冲洗阴道。

4. 杀菌药:①制霉菌素泡腾阴道片,每晚 1 片,塞入阴道内,连用 7～10 天。②克霉唑栓 500mg,塞入阴道内,3 天后重复。

（陈　茜　邓东锐）

三、其他的妊娠合并感染

妊娠合并生殖道沙眼衣原体感染

沙眼衣原体(chlamydia trachomatis)感染是常见的 STD 之一。在发达国家,沙眼衣原体感染占 STD 第一位。我国沙眼衣原体感染率也在上升。

【病原学】

沙眼衣原体是一种介于细菌和病毒之间的微生物,具有细菌的特征,对抗生素敏感。现已发现有 18 种血清型,A～C 型引起沙眼,D～K 型引起泌尿生殖道感染,尤其以 D、E、F 型最常见,主要感染柱状上皮及移行上皮而不向深层侵犯。

【传播途径】

成人主要经性接触传播,间接传播少见。

孕妇感染后可发生宫内感染,或通过感染产道和出生后感染新生儿,其中经产道感染是最主要的传播途径。

【对胎儿和新生儿影响】

目前尚无证据表明孕妇生殖道沙眼衣原体感染与绒毛膜羊膜炎和剖宫产后盆腔感染有关。新生儿通过污染的产道时 25%～50% 发生结膜炎,10%～20% 发生肺炎。新生儿血清沙眼衣原体 IgM 阳性,表明有宫内感染。

【临床表现】

潜伏期 1～3 周。孕妇感染沙眼衣原体后多无症状或症状轻微,以宫颈管炎、尿路炎和巴氏腺感染多见,而子宫内膜炎、输卵管炎、腹膜炎、反应性关节炎和莱特尔综合征较少见,远期可导致异位妊娠或不孕症。该病常与淋病、滴虫等混合感染。

【实验室检查】

1. 细胞学检查:取宫颈管或尿道口分泌物涂片,Giemsa 染色查包涵体,但阳性率不高。

2. 培养法:是诊断沙眼衣原体感染的金标准。

3. 免疫学诊断:用直接免疫荧光单克隆抗体或 ELISA 检测沙眼衣原体抗原均有较高的敏感性和特异性,现已用于临床。具体方法:用棉签擦去宫颈管或尿道口的分泌物,再用另一棉签伸入宫颈管或尿道口内 1～2cm 处转动数次,刮取黏膜组织,均匀涂于特制玻璃片上待检。

4. 核酸扩增试验:敏感性和特异性高,应防止污染的假阳性。

【治疗】

妊娠期沙眼衣原体感染首选阿奇霉素 1.0g 顿服,或阿莫西林 500mg,口服,每日 3 次,连用 7 日,不推荐使用红霉素。孕妇禁用多西环素、喹诺酮类和四环素。应同时治疗性伴侣。治疗 3~4 周后复查沙眼衣原体。

对可能感染的新生儿应及时治疗。红霉素 50mg/(kg·d),分 4 次口服,连用 10~14 日,可预防沙眼衣原体肺炎的发生。0.5% 红霉素眼膏或 1% 四环素眼膏出生后立即滴眼,对沙眼衣原体感染有一定的预防作用。若有沙眼衣原体结膜炎可用 1% 硝酸银液滴眼。

妊娠合并水痘-带状疱疹

【病因】

水痘-带状疱疹是由水痘-带状疱疹病毒(varicella-zoster virus,简称 V-Z 病毒)引起的皮肤传染病。V-Z 病毒属疱疹病毒,是双链 DNA 病毒,存在于患者血液、口咽分泌物及疱疹浆液中。水痘多发于育龄妇女和儿童,孕妇为易感人群。

【临床表现】

潜伏期为 10~24 天(一般为 13~17 天)。成人主要表现为带状疱疹,儿童为水痘,但是如果成人发生水痘,则病情常较严重,且常并发肺炎。从出疹的前一天到全部结痂止,均有传染性。孕妇感染 V-Z 病毒后,病情一般较重,病死率较高。妊娠期感染者可经胎盘引起胎儿宫内感染和先天畸形,也可在分娩时或生后感染新生儿。水痘型可导致多种胎儿畸形及后遗症,如先天性心脏病、脑发育不全、脑萎缩、神经系统功能缺陷、智力低下、无耳、口及鼻畸形、肌无力、肌萎缩、肛门闭锁、白内障、小眼球、无眼及视神经萎缩等。也可引起胎儿宫内生长发育迟缓。妊娠后期有宫内感染者多表现为皮肤水痘或瘢痕。若在分娩前及后 5、6 天内感染,胎婴儿受损害最大,因为此时母体尚未产生可以通过胎盘的抗体,而新生儿本身既无来自母体又无本身产生的抗体,此期胎儿宫内感染率为 17%。带状疱疹型尚未见有报道胎儿畸形者。

【诊断与鉴别诊断】

根据典型的临床表现,诊断多无困难,也可从血液、咽拭和局部分泌物中培养出病毒及用间接免疫荧光试验检测出抗体。但需与以下疾病鉴别。

1. 脓疱疹:好发于鼻唇周围或四肢暴露部位,初为疱疹,很快变成脓疱,无分批出现的特点。

2. 丘疹性荨麻疹:多见于四肢而躯干较少,仅见于皮肤而不见于黏膜,表现为丘疹状,仅尖端有小水疱,触之较硬,瘙痒。

【治疗】

1. 40%碘苷(疱疹净)溶液加入二甲基亚砜溶液中做湿敷。

2. 阿糖胞苷,首剂 5mg/kg,以后 3mg/kg,每天 1 次,连用 3 ~ 5 天。

3. 继发感染时用抗生素。

4. 疼痛时用镇静、止痛药。

【预防】

1. 孕妇避免与患者接触。

2. 潜伏期内应用 V-Z 免疫球蛋白可以预防感染或减轻症状。

(陈　茜　邓东锐)

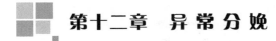

第十二章　异常分娩

产力、产道、胎儿及心理四要素决定了分娩的难易。任何一个或一个以上因素发生异常或互不适应,则分娩发生受阻,称为异常分娩,通常称为难产。而在分娩过程中,难产与顺产可互相转化,若处理得当,可使难产转危为安,因此当出现异常分娩时,要仔细分析难产的原因,及时正确处理,保证孕妇及胎儿较安全地度过分娩期。

一、产　力　异　常

产力包括子宫收缩力、腹肌和膈肌收缩力以及肛提肌收缩力,其中以子宫收缩力为主。所谓产力异常主要指子宫收缩力异常,而腹壁肌和膈肌收缩力以及肛提肌收缩力只在第二产程中起到一定的辅助作用。

凡在分娩过程中,子宫收缩的节律性、对称性及极性不正常或强度、频率有改变,称为子宫收缩力异常。

【分类】

子宫收缩力异常临床上分为子宫收缩乏力及子宫收缩过强两类,每类又分为协调性子宫收缩和不协调性子宫收缩。子宫收缩力异常的分类如图 12-1 所示。

$$
\text{子宫收缩乏力}
\begin{cases}
\text{协调性(低张性)} \begin{cases} \text{原发性} \\ \text{继发性} \end{cases} \\
\text{不协调性(高张性)}
\end{cases}
$$

$$
\text{子宫收缩过强}
\begin{cases}
\text{协调性(急产)} \\
\text{不协调性} \begin{cases} \text{强直性收缩(全部子宫肌收缩)} \\ \text{子宫痉挛性狭窄(部分性子宫收缩)} \end{cases}
\end{cases}
$$

图 12-1　子宫收缩力异常的分类

子宫收缩乏力

【病因】

1. 头盆不称或胎位异常。

2. 子宫肌源性因素:如子宫畸形、发育不良、子宫肌纤维变性或过度扩张、子宫肌瘤等。

3. 精神因素:如初产妇或精神过度紧张等。

4. 内分泌失调。

5. 药物影响:尤以临产后应用大量镇静药物为明显。

【诊断要点】

根据发生时间可分为原发性和继发性两种。所谓原发性子宫收缩乏力是指产程开始就出现子宫收缩乏力,宫颈口不能如期扩张,胎先露不能如期下降,产程延长;继发性子宫收缩乏力是指产程进展到某一阶段(多在活跃期或第二产程)出现停滞或进展缓慢。

1. 协调性子宫收缩乏力(低张性子宫收缩乏力)子宫收缩具有正常的节律性、对称性和极性,但收缩力弱,宫腔压力低(<15mmHg),出现产程延长或停滞。

2. 不协调性子宫收缩乏力(高张性子宫收缩乏力)子宫收缩的极性倒置、节律不协调,属无效宫缩,对母婴危害甚大。

3. 异常的产程曲线如潜伏期延长、活跃期延长或停滞、第二产程延长或停滞、胎头下降延缓或停滞。

【处理】

(一)协调性子宫收缩乏力

无论是原发性还是继发性,首先得寻找原因,若有头盆不称,不能从阴道分娩者,应及时行剖宫产。若排除了头盆不称或胎位异常,估计能经阴道分娩者,应考虑加强宫缩。

1. 第一产程:①一般处理,精神安慰休息,补充能量,适当应用镇静药。②加强宫缩,如人工剥膜或宫颈口开大3cm以上,可人工破膜(需记住人工剥膜时不能人工破膜,且人工破膜应在宫缩间隙时进行,以防引起羊水栓塞这一严重并发症),也可用地西泮静脉注射,催产素静脉滴注,一般以催产素 2.5U 加入 5% 葡萄糖液 500ml,从 8 滴/分开始,根据宫缩强弱进行调整,对于不敏感者,可逐渐增加缩宫素剂量。

2. 第二产程:若无头盆不称,则应加强宫缩,以缩宫素为最佳选择,胎头双顶位已通过坐骨棘平面,等待自然分娩或行会阴侧切,行胎头吸引术或产钳助产;如胎头未衔接或胎儿宫内窘迫,应行剖宫产术。

3. 第三产程:宫缩乏力容易并发产后出血,故在胎肩娩出后,肌内注射或静脉滴注缩宫素(或麦角新碱),同时应预防感染。

（二）不协调性子宫收缩乏力

详见妇产科教科书。

子宫收缩过强

1. 协调性子宫收缩过强:这类产力异常表现为子宫收缩力过强、过频,而子宫收缩的节律性、对称性和极性均正常。若产道无阻力,分娩在短时间内可结束,总产程<3 小时,称急产,这类分娩极大地危害母婴健康,产道损伤、新生儿颅内出血、窒息、新生儿外伤的发生率明显高于正常产。

2. 不协调性子宫收缩过强

（1）子宫痉挛性狭窄环:特点是子宫局部平滑肌呈痉挛性收缩,形成环状狭窄,持续不放松,常见于子宫上段、下段交界处及胎体狭窄部,如胎儿颈部。临床表现为产力好,无头盆不称,但产程进展缓慢,或胎盘嵌顿。此环不随宫缩上升,与病理性缩复环有较大的区别,不是子宫破裂的先兆。

（2）强直性子宫收缩

1）原因:①临产及发生分娩梗阻。②不适当地应用缩宫素。③胎盘早剥血液浸润子宫肌层。

2）临床表现及诊断:产妇烦躁不安,持续性腹痛,拒按,胎位触不清,胎心听不清,严重者出现病理缩复环、血尿等先兆子宫破裂征象。

3）处理：①镇静,哌替啶 100mg 或吗啡 10mg,肌内注射。②缓解缩窄环,25% 硫酸镁 10ml,静脉缓慢注射。③若经上述处理,缩窄环仍未缓解,若胎儿存活,立即剖宫产;若胎儿已死,一边等待,一边严密观察。

总之,紧密观察产程进展,找出宫缩异常的原因,判断是何种产力异常,应不失时机地找出难产的原因与类型,给予恰当处理,过早干预不好,过晚处理又会失掉抢救机会,做到心中有数,既不盲目等待,也不无原则处理,方能提高产科质量。

（乌剑利　曾万江）

二、骨盆异常

骨产道异常是指某个径线或某几个径线过短,骨盆形状异常;下肢、髋关节、脊柱病变影响骨盆发育或骨盆骨折以及代谢性疾病引起骨盆病变,以致阻碍胎儿顺利通过。由于有时测量骨盆的准确度不够,加之影响分娩的因素较多,故不能单凭某一径线较短而作出诊断,要加以全面分析,准确判断。

【骨盆异常分类】

以常见的骨盆狭小、形态和疾病作为分类依据,可分为均小骨盆、扁平骨盆、倾斜骨盆、中骨盆狭小骨盆、漏斗型骨盆、入口横径狭小骨盆、骨软化症骨盆、椎体脱臼骨盆、下肢病变性骨盆、髋关节病变性骨盆、脊柱后侧凸骨盆,其中以均小骨盆、扁平骨盆及漏斗骨盆最为多见。

1. 均小骨盆:三个平面的各径线均比正常值小 2cm 或更多且骨盆形态正常时,称为均小骨盆。多见于发育差、身材矮小的妇女。

2. 扁平骨盆:骨盆上口前后径狭窄,而其余径线不小于正常者称为扁平骨盆。我国妇女较常见,又称为骨盆上口平面狭窄,又分为以下两种。

（1）单纯扁平骨盆(simple flat pelvis):骨盆上口呈横扁圆形,骶岬向前下突出,使骨盆上口前后径缩短而入口横径正常,骶凹存在,髂棘间径与髂嵴间径比例正常。

(2) 佝偻病性扁平骨盆(racehitic flat pelvis):骨盆上口呈横的肾形,骶岬向前突出,骨盆上口前后径明显缩短,骶凹消失,骶骨下段变直后移,尾骨前翘,髂骨外展使髂棘间径大于或等于髂嵴间径,坐骨结节外翻使耻骨弓角度及坐骨结节间径增大。

3. 中骨盆狭小骨盆(contracted midpelvis):主要见于男性型骨盆及类人猿型骨盆,以坐骨棘间径及中骨盆后矢状径狭窄为主。

以上三者中以扁平骨盆最多见,如胎儿不大,产力正常,有时也可从阴道分娩,但由于骨盆发育不良,若伴有宫缩乏力,需手术助产。中骨盆狭小骨盆常伴持续性枕后位或持续性枕横位,部分可经阴道分娩,但也有部分经阴道分娩困难,因此对此类患者需从实际出发,结合分娩其他因素具体掌握。

4. 畸形骨盆:骨盆失去正常形态。

(1) 骨软化症骨盆:现已罕见。

(2) 偏斜骨盆。

5. 骨盆其他异常

(1) 骨盆骨折。

(2) 骨盆肿瘤。

【狭窄骨盆的诊断】

(一)病史

注意询问产妇幼年有无佝偻病、脊髓灰质炎、脊柱及髂关节结核、外伤病史。

(二)体格检查

1. 一般检查

(1) 测量身高:身高在 145cm 以下,均小骨盆的可能性增大。

(2) 体型:体格粗壮、颈部较短,要注意漏斗型骨盆狭小。

(3) 步态:有无跛行,有无脊柱及髋关节畸形、两下肢不等长,要注意畸形骨盆存在。

(4) 米氏菱形窝是否对称。

（5）有无尖腹及悬垂腹。

2. 腹部检查

（1）腹部形态：腹型，用尺测量耻骨上子宫底高度及腹围，B超观察胎先露与骨盆的关系，胎头双顶径、胸径、腹径、股骨长度，预测胎儿体重，判断胎儿能否通过骨产道。

（2）胎位异常：骨盆上口狭窄常因头盆不称，胎头不易入盆导致胎位异常，如臀先露、肩先露。中骨盆狭窄常常影响已入盆的胎头内旋转，导致持续性枕横位、枕后位。

（3）估计头盆关系：部分初产妇在预产期前2周，经产妇于临产后胎头应入盆。

检查头盆是否相称的具体方法：孕妇排空膀胱，仰卧位两腿伸直，手压耻骨联合上方浮动的胎头，若胎头低于耻骨联合平面，表示胎头可以入盆，头盆相称，称为跨耻征阴性；若胎头高于耻骨联合平面，表示头盆明显不称，称为跨耻征阳性。

3. 骨盆测量

（1）骨盆外测量：骨盆外测量方法简便，无损伤性，根据外测量测得的几个常用径线一方面可以估计骨盆的类型、大小；另一方面可以推知狭窄的程度。例如，骨盆外测量各径线<正常值2cm或以上时可诊断为均小骨盆，骶耻外线<18cm时可诊断为扁平骨盆，坐骨结节间径<8cm、耻骨弓<90°时可诊断为漏斗型骨盆。

（2）骨盆内测量：如骨盆外测量发现异常，应进行骨盆内测量。对角径<11.5cm、骶岬突出为骨盆上口平面狭窄，属扁平骨盆。中骨盆平面狭窄往往同时有骨盆下口平面狭窄，通过测量骶骨前面的弯度、坐骨结节间径、坐骨棘内凸程度及坐骨切迹宽度可间接判断中骨盆狭窄程度。

【处理】

1. 处理原则：①明确狭窄骨盆的类别和程度。②了解胎位、胎儿大小、胎心、宫缩强弱、宫颈扩张程度、破膜与否。③了解产妇的既往分娩史、年龄及孕产次。

2. 试产：轻中度骨盆狭小的产妇（多数为初产妇），胎儿体重在正常范围，可在有经验的助产人员严密监护下进行试产，试产时间可持续 6～10 小时,如宫缩良好,宫颈条件好,可在宫颈口开大 3cm 时破膜,若胎头下降顺利,可试行阴道分娩,如仍不能入盆或胎头仅部分入盆者,需行剖宫产。在试产过程中,应给予产妇精神安慰,注意其休息、饮食、大小便情况,必要时补充液体,同时注意胎心及做些必要的检查,如 B 超、胎儿监护等。

3. 剖宫产:骨盆明显狭小或畸形者;经试产但胎头不能入盆、单顶先露、胎头骨质在坐骨棘水平以上或出现胎儿窘迫者;均小骨盆、胎儿较大者,应放宽剖宫产指征;中骨盆平面狭窄并有持续性枕后位、枕横位,在试产中出现梗阻,而胎头双顶径在坐骨棘平面以上者。总之,需按具体情况决定分娩方式,当机立断,以免贻误时机。

(乌剑利 曾万江)

三、胎儿异常

胎儿异常在难产中占有相当重要的位置,一是胎位异常包括横位、臀位及胎方位异常(枕横位、枕后位),还有胎头俯屈不良的面先露(面位)和额位、高直位、前不均倾位,此外还有复合先露;二是胎儿发育异常,如巨大胎儿及胎儿畸形。

胎位异常是难产的常见原因之一,分娩时枕前位(正常胎位)约占 90%,而胎位异常约占 10%,其中胎头位置异常居多,有因胎头在骨盆内旋转受阻的持续性枕横位、持续性枕后位,有胎头俯屈不良呈不同程度仰伸的面先露、额先露,还有高置位、前不均倾位,总计 6%～7%,胎产式异常的臀先露占 3%～4%,肩先露极少见,此外还有复合先露。

持续性枕后位

多年来,对于在分娩过程中胎头枕骨不能转向前方,于分娩后期仍然位于母体后方,致使分娩发生困难者,称为持续性枕后位(persistent occipitoposterior position)。有关临床资料的总结表明,先露部未完全衔接,产程即受阻,不得不行剖宫产,表明胎头不论在骨盆的任何一个平面,均有持续于枕后位,并发生难产的可能性。因此更准确地说,凡产妇已正式临产,胎头不论在骨盆上口、中骨盆或盆底均处于枕后位,直至产程结束时,胎头枕部仍位于母体骨盆后方,称为持续性枕后位。

【发生率】

持续性枕后位是最常见的异常头位分娩,发生率据文献报告数字差别很大,为 0.8% ~ 27.7% 。这一差别,原因在于计算枕后位的时间不同,枕后位的定义及对此类分娩处理的不一。根据后一种定义,重庆医科大学第二医院 295 例资料持续性枕后位的发生率占同期分娩总数的 5% ,华中科技大学同济医学院附属同济医院持续性枕后位的发生率为 11% ,与国内外文献的发生率低限相近。

【病因】

1. 骨盆异常:常发生于男性型骨盆或类人猿骨盆,这类骨盆常伴中骨盆狭窄。Ibryans 指出此胎位正是对此两类型骨盆适应性的表现,并指出此两类型骨盆并不罕见,分别占 35% 及 15% 。

2. 胎头俯屈不良。

3. 其他:如子宫收缩乏力,有学者报道前壁胎盘的枕后位发生率高。

【诊断要点】

1. 产程特点:胎头常于临产后才衔接,如头盆稍有不称,则可不衔接,使潜伏期延长。由于胎头不能衔接于子宫颈,常伴有宫缩乏力使子宫颈扩张缓慢,活跃期延长。枕后位胎儿枕骨压迫直肠,故子宫颈口未开全就有肛门下坠及排便感,产妇过早使用腹压,致子宫颈水肿和产妇疲劳,影响产程进展。当宫颈口开全后,胎头下降受阻或延缓,故持续性枕后位常致第二产程延长。

2. 腹部检查:在宫底触到胎臀,胎背偏向母体的侧方或后方,在对侧可以明显触及胎儿肢体,胎心可在母体一侧偏后或在小肢体部响亮地听到。

3. 肛门检查及腹部联合触诊:肛门检查感到盆腔后部空虚,当宫颈口开至 3 ~ 5cm 时,肛门检查矢状缝在骨盆右斜径上,腹部触诊颏在耻骨左上方的为右枕后位;反之则为左枕后位,将胎头稍向上推有利于腹壁之手触到颏部,一旦发现,应密切注意产程进展。

4. 阴道检查:是确定枕后位的重要方法。当宫颈口开大 3 ~ 5cm 时检查,即可确诊。

(1) 了解胎头入盆的深度及有无胎头水肿(产瘤),同时应确诊胎头双顶径达到坐骨棘平面的水平。

(2) 了解骨缝及囟门的位置:胎头矢状缝为左或右斜径线,大囟门在骨盆前方、小囟门在骨盆后方为枕后位。

(3) 检查胎儿耳郭及耳屏的位置及方向以判定胎位:宫口开大 5cm 以上可以检查,耳郭朝向骨盆后方为枕后位。

(4) 了解胎头位置:可通过触中骨盆及骨盆下口了解胎头下降至骨盆哪个平面,通过摸坐骨棘间径是否够 5 横指,触骶骨中下段弧度及骨盆侧壁是否立直了解骨盆有无异常。

【处理】

首先应判断有无头盆不称、枕后位,无头盆不称或临界不称可试产,但必须严密观察产程。

1. 第一产程

(1) 潜伏期:耐心等待,给予营养、侧卧及充分休息,可适当应用镇静药及安定药,争取自然纠正胎方位。

(2) 活跃期:宫颈口开 3 ~ 4cm 无 CPD 时可考虑人工破膜。如产力差,应静滴催产素加以纠正。如产力纠正后,胎头阻滞于中骨盆或宫颈口扩张缓慢,小于 1cm/h 或停滞于 2cm 无进展时,或存在胎儿窘迫,应考虑剖宫产以结束分娩。

2. 第二产程:第二产程延长应由有经验的医师进行骨盆检查,除外头盆不称,可用手指转胎头后以产钳助产,切忌用胎头吸引,如有头盆不称,应积极地行剖宫产术。

3. 第三产程:应预防产后出血,积极应用宫缩药,侧切切口较大且深者,应积极预防感染,应用抗生素,对准缝合。

持续性枕横位

胎头以枕横位入盆,临产后不论在骨盆上口中段或下口,凡经过充分试产直至结束分娩时,其胎头仍取枕横位者,即称为持续性枕横位,其发生率次于枕后位。

【病因】

与骨盆形态异常、头盆不称、胎头俯屈不良有关,扁平骨盆较为多见。

【诊断要点】

诊断原则与持续性枕后位大致相同,但体征不同,有以下三点。

1. 腹部体征:腹部触诊胎背与胎体各占一半,胎儿额部在耻骨联合左或右侧方,对侧触及胎儿枕部,颏的同侧触到小肢体,胎心音于胎背处最响亮,较枕前位略靠产母腹壁外侧。

2. 肛门检查:胎头矢状缝在骨盆横径上。

3. 阴道检查:矢状缝与大、小囟门的位置与骨盆横径一致,胎儿耳郭朝向骨盆侧方。小囟门在左侧的为左枕横位;反之,为右枕横位。

【处理】

处理原则与持续性枕后位相同,如阴道助产可用以下方法。

1. 手转胎头:手转胎头成枕前位,如产力好,可自然分娩。如第二产程延长,产力差,则应以产钳助产。

2. 产钳助产:此法容易损伤膀胱,临产经验不多者,最好慎重使用。最佳方法则应徒手旋转成枕前位或枕后位,再采用产钳助产。

胎头高直位

胎头高直位是指胎头以不屈不伸的姿态进入骨盆入口平面,即胎头的矢状缝落在骨盆入口平面的前后径上,大囟门及小囟门分别位于前后径两侧。其发病率仅次于持续性枕横位及枕后位,国外报道占分娩总数的0.06%~1.6%;国内报道占1.08%。胎头高直位分胎头高直前位及高直后位。高直位可因骨盆形态异常,尤其是横径狭窄,胎儿过大、过小等原因引起。

【诊断要点】

1. 产程特点:高直前位多表现头入盆困难,活跃早期宫口开张延缓或停滞,活跃期晚期,若胎头衔接,产程进展顺利;若胎头不衔接,则活跃期停滞。高直后位可有胎头不下降,宫口开张缓慢或不开张;或活跃早期宫口开张3~5cm停滞;也可在宫口开全时,胎头先露部仍不下降,在棘平或棘上水平等表现。

2. 腹部检查:腹部前壁触及胎背,触不到肢体,胎头横径短与胎儿大小不成比例,在腹中线偏左可听到胎心;高直后位时,腹部可全部触及肢体,在腹中线偏右听到胎心,耻骨联合上方可触及胎额。

3. 阴道检查:胎头矢状缝均位于骨盆入口的前后径上,偏离角度不超过15°,小囟门在耻骨联合下,大囟门在骶岬前,为高直前位;相反,则为高直后位。可触及胎头上有一与宫口开张大小一致,直径3~5cm的局限性水肿,高直前位者位于枕骨正中,高直后位者位于两顶之间。

【处理】

1. 高直前位:骨盆正常,胎儿不大,产力好,应予试产6~8小时;试产失败则行剖宫产。

2. 高直后位:一旦确诊,应行剖宫产。

前不均倾位

枕横位入盆的胎头侧屈以其顶骨先入盆,称为前不均倾位。

【诊断要点】

1. 产程特点:因胎儿顶骨不能入盆,故胎头下降停滞,产程延长;因膀胱受压可能很早就出现排尿困难或尿潴留。

2. 腹部体征:临产早期可在耻骨联合上方扪及胎头顶部。

随前顶骨入盆胎头折叠于胎肩后方,在耻骨联合上方可能不能触及胎头,造成胎头已经衔接入盆的假象。

3. 阴道检查:胎头矢状缝在骨盆入口横径上,盆腔后部空虚,子宫颈前唇水肿,尿道受压造成不容易导尿。

【处理】

产程早期,产妇应采取坐位或半卧位,减小骨盆倾斜度,避免胎头以前不均倾位衔接。

一旦确诊为前不均倾位,应尽快行剖宫产结束分娩。

臀　　位

胎儿以臀为先露部,胎头在子宫底部,胎势恰与正常头位胎儿相反。臀位占分娩总数 3% ~ 4%,臀位胎儿死亡率为 10% ~ 20%。

【分类】

1. 完全臀先露:胎儿双髋关节及膝关节均屈曲,先露为胎儿臀部及双足,又称混合臀先露。

2. 单臀先露:胎儿双髋关节屈曲,双膝关节伸直,先露为胎儿臀部时,又称腿直臀先露。

3. 不完全臀先露:胎儿以一足或双足,一膝或双膝、或一足一膝为先露,膝先露是暂时性胎方位,产程开始后多转为足先露。

【病因】

妊娠 24 ~ 28 周时臀先露比较多见,于妊娠 32 周以后,则多自行转为头先露,在分娩前仍为臀先露的原因尚不十分清楚,但可能与下列因素有关。

1. 子宫内腔空间较大,胎体能自由活动:如妊娠不足 30 周时羊水量偏多、羊水过多、经产妇或腹壁松弛等。

2. 胎儿在宫腔内活动过分受限:如腹壁紧张、双胎及羊水过少。

3. 胎头衔接受阻:如骨盆狭窄、前置胎盘、肿瘤阻塞盆腔影响胎头入盆等。

4. 子宫畸形:纵隔子宫、单角子宫等。

【诊断】

1. 腹部触诊:在耻骨上缘触及不规则的胎臀,而腹部的宫底触及圆而硬、有浮球感的胎头。

2. 肛门检查:在临产前肛门检查,因先露部较高,于宫底稍加压力使先露向下,其主要感觉不是光滑而硬的胎头,而是不规则并较软的胎臀或触到胎足、胎膝。

3. 阴道检查:在肛门检查不明确时应做阴道检查,了解骨盆情况,宫颈口开大情况,是否破膜,并决定分娩方式。

4. B超及X线检查:可明确先露分类,还能大体排除胎儿畸形,并结合骨盆大小有助于决定分娩方式。

【处理】

由于臀位在分娩期容易出现早产、早破水及脐带脱垂,产伤及围生儿死亡率、患病率均较高,目前国内外比较多地认为剖宫产对于臀位新生儿是比较安全的分娩方式,但对于不足32周的早产儿应慎重从事。应当指出的是,虽然臀位剖宫产对新生儿较为安全,但并非绝对,尤对于早产儿。较大限度地采用剖宫并非能大幅度地降低臀位围生儿死亡率。

1. 产前纠正臀位:①期待胎儿自然回转。②外回转术。③期待自然回转与外回转折中法。④母体侧卧矫正法。⑤蓖麻油矫正法。⑥饮水疗法(热糖水10碗/天,矫正成功率92.42%)。⑦膝胸卧位法。⑧中药转胎。

2. 分娩期

(1)放宽剖宫产的指征,能稳定降低围生儿死亡率,对狭窄骨盆、软产道异常、胎儿体重大于3500g、胎儿窘迫、高龄产妇、有难产史、不全臀先露,应适时地选择剖宫产,并做好新生儿复苏准备。

(2)决定经阴道试娩法,如单臀位,胎儿大小适中,胎心好,产妇应侧卧,不宜站立走动,不灌肠,少查肛,加强胎心监护。一旦发现胎心异常,必要时行阴道检查,了解有无脐带脱垂。严密观察产程进展,如胎心好,宫颈开大5~6cm,应使用"堵"外阴方法,让宫颈和阴道充分扩张以便分娩,一旦估计宫颈口开全,可阴道分娩者,采用臀助产方法娩出胎儿;在试产过程中发现脐带脱垂,胎心尚好,宫颈口未开全,需立即行剖宫产术,如宫口开全则迅速行臀牵引术。

(3)第三产程:如产程延长并发子宫乏力性出血,胎盘娩出后,应肌内注射缩宫素,防止产后出血,缝合完好,预防感染。

横 位

横产式(transverselie)为不正常胎位之一种,胎体位于骨盆入口以上,胎体纵轴与母体纵轴交叉成直角或垂直。胎肩为先露部称肩先露,又称横位。目前国内外报道横产式已很少。有报道称,住院分娩 6000 ~ 8000 人,只见横产式 1 ~ 2 例,而忽略性横位已经罕见,几乎绝迹。

【病因】

胎儿在宫内活动量太大,时间太长,胎头圆而不能固定,入盆受阻,或由于骨盆狭窄、盆腔肿瘤、羊水过多、腹壁松弛、多胎妊娠、子宫畸形、双子宫、双角子宫、早产、前置胎盘或子宫下段后壁胎盘等原因所致。

【诊断】

1. 子宫轮廓呈横椭圆形,耻骨联合上方较空虚,摸不到胎臀或胎头,母体一侧可触及胎头,胎臀在另一侧,胎心在脐周旁听得最清楚。

2. 肛门检查及阴道检查:未破膜时,肛门检查不易触及先露部;如宫颈口已开,胎膜已破,阴道检查可触及肩胛或肩峰,有时可触及脱垂的脐带。

3. B超:无论临产与否,都可以确诊横位。

【处理】

加强产前检查,产前检查一经发现横位或斜位,应及时纠正,尽量转为头位或臀位。如对腹壁松弛包扎腹带或外回转术或指导卧位以纠正胎位。

横位伴有阴道试产禁忌证、妊娠期未能纠正者,根据宫颈口开大、胎儿大小及胎儿存活情况决定分娩方式,如胎儿存活,胎心良好,应于妊娠 38 周入院择期行剖宫产。

宫口开全,胎膜已破,无感染迹象且胎心好的经产妇,可考虑在全麻下行内倒转术结束分娩,但术后应仔细检查除外子宫破裂及子宫颈裂伤,产后抗生素预防感染及防治产后出血。

忽略性横位胎儿已死不宜做内倒转术,如宫颈口开全,在乙醚麻醉下行断头术。如遇忽略性横位伴有宫内感染者,在剖宫产的同时可行子宫切除术。

巨 大 胎 儿

胎儿体重达到或超过 4000g 称为巨大胎儿。据国际产科统计 4000g 的发生率为 5.3%,≥4500g 的发生率为 0.4%,新生儿体重超过 5000g 者甚为罕见。

【病因】

1. 遗传因素:父母身材高大者。

2. 产次、孕次、孕龄:胎儿体重随孕妇胎次孕龄增加而增加。

3. 营养:营养过剩,胎儿过胖。

4. 妊娠期糖尿病或妊娠合并糖尿病。

5. 过期妊娠。

【诊断】

1. 病史及全身状况:有无巨大儿的分娩史、肥胖、糖尿病史。

2. 腹部检查:宫高≥35cm,先露不入盆而浮动。检查时应与双胎、羊水过多相鉴别。

3. B 超检查:双顶径达 10cm,尚需测胸围、肩径等。

【处理】

1. 妊娠期处理:妊娠期检查发现巨大胎儿或既往有巨大儿产史者,应检查判断有无妊娠期糖尿病。

2. 分娩处理:根据孕妇身高、宫高及胎儿双顶径,估计胎儿体重在 4000g 以上,宜选择剖宫产。疑巨大胎儿试产过程应严密监护,如有头盆不称,可行剖宫产;如阴道助产,应警惕肩难产的发生,一旦发生肩难产,迅速报告上级医师,做好新生儿复苏准备,并做足够的会阴侧切,采取以下手法:①屈曲大腿助产法。②压前肩法。③旋肩法。④先牵出后臂娩出后肩法。⑤锁骨处理问题,若胎儿已死,立即行锁骨切断术。

胎 儿 畸 形

胎儿畸形的发生率各地报道差异很大,因为畸形的定义尚无统一标准。其次,体格检查项目的多少、随访时间长短各不相同;此外,不同的地区、种族,畸形的发生率亦有所不同。据文献报道,父母的年龄、产次与畸形的发生率亦有一定的关系,如唐氏综合征多发生于高龄产妇。凡生过畸形胎儿的妇女,再次分娩时发生畸形的可能性较一般的为高。

【发病因素】

大量资料说明,先天畸形是遗传因素与环境因素相互作用的结果。据国外统计,环境因素占 5% ~ 10% ,遗传因素 20% ~ 25% ,60% ~ 70% 为不明因素。

【临床表现】

1. 无脑儿:无脑畸形及脊柱裂是遗传基因决定的先天畸形,其发生率是多因素的,复现率及遗传率均高,有人认为与微量元素特别是锌的缺乏有关,亦有人认为可能与伴性遗传有关。

无脑儿是缺乏包绕大脑的头盖骨,脑髓暴露于外,常合并脊柱裂,骨骼缺陷是其主要征象。

脊柱裂是脊柱中线缺损,见于任何部位的椎板,但以腰骶椎为多见。

2. 脑脊膜膨出:系由颅缝或囟门脱出之肿物,突出物仅含有脊髓膜及脑脊液。脑脊髓、脊膜膨出,内还含有脊髓及神经,常合并脑积水,畸形足等常同时存在。

无脑儿及脊柱裂常合并羊水过多或早产,腹部检查触不到胎头,肛查可能触到凸凹不平的颅底,甲胎蛋白(AFP)明显增高,X 线和 B 超均可以确诊。

3. 脑积水:轻度脑积水常被忽略,重度脑积水使颅腔体积增大,颅缝及囟门明显增宽,颅骨薄软如乒乓球感,借助 B 超或 X 线可以确诊。

处理:应以不损伤母亲为原则及早引产。

4. 联体双胎:多由单卵双胎在妊娠早期未能分离或分离不完全所致,故为同性;偶有双卵双胎因相互融合而成联体,临床上罕见。临床极易误诊,直到临产时形成难产才被发现。足月联体双胎应采取剖宫产以保母体安全。

5. 其他畸形:上消化道闭锁往往并发羊水过多,尿道闭锁可引起膀胱过度充盈;羊水过少如肾脏缺如等,其他如多囊肾、腹部的各种肿瘤、骶尾部畸胎瘤等,B 超有助于早期诊断。还有与分娩无大关系的畸形,如肛门闭锁、尿道下裂、缺指(趾)、多指(趾)、四肢畸形等,往往在新生儿体检时才被发现。

(乌剑利　曾万江)

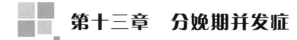

第十三章 分娩期并发症

一、产后出血

产后出血(postpartum hemorrhage)是指胎儿娩出后 24 小时内阴道出血量超过 500ml,是我国孕产妇死亡的第一位原因。

【病因】

1. 宫缩乏力:是产后出血最常见原因。宫缩乏力时,胎盘剥离面血窦持续开放,可在短期内大量失血。

(1)全身因素:精神过度紧张、合并慢性全身性疾病等。

(2)产科因素:产程过长、前置胎盘、胎盘早剥、妊娠期高血压疾病、宫腔感染、产后尿潴留等。

(3)子宫因素:多胎妊娠、羊水过多、巨大胎儿等使子宫肌纤维过度伸展,瘢痕子宫、急产、多次分娩等可导致子宫壁损伤,子宫畸形、子宫肌瘤等子宫病变,均可影响子宫收缩。

(4)药物因素:产程中过量使用麻醉剂、镇静剂、宫缩抑制剂等。

2. 软产道裂伤:胎儿过大、宫缩过强、产程过快以及接产时保护会阴或阴道助产不当,均可能导致软产道裂伤,撕裂大血管或损伤会阴局部静脉丛,导致大出血。

3. 胎盘因素

(1)胎盘滞留:胎儿娩出后 30 分钟胎盘仍未排出,胎盘剥离面血窦开放出血。①胎盘嵌顿,由于宫缩剂使用不当等因素,宫颈内口附近肌纤维环形收缩,胎盘剥离后嵌顿于宫腔无法娩出;②胎盘不全剥离,胎儿娩出后过早按压宫底或牵拉脐带,胎盘不全剥离,剥离面血窦开放;③膀胱充盈,膀胱位于子宫前方,充盈时压迫子宫下段使胎盘不能排出。

(2)胎盘粘连或胎盘植入:原发性蜕膜发育不良或创伤性子宫内膜损伤,导致胎盘绒毛代偿性过度生长。胎盘绒毛穿入子宫壁表层为胎盘粘连,穿入子宫壁肌层为胎盘植入,均可分为部分性和完全性两类。完全性胎盘粘连或植入时,由于胎盘未剥离而不出血。部分性胎盘粘连或植入时,胎盘未完全剥离不能娩出影响宫缩,而剥离面血窦开放,可导致致命性大出血。

(3)胎盘部分残留:胎盘大部分已排出宫腔,副胎盘或部分胎盘小叶残留于宫腔,影响子宫收缩。

4. 凝血功能障碍:任何原发性或继发性凝血功能障碍,包括原发性血小板减少、再生障碍性贫血等内科合并症以及胎盘早剥、羊水栓塞、重度子痫前期、死胎等产科并发症,均可导致产后大出血。

以上四大因素可单独存在,也可两个或两个以上的因素合并存在。

【诊断】

1. 判断出血量:不推荐目测法,该法评估的失血量往往明显少于实际出血量。推荐使用以下方法。

(1)容积法:使用带有刻度的量具收集并测定出血量。

(2)面积法:按照敷料被血浸湿的面积计算出失血量。血染面积 10cm×10cm 时出血量约 5ml,血染面积 15cm×15cm 时出血量约为 10ml。

(3)称重法:失血量(ml)=[胎儿娩出后接血敷料湿重(g)−接血前干重(g)]/1.05(血液比重 g/ml)。

2. 诊断出血原因

(1)宫缩乏力:胎盘娩出后,子宫底高于脐水平,质软,甚至轮廓不清,阴道大量出血。按摩子宫或使用宫缩剂后子宫变硬、出血减少或停止。

(2)软产道裂伤:胎儿娩出后阴道持续性出血,应仔细检查会阴、阴道、子宫颈等软产道有无裂伤。子宫颈裂伤常见于3点和9点处,有时可延伸到子宫下段、阴道穹隆。会阴裂伤可分为四度:Ⅰ度指会阴皮肤和阴道口黏膜撕裂,未伤及肌层,出血少;Ⅱ度指裂伤深达会阴体筋膜及肌层,累及阴道后壁黏膜,出血多;Ⅲ度指裂伤向会阴深部扩展,肛门外括约肌断裂,直肠黏膜尚完整;Ⅳ度指肛门、直肠、阴道完全贯通,组织损伤严重,出血量可能不多。

（3）胎盘因素：胎儿娩出后10分钟胎盘未娩出伴阴道大量出血，检查发现胎盘滞留、部分粘连或植入、少量残留。胎盘娩出后应仔细检查胎盘、胎膜是否完整，胎儿面是否有血管断端。发现胎盘母体面缺损或胎膜残缺或胎盘胎儿面边缘有血管断端。

（4）凝血功能障碍：有相关病史，持续流出不凝的血液，有时伴全身出血征象，凝血功能检查结果异常。

【治疗】

产后出血的处理原则是：针对出血原因迅速止血，补充血容量防治失血性休克，防治感染。

1. 宫缩乏力：加强宫缩。

（1）按摩子宫：包括经腹按摩子宫（单手按摩法）、腹部-阴道双手按摩子宫（双手按摩法）及剖宫产术中直接按摩子宫，配合使用宫缩剂。

（2）应用宫缩药：①缩宫素（催产素），10U肌内注射、子宫肌层或子宫颈注射，然后10～20U加入500ml晶体液中静脉滴注，常规给药速度250 ml/h，约80 mU/min；10U溶于0.9%氯化钠注射液500ml静脉滴注，也可宫体注射缩宫素10U。②卡前列素氨丁三醇（商品名：欣母沛），250μg深部肌内注射或子宫肌层注射，必要时重复使用，总量不超过2000μg，哮喘、心脏病和青光眼患者禁用，高血压患者慎用。③米索前列醇200～600μg顿服或舌下含服，青光眼、哮喘及过敏体质者禁用，高血压、活动性心、肝、肾疾病及肾上腺皮质功能不全者慎用。

（3）手术治疗：上述处理效果不佳可采用下列手术方法。①宫腔填塞：阴道分娩后宜选用宫腔水囊压迫，剖宫产术中可选用宫腔纱条填塞。术后24～48小时后取出水囊或纱条，注意预防感染。②B-Lynch缝合：两手加压子宫后出血量明显减少者可采用该法，选用可吸收线缝合。③盆腔血管结扎：子宫动脉结扎适用于难治性产后出血。髂内动脉结扎术适用于宫颈或盆底渗血、宫颈或阔韧带出血、腹膜后血肿、保守治疗无效的产后出血，结扎前需准确辨认髂外动脉和股动脉，勿损伤髂内静脉。④经导管动脉栓塞术（transcatheter arterial embolization, TAE):适用于经保守治疗无效的各种难治性产后出血、生命体征稳定,而生命体征不稳定、不宜搬动、合并其他脏器出血的 DIC、严重的心、肝、肾及凝血功能障碍、对造影剂过敏者禁用。⑤子宫切除术:适用于各种保守性治疗方法无效者。一般行次全子宫切除术,如前置胎盘或部分胎盘植入宫颈时行子宫全切除术。子宫切除术后盆腔广泛渗血者,可用大纱条填塞压迫止血并积极纠正凝血功能障碍。

2. 软产道裂伤:按解剖层次逐层缝合止血。宫颈裂伤<1cm 且无活动性出血者可不缝合。第一针应超过裂伤顶端。缝线勿穿过直肠黏膜。

3. 胎盘因素:①胎盘未娩出有活动性出血可立即行人工剥离胎盘术,术前可用镇静剂,手法宜轻柔。②胎盘、胎膜残留可用手或器械清理。③胎盘植入伴活动性出血,可用子宫局部楔形切除或子宫全切除术,必要时可加用化疗。

4. 凝血功能障碍:迅速补充相应的凝血因子。①血小板低于 $(20 \sim 50) \times 10^9/L$ 或血小板低伴不可控制的渗血时输注血小板。②新鲜冰冻血浆:$10 \sim 15$ ml/kg。③冷沉淀:常用剂量 $1 \sim 1.5U/10kg$,纤维蛋白原浓度高于 150g/L 不输。④纤维蛋白原:输入纤维蛋白原 1g 可提升血液中纤维蛋白原 25g/L,1 次可输 $2 \sim 4g$。

【预防】

1. 加强产前保健:产前积极治疗基础疾病,高危孕妇于分娩前转诊到有输血和抢救条件的医院。

2. 积极处理第三产程:①预防性应用缩宫素,头位胎儿前肩娩出后、胎位异常胎儿全身娩出后、多胎妊娠最后一个胎儿娩出后,缩宫素 10U 肌内注射或 5U 稀释后静脉滴注或 10U 加入 500ml 液体中静滴(滴速 $100 \sim 150$ml/h);②胎儿娩出后($45 \sim 90$ 秒)及时钳夹并剪断脐带,有控制的牵拉脐带协助胎盘娩出;③胎盘娩出后按摩子宫。

(陈素华)

二、子宫破裂

子宫体部或子宫下段在妊娠期或分娩期发生破裂称为子宫破裂,是产科最严重的并发症之一,常引起母儿死亡。其发生率为判断一个地区产科质量的标准之一。

【病因】

子宫破裂与下列因素有关:

1. 胎儿先露部下降受阻:由于骨盆狭窄、头盆不称、胎位异常、胎儿畸形等造成梗阻性难产,使胎儿先露部下降受阻,子宫下段过度扩张变薄,导致子宫下段破裂。此外,阴道瘢痕造成狭窄、盆腔肿瘤嵌顿于先露部亦可造成胎儿先露部下降受阻。

2. 瘢痕子宫破裂子宫曾行各种手术:妊娠期或分娩期由于瘢痕组织弹性较差,造成瘢痕处破裂,如古典式剖宫产、子宫穿孔修补术、子宫纵隔切除术、子宫肌瘤挖除术后等。

3. 子宫收缩药应用不当:多见于临产过程中不恰当的应用缩宫素、麦角类药物、前列腺素栓剂而没有良好的监护。少数病例见于对以上药物极度敏感者。

4. 分娩时手术损伤:在阴道助产时不适当或粗暴应用产钳术、内倒转术、穿颅术、断头术、臀位牵引术等,导致严重的宫颈阴道裂伤合并子宫下段破裂。

5. 子宫肌壁病变:包括先天性子宫发育不良、双子宫妊娠、单角子宫妊娠等,多次人工流产、子宫穿孔、人工剥离胎盘及葡萄胎、绒毛膜癌等,由于部分子宫肌壁变薄或坏死,易导致子宫破裂。

【诊断】

(一)临床表现

1. 具有以上导致子宫破裂高危因素的病史。

2. 先兆子宫破裂多发生于临产过程中,当先露部下降受阻,强有力的宫缩使子宫下段逐渐变薄而子宫体更加增厚变短,两者之间形成明显的环状凹陷,并逐渐上升到脐或脐部以上,称为病理性缩复环。此时下段膨隆,圆韧带极度紧张,可明显触及并有压痛。孕妇自觉下腹疼痛,拒按,烦躁不安,呼吸困难。由于胎先露紧压膀胱使之充血,出现排尿困难、血尿形成。胎儿血供受阻,胎儿缺氧导致胎心改变或听不到。这种情况若不立即解除,子宫将很快在病理缩复环处及其下方发生破裂。

3. 子宫破裂

(1)不完全子宫破裂:子宫肌层已全部或部分破裂,但浆膜层或腹膜层尚保持完整,宫腔与腹腔未相通。胎儿仍位于宫腔内。腹部检查时,子宫不全破裂处有固定压痛点。如破裂位于阔韧带两叶之间,可形成阔韧带血肿,患者表现出明显贫血状态。

(2)完全破裂:子宫肌层及浆膜层全部破裂,宫腔与腹腔相通。产妇常感撕裂状剧烈腹痛,子宫收缩消失,疼痛缓解,但随血液、羊水及胎儿进入腹腔,很快出现严重的腹膜刺激征及失血性休克征兆。伴子宫颈撕裂或延及下段者可出现少量阴道出血。阴道检查时已扩张的宫颈口回缩,先露部上升。腹部检查胎体可清楚扣及,子宫体缩小且位于胎儿侧方,胎心往往消失。

(二)辅助诊断

根据以上临床表现一般即可诊断,但子宫后壁发生破裂时,诊断较困难。需根据患者病史进行分析,尤其是具有子宫破裂高危因素时,患者出现腹膜刺激征及休克期或休克早期的临床表现时,均应考虑子宫破裂的可能。阴道检查虽对子宫破裂诊断有一定帮助,但可加重病情,故除产后疑有子宫破裂需探查宫腔外,一般不宜做阴道检查。B超可协助诊断,但临床大多不必行此项检查就可诊断。

【治疗】

(一)先兆子宫破裂

发现先兆子宫破裂时必须立即给予抑制子宫收缩的药物,如吸入或静脉麻醉,肌内注射或静脉注射镇静药物,如哌替啶100mg,停用宫缩药,尽快施行剖宫产术。

(二)子宫破裂

对已诊断为子宫破裂者,在进行大量输血、输液抗休克的同时,立即施行剖宫产术,同时应用大剂量抗生素防治感染。手术方式应根据患者的年龄、胎次、一般情况、子宫破裂程度与部位、手术距离破裂发生时间长短以及有无严重感染而决定。

1. 患者无子女,子宫破裂时间在 12 小时以内,裂口边缘尚整齐、无明显感染者,可考虑修补缝合术。

2. 若裂口较大,撕裂多处,且有感染可能者,应考虑做次全子宫切除术。

3. 子宫裂口不仅在下段,且延及宫颈口者,应考虑做全子宫切除术。

4. 在阔韧带内有巨大血肿时,必须打开阔韧带,推开输尿管及膀胱,避免损伤,游离、结扎子宫动脉之上行者及其伴随静脉。如术时仍有活动性出血,可先行同侧髂内动脉结扎术,以控制出血。

5. 每一例子宫破裂的孕产妇,均应仔细检查膀胱、输尿管、宫颈与阴道,如发现裂伤,应同时予以修补。

【预防】

1. 加强产前检查,凡有子宫破裂高危因素的孕妇均应严密监护,提前 1～2 周住院待产,必要时提前剖宫产术。

2. 密切观察产程及早发现胎位异常,预防梗阻性难产的发生,出现病理性缩复环或其他子宫破裂的征象时及时行剖宫产。

3. 严格掌握宫缩药的使用,凡胎位不正、头盆不称、产道明显异常等,产前禁用缩宫素或前列腺素,对无禁忌证的孕妇,应在专人守护下应用。

4. 严格手术指征,对阴道助产的适应证要严格掌握,操作过程要规范,切忌粗暴操作,同时剖宫产指征亦要严格控制,并应采用子宫下段剖宫产。

(曾万江)

三、羊水栓塞

羊水栓塞(amnionic fluid embolism,AFE)是指在分娩过程中羊水进入母体血循环引起肺栓塞、休克和发生弥散性血管内凝血(DIC)等一系列严重症状的综合征,是极其严重的分娩并发症,亦是孕产妇死亡的重要原因之一。足月妊娠分娩发病者病死率高达70%~80%,妊娠早期、中期流产亦可发生此病,但情况较缓和,极少造成孕产妇死亡。

【病因】

羊水进入母体血循环的机制尚不十分清楚,但与下列一些因素有关。

1. 子宫收缩过强或强直性子宫收缩(包括缩宫素使用不当)致羊膜腔内压力过高。

2. 子宫存在开放的血管,如子宫颈裂伤、子宫破裂、剖宫产术时,前置胎盘,胎盘早剥,中期妊娠流产子宫颈有裂伤者,在宫缩强时破膜,羊水由开放的胎盘血窦或子宫伤口进入母体血循环。

3. 滞产、过期妊娠、多产妇、巨大儿等可诱发难产,也与产程过长,难产机会增多导致胎儿缺氧窘迫,羊水混浊刺激性强等有关。

【病理生理】

羊水进入母体血液循环以后,主要引起以下几种病理生理变化。

(一)肺动脉高压

1. 羊水除含有蠹毛、胎脂、角化上皮细胞及胎粪等物可直接形成栓子外,羊水本身为一强凝血物质,能促使血液凝固而形成广泛性纤维蛋白栓,肺小血管突然栓塞,肺血流灌流明显减少,同时由于反射性迷走神经兴奋引起肺血管痉挛、冠状血管痉挛,肺动脉压急剧升高,加之支气管分泌物增多,肺通气量明显减少而产生严重的肺缺血、缺氧。肺泡及毛细血管通透性增加,血浆部分渗出,导致肺间质、肺泡内水肿,肺出血,急性肺心病右侧心力衰竭,右心室扩大。

2. 肺循环受阻,进入左心房的回心血量减少,左心室排血量明显减少,引起周围循环衰竭,血压下降,甚至出现休克。

3. 由于肺部气体交换障碍及周围循环衰竭,导致低氧血症,使全身各组织及重要器官,如脑、肾严重缺氧,出现发绀、烦躁、抽搐、昏迷、急性肾衰竭,甚至迅速死亡。

(二)弥散性血管内凝血

妊娠时母体血中多种凝血因子及纤维蛋白原明显增加,血液呈高凝状态。羊水内含有丰富的凝血活酶,进入母体血后引起弥散性血管内凝血,消耗大量凝血因子,使血管内纤维蛋白沉着,血中纤维蛋白原下降。同时由于羊水中还含有纤溶激活酶,激活纤溶系统,使血液由高凝状态迅速转入纤溶状态,血液不凝,发生严重的产后出血。

(三)过敏性休克

羊水栓塞时,多数患者立即出现血压下降或消失,继而出现心肺功能障碍,可能与羊水中胎儿的有形物质为过敏原,作用于母体,导致过敏性休克有关。

在中期妊娠羊水内缺少胎儿表皮成分及胎粪,少量羊水进入母体,危害性小得多,多不引起以上严重情况。

羊水栓塞患者约1/3发病半小时内猝死,1/3在以后1小时内死亡,幸存的1/3病例可出现凝血功能障碍及肾衰竭。

【诊断】

(一)临床表现

大多数发病突然,病情凶险,主要的临床表现如下。

1. 在分娩过程中或破膜后,突然发生呛咳、烦躁不安、呼吸困难、发绀,继之出现抽搐、昏迷、心率增快、血压下降、肺水肿、咳粉红色泡沫样痰,并迅速转入休克状态,发病急骤凶险者,惊叫一声后数分钟内血压消失,并迅速死亡。

2. 未在短期内死亡者,可出现出血不止,血不凝,身体其他部位(如皮肤、黏膜、胃肠道或肾)出血,产后大出血。

3. 由于DIC继之出现肾功能损害,出现少尿、无尿及尿毒症征象。

主要根据以上典型的临床表现,即可初步诊断并立即进行抢救。在抢救的同时可进行必要的辅助检查。

(二)辅助检查

1. 早期可出现血性泡沫痰,肺部听诊出现湿啰音,X 线床边摄片可见双肺弥漫性点片状浸润影,沿肺门周围分布,可伴有右心扩大及轻度肺不张。

2. 心电图示右侧房室扩大,心肌劳损。

3. 痰液涂片可查到羊水内容物,确诊则需从腔静脉取血查出羊水中的有形物质,如复层扁平上皮、毳毛等,或尸检时肺小动脉或毛细血管内有羊水成分的栓塞。

4. DIC 各项血液检查阳性。

【处理】

羊水栓塞发病凶险,病死率较高,多数患者死于急性肺动脉高压及右侧心力衰竭所致的呼吸循环衰竭,以及难以控制的凝血功能障碍。一旦发生羊水栓塞应采取紧急措施,迅速组织抢救,解决主要矛盾。

(一)纠正呼吸循环衰竭

1. 加压给氧,取半坐位或抬高肩部卧位,必要时行气管插管或气管切开,以保证供氧,减轻肺水肿,改善脑缺氧。

2. 纠正肺动脉高压,为阻断迷走神经反射引起的肺血管痉挛及支气管痉挛,应立即应用解痉药物。

(1)心率慢时可用阿托品 1～2mg 或山莨菪碱 20mg 加入 10%～20% 葡萄糖溶液中,静脉注射,每 15～30 分钟一次,直至面色潮红或症状好转为止。

(2)由于肺动脉高压、右侧心力衰竭致使心率变快时,则用氨茶碱 0.25g 加入 10% 葡萄糖溶液 20ml 中,缓慢静脉注射。

(3)盐酸罂粟碱 30～90mg 溶于 10%～25% 葡萄糖溶液 20ml,缓慢静脉注射,以解除平滑肌张力,扩张冠状动脉、肺血管及脑血管,同时也是解除肺动脉高压的良好办法。

3. 防止心力衰竭

(1)为防止心力衰竭,脉快者应及早应用强心药,如毛花苷 C 0.2 ～ 0.4mg 加于 10% 葡萄糖溶液中,缓慢静脉注射,或用毒毛花苷 K 0.125 ～ 0.25mg 加入 10% 葡萄糖溶液中,缓慢静脉注射,加强心肌收缩,增加心搏量。

（2）为减轻右心负荷,可用测血压袖带分别缚于四肢,加压至收缩压与舒张压之间,以阻断部分静脉回流。

（3）应用利尿药,如呋塞米 20 ～ 40mg 或依他尼酸 20 ～ 50mg,稀释后静脉注射,有利于消除肺水肿。

4. 抗休克:急性羊水栓塞多因左心回心血量急剧减少、左心排血量急剧降低及过敏而发生休克,产后因产后出血而发生失血性休克,纠正休克除及时输入新鲜血补足血容量之外,可考虑应用升压药物。

（1）低分子右旋糖酐:24 小时内输入 500 ～ 1000ml。

（2）异丙肾上腺素:0.2 ～ 0.4mg 加于 5% 葡萄糖溶液 200ml 中静脉滴注。

（3）多巴胺:10 ～ 20mg 加在 10% 葡萄糖溶液 250ml 中静脉滴注,根据血压调整滴速。

（4）间羟胺:20 ～ 80mg 加在葡萄糖溶液中静脉滴注。

（二）抗过敏

应早期应用抗过敏药物肾上腺皮质激素,稳定溶酶体膜,保护细胞,抗过敏,同时亦有解除痉挛作用。地塞米松 20mg 静脉注射后,再用 20mg 静脉滴注并根据病情重复使用。亦可用氢化可的松 100 ～ 200mg,静脉滴注,每日用量可达 500 ～ 1000mg。

（三）纠正酸中毒

纠正酸中毒有利于纠正休克和电解质紊乱,常用 5% 碳酸氢钠 250 ～ 500ml 静脉滴注。

（四）纠正 DIC 及继发性纤溶

一旦发生羊水栓塞,只有去除病因（终止妊娠）,解除促凝因素的作用,才能控制病情的进一步发展（药物应用原则详见 DIC 章节）。

（五）产科处理

原则上应先改善产妇的呼吸循环衰竭,待病情好转后再处理分娩,如病因不除,病情仍有可能恶化。终止妊娠的方法根据具体情况而定。在第一产程可考虑行剖宫产结束分娩。在第二产程可根据情况产钳助产或剖宫产。对严重产后出血用宫缩药、止血药后短时间内不能控制时,应在患者能承受手术的情况下行子宫切除术。也有学者认为切除子宫能最有效地控制出血,并可减少子宫血窦内羊水物质继续进入体循环。

(六)保护肾脏防止肾衰竭

羊水栓塞患者经抢救度过了肺动脉高压及右侧心力衰竭、凝血功能障碍等几个阶段后,常常因肾缺血时间长、肾血管栓塞而导致肾小管肾小球坏死、肾功能障碍,故在抢救过程中应随时观察尿量,使每小时尿量不少于 30ml,24 小时尿量不少于400ml。若血容量补足,可应用利尿药。出现肾衰竭按相应原则处理。

【预防】

预防羊水栓塞应注意以下几点。

1. 合理应用缩宫素,正确掌握缩宫素应用的适应证和禁忌证。

2. 不主张宫缩时破膜或剥膜时兼行破膜。

3. 前置胎盘、胎盘早剥、剖宫产破膜时应注意使羊水缓慢流出。

4. 正确处理产程,防止子宫颈裂伤及子宫破裂。

5. 中期妊娠钳刮时,应先破膜,后钳刮。

(曾万江)

四、子宫内翻

子宫内翻(inversion of uterus)是指子宫底部向子宫腔内凹陷,甚至从子宫颈口翻出,多发生在第三产程,是产科严重而罕见的并发症,如不及时处理,可引起创伤性休克、失血性休克和感染,严重威胁产妇生命。发病率为 1/2500。

【病因和分类】

（一）病因

1. 第三产程处理不当：过度牵拉脐带、猛力按压子宫底等。

2. 胎盘附着于子宫底部并有粘连或植入等。

3. 子宫发育不良：子宫体肌肉薄弱、松弛、无力。

4. 站立位分娩：为宫颈口扩张、腹压突然增加等。

（二）分类

根据翻出程度分类如下：

1. 不完全性子宫内翻：子宫底内陷，甚至接近或超出子宫颈口，但仍保留部分子宫腔。

2. 完全性子宫内翻：子宫体全部翻出到阴道。

3. 内翻子宫脱垂：翻出的子宫体脱垂到阴道口外。

【诊断】

（一）症状

1. 剧烈腹痛：内翻子宫牵拉附件和腹膜所致。产妇极度痛苦面容，严重者出现神经源性休克，表现为低血压和心动过速。

2. 出血：①胎盘附着于子宫壁尚未剥离、翻时，可因血管受压而出血不多。②胎盘部分剥离、翻出，可发生大出血。③胎盘已娩出而发生翻出，可致翻出创面出血不止。

3. 休克：包括失血性休克和神经源性休克，与出血量不一定成正比。

（二）体征

1. 腹部触诊：不完全性翻出时，耻骨联合上方可触及杯状凹陷。完全性翻出时，触诊圆而硬的子宫体缺如。

2. 阴道检查：不完全性翻出时，子宫颈口内或外可见红色瘤样物，子宫颈环状缠绕肿物。完全性翻出时，脱出肿物两侧可见输卵管开口，这是与黏膜下肌瘤鉴别的重要征象之一。

【处理】

重在早期诊断。根据翻出程度、患者一般状况确定处理方案，尽早子宫复位。

1. 抗休克：快速建立静脉通路，输液、输血，镇痛，尽快行子宫还纳复位。暂时停用宫缩剂。

2. 子宫还纳复位:一经诊断应尽快复位,可施行经阴道徒手复位术,必要时行经腹手术复位。注意事项如下。

(1)如胎盘尚未剥离,可连同胎盘一起还纳,再剥离胎盘。若宫颈环缩窄,可先剥离胎盘,再还纳复位子宫;如胎盘部分剥离,可先剥离胎盘,再还纳复位子宫。

(2)若宫颈环缩窄,可使用硫酸镁、硝酸甘油等子宫松弛剂。

(3)还纳复位成功后立即使用宫缩剂。手拳置于子宫腔中固定数分钟后缓慢退出,置于阴道内观察,视子宫下段缩复情况而决定是否子宫腔填塞纱布。若填塞纱布,应于 24 小时后取出。

(4)预防感染:注意无菌操作,预防性使用抗生素。

3. 子宫切除术:慢性翻出合并严重感染、出血不止者,可经腹行子宫切除术。

【预防】

(1)注意子宫发育不良等病史。

(2)第二产程协助胎头娩出时,不能猛压子宫底。胎儿娩出时若脐带缠绕过紧,不宜急于牵拉,应先快速断脐。

(3)第三产程牵拉胎盘时动作应轻柔,避免猛压子宫底。

(肖　娟　陈素华)

五、胎 儿 窘 迫

胎儿窘迫(fetal distress)是指胎儿在子宫内因急性或慢性缺氧而危及其健康和生命的综合症状,是围生儿死亡及智力低下的主要原因之一。急性胎儿窘迫多见于分娩期;慢性胎儿窘迫多见于妊娠晚期,临产后易合并急性胎儿窘迫。

【病因】

1. 母体因素:重度贫血、严重的循环系统或呼吸系统疾病等,母体血液循环或胎盘血液循环氧含量不足。

2. 胎儿因素:严重的胎儿循环或呼吸系统疾病、颅脑损伤、畸形等,对氧的运输和利用能力下降。

3. 胎盘因素:胎盘早剥、胎盘梗死等,对氧的供应能力下降。

4. 脐带因素:脐带发育异常或受压、脱垂、真结等,导致脐带血运受阻。

【病理生理】

轻度缺氧时,胎儿由于二氧化碳蓄积、呼吸性酸中毒而使交感神经兴奋,大量分泌肾上腺儿茶酚胺、肾上腺素,继而血压升高、心率加快。严重缺氧时则改变为迷走神经兴奋,心功能失代偿,心率由快变慢。无氧糖酵解增加使丙酮酸、乳酸等堆积,pH下降,出现混合性酸中毒,引起胎儿重要脏器损伤,甚至死亡。缺氧使肾血流量减少、胎尿减少、羊水减少,并使肠蠕动亢进、肛门括约肌松弛、胎粪排出污染羊水,胎儿宫内呼吸运动加深而吸入羊水出现新生儿吸入性肺炎、胎粪吸入综合征等。妊娠期慢性缺氧可影响胎儿生长发育。急性缺氧可导致新生儿缺血缺氧性脑病,甚至脑瘫等神经系统严重后遗症。

【检查与诊断】

1. 急性胎儿窘迫:多发生在分娩期,伴有脐带脱垂、前置胎盘、胎盘早剥、产程延长或宫缩过强、休克等病理因素。

(1)胎心率异常:缺氧早期,无宫缩时胎心率增快达160次/分以上。严重缺氧时胎心率减慢达120次/分以下。胎心率减慢至100次/分以下、基线变异低于5次/分,伴频繁晚期减速或重度变异减速,提示胎儿严重缺氧,随时可能胎死宫内。

(2)羊水胎粪污染:Ⅰ度污染呈浅绿色,多见于慢性胎儿窘迫。Ⅱ度污染呈黄绿色、浑浊,多见于急性胎儿窘迫。Ⅲ度污染呈棕黄色、稠厚,提示胎儿严重缺氧。当胎心率<120次/分、胎先露部固定、前羊水清时,应在无菌条件下于宫缩间歇期轻轻上推胎先露部,使后羊水流出,观察后羊水性状。

(3)胎动异常:初期时胎动频繁,继而胎动减少、减弱,甚至消失。

(4)酸中毒:正常胎儿头皮血pH为7.25～7.35、PO_2 15～

30mmHg、PCO_2 35～55mmHg，当 pH<7.2、PO_2 <10mmHg、PCO_2 > 60mmHg 诊断胎儿酸中毒。

2. 慢性胎儿窘迫：多发生在妊娠晚期，因妊娠期高血压疾病、慢性肾炎、糖尿病、严重贫血、妊娠期肝内胆汁淤积症、过期妊娠等引起，可伴有胎儿宫内发育迟缓。

（1）胎动异常：每日早、中、晚各计数 1 小时胎动次数，3 个小时胎动次数之和乘以 4，结果约为 12 小时的胎动总次数。正常情况下，足月妊娠时胎动次数>20 次/24 小时。胎动减少，尤其是进行减少，提示胎儿窘迫。

（2）胎儿电子监护异常：① NST 无反应型（连续监测胎心率 20～40 分钟，胎动时胎心率加速<15 次/分、持续时间<15 秒）。②无胎动或宫缩时胎心率>180 次/分或<120 次/分达 10 分钟以上。③基线变异<5 次/分。④OCT 频繁重度变异减速或晚期减速。

（3）胎儿生物物理评分低：对 NST 及 B 超获得的胎动、胎儿呼吸运动、胎儿肌张力、羊水量进行综合评分，每项 2 分，总分 4～7 分可疑缺氧，不足 3 分提示胎儿窘迫。

（4）胎盘激素下降：①24 小时尿 E_3 <10mg 或连续下降> 30%，随意尿 E/C 比值<10。②妊娠特异 β_1 糖蛋白<100mg/L。③胎盘生乳素<4mg/L。

（5）羊膜镜检查：羊水胎粪污染。

【处理】

1. 急性胎儿窘迫：应积极处理，改善胎儿供氧。

（1）及时寻找原因，积极对因治疗。

（2）一般处理：左侧卧位，吸氧（10L/min）30min/次、间隔 5 分钟以上，纠正酸中毒、水电解质紊乱。

（3）尽快终止妊娠：并做好新生儿复苏准备。

宫口未开全、出现以下任何一项临床表现均应立即剖宫产：①胎心率持续低于 120 次/分或高于 180 次/分，伴羊水Ⅱ度污染。②羊水Ⅲ度污染伴羊水过少。③ CST 或 OCT 出现频繁晚期减速或重度变异减速。④胎儿头皮血 pH<7.2。

宫口开全、骨盆各径线正常、胎头双顶径已过坐骨棘平面以下,尽快经阴道助产。

2. 慢性胎儿窘迫:应针对病因、孕龄、胎儿成熟度、胎儿缺氧程度决定处理方案。

(1)一般处理:左侧卧位,低流量吸氧每次30分钟,每天2~3次,针对病因积极治疗合并症或并发症。

(2)终止妊娠:近足月,胎动减少,OCT出现频繁晚期减速或重度变异减速,胎儿生物物理评分小于3分,需终止妊娠,以剖宫产为宜。

(3)期待疗法:孕周小,估计胎儿娩出后难以存活,尽量保守治疗延长孕周,并给予促胎肺成熟治疗,争取胎儿成熟后终止妊娠。

(肖　娟　陈素华)

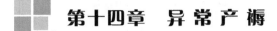

第十四章 异常产褥

一、产褥感染

产褥感染(puerperal infection)是指产褥期内生殖道受病原体侵袭而引起局部或全身的感染。发生率为 1%~7.2%,与医疗条件密切相关。农村、边远贫困地区多发,是产妇死亡的主要原因之一。

产褥病率(puerperal morbidity)是指分娩 24 小时以后的 10 天内,每日测量 4 次体温,凡体温有 2 次达到或超过 38℃ 者。产褥病率的原因主要为产褥感染、其他原因的感染,如上呼吸道、泌尿道、乳腺感染等。

【病因】

1. 感染来源

(1)自身感染(内源性感染):正常孕妇生殖道或其他部位寄生的病原体,当出现感染诱因时使机体抵抗力低下而致病。孕妇生殖道病原体不仅可以导致产褥感染,而且还可以通过胎盘、胎膜、羊水间接感染胎儿,并导致流产、早产、死胎、IUGR、胎膜早破等。

(2)外来感染(外源性感染):由被污染的衣物、用具、各种手术器械、敷料等物品接触后引起感染,常常与无菌操作不严格有关。

2. 感染病原体

(1)需氧性链球菌:是外源性感染的主要致病菌,尤其是 B 族 β 溶血性链球菌(GBS)产生外毒素与溶组织酶,有极强的致病力、毒力和播散力,可致严重的产褥感染。

(2)大肠杆菌属:包括大肠杆菌及其相关的革兰阴性杆菌、变形杆菌等,亦为外源性感染的主要致病菌之一,也是菌血症和感染性休克最常见的病原体。

（3）葡萄球菌属：主要为金黄色葡萄球菌和表皮葡萄球菌，金黄色葡萄球菌多为外源性感染，容易引起严重的伤口化脓性感染。

（4）厌氧性链球菌：存在于正常阴道中，当产道损伤、机体抵抗力下降时，可迅速大量繁殖，并与大肠杆菌混合感染，其分泌物异常恶臭。

（5）厌氧类杆菌属：包括脆弱类杆菌、产色素类杆菌等，为绝对厌氧的革兰阴性杆菌。此类细菌可加快血液凝固，易导致血栓性静脉炎。

（6）双歧杆菌属：双歧杆菌属为机会致病菌，多由无菌操作不严引起，可导致局部地区的暴发流行，如深圳某医院曾暴发流行该菌产褥感染，治疗较为棘手。

（7）梭状芽胞杆菌：主要为产气荚膜杆菌，产生两种毒素溶解蛋白质而产气，并引起溶血。严重者可导致急性肾衰竭、气性坏疽、循环衰竭而死亡。

（8）其他：淋病奈瑟菌、溶脲脲原体、人型支原体、沙眼衣原体均可导致产褥感染，但较少见，通过直接或间接不洁性行为传播引起者较为多见。另外，病毒引起的产褥感染鲜有报道，但母亲患柯萨奇病毒感染者可通过产道传播给新生儿，并引起局域性新生儿暴发感染，新生儿死亡率极高。由SARS病毒引起的产褥感染目前尚无报道。

3. 感染诱因：机体对入侵的病原体的反应，取决于病原体的种类、数量、毒力以及机体自身的免疫力。任何削弱产妇生殖道和全身防御功能的因素均有利于病原体的入侵与繁殖，如贫血、营养不良、各种慢性疾病（如肝功能不全、妊娠合并心脏病、糖尿病等）、临近预产期前性交尤其是配偶患性传播疾病者、胎膜早破、羊膜腔感染、各种产科手术操作、产道损伤、产前产后出血、宫腔填塞纱布、产道异物、产程过长、胎盘残留等，均为产褥感染的诱因。

【病理及临床表现】

1. 急性外阴、阴道、宫颈炎：常由于分娩时会阴损伤或手术产、妊娠前有外阴阴道炎者而诱发，表现为局部灼热、坠痛、肿胀，炎性分泌物刺激尿道可出现尿痛、尿频、尿急。

2. 急性子宫内膜炎、子宫肌炎：由病原体经胎盘剥离面侵犯至蜕膜所致者为子宫内膜炎，侵及子宫肌层者为子宫肌炎，两者常互相伴随。临床表现为低热、下腹疼痛及压痛、恶露增多且有异味，重者有寒战、高热、头痛、心率加快、白细胞及中性粒细胞增高，有时因下腹部压痛不明显及恶露不一定多而容易误诊。

3. 急性盆腔结缔组织炎、急性输卵管炎、卵巢炎：病原体通过淋巴道或血行侵及子宫旁组织，并延及输卵管及其系膜和卵巢。如侵及整个盆腔，可形成"冰冻骨盆"，患者下腹疼痛剧烈，常有高热，有时可触及下腹部包块。

4. 急性盆腔腹膜炎、弥漫性腹膜炎：炎症扩散至子宫浆膜层，形成盆腔腹膜炎，继续发展为弥漫性腹膜炎，出现全身中毒症状：高热、寒战、恶心、呕吐、腹胀、下腹剧痛，体检时下腹明显压痛、反跳痛。产妇因产后腹壁松弛，腹肌紧张多不明显。腹膜炎性渗出及纤维素沉积可引起肠粘连，常在直肠子宫陷凹形成局限性脓肿，刺激肠管和膀胱导致腹泻、里急后重及排尿异常。如病情不能彻底控制可发展为慢性盆腔炎。

5. 血栓性静脉炎：细菌分泌肝素酶分解肝素导致高凝状态，加之炎症造成的血流淤滞、静脉壁损伤，尤其是厌氧菌和类杆菌造成的感染极易导致盆腔血栓性静脉炎。常累及卵巢静脉、子宫静脉、髂内静脉、髂总静脉及下腔静脉，多为单侧，多发生在产后 1~2 周，继子宫内膜炎之后出现寒战、高热，且反复发作，可持续数周，诊断有一定的困难。下肢血栓性静脉炎者，病变多位于股静脉和静脉及大隐静脉，表现为弛张热，下肢持续性疼痛，局部静脉压痛或触及硬索状包块，血液循环受阻，下肢水肿，皮肤发白，称为"股白肿"。可通过彩色多普勒超声血流显像检测出。如患侧踝部、腓肠肌部、大腿中部的周径大于对侧 2cm 时，亦可做出诊断。

6. 脓毒血症及败血症:病情加剧时细菌进入血液循环引起脓毒血症、败血症,尤其是当感染血栓脱落时可致肺、脑、肾脓肿或栓塞死亡。

【诊断及鉴别诊断】

1. 详细询问病史、分娩经过、产褥期状况,认真进行全身及局部体检。注意有无引起感染的诱因,排除可致产褥病率的其他因素或切口感染等,查血尿常规、C反应蛋白(CRP)、ESR则有助于早期诊断。

2. 病原体确诊:急性期取分泌物做鉴定病原体种类对确诊和治疗极其重要。①病原体培养和药物敏感试验:对治疗极有参考价值,但注意厌氧菌培养时应在厌氧培养基中培养。②分泌物涂片检查:对淋球菌或厌氧菌感染有一定的参考意义。③病原体抗原抗体检测:可采用相应免疫试剂盒进行快速检测。

3. 确定病变部位:通过仔细全面体检,双合诊及三合诊,可触及增粗的输卵管或盆腔脓肿包块,诊断不难。必要时可进行B超、彩色多普勒、CT、MRI等对其炎性包块、脓肿或静脉血栓进行定性定位检测。

【预防】

加强围生期卫生宣教,保持全身及外阴清洁,妊娠晚期避免性交,加强营养,有外阴阴道炎和宫颈炎者应及早治疗。临产前注意避免胎膜早破,产程异常者要及早处理,避免滞产、产道损伤、产后出血等引起感染的诱因。接产中严格无菌操作,正确掌握手术指征。产后严密观察,对可能发生产褥感染者,如阴道助产、产程延长、产后出血、胎膜早破、合并内科疾患者、机体抵抗力低下者等,应预防性应用抗生素。减少和婉拒不必要的探视,以免探视者带菌交叉感染。注意个人卫生,腹部或会阴伤口拆线后可淋浴,产后10天内应避免盆浴以防逆行性感染。勤换内裤和卫生巾或卫生护垫,并及时更换污染的床单。

【治疗】

应积极处理并重视,切勿耽搁时机,否则病情加剧随时可致患者中毒性休克、多器官功能衰竭而死亡。

治疗原则是抗感染。首选广谱高效抗生素,如青霉素、氨苄西林、头孢菌素类或喹诺酮类抗生素等,必要时进行细菌培养及药物敏感试验,应用相应的有效抗生素。应注意需氧菌与厌氧菌以及耐药菌株的问题,可采用甲硝唑、替硝唑抗厌氧菌治疗。病情危重者可短期加用肾上腺皮质激素,以提高机体的应激能力。

有宫腔残留者应予以清宫,对外阴或腹壁有脓肿者应切开引流,取半卧位以利于脓液流入陶氏腔,使之局限化,必要时行阴道后穹隆穿刺或切开引流。

对症与支持疗法,加强营养、补充维生素,纠正贫血与水电解质紊乱,可少量、多次输新鲜血或白蛋白,也可辅以中医药治疗。

对血栓性静脉炎患者,在抗感染的同时,加用肝素48~72小时,即肝素50mg+5%葡萄糖溶液静脉滴注,6~8小时一次,体温下降后改为每天2次,维持4~7天。亦可加用活血化瘀中药以及溶栓类药物。如化脓性血栓不断扩散,可结扎卵巢静脉、髂内静脉,或切开病灶静脉直接取出栓子。

(刘燕燕　邓东锐)

二、晚期产后出血

晚期产后出血是指分娩24小时后,在产褥期内发生的子宫大量出血。多见于产后1~2周,亦可迟至产后2个月左右发病。临床表现为持续或间断阴道流血,有时是突然阴道大量流血,可引起失血性休克。晚期产后出血多伴有寒战、低热。

【病因】

1. 胎盘残留:残留的胎盘组织坏死脱落时,基底部血管出血。

2. 蜕膜残留:长时间大面积残留,影响子宫缩复,继发子宫内膜炎。

3. 胎盘附着部位子宫复旧不全或子宫内膜修复不全。

4. 感染:子宫内膜感染者导致胎盘附着面处复旧不良、子宫收缩不良,从而引起子宫大量出血。

5. 剖宫产切口裂开:多见于子宫下段横切口剖宫产,常发生于下述情况:①子宫切口感染。②切口选择不合理,切口过高、过低或偏向一侧累及子宫动脉。③缝合不合理,如组织对位不良、手术操作粗暴、活动性出血血管缝扎不紧、切口两侧角部回缩血管未缝扎、缝线过松或牵拉过紧、缝扎组织过多过密以及肠线过粗等。④忽视切口延长裂伤。

6. 其他:产后子宫滋养细胞肿瘤、子宫黏膜下肌瘤、宫腔异物等。

【检查与诊断】

1. 胎盘或蜕膜残留红恶露持续时间延长,以后反复出血或突然大量出血。检查发现子宫复旧不全、宫颈口松弛,有时可触及残留组织。宫腔刮出物送检,可发现变性、坏死或炎性反应的胎盘或蜕膜。

2. 胎盘附着部位子宫复旧不全或子宫内膜修复不全多发生于产后 2 周左右,检查子宫大而软,宫颈口松弛,宫颈管内可有大量血块堵塞,按摩子宫可排出陈旧性血液及凝血块。

3. 剖宫产切口裂开突发无痛性阴道大量出血,产后 2 ~ 3 周多见,可以反复出现。检查阴道宫颈内有血块,宫颈外口松,子宫下段切口部位可有凹陷、突起或血块。

诊断时应注意排除血液系统疾病。双合诊应在消毒、输液、备血、纠正休克以及有抢救条件下进行。不要强行清除宫颈部位凝血块。检查血、尿常规了解贫血与感染情况,B 型超声检查了解子宫大小、宫腔有无残留物以及剖宫产切口愈合状况等。

【治疗】

1. 少量或中量阴道出血,应用广谱抗生素、宫缩药以及支持疗法、中药治疗。有条件的情况下先行髂内动脉栓塞术,控制出血后再行保守治疗通常可避免开腹手术。

2. 疑有胎盘、胎膜、蜕膜残留或胎盘附着部位复旧不全,应在备血、做好开腹手术术前准备的条件下行清宫术。如行髂内动脉栓塞后再在超声引导下行清宫术,则更安全。刮出物送病检,术后继续应用抗生素及宫缩药。

3. 剖宫产术后出血,应用抗生素及宫缩药,大量出血应积极抢救,慎用清宫。保守治疗无效,适时开腹探查,首选髂内动脉结扎术,在解剖层次清楚的情况下可行子宫动脉上行支结扎术。术中应注意两侧阔韧带有无受累并酌情处理,必要时行子宫次全切除术或子宫全切术。

4. 若为肿瘤,应做相应处理。

【预防】

胎盘胎膜娩出后应认真检查是否完整,有残留者及时处理。有感染诱因者在产后应预防性使用抗生素,并严格按无菌操作原则进行每一步骤的管理和实施。剖宫产者避免切口过低或过高,避免偏向一侧损伤子宫动脉,缝合时切忌过密,一般针距以大于1cm为宜。

(刘燕燕　邓东锐)

第十五章 新生儿疾病

一、新生儿复苏术

新生儿复苏术(newborn resuscitation)是减少和避免因新生儿窒息而造成新生儿死亡和致残的一项重要复苏操作技术,是要求每一位妇产科医师、助产士及新生儿医师必须掌握的一项操作技术,简称"A、B、C、D"复苏方案。

A:Airway——建立通畅的呼吸道。

B:Breathing——诱发呼吸。

C:Circulation——维持循环。

D:Drug——药物。

【复苏的最初步骤】

对于每一位出生的新生儿都必须实施。

1. 防止热量散失:置新生儿于预热好的辐射保暖区,迅速擦干头部和全身羊水,撤去湿布。

2. 建立通畅呼吸道:摆正新生儿体位,抬高肩部2横指约2.5cm,使呼吸道通畅,迅速吸净其口腔、鼻腔黏液。

3. 诱发呼吸:若新生儿无自主呼吸,进行触觉刺激(弹足底或摩擦背部),常能刺激其呼吸。

4. 评价新生儿:观察其呼吸、心率及皮肤黏膜颜色,以决定需进一步采取何种处理。

上述操作步骤在20秒内完成。

【评价】

1. 首先评价呼吸,初生后经复苏最初步骤处理,呼吸率应加快,呼吸深度应加强。若无反应,再次弹足底或摩擦背部,这种刺激不应超过2次。刺激后观察新生儿有无呼吸,若无呼吸则用面罩气囊作正压人工呼吸。

2. 评价心率:评价呼吸运动并采取必要措施后,应立即检查心率,当心率低于每分钟 100 次,须正压人工给氧,当心率低于每分钟 80 次时,须行胸外按压。当心率大于每分钟 100 次,又有自主呼吸,可评价第三项体征——颜色。

3. 颜色:当呼吸和心率改善后,皮肤、黏膜应转为红润。但有时,新生儿仍发绀(中枢性发绀),这时,必须给氧,根据情况,可常压给氧。

(1) 外周性发绀:新生儿在初生数分钟内常四肢发绀,但口唇黏膜红润,称为外周性发绀,这是因为室内温度低及循环不畅所引起,与缺氧无关,但须注意保暖。

(2) 中枢性发绀:口唇黏膜发绀,这是因为肺进入血液的氧气虽足以维持正常心率,但不能满足全身的需要。这时,须继续给氧。

【给氧方式】

1. 常压给氧:经管道或面罩直接给氧。氧气流量 5 ~ 8L。

(1) 管道给氧:吸氧管与鼻孔距离 1.25cm,氧浓度 80% ;距离 2.5cm 氧浓度 60% ;距离 5cm 氧浓度 40% 。

(2) 面罩给氧:紧贴面部,氧浓度 60% ~ 80% ,轻轻放于面部,氧浓度 40% 。

2. 正压人工给氧:氧浓度可达到 90% ~ 100% ,自动充气式气囊、麻醉气囊可提供,速率:40 次/分。

【胸外按压】

1. 定义:有节奏地压迫胸骨,起到对心脏外在按压作用。

2. 指征:100% 浓度氧正压人工呼吸 15 ~ 30 秒,心率低于 60 次/分或心率 60 ~ 80 次/分,无上升趋势。

3. 体位、部位和方法

(1) 患儿仰卧于硬垫上。

(2) 着力点在胸骨下段 1/3 处。

(3) 拇指法:两拇指并排或重叠于胸骨下段 1/3 处,双手四指包裹于婴儿背部。

(4) 双指法:示指和中指或中指和环指放于患儿胸骨下段 1/3 处,另一手垫于婴儿背部。

4. 胸外按压:深度为 1.3～1.8cm,速率为 120 次/分,胸外按压与正压人工呼吸的比率为 1∶3,按压 30 秒,评价心率 6 秒。

5. 操作方法

(1) 正压人工给氧 15～30 秒。

(2) 听心率 6 秒,心率低于每分钟 80 次,行胸外按压,30秒钟后复查心率。

(3) 复查心率仍低于每分钟 80 次,再次行胸外按压,当心率大于每分钟 80 次,可停止胸外按压。如心率仍低于每分钟 80 次,须行气管插管或给药。胸外按压必须伴 100% 氧浓度正压人工给氧。

6. 并发症:如操作不当可造成肝破裂、肋骨骨折、气胸、出血等。

【气管插管】

(一)指征

1. 需长时间正压人工给氧。

2. 气囊面罩人工呼吸无效。

3. 需气管内吸引(羊水)。

4. 可疑膈疝。

(二)器械、用物准备

1. 器械:喉镜及叶片(足月 1 号,早产 0 号),气管套管(内径 2.5mm、3mm、3.5mm、4mm),金属套芯,吸引器(人工或电动),肩垫,胶布卷,剪刀,复苏气囊,氧气管。

2. 用物准备:选择合适型号的气管套管,将其剪成 13cm长,接上接头,插入金属芯,注意金属芯不能超过气管套管顶端,备好喉镜,检查电源,根据婴儿大小选择叶片,剪好适当长短的胶布,备好吸引器,氧气管,复苏气囊及面罩。

(三)体位

平仰卧,脸朝上,颈部轻度仰伸,可垫一纱布卷。

(四)操作步骤

1. 右手稳住儿头,左手持镜,沿舌面插入喉镜叶片至刚超过舌根。

2. 上抬叶片,辨认解剖部位,可见会厌及声门。

3. 如见不到会厌及声门,判断叶片位置,必要时,助手协助压迫喉部。若 20 秒不能插入,应退出喉镜,行面罩正压人工给氧。

4. 声门及声带暴露后,右手持气管套管,沿口腔右侧导入套管。

5. 看准声门将套管推入声带线达声门水平,此时管尖在声门与气管叉隆突连线中点上。

6. 右手将管子固定于患儿唇部,左手小心退出喉镜叶片,注意不要使管子移位,若有金属芯,将其退出,接上复苏气囊。

(五)核对气管套管位置

1. 肺区可闻及呼吸音。

2. 双肺呼吸音强度一致。

3. 进气可见胸廓扩张。

4. 无气体入胃声。

5. 进气时胃区不扩张。

(六)并发症

1. 低氧血症:患儿出现苍白无力,心率过缓及呼吸暂停,因插管时间过长,管尖位置不正确。呼吸暂停系因喉镜叶片、套管或吸痰管刺激咽后壁引起迷走神经反射所致。

2. 胸:管尖位于一侧主支气管,该侧肺充气过度所致(通常为右侧)。

3. 舌、齿龈、咽、会厌、气管、声带、食管等损伤,因操作粗鲁或叶片过长、过短所致。

4. 食管或气管穿孔:金属芯超过套管顶端。

5. 感染:污染的手或器械带菌给患儿所致。

【用药】

绝大多数需要复苏的婴儿经 100% 浓度氧及时、有效地抢救反应良好,有些需要胸外按压。极少数在人工呼吸及胸外按压后仍无反应,这时必须用药。如出生时没有心跳,那么在人工正压呼吸和胸外按压同时,必须立即给药。达到刺激心跳,增加组织灌注量,保持酸碱平衡的目的。用药须在新生儿医师指导下使用。

(一)用药指征

1. 使用 100% 浓度氧人工呼吸并胸外按压至少 30 秒后,心跳仍低于每分 80 次。

2. 无心跳。

(二)药物

药物包括强心剂肾上腺素、扩容剂及纠酸药碳酸氢钠等。

1. **肾上腺素**:强心药物,加快心率,加强心肌收缩力。

(1)指征:①100% 浓度氧人工呼吸及胸外按压 30 秒,心率仍低于每分钟 80 次。②无心跳,在正压呼吸和胸外按压的同时立即注射肾上腺素。

(2)使用方法:取小针筒抽吸 0.1ml,按每千克体重 0.1 ~ 0.3ml(1:10 000)计算,经静脉或气管套管内给药(IT),IT 给药时,若量少,可用生理盐水 1:1 稀释,加速给药。

(3)观察:用药 30 秒内,心率等于或大于每分钟 100 次,如心率仍低于每分钟 100 次,必要时每 5 分钟重复给肾上腺素一次,有急性失血伴低血容量者,给扩容剂,确诊代谢性酸中毒时给碳酸氢钠。

2. **扩容剂**:有四种可选择,即全血(与母血交叉配合阴性的 O 型、Rh 阴性血),5% 人体白蛋白,生理盐水溶液或其他血浆代用品,乳酸林格液。目的是增加血容量,改善代谢性酸中毒。

(1)指征:低血容量体征,给氧后仍苍白,心率正常但脉搏弱,复苏效果欠佳,血压下降,有急性失血依据。

(2)使用方法:按 10ml/kg 计算,经静脉 5 ~ 10 分钟内给完。

(3)观察:如仍有低血容量表现,可重复使用,如无改善或改善不明显,可考虑代谢性酸中毒,给碳酸氢钠。血压持续降低时考虑给多巴胺。

3. **碳酸氢钠**

(1)指征:确诊代谢性酸中毒时使用。

（2）使用方法：0.5mmol/ml（4.2% 溶液），按 2mmol/kg 计算，抽于 20ml 注射器内，静脉给药，慢推，至少 2 分钟推完。[1mmol/（kg·min）] 或 5% $NaHCO_3$ 4ml/kg 计算。

（3）观察：推完后 30 秒，心率应大于或等于每分钟 100 次，若心率低于 100 次/分，考虑再用肾上腺素、扩容剂、人工呼吸及胸外按压，若持续低血压，考虑使用多巴胺。

（4）注意事项：用药时一定伴有人工呼吸，防止颅内出血应按规定浓度用药，长时间窒息时碳酸氢钠有益于纠正酸中毒，但短时间心率过缓或心脏停搏时不主张使用此药。

4. 盐酸钠洛酮：为麻醉药拮抗剂，用于逆转多种麻醉药引起的呼吸抑制，新生儿因麻醉药引起呼吸抑制，多见于其母分娩前 4 小时用过麻醉剂。

使用按 0.1mg/kg 计算，经静脉、肌肉、皮下或气管套管给药，加速给药。

新生儿复苏操作流程见图 15-1。

（李玲新）

二、新生儿产伤

颅 内 出 血

新生儿颅内出血是由缺氧或产伤引起，至今仍是新生儿期的常见病，是围生期死亡的重要原因之一，易发生于低体重儿或巨大胎儿，存活儿可能会遗留智力低下、癫痫等神经系统后遗症，故应积极预防，及时治疗。

【病因及分类】

1. 病因：缺氧和产伤是引起新生儿颅内出血的主要原因。

2. 分型

（1）缺氧型：缺氧型颅内出血可发生在宫内、产时和产后，多见于未成熟儿或母体合并全身性疾病和并发症。

（2）损伤型：因分娩损伤。发生在分娩过程中，颅内血管

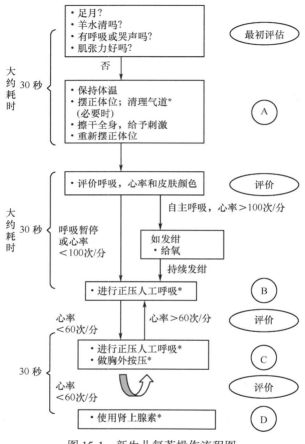

图 15-1 新生儿复苏操作流程图

* 在这些步骤中可考虑使用气管插管

损伤,硬脑膜下出血,多见于阴道难产,如产钳、吸引器助产儿。

(3)混合型:缺氧与产伤同时存在,发生两处和多处出血。

【诊断】

1. 症状:凡有窒息缺氧或产伤者,出现中枢神经系统症状,高颅压征或眼部异常,应考虑本病。

2. 体征

(1)窒息:阵发性青紫或呼吸障碍。

(2)兴奋期:经复苏后表现为烦躁不安。

(3)抑制期:嗜睡、拒食、全身肌肉松弛、昏迷等神经系统症状,如抑制状态出现越早,病情越重。

3. 脑部 B 型超声波及 CT 扫描:可明确诊断。

【处理原则】

(一)镇静、止痉

1. 苯巴比妥为首选药物,$5 \sim 7mg/(kg \cdot d)$静脉注射。

2. 地西泮 $0.1 \sim 0.3mg/kg$ 以注射用水稀释缓慢静脉注射,至惊厥停止。

(二)减轻脑水肿

1. 甘露醇:当颅内压增高,脑干受压症状出现时用。首剂 $0.75g/kg$,静脉推注,以后给 $0.25g/kg$,$6 \sim 8$ 小时 1 次,静脉注射。

2. 地塞米松:$0.5 \sim 1.0mg/kg$ 静脉注射,1 日 $2 \sim 4$ 次。

(三)控制出血

1. 维生素 K_1 5mg 静脉注射,每日 1 次,共用 $3 \sim 5$ 日。

2. 酚磺乙胺(止血敏)125mg 静脉注射,每日 1 次,共用 $3 \sim 5$ 日。

3. 输新鲜血或冰冻血浆,每次 $10ml/kg$。

(四)改善呼吸循环功能

1. 维持适当通气,正确给氧及纠正高碳酸血症,避免持续低氧及高氧血症。

2. 维持良好的灌注,血压过低时给多巴胺静脉注射,速率为 $5 \sim 15\mu g/(kg \cdot min)$。

3. 维持体内代谢平衡:适当补液,液量为 $6.0ml(kg \cdot d)$。纠正低血糖,输入 10% 葡萄糖。

(五)纠正酸中毒

1. 呼吸性酸中毒可用简易 CPAP 改善通气。

2. 5% 碳酸氢钠 3~6ml/kg 静脉滴注。

（六）支持疗法

1. 安静、保暖、头高侧卧位，保持呼吸道通畅。

2. 脑活素 2ml/次，静脉或肌内注射，每日 1 次，10 日为一疗程，可重复疗程。

（七）预防感染

应及早使用抗生素，舒氨新 0.25g 肌内注射，每日 1 次。青霉素 20 万 U 肌内注射，每日 2 次。

【预防】

加强围生期保健是预防颅内出血的重要措施。防止早产，积极治疗母亲合并症和并发症，正确处理难产，提高产科质量。积极预防胎儿窘迫，对早产儿，手术产儿出生时提高新生儿窒息的复苏水平，常规给新生儿肌内注射维生素 K_1，预防颅内出血。

头 颅 血 肿

头颅血肿（cephalhematoma）是分娩时新生儿颅骨骨膜下血管破裂，血液积留在骨膜下所致。

【病因】

多由胎头负压吸引、产钳手术等引起，亦可见于自然分娩时第二产程延长胎头受压所致。

【诊断】

1. 出生后儿头可见局限包块，多见于一侧顶骨，偶见于枕骨和额骨。

2. 触诊特点：边界清楚，按之无凹陷，吸收过程中有波动感。

【鉴别诊断】

头颅血肿与胎头水肿的鉴别诊断见表 15-1。

表 15-1　头颅血肿与胎头水肿的鉴别诊断

项目	头颅血肿	胎头水肿
部位	骨膜下	先露部皮下组织
范围	不超过骨缝	不受骨缝限制
出现时间	产后 2～3 日	娩出时即存在
消失时间	3～8 周	产后 2～3 日
局部特点	波动感	凹陷性水肿

【处理】

1. 胎头水肿不需处理,2～3 日后自行消退。

2. 胎头血肿消失较慢,数周才能完全吸收。

3. 保持婴儿安静,减少搬动,头向健侧卧,勿使患侧受压。

4. 保持皮肤清洁,禁止按摩和穿刺,以免感染。

5. 头皮损伤时,局部用 5% 活力碘涂擦,用消毒纱布包扎。

6. 戴弹性帽子,保护血管,以免血肿增大。

7. 止血、肌内注射维生素 K_1,抗生素治疗抗感染。

【预防】

避免抽血肿内血液,预防感染。

骨　折

新生儿于分娩过程中发生骨折,多因难产或助产手法不当所致。多发生于锁骨、肱骨及股骨,颅骨骨折少见。

【病因及分类】

（一）病因

1. 巨大胎儿娩肩困难,助手处理不当。

2. 臀牵引时,手上举上肢娩出困难或钩取下肢操作不当。

3. 产钳助产,挤压所致骨折。

（二）分类

1. 锁骨骨折。

2. 肱骨骨折。

3. 股骨骨折。

4. 颅骨骨折。

【诊断】

（一）症状

1. 骨折侧肩活动受限，局部肿胀，有骨摩擦音。

2. 肱骨骨折若发生于骨干中段，多为横断骨折，患侧上肢活动受限，骨折发生在中下 1/3 段时，易伤及桡神经。

3. 股骨骨折多发生于中 1/3，患侧下肢活动受限、肿胀、有骨摩擦音。颅骨骨折大多位于颞部，少数位于额部或枕部。颅骨骨折少见。

（二）辅助检查

X 线摄片有助于确诊。

【处理】

1. 锁骨骨折：在骨折处放一棉垫，用绷带将患侧上肢固定于胸侧，2 周后可痊愈。

2. 肱骨骨折：在患侧腋下垫一棉垫，使肘关节处于直角位，用绷带缚于胸侧，约 3 周可愈合。

3. 股骨骨折：用小夹板固定或悬垂皮肤牵引，3～4 周愈合。

4. 颅骨骨折：非压迫性凹陷性骨折可自行复位愈合。碎片在脑内，出现神经系统症状应考虑手术治疗。

【预防】

正确处理难产，提高产科质量，掌握各种难产助产手法，注意操作轻柔是预防发生骨折的关键。

（李玲新）

第十六章 外阴上皮内非瘤样病变

外阴上皮内非瘤样病变是指女性外阴皮肤和黏膜组织发生变性及色素改变的一组慢性疾病,分为外阴鳞状上皮增生、外阴硬化性苔藓及其他外阴皮肤病。其中外阴白色病变是因外阴鳞状上皮增生及外阴硬化性苔藓患者的外阴皮肤黏膜多呈白色而得名。

一、外阴鳞状上皮增生

外阴鳞状上皮增生(squamous cell hyperplasia of the vulva)是以外阴瘙痒为主要症状但病因不明的外阴疾病,可能与外阴潮湿和阴道排出物的刺激有关。

【病理】

主要组织病理变化为表皮层角化过度和角化不全,棘细胞层不规则增厚,上皮脚向下延伸,上皮脚之间的真皮层乳头明显,并有轻度水肿以及淋巴细胞和少量浆细胞浸润。但上皮细胞层次排列整齐,细胞的大小、极性和核形态、染色均正常。

【临床表现】

1. 此病多见于50岁以前的中年妇女,但亦可发生在绝经后的老年妇女。

2. 外阴瘙痒是最主要症状,患者多难耐受。病损范围不一,主要累及大阴唇、阴唇前庭、阴蒂包皮、阴唇后联合等处,病变可呈孤立、局灶性或多发、对称性。

3. 早期病变较轻时,皮肤颜色暗红或粉红,角化过度部位则呈现白色。病变晚期皮肤增厚似皮革,色素增加,正常皮肤的纹理明显突出,出现苔藓样变,严重者可因搔抓引起表皮抓破、皲裂、溃疡。如出现溃疡长期不愈,特别是有结节隆起时,应警惕局部癌变的可能而及早行局部活检确诊。

【诊断】

主要依靠病理检查方能确诊。活检应在皲裂、溃疡、隆起、硬结或粗糙处进行,并应选择不同部位多点取材。为做到取材适当,可先用1%甲苯胺蓝涂抹病变皮肤,干燥后用1%醋酸液擦洗脱色。在不脱色区活检,有助于提高不典型增生或早期癌变的检出率。

【鉴别诊断】

鳞状上皮细胞增生应与白癜风和外阴炎相鉴别。若外阴发白区界限分明,无增厚变硬,亦无皲裂及溃疡,且无任何症状者为白癜风;若皮肤增厚,发白或发红,伴有瘙痒且阴道分泌物增多者,应首先排除假丝酵母菌、滴虫感染所致阴道炎和外阴炎;若外阴皮肤出现对称性发红、增厚,伴有严重瘙痒,但无阴道分泌物者应考虑糖尿病所致外阴炎。

【治疗】

1. 一般治疗:保持外阴清洁干燥,严禁搔抓,提倡温水洗外阴,穿棉织品内裤。忌饮酒及食辛辣过敏食物。

2. 药物治疗

(1)全身用药:口服镇静药或抗组胺药,如氯苯那敏4mg、苯海拉明25mg或异丙嗪25mg,以兼收镇静及脱敏功效。

(2)局部用药:急性炎症时可用3%硼酸液湿敷,洗后局部涂搽40%氧化锌油膏;慢性瘙痒可用皮质激素软膏如0.025%氟轻松(fluocinolone acetonide)软膏,0.01%曲安奈德(triamcinolone acetonide)软膏或1%~2%氢化可的松(hydrocortisone)软膏,或2%苯海拉明软膏及1%丙酸睾酮鱼肝油软膏涂搽。

3. 外科治疗仅适用于:①已有恶变或恶变可能者;②反复内科治疗无效者。

(1)单纯外阴切除:如病灶极局限。可考虑行单纯病灶切除,但因一般病变范围较广,故多需行单纯外阴切除术。术后应定期随访。

(2)激光治疗:一般采用CO_2激光或氦氖激光治疗,破坏深达 2mm 的皮肤层即可消除异常上皮组织和破坏真皮层内神经末梢。有手术精确、操作简易、愈合后瘢痕组织少等优点。

（郑红兵　马湘一）

二、外阴硬化性苔藓

外阴硬化性苔藓（lichen sclerosus）是一种以外阴及肛周皮肤萎缩变薄、色素减退变白为主要特征的疾病。

【病因】

确切病因尚不清楚。目前一般认为增生型营养不良可能与外阴部潮湿和对外来刺激物反应过度有关。硬化苔藓型营养不良与遗传因素、自身免疫及睾丸水平不足有关。

【病理】

1. 增生型营养不良：主要病理变化为表皮层角化过度和角化不全，棘细胞层不规则增厚，上皮脚向下延伸。真皮浅层有淋巴细胞和少量浆细胞浸润。上皮细胞层次排列整齐，细胞的大小和核的形态染色正常。

2. 硬化苔藓型营养不良：组织病理特征为表皮层过度角化和毛囊角质栓塞，表皮层变薄伴基底细胞液化变性，黑素细胞减少，上皮脚变钝或消失。真皮浅层水肿，中层有淋巴细胞浸润带。

3. 混合型营养不良：同时有上述两种类型病变存在时为混合型。

在增生型和混合型中，若出现棘细胞排列不整齐、细胞形态大小不一、核染色深、分裂象增多，而基膜完整时为不典型增生。根据不典型增生的范围和程度分为轻、中、重三度。①轻度：局限于表皮深部下 1/3。②中度：累及 1/3 以上至 2/3。③重度：超过 2/3 但未达全层。若异型细胞累及全层，且细胞失去极性为原位癌，若穿透基膜为浸润癌。

【诊断】

(一)临床表现

1. 症状:本症可发生于任何年龄。外阴奇痒为主要症状,长者达 20 年之久,瘙痒不分季节与昼夜。当外阴部有糜烂、皲裂和溃疡时可有疼痛;外阴部粘连时,阴道口变窄或因疼痛可发生性交困难。

2. 体征:病损常位于大阴唇、小阴唇、阴蒂包皮、阴唇后联合及肛周,多呈对称性。皮肤黏膜变白、变薄,失去弹性,干燥易皲裂。阴蒂常萎缩与包皮粘连,小阴唇萎缩,阴道口也挛缩、狭窄。

(二)特殊检查

最后确诊要靠病理检查。活检应在有皲裂、溃疡、隆起、硬结或粗糙处取材,并注意多处取材,以发现不典型增生及癌变。为取材适当,可先用 1% 甲苯胺蓝液染色,待自干后用 1% 醋酸液脱色,在不脱色区进行活检。

(三)鉴别诊断

硬化性苔藓应与老年生理性萎缩相区别,后者仅见于老年妇女,其外阴部皮肤的萎缩情况与身体其他部位皮肤相同,表现为外阴组织包括皮肤各层及皮下脂肪层均萎缩,因而大阴唇变平,小阴唇退化,但患者无任何自觉症状。

【治疗】

1. 一般治疗:与外阴鳞状上皮细胞增生治疗相同。

2. 局部药物治疗

(1)丙酸睾酮:硬化型 2% 丙酸睾酮鱼肝油软膏(丙酸睾酮 200mg 加入 20% 鱼肝油软膏 20g 内),每天涂搽 3～4 次,直至皮肤软化为止。也可用 20% 鱼肝油软膏、竹红菌素软膏。

(2)黄体酮:应用丙酸睾酮治疗期间,出现毛发增多或阴蒂增大等男性化不良反应或疗效不佳时,可改用 0.3% 黄体酮油膏局部涂搽,每日 3 次取代丙酸睾酮制剂。

(3)近年采用 0.05% 氯倍他索(clobetasol)软膏局部治疗取得良好效果。最初 1 个月每日 2 次,继而每日 1 次共用 2 个月,最后每周 2 次共用 3 个月,总计治疗时间为半年。

（4）幼女硬化性苔藓至青春期时有自愈可能,现多主张用 1% 氢化可的松软膏或 0.3% 黄体酮油膏涂擦局部,症状多获缓解,但仍应长期定时随访。

3. 物理治疗:与外阴鳞状上皮增生治疗相同。

4. 手术治疗:手术方法与外阴鳞状上皮增生的治疗相同。因恶变机会极少,很少采用手术治疗。

（郑红兵　马湘一）

三、外阴硬化性苔藓合并鳞状上皮增生

外阴硬化性苔藓合并鳞状上皮增生是指两种病变同时存在,因易合并不典型增生,应特别重视病理检查。治疗应选用氟轻松软膏涂擦局部,每日 3 ~ 4 次,共用 6 周,继用 2% 丙酸睾酮软膏 6 ~ 8 周,之后每周 2 ~ 3 次,必要时长期使用。也可选择物理疗法。

（郑红兵　马湘一）

四、其他外阴皮肤病

(一) 外阴白癜风

外阴白癜风(vitiligo)无自觉症状。病变部位常延及大阴唇外侧、阴阜、肛门周围等,身体其他部位也可伴发,发白区界限分明,无增厚变硬,亦无皲裂及溃疡,皮肤弹性好。除伴发皮炎应按炎症处理外,通常不需治疗。

(二) 外阴白化病

外阴白化病(albinism)为遗传性疾病,可表现为全身性,也可能仅在外阴局部出现白色病变。外阴白化病无自觉症状,也不发生癌变,无需治疗。

（三）继发性外阴色素减退疾病

各种慢性外阴病变,如糖尿病外阴炎、外阴阴道假丝酵母菌病、外阴擦伤、外阴湿疣等长期刺激外阴,均可使外阴表皮过度角化而呈白色。此类患者多有局部瘙痒、灼热,甚至疼痛等自觉症状。通常在原发疾病治愈后,白色区随之消失。若在表皮脱屑区涂以油脂,白色也可减退。治疗上应找出引起外阴瘙痒的原因,针对性治疗。此外,还应保持外阴清洁干燥,严禁搔抓,提倡温水洗外阴,穿棉织品内裤。忌饮酒及食辛辣过敏食物。不宜经常用肥皂、清洁剂或药物擦洗外阴。

（郑红兵　马湘一）

第十七章 女性生殖器炎症

一、外 阴 炎

外阴部的皮肤或黏膜发炎称为外阴炎(vulvitis),分急性、慢性两种。由于解剖的特点,外阴部与尿道、阴道、肛门邻近,行动时受大腿摩擦,故外阴部是皮肤各种炎症的好发部位。

【病因】

1. 阴道分泌物刺激:由于种种原因阴道分泌物增多及月经垫刺激。

2. 其他刺激因素:糖尿病患者尿液直接刺激;尿瘘患者长期受尿液浸渍;粪瘘患者受粪便刺激。

3. 混合性感染:由于外阴皮肤不洁或其他原因刺激,常引起混合性感染,致病菌为葡萄球菌、链球菌、大肠杆菌等。

【诊断】

(一)临床表现

1. 症状:外阴皮肤瘙痒、疼痛和烧灼感,于活动、性交、排尿时加重。

2. 体征:炎症多发生于小阴唇内侧、外侧,急性期外阴肿胀、充血、糜烂,有时形成溃疡或湿疹。严重者腹股沟淋巴结肿大、压痛,体温可升高。糖尿病性外阴炎患者外阴皮肤发红、变厚,呈棕色,有抓痕,常并发白假丝酵母菌感染。慢性炎症时皮肤增厚,甚至破裂。

(二)实验室检查

检查分泌物有无特殊感染,如假丝酵母菌、滴虫、阿米巴等。必要时检查尿糖及分泌物细菌培养。

(三)鉴别诊断

1. 假丝酵母菌性外阴炎:外阴奇痒,灼热感,严重时患者坐卧不安,伴有尿频、尿痛及性交痛等;伴发假丝酵母菌性外阴炎时,阴道分泌物增多,呈白色凝乳状或豆渣样,外阴皮肤红肿,严重时发生溃疡。阴道分泌物涂片检查到假丝酵母珠菌,可明确诊断。

2. 滴虫性外阴炎:症状与假丝酵母菌性外阴炎相似,滴虫性外阴炎皮肤改变不明显,阴道分泌物为黄色或稀薄泡沫状,阴道分泌物涂片检查找到阴道毛滴虫可明确诊断。

3. 急性炎症的湿疹样改变应与外阴的佩吉特(Paget)病鉴别,慢性炎症应与慢性外阴营养不良鉴别。

【治疗】

1. 注意个人卫生,勤换内裤,保持外阴清洁、干燥。

2. 积极寻找病因,若发现糖尿病应及时治疗糖尿病,若有尿瘘、粪瘘应及时行修补术。

3. 药物治疗。

(1) 0.1%聚维酮碘或1:5000高锰酸钾溶液坐浴,每天2次,每次15～30分钟,也可选用其他具有抗菌消炎作用的药物外用。坐浴后涂抗生素软膏或紫草油。急性期还可选用红外线局部物理治疗。

(2) 中药:无论急慢性期,可用清热利湿、解热止痒中药内服或熏洗。

【预防】

注意个人卫生,穿纯棉内裤并经常更换,保持外阴清洁、干燥。

(郑红兵 马湘一)

二、前庭大腺炎

前庭大腺位于两侧大阴唇的后1/3处深部,腺管开口于小阴唇内侧,邻近处女膜处。育龄妇女多见,幼女及绝经后妇女少见。主要病原体为内源性病原体,如葡萄球菌、大肠埃希菌、链球菌、肠球菌;性传播疾病的病原体主要为淋病奈瑟菌及沙眼衣原体等。前庭大腺可分泌黏液,滑润生殖器。在外阴受污染时易被细菌感染而发炎,称为前庭大腺炎(bartholinitis)。如腺管肿胀或渗出物凝聚而阻塞,脓液不能外流而形成脓肿,称为前庭大腺脓肿(abscess of bartholin gland)。

【病因】

1. 前庭大腺因解剖部位的特点,在性交、分娩或其他情况污染外阴部时,病原体易侵入而引起感染。其病原体多为葡萄球菌、链球菌、大肠埃希菌或淋球菌等混合感染。

2. 前庭大腺导管因炎症堵塞,引起腺体扩张而形成前庭大腺囊肿。前庭大腺脓肿未经治疗,急性炎症消退后,脓液吸收也可形成前庭大腺囊肿,可反复急性发作或破溃排脓。

【诊断】

(一)临床表现

1. 症状:感染多为单侧,急性期局部疼痛、肿胀,甚至不能走路,形成脓肿时疼痛剧烈,常有发热,有时大小便困难。

2. 体征

(1)检查发现大阴唇后 1/3 处有红肿硬块,触痛明显。若形成脓肿,肿块可增至鸡蛋大小,皮肤发红、变薄,可触及波动感,周围组织水肿,相应区域的淋巴结增大。

(2)如囊肿未合并感染,则在前庭大腺部位有向外突出的无痛性肿物,多为单侧发生。肿物外形呈椭圆形或圆形,大小不定,有囊性感,无压痛,其内容物为清亮透明的黏液。

(二)实验室检查

外周血中白细胞计数增高,尤其是中性粒细胞增高。取前庭大腺开口处或尿道口、尿道旁腺处的分泌物,做刮片染色或细菌培养,可获得致病菌。

(三)鉴别诊断

1. 与大阴唇腹股沟斜疝相鉴别:斜疝与腹股沟相连,挤压后可复位,包块消失。用力屏气肿块胀大,质地较软,界限也不十分清楚。

2. 与中肾管囊肿相鉴别:中肾管囊肿一般体积较小,表浅,不易发生感染,切除后经病理学检查可确诊。

【治疗】

1. 急性炎症时应卧床休息,保持外阴部清洁、干燥。经常更换内裤,避免局部摩擦。

2. 脓肿形成应立即引流并做造口术,局部热敷或坐浴,并给予抗生素消炎治疗。

3. 前庭大腺囊肿现多行造口术,CO_2 激光囊肿造口术效果较好,术中出血少,不需缝合,局部无瘢痕形成并保留腺体功能。对于囊肿反复感染者可行前庭大腺囊肿切除术。

(郑红兵　马湘一)

三、滴虫性阴道炎

滴虫性阴道炎(trichomonal vaginitis)是常见的阴道炎,由阴道毛滴虫所引起,可发生于任何年龄组。阴道毛滴虫是厌氧寄生原虫,呈梨形,为多核细胞的 2~3 倍大小,顶端有鞭毛四根,能活动。最适宜滴虫生长繁殖的 pH 为 5.1~5.4。滴虫还可寄生于尿道、尿道旁腺,甚至膀胱、肾盂。阴道毛滴虫可消耗阴道上皮的糖原,使乳酸形成减少,改变阴道酸碱度。滴虫阴道炎患者的阴道 pH 一般在 5~6.6,多数>6.0。月经前后阴道 pH 发生变化,经后接近中性,故隐藏在腺体及阴道皱襞中的滴虫于月经前后常得以繁殖,引起炎症的发作。

【病因】

1. 直接传播:由性交传播,滴虫常寄生于男性生殖道,可无症状或引起尿道炎、前列腺炎或附睾炎,多数阴道滴虫患者的丈夫有生殖道滴虫病。

2. 间接传播:通过各种浴具(如浴池、浴盆、游泳池)、衣物、敷料及污染的器械等传播。

【诊断】

（一）临床表现

1. 症状：主要是外阴瘙痒、白带增多，分泌物为黄白色稀薄液体，呈泡沫状。若合并感染其他细菌则为黄绿色脓性分泌物，有腥臭味，严重时白带可混有血液，并有灼热、性交痛；伴有尿道感染时可有尿频、尿痛，甚至血尿。

2. 体征：可见阴道及宫颈黏膜红肿、充血，常有散在红色斑点或草莓状突起，后穹隆有大量液体，呈灰黄色、黄白色稀薄液体或黄绿色脓性分泌物，常呈泡沫状。

（二）实验室检查

阴道分泌物涂片检查找到滴虫，可帮助确诊。最简单常用的是悬滴法。多次检查阴性可送培养，准确度可达98%。

（三）鉴别诊断

1. 假丝酵母菌性阴道炎：患者白带多、外阴瘙痒与滴虫性阴道炎相似，但其白带多呈凝乳状或豆腐渣样，阴道黏膜附有白色膜状物，其下黏膜常有红肿，阴道分泌物检查找到假丝酵母菌可确诊。

2. 阴道嗜血杆菌性阴道炎：本病常有月经的改变。阴道分泌物有恶臭，但非泡沫状。分泌物涂片可见大量嗜血杆菌集聚于阴道细胞表面，分泌物细菌培养可证实。

3. 老年性阴道炎：多见于自然绝经或卵巢去势后妇女，阴道壁呈老年性改变，黏膜薄，皱褶少，弹性差，触之易出血，有时有溃疡或粘连，分泌物检查可见大量脓细胞，无阴道毛滴虫。

【治疗】

1. 全身用药：甲硝唑（metronidazole）200～400mg 口服，每天3次，7～10天为一疗程；或一次大剂量口服2g，夫妻双方同时用药。服药后偶见不良反应，如恶心、呕吐、头痛、皮疹、白细胞减少等，一旦发现应立即停药。妊娠早期及哺乳期以不服为妥。

2. 局部用药甲：硝唑或潇然栓（奥硝唑阴道栓），每晚塞入阴道一次，7～10天为一疗程。用前先用0.5%醋酸或1%乳酸冲洗或中药熏洗,改善阴道内环境,将提高疗效。也可用(复方甲硝唑栓)孚舒达等栓剂阴道用药。

3. 治愈标准:滴虫性阴道炎常于月经后复发,故治疗后检查滴虫阴性时,仍应每次月经后复查白带,若经 3 次检查均阴性,方可称为治愈。

4. 治疗中注意事项:治疗后检查滴虫阴性时,仍应于下次月经后继续治疗一疗程,以巩固疗效。此外,患者内裤及洗涤用的毛巾应煮沸 5 ~ 10 分钟以消灭病原体;已婚者还应检查男方是否有生殖器滴虫病,若为阳性,需同时治疗。

【疗效标准与预后】

因滴虫性阴道炎常于月经后复发,治疗后检查滴虫为阴性时,仍应每次月经后复查白带,如经 3 次检查均为阴性,方可称为治愈。

【预防】

1. 做好卫生宣教,开展普查普治。患者的内裤及洗涤用具经常煮晒。做好个人卫生,避免交叉感染。

2. 加强对游泳池、浴池的卫生管理。医疗单位做好消毒隔离,以防止交叉感染。

(郑红兵　马湘一)

四、外阴阴道假丝酵母菌病

外阴阴道假丝酵母菌病(vulvovaginal candidiasis,VVC)是由假丝酵母菌引起的常见外阴阴道炎症。在 10% ~ 20% 的正常妇女阴道中可有少量白假丝酵母菌,但并不引起症状。

【病因】

80% ~ 90% 病原体为白假丝酵母菌,10% ~ 20% 为光滑假丝酵母菌、近平滑假丝酵母菌、热带假丝酵母菌等。机体抵抗力降低或白假丝酵母菌达到相当浓度时可致病。常见发病诱因有:应用广谱抗生素、妊娠、糖尿病、大量应用免疫抑制剂及接受雌激素治疗者。长期应用抗生素改变了阴道内微生物相互间的抑制关系,导致长期应用抗生素改变了阴道内微生物相互间的抑制关系,导致假丝酵母菌生长而发病。妊娠及糖尿病时,阴道上皮细胞糖原增多、酸性增强时,有利于假丝酵母菌生长。大量应用免疫抑制剂如皮质类固醇激素或免疫缺陷综合征,机体抵抗力降低。

假丝酵母菌可通过性交传染,也可通过浴巾、浴池及月经纸垫的污染间接传染。对个体来说,存在于口腔、肠道、阴道的假丝酵母菌可互相传染而致病。

【诊断】

(一)临床表现

1. 症状:外阴瘙痒、灼热痛,症状严重时坐卧不安,常伴有尿频、尿痛及性交痛。白带增多,呈凝乳状或豆腐渣样。

2. 体征:检查见小阴唇内侧及阴道黏膜有白色膜状物附着,擦除后见黏膜充血、水肿,甚至糜烂或表浅溃疡。

(二)实验室检查

取阴道分泌物涂片检查,用悬滴法在显微镜下找芽孢和假菌丝。若有症状而多次检查为阴性,可采用培养法。

(三)鉴别诊断

本病应与滴虫性阴道炎、老年性阴道炎及阴道嗜血杆菌性阴道炎相鉴别。鉴别要点根据阴道分泌物及显微镜下分泌物特点而鉴别(见滴虫性阴道炎)。

【治疗】

1. 消除病因:如治疗糖尿病、停用广谱抗生素及雌激素等。勤换内裤,洗涤用具均应用开水洗烫,注意皮肤及外阴清洁。

2. 局部治疗

(1)改变阴道酸碱度,用2%~4%碳酸氢钠液冲洗阴道,10天为一疗程。

(2)制霉菌素10万~20万U,每晚塞入阴道,10天为一疗程。咪康唑栓200mg阴道塞入,每晚1次,7天为一疗程;或400mg,3天为一疗程。克霉唑、咪康唑软膏局部涂搽。

(3)制霉菌素泡腾片,一片阴道塞入,每晚1次,连用2周。

（4）克霉唑（凯妮汀）栓 500mg，阴道塞入，3～5 天 1 次，2 次一疗程。

3. 全身用药：对顽固性或为防止肠道假丝酵母菌相互感染可采用口服药，制霉菌素 50 万 U，每天 3 次口服，7～10 天为一疗程；氟康唑 150mg，每天 1 次口服，连服 5 天。对孕妇假丝酵母菌性菌阴道炎，为避免感染新生儿，只宜局部治疗。对复发性假丝酵母菌性阴道炎需低剂量、长疗程治疗达半年之久，如克霉唑栓 500mg，阴道塞入，每月 3 次，晚上用，共 6 个月；口服氟康唑 150mg，每天 1 次，连用 5 日，然后每 2 周或每月单次给予 150mg，共 6 个月。

（郑红兵　马湘一）

五、细菌性阴道病

细菌性阴道病（bacterial vaginosis）曾被命名为嗜血杆菌阴道炎、加德纳尔菌阴道炎、非特异性阴道炎，统称细菌性阴道病。由于阴道内有大量不同的细菌，临床及病理特征无炎症改变，并非阴道炎，因此称为细菌性阴道病。

【病因】

本病实际上是正常寄生在阴道内的细菌生态系统（菌群）失调。当有细菌性阴道病时，阴道内乳酸杆菌减少而其他细菌大量繁殖，主要有加德纳尔菌、动弯杆菌及其他厌氧菌，部分患者合并支原体感染，其中以厌氧菌居多。厌氧菌的浓度可以是正常妇女的 100～1000 倍。厌氧菌繁殖的同时可产生氨类物质，碱化阴道，使阴道分泌物增多并有臭味。

【诊断】

（一）临床表现

1. 症状：10%～40% 的患者临床无症状，有症状者主要表现为阴道分泌物增多，有恶臭味，可伴有轻度外阴瘙痒或烧灼感。

2. 体征：阴道分泌物呈灰白色，均匀一致，稀薄，黏度很低，容易从阴道壁拭去。阴道黏膜无充血的炎症表现。

（二）实验室检查

下列四条中有三条阳性即可临床诊断为细菌性阴道病。

1. 匀质、稀薄的阴道分泌物。

2. 阴道 pH>4.5（pH 多为 5.0~5.5）。

3. 氨臭味实验阳性取阴道分泌物少许滴在玻片上,加入 10% 氢氧化钾液 1~2 滴,产生一种烂鱼肉样腥臭味即为阳性。

4. 线索细胞（clue cell）取少许分泌物放在玻片上,加一滴生理盐水混合,置于高倍显微镜下见到>20% 的线索细胞。取材应注意取自阴道侧壁分泌物,不应取自子宫颈部或后穹隆。

5. 此外,可参考革兰染色诊断标准。其标准为每个高倍视野下,形态典型的乳酸杆菌 ≤5 个,两种或两种以上其他形态的细菌（非革兰阴性杆菌、弧形杆菌或阳性球菌）≥6 个。

（三）鉴别诊断

本病应与滴虫性阴道炎,假丝酵母菌性阴道炎及老年性阴道炎相鉴别。要点是根据阴道分泌物及显微镜下分泌物的特点进行鉴别。

【治疗】

1. 全身用药:甲硝唑 400mg,每天 2~3 次口服,共 7 天;或单次给予 2g,必要时 24~48 小时重复给药一次,近期有效率达 82%~97%。克林霉素 300mg,每天 2 次,连服 7 天,有效率达 94%。潇然片 0.2g,每天 2 次,连服 7 天。

2. 局部用药:甲硝唑栓或潇然栓 200mg,每晚塞入阴道一次,7~10 天为一疗程;双唑泰凝胶 1 枚,每晚一次,共 7 天;孚舒达栓 1 颗,每晚一次,共用 8 天。此外,可用 1% 乳酸液或 0.5% 醋酸液冲洗阴道,改善阴道内环境以提高疗效。

（郑红兵　马湘一）

六、老年性阴道炎

老年性阴道炎（senile vaginitis）是绝经后妇女常见病,主要由于雌激素缺乏致局部抵抗力降低,病菌入侵繁殖而引起炎症。此外,手术切除双侧卵巢、卵巢功能早衰、盆腔放疗后、长期闭经、长期哺乳等均可引起本病发生。

【病因】

妇女绝经后、手术切除卵巢或盆腔放疗后,使卵巢功能衰退,体内雌激素缺乏,阴道黏膜萎缩、变薄,上皮细胞糖原含量降低,阴道 pH 上升,局部抵抗力减弱,容易引起细菌感染而发生阴道炎。

【诊断】

(一)临床表现

1. 症状:外阴瘙痒、灼热感,严重者尿频、尿痛,甚至尿失禁。阴道分泌物增多、稀薄,呈黄水样,有时带血丝呈脓血白带,有臭味。

2. 体征:检查见阴道黏膜呈老年性改变,上皮菲薄,皱襞消失,上皮变平滑、菲薄。黏膜充血,有时可见小出血点或表浅溃疡,甚至可形成粘连或狭窄。

3. 镜下:检查无特异性改变,可见阴道上皮脱落,上皮下结缔组织充血,白细胞浸润。

(二)鉴别诊断

此病应与滴虫性阴道炎、假丝酵母菌性阴道炎相鉴别,出现血性白带或阴道溃疡时,应与阴道癌或子宫恶性肿瘤相鉴别。

【治疗】

治疗原则为增加阴道壁抵抗力及抑制细菌生长。

1. 局部用药:用 1 : 5000 高锰酸钾液或洁尔阴液冲洗阴道,每晚一次,冲洗后阴道塞入可宝净栓剂,共 7 ~ 10 天,或用倍美力软膏涂搽阴道。严重者可加入抗生素药塞入,如潇然栓或甲硝唑等。

2. 全身用药:替勃龙片(利维爱),每日 1.25 ~ 2.5mg 口服,连用 2 ~ 3 个月。长期大剂量用药可引起撤退性子宫出血。

(郑红兵　马湘一)

七、婴幼儿幼女性阴道炎

幼女所患阴道炎多与外阴炎并存,多见于青春期前的幼女。因幼女外阴发育差,缺乏雌激素,阴道上皮菲薄,抵抗力低,易受感染。

【病因】

多见于外阴部不清洁,如大便污染,或直接接触污染物引起;蛲虫感染引起瘙痒或抓伤;滴虫、假丝酵母菌、淋病奈瑟菌感染则通过患病的母亲或其他患儿衣物、洗涤用具、手等间接感染;阴道内误放各种异物也可导致阴道炎。

【诊断】

(一)临床表现

1. 症状:患儿常因外阴瘙痒哭闹不安或用手抓外阴,如波及尿道口也可出现尿频、尿痛。阴道分泌物增多为稀水样或脓性,有时也有臭味。

2. 体征:检查见外阴、阴蒂红肿,表面可能破溃,阴道前庭黏膜充血,有时见小阴唇粘连,可见脓性分泌物自阴道口流出。在检查时还应做肛诊排除阴道异物及肿瘤。

(二)实验室检查

取阴道分泌物涂片检查或送培养,查找病原体。

【治疗】

1. 保持外阴清洁干燥,减少摩擦,穿宽松棉丝软裤。

2. 消除病因治疗滴虫、假丝酵母菌或淋病等,阴道有异物必须取出。

3. 向阴道内滴入与病原相应的药物,非特异感染可用1:5000高锰酸钾溶液坐浴,每天1～2次。外阴瘙痒可局部涂搽氢化可的松软膏。

(郑红兵　马湘一)

八、宫 颈 炎

宫颈炎症是常见的女性下生殖道炎症。宫颈炎症包括宫颈阴道部及宫颈管黏膜炎症。因宫颈阴道部鳞状上皮与阴道鳞状上皮相延续,阴道炎症可引起宫颈阴道部炎症。临床多见的宫颈炎是宫颈管黏膜炎。若宫颈管黏膜炎症得不到及时彻底治疗,可引起上生殖道炎症。

【病因及病原体】

病因包括:①机械性刺激或损伤长期慢性刺激是宫颈炎的主要诱因,如已婚妇女多发,与性生活有一定的关系。分娩、人工流产、诊断性刮宫等可引起宫颈裂伤或损伤而导致细菌感染引起炎症。加之宫颈内膜皱襞多,易藏细菌,感染后不易清除,且宫颈分泌物多而有利于细菌生长。②与化学药物刺激、腐蚀或对药物及男性精液的过敏反应有关。

宫颈炎(cervicitis)的病原体有:①性传播疾病病原体,淋病奈瑟菌及沙眼衣原体,主要见于性传播疾病的高危人群;②内源性病原体,部分宫颈炎的病原体与细菌性阴道病、生殖支原体感染有关。

【临床表现】

大部分患者无症状。有症状者主要表现为阴道分泌物增多,可为白色、淡黄或脓性或血性,有时有接触性出血,可伴有外阴瘙痒、下腹坠痛、腰骶部酸胀,经期劳累后加重。黏稠脓性白带不利于精子存活及穿过,可引起不孕症。此外,可出现经间期出血、性交后出血等症状。若合并尿路感染,可出现尿急、尿频、尿痛。妇科检查见宫颈充血、水肿、黏膜外翻,有黏液脓性分泌物附着,甚至从宫颈管流出,宫颈管黏膜质脆,容易诱发出血。

【诊断】

1. 两个特征性体征

(1) 宫颈管或宫颈管棉拭子标本上,肉眼见到脓性或黏液脓性分泌物。

（2）棉拭子擦拭宫颈管时,容易诱发宫颈管内出血。

2. 检测宫颈管分泌物或阴道分泌物中的白细胞。

（1）宫颈管脓性分泌物涂片作革兰染色,中性粒细胞>30/高倍视野。

（2）阴道分泌物湿片检查,白细胞>10/高倍视野。

出现两个特征性体征,显微镜检查阴道分泌物白细胞增多,即可作出宫颈炎症的初步诊断。宫颈炎症诊断后,需进一步做衣原体及淋病奈瑟菌的检测,以及有无细菌性阴道病及滴虫阴道炎。

【治疗】

主要为针对病原体的抗生素药物治疗。

1. 单纯急性淋病奈瑟菌性宫颈炎,主张大剂量、单次给药,常用药物有第三代头孢菌素,如头孢曲松250mg,单次肌内注射,或头孢克肟400mg,单次口服;氨基苷类的大观霉素4g,单次肌内注射。

2. 沙眼衣原体感染所致宫颈炎:治疗药物主要有四环素类,如多西环素100mg,每日2次,连服7日;红霉素类,主要有阿奇霉素1g单次顿服,也可红霉素500mg,每日4次,连服7日;喹诺酮类,主要有氧氟沙星300mg,每日2次,连服7日;左氧氟沙星500mg,每日1次,连服7日。

3. 对于合并细菌性阴道病者:同时治疗细菌性阴道病,否则将导致宫颈炎持续存在。

4. 由于淋病奈瑟菌感染常伴有衣原体感染,建议如为淋菌性宫颈炎,可不进行衣原体的检查而直接同时应用治疗淋病及衣原体感染的药物。

（郑红兵　马湘一）

九、盆腔炎性疾病

女性内生殖器及其周围结缔组织、盆腔腹膜发生炎症时,称为盆腔炎(pelvic inflammatory disease)。主要的病原体为葡萄球菌、链球菌、大肠埃希菌、厌氧菌、结核杆菌以及性传播疾病的病原体。按其发病过程可分为急性与慢性两种。其感染途径可分为上行性蔓延、血行传播、淋巴系统蔓延和直接蔓延四种方式。炎症可局限于一个部位,也可同时累及几个部位,最常见的是输卵管炎及输卵管卵巢炎。单纯的子宫内膜炎或卵巢炎较少见。

急性盆腔炎

【病因】

急性盆腔炎常发生于月经期、产后、流产及各种宫腔手术操作后,也可为慢性盆腔炎急性或亚急性发作,或者邻近器官炎症的直接蔓延。

引起盆腔炎的病原体有两个来源,来自原寄居于阴道内的菌群包括需氧菌、厌氧菌和来自外界的病原体如淋病奈瑟菌、沙眼衣原体、结核杆菌、铜绿假单胞菌(绿脓杆菌)等。

【病理】

1. 急性子宫内膜炎及急性子宫肌炎。

2. 急性输卵管炎、输卵管积脓及输卵管卵巢脓肿。

3. 急性盆腔结缔组织炎。

4. 急性腹膜炎及弥漫性腹膜炎。

5. 严重感染可导致败血症及脓毒血症。

【诊断】

(一)临床表现

1. 症状:症状的轻重可因炎症累及的部位不同而有差异。例如,急性子宫内膜炎可仅有低热、下腹痛及阴道排液增多。急性输卵管炎、卵巢炎时下腹痛、发热较重,形成脓肿时有寒战、高热,有时伴恶心、呕吐、腹胀、腹泻、排便困难,亦可伴尿频、尿痛及排尿困难。严重者可有败血症及感染性休克表现。

2. 体征:①急性面容,体温可高达39℃以上,脉率快。②下腹部压痛、反跳痛及肌紧张,肠鸣音减弱或消失。③阴道充血,有大量脓性分泌物,子宫颈充血、举痛,子宫略大、压痛,附件触痛明显,可触及增粗的输卵管以及形成脓肿后的固定肿块。盆腔结缔组织炎时子宫两侧有明显压痛及片状增厚,严重时可呈冰冻样骨盆。形成盆腔脓肿时可触及张力较高的固定性囊肿,多位于直肠子宫陷凹,常引起直肠、膀胱刺激症状。

（二）实验室检查

1. 查血常规白细胞明显升高,中性粒细胞增高、核左移并有中毒颗粒。

2. 必要时做血培养或阴道后穹隆穿刺涂片、细菌培养及药物敏感试验。

（三）特殊检查

B超或腹腔镜检查有助于诊断。腹腔镜的肉眼诊断标准有：①输卵管表面明显充血；②输卵管壁水肿；③输卵管伞端或浆膜面有脓性渗出物。在作出急性盆腔炎的诊断后,要明确感染的病原体,通过剖腹探查或腹腔镜直接采取感染部位的分泌物做细菌培养及药物敏感试验结果最准确,但临床应用有一定的局限性。宫颈管分泌物及后穹隆穿刺液的涂片、培养及免疫荧光检测对明确病原体有帮助。

（四）鉴别诊断

本病需与急性阑尾炎、异位妊娠、卵巢囊肿蒂扭转或黄体破裂相鉴别。

【治疗】

（一）支持疗法及对症处理

1. 半卧位卧床休息,以利于脓液聚积而使炎症局限。

2. 给予高能量易消化的饮食及液体摄入。

3. 纠正电解质紊乱及酸碱平衡失调,必要时可少量输血。

4. 高热时物理降温。尽量避免不必要的妇科检查以免炎症扩散。

（二）抗生素治疗

应根据细菌培养及药敏试验选择抗生素。给药途径以静脉滴注收效快。

急性盆腔炎常用的抗生素配伍方案如下：

1. 第二代头孢菌素或相当于第二代头孢菌素的药物及第三代头孢菌素或相当于第三代头孢菌素的药物:如头孢西丁钠2g,静脉滴注,每6小时1次;或头孢替安2g,静脉滴注,每12小时1次;加多西环素100mg,每12小时1次,静脉或口服。其他可选用头孢呋辛钠、头孢唑肟钠、头孢曲松钠、头孢噻肟钠。临床症状改善至少24小时后转为口服药物治疗,多西环素100mg,每12小时1次,连用14日。对不能耐受多西环素者,可用阿奇霉素替代,每次500mg,每日1次,连用3日。对输卵管卵巢脓肿的患者,可加用克林霉素或甲硝唑,从而更有效的对抗厌氧菌。

2. 克林霉素与氨基苷类药物联合方案:克林霉素900mg,每8小时1次,静脉滴注;庆大霉素先给予负荷量(2mg/kg),然后给予维持量(1.5mg/kg),每8小时1次,静脉滴注。临床症状、体征改善后继续静脉应用24~48小时,克林霉素改为口服,每次450mg,1日4次,连用14日。

3. 喹诺酮类药物与甲硝唑联合方案:第三代喹诺酮类药物对革兰阴性菌及革兰阳性菌均有抗菌作用。常用的有环丙沙星每次100~200mg,每日2次,静脉滴注;氧氟沙星400mg静脉滴注,每12小时1次;或左氧氟沙星500mg静脉滴注,每日1次。甲硝唑500mg静脉滴注,每8小时1次。

4. 青霉素类与四环素类药物联合方案:氨苄西林/舒巴坦3g,静脉滴注,每6小时1次,哌拉西林钠是一种新的半合成的青霉素,对多数需氧菌及厌氧菌均有效。每日4~12g,分3~4次静脉注射或静脉滴注。加多西环素100mg,每日2次,连服14日。

(三)中药治疗

治疗原则为清热解毒、活血化瘀。方药用银翘解毒汤加减,高热不退可服安宫牛黄丸或紫雪丹。

(四)手术治疗

1. 药物治疗无效:盆腔脓肿经药物治疗48~72小时,体温持续不降,患者中毒症状加重或包块增大者,应及时手术,以免发生脓肿破裂。

2. 宫腔积脓,可行宫颈扩张术。

3. 盆腔脓肿形成者可行阴道后穹隆切开术并置引流管。

4. 疑有脓肿破裂导致病情加剧者,需立即在抗生素治疗的同时行剖腹探查。根据患者的年龄、一般情况及对生育的要求等,可行脓肿切除,并放置引流或全子宫及双侧附件切除术。

5. 输卵管积脓或输卵管卵巢脓肿经药物治疗后不消退或反而增大,应手术切除,以免日后再次复发。

盆腔炎性疾病后遗症

【病因】

若盆腔炎性疾病未得到及时正确的治疗,可能会发生一系列后遗症,即盆腔炎性疾病后遗症(sequelae of PID)。

【病理】

1. 慢性输卵管炎及输卵管积水:慢性输卵管炎多为双侧性,炎性细胞浸润可使伞端部分完全闭锁并与周围组织粘连。如伞端及峡部粘连闭锁,浆液性渗出物积聚而形成输卵管积水;有时输卵管积脓变为慢性,脓液吸收后形成输卵管积水。

2. 输卵管卵巢炎及输卵管卵巢囊肿输卵管炎波及卵巢相互粘连形成炎性肿块。输卵管伞端与卵巢相连、贯通、液体渗出,形成输卵管卵巢囊肿;或输卵管卵巢脓肿,脓液吸收后形成输卵管卵巢囊肿。

3. 慢性盆腔结缔组织炎炎症蔓延至子宫骶骨韧带处,纤维组织增生、变硬;宫颈旁组织也增厚变硬,向外呈扇形扩散,可直达盆壁。

【诊断】

(一)临床表现

1. 全身炎症:症状多不明显,有时出现低热、疲乏、周身不适或失眠等。由于病程时间较长,部分患者可出现神经衰弱症状,如精神不振、周身不适、失眠等。当患者抵抗力差时,易有急性或亚急性发作。

2. 不孕:输卵管粘连阻塞可致不孕症。急性盆腔炎性疾病后不孕症发生率为 20%~30% 。

3. 异位妊娠:盆腔炎性疾病后异位妊娠发生率是正常妇女的 8~10 倍。

4. 慢性盆腔痛:炎症形成的粘连、瘢痕以及盆腔充血,常引起下腹部坠胀、疼痛及腰骶部酸痛,常在劳累、性交后及月经前后加剧。

5. 体征:子宫呈后位,固定不活动。如为输卵管炎,可触及一侧或双侧增粗的输卵管,呈条索状,伴轻压痛,如为输卵管积水或输卵管卵巢囊肿,可在盆腔一侧或双侧触及囊性肿物,活动受限。盆腔结缔组织炎,可在子宫一侧或双侧有片状增厚、压痛,骶骨韧带增粗变硬,有压痛。

(二)特殊检查

B 超检查可协助诊断,并可了解盆腔包块的性质。

(三)鉴别诊断

应与盆腔淤血症、子宫内膜异位症、卵巢肿瘤及陈旧性宫外孕等相鉴别。

【治疗】

治疗盆腔炎性疾病后遗症需根据不同情况选择治疗方案。不孕患者多需要辅助生育技术协助受孕。

(一)一般治疗

解除思想顾虑,增加营养,加强锻炼,劳逸结合,提高机体抵抗力。

(二)药物治疗

1. 抗生素加皮质激素:同时应用地塞米松 0.75mg,每天 3 次,停药时应注意逐渐减量。

2. 其他药物治疗:应用抗感染药物的同时,玻璃酸酶 1500U 或糜蛋白酶 50mg,肌内注射,隔天 1 次,10 次为一疗程,有利于炎症吸收。

3. 中药治疗:以清热利湿、活血化瘀为主。可用少腹逐瘀片或妇炎康片剂口服,也可中药灌肠等。

(三)物理疗法

如短波、超短波、微波、激光、离子透入(可加入各种药物如青霉素、链霉素等)等,也可下腹热敷。

（四）手术治疗

对输卵管积水或输卵管卵巢囊肿应行手术治疗,如小的感染病灶反复发作引起炎症,也宜手术治疗。手术以彻底治疗为原则,酌情行单侧附件切除或子宫全切术加双侧附件切除术。对年轻妇女应尽量保留卵巢功能。

（郑红兵　马湘一）

十、女性生殖器结核

生殖器结核由结核分枝杆菌(简称结核杆菌)引起,又称结核性盆腔炎。多见于 20～40 岁的妇女,以血行传播最多见,上行感染者较为罕见。常继发于身体其他部位结核,如肺结核、肠结核、腹膜结核等。

【病理】

1. 输卵管结核占女性生殖器结核的 90%～100%,多为双侧性。外观可有不同表现:少数浆膜层可见粟粒结节,输卵管增粗肥大,其伞端外翻如烟斗嘴状,管腔内有干酪样物质,管壁内有结核结节;有的输卵管僵直变硬,峡部有多个结节隆起。输卵管常与其邻近器官(如卵巢、子宫、肠曲)粘连。

2. 子宫内膜结核由输卵管结核蔓延而来,占生殖器结核的 50%～80%。由于子宫内膜受到不同程度的破坏,最后代以瘢痕组织,可使管腔粘连变形、缩小。

3. 宫颈结核、卵巢结核较少见,前者由子宫内膜结核蔓延而来,或经淋巴、血循环传播,病变表现为乳头状增生或为溃疡;后者由输卵管结核蔓延或血循环传播,在卵巢深部形成结节及干酪样坏死脓肿。

4. 盆腔腹膜结核多合并输卵管结核。可分为渗出型和粘连型两种,前者以渗出为主,渗出物为浆液性草黄色液体,积聚于盆腔,有时因粘连形成多个包囊性囊肿;后者以粘连为主,特点为腹膜增厚,与邻近脏器发生紧密粘连,粘连组织发生干酪样坏死,形成瘘管。

【诊断】

(一)临床表现

1. 病史:有结核接触史及本人曾患肺结核、肠结核或胸膜炎史。

2. 症状

(1)症状轻重不一,若为活动期,可有结核病的一般症状,如发热、盗汗、乏力、食欲不振、体重减轻等。

(2)早期因子宫内膜充血及溃疡,可有月经过多;子宫内膜遭受破坏后,表现为月经稀少或闭经。

(3)下腹坠痛及不孕:由于盆腔炎症和粘连,可有下腹坠痛,经期加重。因输卵管的病理改变影响受精及受精卵的输送,同时由于结核病变破坏了子宫内膜,妨碍受精卵着床和发育而致不孕。在原发不孕症患者中生殖器结核为主要原因之一。

3. 体征:妇科检查时,子宫一般发育较差,因周围有粘连活动受限;有时在子宫两侧可触及大小不等、形状不规则的肿块,质硬,表面不平,呈结节或乳头状突起。当盆腔腹膜受累形成结核性腹膜炎时,腹部可有揉面感或腹水征,形成包裹积液时,可触及囊性肿块。

(二)特殊检查

1. 子宫内膜病理检查:通过诊断性刮宫诊断子宫内膜结核,故应选择在经前1周或月经来潮6小时内行刮宫术。术前3日及术后4日应每日肌内注射链霉素0.75g及口服异烟肼0.3g,以预防刮宫引起结核病灶扩散。刮宫时间以月经来潮1~2天或月经来潮12小时内为宜。应全面刮取子宫内膜,尤其注意子宫角部,刮取标本送病检。

2. X线检查:胸部、盆腔X线透视或摄片,子宫输卵管碘油造影,以发现原发灶及了解盆腔是否有钙化点及内生殖器是否有结核病变情况。

3. 腹腔镜检查:了解盆腔及内生殖器情况,是否有干酪样坏死,并可取活检做病理检查或取液做结核菌培养。

（三）鉴别诊断

应与慢性盆腔炎、子宫内膜异位症及卵巢肿瘤、子宫颈癌等相鉴别。

【治疗】

1. 支持疗法：注意休息，加强营养，适当锻炼，增强身体抵抗力。

2. 抗结核药物治疗：药物治疗应遵循的原则是早期、联合、规律、适量、全程。常用的抗结核药物有利福平（rifampicin，REP）异烟肼（isoniazid，INH）、乙胺丁醇（ethambutol，EMB）、吡嗪酰胺（pyrazinamide，PZA）、链霉素（streptomycin，SM）、对氨基水杨酸（PAS）等。

为了减少结核杆菌对药物的耐药性，治疗一开始就采取三种药物联合应用，以强化治疗，推迟耐药性的产生。治疗方案：①利福平、异烟肼联合应用 9 个月，利福平 450～600mg/d，异烟肼 300mg/d，顿服。②利福平、异烟肼、乙胺丁醇三种药联合应用 6 个月，乙胺丁醇 0.75～1g/d，间歇给药，每日 1.5g。③每日利福平、异烟肼、链霉素（0.75g，每日一次肌内注射）或吡嗪酰胺（1.5g/d，分 3 次口服）三种药联合应用 2 个月，然后每周 2 次用药，利福平、异烟肼 6 个月。以上各方案，根据病情酌情选用，用药的同时，要注意药物的不良反应。

3. 手术治疗：比较大的包裹性积液、治疗无效或反复发作、子宫内膜结核药物治疗无效者、盆腔包块不能除外卵巢新生物时均应手术。手术以双侧附件及子宫切除为宜，对年轻妇女应尽量保留卵巢功能。术前抗结核治疗 1～2 个月，术后根据病情继续抗结核治疗 6～9 个月，以求根治。

（郑红兵　马湘一）

第十八章 月经失调

一、功能失调性子宫出血

凡月经不正常,内、外生殖器无明显器质性病变或全身出血性疾病,而由神经内分泌调节紊乱引起的异常子宫出血,称为功能失调性子宫出血(dysfunctional uterine bleeding),简称功血,为妇科常见病。功血可发生于月经初潮至绝经间的任何年龄,50%的患者发生于绝经前期,育龄期占30%,青春期占20%。功血可分为排卵性和无排卵性两类,80%~90%的病例属无排卵性功血。

无排卵性功能失调性子宫出血

【病因】

机体内部和外界许多因素(如神经精神因素、环境因素以及全身性疾病)均可通过大脑皮质和中枢神经系统影响下丘脑-垂体-卵巢轴功能。此外,营养不良、贫血及代谢紊乱也可影响激素的合成,而导致月经失调。

【病理生理】

无排卵性功血主要发生于青春期和围绝经期妇女,但两者的发病机制不完全相同。在青春期以中枢成熟障碍为主,下丘脑和垂体的调节功能尚未成熟,此时期垂体分泌FSH呈持续低水平,LH无高峰形成,故虽有卵泡发育,但无排卵,到达一定程度即发生卵泡退化、闭锁。而围绝经期妇女则是由于卵巢功能衰竭,卵巢卵泡对垂体促性腺激素的敏感性低下所致。

【诊断】

（一）临床表现

1. 详细询问病史：应注意患者年龄、胎次、产次、历次分娩经过、月经史；一般健康情况，有无慢性疾病，如肝病、高血压、各种血液病；其他内分泌疾病，如甲状腺及肾上腺功能失调或肿瘤；精神因素，有无精神紧张、恐惧忧伤、精神冲动等；用口服或肌内注射避孕药者，尤其应问清服药史与出血的关系，注意使用内分泌药物的详细经过及治疗效果；有无生殖系统器质性病变，如与妊娠有关的各种子宫出血、炎症、良性及恶性肿瘤等。对出血情况需详细询问发病时间、流血量、持续时间、出血性质、出血前有无停经或反复出血等病史。

2. 临床症状：无排卵型功血即子宫内膜增殖症最多见，约占90%，主要发生于青春期和围绝经期，其特点是月经周期紊乱，经期长短不一，血量时多时少，甚至大量出血，反复发作。出血多者可致贫血。

3. 妇科检查：功血患者生殖器无明显病变，有时仅子宫略有增大，也有时可伴有一侧或双侧卵巢囊性增大。

（二）辅助检查

1. 诊断性刮宫：诊断性刮宫将刮出物送病理检查既有诊断意义，也兼有治疗目的。刮宫时间的选择：如了解是否有排卵或黄体功能是否健全，则在经前期或月经来潮6小时内刮取内膜；如疑为内膜不规则剥脱，则在行经第5天刮取内膜；不规则出血需排除癌变者，则任何时间均可刮取内膜。

2. 宫腔镜或子宫输卵管造影：了解宫腔情况，宫腔镜下可见子宫内膜增厚，但也可不增厚，在宫腔镜直视下可对病变部位进行活检。尤其可提高早期宫腔病变（如子宫内膜息肉、子宫黏膜下肌瘤、子宫内膜癌）的诊断率。

3. 内分泌检查：根据情况进行阴道细胞学、宫颈黏液、基础体温测定，有条件可测定垂体促性腺激素（LH 和 FSH）及卵巢性激素（雌激素和孕二醇）或 HCG 等水平。

（三）鉴别诊断

需与以下疾病相鉴别：①全身性疾病，如血液病、高血压、肝脏疾病及甲状腺疾病等。②妊娠有关疾病,如异位妊娠、滋养细胞疾病、子宫复旧不良、胎盘息肉。③生殖器炎症与肿瘤,如子宫内膜炎、子宫内膜息肉、黏膜下子宫肌瘤、子宫内膜癌、卵巢颗粒细胞瘤及卵泡膜细胞瘤。④性激素类药物使用不当。

【治疗】

青春期应以止血和调整周期为主,促使卵巢功能恢复排卵;围绝经期以止血和减少经量为原则。

(一) 一般治疗

加强营养,纠正贫血,保证充分休息和睡眠,预防感染,适当应用凝血药物。

(二) 性激素治疗

1. 止血

(1) 雌激素:适用于无排卵型青春期功血。妊马雌酮(conjugated estrogen)1.25 ~ 2.5mg,每 6 小时 1 次或 17β-雌二醇 2 ~ 4mg,每 6 ~ 8 小时 1 次。有效者于 2 ~ 3 天内止血,血止或明显减少后逐渐减量,每 3 天减量 1 次,每次减药量不超过原用量的 1/3,直至维持量,妊马雌酮 0.625 ~ 1.25mg 或 17β-雌二醇 1 ~ 2mg,维持至血止 15 ~ 20 天。停雌激素前 10 天加用孕激素(如甲羟孕酮 10mg/d,口服)。

胃肠道反应严重时,可改用针剂,如苯甲酸雌二醇 1 ~ 3mg,肌内注射,每天 2 ~ 3 次,以后逐渐减量或改服妊马雌酮 0.625 ~ 1.25mg 或 17β-雌二醇 1 ~ 2mg,维持至血止后 15 ~ 20 天。

(2) 孕激素:甲地孕酮(妇宁片)6 ~ 8mg 或甲羟孕酮 6 ~ 8mg,每 4 ~ 6 小时服 1 次,用药 3 ~ 4 次后出血量明显减少或停止,则改为 8 小时 1 次,再逐渐减量,每 3 天减量 1 次,每次减量不超过原用量的 1/3,直至维持量,即甲地孕酮 4mg 或甲羟孕酮 4 ~ 6mg,维持到血止后 15 ~ 20 天,适用于患者体内有一定雌激素水平、血量多者。

(3) 丙酸睾酮:25 ~ 50mg,肌内注射,每天 1 次,连用 3 ~ 5 天,血止后减量为 25mg,每 3 天 1 次,维持 15 ~ 20 天,每月总量不超过 300mg,以免引起男性化。多用于围绝经期妇女。

2. 调整周期

（1）雌激素、孕激素序贯法：即人工周期。妊马雌酮0.625mg 或 17β-雌二醇 1mg 或己烯雌酚 1mg，每晚 1 次，于月经第 5 天起连服 20 天，于服药第 11 天，每天加用黄体酮 10mg或甲羟孕酮 6~8mg，两药同时用完。常用于青春期功能性子宫出血患者。使用 2~3 个周期后，患者即能自发排卵。

（2）雌激素、孕激素合并应用：妊马雌酮 0.625mg 或 17β-雌二醇 1mg，每晚服 1 次，甲羟孕酮 4mg，每晚 1 次，也可用复方炔诺酮片（口服避孕药 1 号），于流血第 5 天起两药并用，连服20 天，适用于各种不同年龄的功能性子宫出血。

（3）肌内注射黄体酮 10mg 或甲羟孕酮 4~6mg，每天 1次。共 10 次，于月经后半期应用，适用于子宫内膜分泌不足患者。

3. 促排卵

（1）氯米芬（克罗米酚）：自月经第 5 天起，每天口服 50~100mg，共 5 天，以 3 个周期为一疗程，不宜长期应用，以免引起卵巢过度刺激征。

（2）人绒毛膜促性腺激素（绒促性素，HCG）：当卵泡发育到近成熟时，可大剂量肌内注射绒促性素 5000~10 000U，可望引起排卵。

（3）人绝经期促性腺激素（尿促性素，HMG）：相当于月经第 3~6 天起用尿促性素 1 支，肌内注射，1~2 次/天，每天观察宫颈黏液、B 超监测卵泡或测定血雌二醇水平，了解卵泡成熟程度，根据卵泡生长情况可适当增加尿促性素用量，连续用 7~10 天，如卵泡成熟（卵泡直径≥18mm），即停用尿促性素，改用绒促性素 5000~10 000U，一次肌内注射，一般停药后 36 小时排卵。用药时应注意：剂量不宜过大，用药期间应严密观察卵泡生长情况及或尿雌二醇浓度，有过度刺激倾向时（如恶心、呕吐、卵巢增大≥5cm 或血雌二醇>200μg 时），不应注射绒促性素，以免发生过度刺激。

（三）手术治疗

1. 刮宫 刮宫对围绝经期功血患者，不但可协助诊断，而且能使出血减少或停止。刮宫时需彻底刮净,才能止血。一般未婚者不用刮宫止血。

2. 子宫内膜切除术对药物治疗无效的功血,子宫腔深度<10cm,而又不愿切除子宫者,可采用激光或电切子宫内膜,以达到减少月经量或闭经。

3. 切除子宫用于年龄较大、伴有严重贫血、药物治疗无效或经病理检查证实为子宫内膜腺瘤型增生过度者。

（四）中药治疗

根据辨证施治,以补肾为主,佐以健脾养血药物。

（五）放射治疗

不能承担手术的更年期功血患者,可用深度 X 线或镭疗行人工绝经。

排卵性月经失调

黄体功能不全

黄体功能不全(luteal phase defect,LPD)是指月经周期中有卵泡发育和排卵,但黄体期孕激素分泌不足或黄体过早衰退,导致子宫内膜分泌反应不良。

【病因与发病机制】

黄体功能不全是因多种因素所致:神经内分泌调节功能紊乱,可导致卵泡早期 FSH 分泌不足,使卵泡发育缓慢,雌激素分泌减少;LH 脉冲频率虽增加,但峰值不高,LH 不足使排卵后黄体发育不全,孕激素分泌减少;LH/FSH 比率也可造成性腺轴功能紊乱,使卵泡发育不良,排卵后黄体发育不全,以致子宫内膜反应不足。部分患者在黄体功能不全的同时,表现为血催乳素水平增高。

【病理】

子宫内膜的形态多表现为腺体分泌不足,间质水肿不明显,亦可见腺体与间质不同步现象,或在内膜各部位显示分泌反应不均匀。

【诊断】

1. 临床表现:一般表现为月经周期缩短,月经频发。有时月经周期虽正常,但是卵泡期延长,黄体期缩短,发生在生育年龄妇女可影响生育,若妊娠亦易发生早期流产或习惯性流产。

2. 辅助检查

(1) 基础体温:表现为基础体温双相,但排卵后体温上升缓慢,上升幅度偏低($<0.5℃$),或黄体期体温上、下波动较大,升高时间仅维持 9~11 天即下降。

(2) 诊断性刮宫及病理组织学检查:经前期或月经来潮 6 小时内诊刮,子宫内膜显示分泌反应不良。

(3) 血清孕酮的测定:黄体期孕酮的测定是诊断黄体功能不全的常用参数。黄体功能不全时孕酮的分泌量减少,其诊断标准因各实验室的条件而异。

【治疗】

1. 促进卵泡的发育:月经周期的开始阶段应用抗雌激素,可阻断内源性雌激素与 FSH 之间的反馈,通过这种治疗使 FSH 和 LH 增加;调整性腺轴功能,促使卵泡发育和排卵,以利于正常黄体的形成。首选药物是氯米芬 50~100mg/d,于月经第 5~9 天口服(连用 5 天),黄体功能改善率达 60%。氯米芬疗效不佳者可用尿促性素、绒促性素治疗(治疗方法同无排卵性出血)。

2. 黄体功能刺激疗法:通常应用绒促性素以促进及支持黄体功能。于基础体温上升后开始,隔天肌内注射绒促性素 2000~3000U,共 5 次,可明显提高血浆孕酮水平,随之正常月经周期恢复。然而,多数黄体功能不全者,单纯黄体期绒促性素治疗可能不够,与促进卵泡发育的药物联合应用治疗效果更好。

3. 黄体功能替代治疗:一般选用天然黄体酮制剂,因合成孕激素多数有溶解黄体作用,妊娠期服用还可能使女胎男性化。黄体酮 10~20mg,肌内注射,从体温上升第 3 天起至月经来潮或至妊娠为止,用以补充黄体分泌孕酮不足。若已妊娠,最好用药至妊娠 3 个月末。

子宫内膜不规则脱落

此类黄体功能异常在月经周期中有排卵,黄体发育良好,但萎缩过程延长,导致子宫内膜不规则脱落(irregular shedding of endometrium)。

【病因】

由于下丘脑-垂体-卵巢轴调节功能紊乱引起黄体功能萎缩不全,内膜持续受孕激素影响,以致子宫内膜不规则脱落。

【病理】

正常月经周期第3~4天时,分泌性子宫内膜已全部脱落,代之为再生的增生性内膜。但在子宫内膜不规则脱落时,于月经周期第5~6天仍能见到呈分泌反应的子宫内膜。子宫内膜表现为残留的分泌期内膜与出血坏死组织及新增生的内膜混杂存在的混合型。

【诊断】

1. 临床表现:月经周期正常,但经期延长,长达9~10天,且出血量多。

2. 辅助检查

(1)基础体温:基础体温呈双相,但下降缓慢。

(2)诊断性刮宫及病理组织学检查:诊断性刮宫在月经期第5~6天进行,仍能见到呈分泌反应的子宫内膜。

【治疗】

1. 孕激素:下次月经前8~10天开始,每天肌内注射黄体酮20mg或甲羟孕酮10~12mg,共5天,其作用是使内膜及时而较完整脱落。

2. 绒促性素:有促进黄体功能的作用,其用法同黄体功能不全。

(钟 刚)

二、闭 经

凡女性年满16岁或年满14岁仍无女性第二性征发育者,

称为原发性闭经。既往曾有过正常月经,现停经 6 个月以上者称为继发性闭经。

【病因及分类】

正常月经的建立和维持有赖于下丘脑-垂体-卵巢轴的神经内分泌调节,以及靶器官子宫内膜对性激素的周期性反应,其中任何一个环节发生障碍都会发生月经失调,甚至导致闭经。根据闭经的常见原因按各病变部位分述如下:

1. 子宫性闭经:闭经的原因在子宫,而此时月经的调节功能正常。

(1)先天性无子宫:由于中肾旁管严重发育不全或不发育,以致造成始基子宫或无子宫。

(2)子宫内膜损伤:常因人工流产刮宫过度引起,产后或流产后出血刮宫损伤也可引起,尤其当伴有子宫内膜炎时,更易导致宫腔粘连或闭锁而闭经。

(3)子宫内膜炎:结核性子宫内膜炎时,子宫内膜遭受严重破坏而发生闭经,其他子宫内膜炎也可造成闭经。

(4)子宫切除后或子宫腔内放射治疗后:手术切除子宫或因子宫恶性肿瘤行腔内放疗破坏子宫内膜而闭经。

2. 卵巢性闭经:闭经的原因在卵巢。因卵巢性激素水平低落,使子宫内膜不能发生周期性变化而闭经。

(1)先天性卵巢发育不全或缺如:卵巢未发育或仅呈无功能的条索状物。

(2)卵巢功能早衰:40 岁前绝经者称卵巢功能早衰。表现为继发性闭经,常伴有更年期症状,雌激素水平低下而促性腺激素增高。

(3)卵巢切除或卵巢组织损坏:由于双侧卵巢被切除或经放射治疗组织被破坏,以致卵巢丧失功能;严重的卵巢炎也可破坏卵巢组织而导致闭经。

(4)卵巢功能性肿瘤:产生雄激素的睾丸母细胞瘤、卵巢门细胞瘤等,由于大量的雄激素抑制下丘脑-垂体-卵巢轴功能而闭经。分泌雌激素的颗粒-卵泡膜细胞瘤,使子宫内膜增生过度而闭经,但停经较短,随之出血。

3. 垂体性闭经：主要病变在垂体。

（1）垂体前叶坏死：由于产后大出血引起低血容量性休克，使垂体前叶缺血坏死，垂体前叶功能减退，促性腺激素分泌明显减少，出现闭经、生殖器官萎缩、第二性征衰退，还可出现畏寒、嗜睡、基础代谢低等症状，称为希恩（Sheehan）综合征。

（2）垂体肿瘤：位于蝶鞍内的垂体前叶各种腺细胞可发生不同种类的腺瘤。不同性质的肿瘤可出现不同症状，但多有闭经的表现。垂体催乳素肿瘤可引起闭经溢乳综合征（amenorrhea galactorrhea syndrome），因为催乳素瘤细胞自主分泌催乳素而不受催乳素抑制因子（PIF）的抑制；肿瘤压迫垂体柄，PIF 进入垂体减少，以致垂体分泌催乳素（PRL）过多。此外，颅咽管瘤及空蝶鞍综合征因可压迫下丘脑或垂体而发生高催乳素血症和溢乳。

4. 低促性腺激素性闭经：为原发性单一垂体促性腺激素缺乏症。常发生于低体重妇女，表现为原发性闭经，性腺、性器官和性征不发育，临床罕见。

5. 下丘脑性闭经：为最常见的一类闭经。中枢神经系统-下丘脑功能失调可影响垂体，进而影响卵巢功能引起闭经，其病因最为复杂，如特发性因素、精神性因素、体重改变以及闭经溢乳综合征和多囊卵巢综合征等。

【诊断】

（一）临床表现

首先要寻找闭经的原因，按下丘脑-垂体-卵巢轴的调节失常发生在哪一个环节，然后再确定是哪一种疾病引起的。

1. 首先排除妊娠（根据病史、妇科检查、血尿 HCG 测定等）。

2. 仔细寻找引起闭经的可能原因。

3. 临床上在诊断闭经时需注意以下情况：

（1）原发性闭经者，多因染色体异常、生殖器畸形、性腺发育不正常引起；而继发性闭经则多由环境改变、情绪变化、内分泌系统功能失调或肿瘤以及生殖器官疾病所致。

（2）生殖年龄妇女闭经常因内分泌系统疾病所致，如希恩综合征(主要因产时、产后大出血发生休克而引起垂体前叶组织坏死所致)、闭经溢乳综合征、多囊卵巢综合征。又如闭经同时伴有不孕症及肥胖症者,多见于库欣综合征、弗勒赫利希综合征(Frohlich syndrome)等,甲状腺功能失调亦可引起。此外,长期口服避孕药或注射长效避孕药,或人工流产后发生宫腔粘连或子宫颈管闭锁也可引起闭经。

(二)辅助检查

1. 子宫功能的检查

(1)诊断性刮宫及子宫内膜活体组织检查:了解宫腔情况并刮取内膜送病理检查,了解子宫内膜对卵巢激素反应的周期性变化,并可诊断生殖器结核。多用于已婚妇女。

(2)子宫输卵管碘油造影术:了解宫腔及输卵管情况。

(3)内镜检查:腹腔镜检查直接窥视子宫、输卵管、卵巢等,并可做活体组织检查。宫腔镜可观察宫腔及子宫内膜,并可取内膜组织送病理检查。

(4)药物性试验

1)孕激素试验:每天肌内注射黄体酮20mg,连续3~5天,或口服甲羟孕酮10mg,连服5天,停药后3~7天出现撤药性流血者为阳性结果,提示子宫内膜有功能,已受一定水平雌激素的影响。无撤药性出血为阴性,提示可能无子宫内膜,但卵巢功能正常;亦可能有子宫内膜,但卵巢功能低落;也可能妊娠,需进一步排除妊娠后再做雌激素试验。

2)雌激素试验:每天口服妊马雌酮0.625mg或17β-雌二醇1~2mg,连续20天,在服药第11天起加用甲羟孕酮6mg,每天口服,共10天,停药后2~7天出现撤药性流血为阳性,说明有子宫内膜,并子宫内膜对雌激素有反应,而且宫腔通畅,但体内雌激素水平低落、卵巢功能减退。无撤药性出血为阴性,提示闭经原因可能在于子宫,亦即子宫性闭经。

2. 卵巢功能检查:检查方法有基础体温测定、阴道脱落细胞涂片检查、宫颈黏液检查、子宫内膜活体组织检查、测定血中雌激素与孕激素含量,如雌激素、孕激素含量低,提示卵巢功能不正常或衰竭。

3. 垂体功能检查:对卵巢功能减退的病例,为进一步确定原发部位究竟在卵巢、脑垂体或脑垂体以上,应测定血清 FSH、LH 及 PRL 的含量。若 FSH 及 LH 均低,提示垂体或更高中枢功能低下;若 FSH 和(或)LH 增高、E_2 水平低,提示卵巢功能不全,闭经原因在卵巢。PRL 测定可诊断高催乳素血症及垂体催乳素瘤引起的闭经,继发性闭经者中 20% 有高催乳素血症。蝶鞍摄片和(或)CT、MRI 检查对诊断垂体肿瘤是必要手段。

4. 其他检查:了解甲状腺功能可测定血 T_3、T_4 及 TSH,了解肾上腺皮质功能可测定 24 小时尿 17 羟及 17 酮含量,做肾上腺 B 超检查,疑有细胞染色体异常可做细胞染色体核型及分带分析等。

(三)闭经的诊断步骤

闭经的诊断步骤参见图 18-1。

(四)鉴别诊断

主要与妊娠相鉴别。

【治疗】

1. 针对病因治疗。

2. 中药治疗:基本原则为血虚宜补,血瘀宜活血化瘀,血热则清热凉血,气滞宜理气通经。

3. 内分泌药物治疗

(1)性激素替代治疗:对先天性卵巢发育不良,或卵巢功能受损或破坏致早衰者,可用性激素替代治疗。妊马雌酮 0.625mg 或 17β-雌二醇 1~2mg,连用 21 天,对有子宫者,须在服药后期加用孕激素(尤其是长期应用者,可预防长期雌激素刺激引起的子宫内膜癌),停药 1 周,重复使用 3~6 个月,停药观察,根据情况可重复使用。

(2)诱发排卵:对卵巢功能未衰竭并要求生育者,可采用激素或其类似物诱发排卵。①氯米芬(克罗米酚),适用于下丘脑-垂体-卵巢轴有一定功能,体内雌激素有中度影响的病例。先用黄体酮或人工周期催经,自撤药性出血第 5 天,服氯米芬 50mg,每天 1 次,连续 5 天,有效时于停药后 7 天左右排卵,如无排卵可经催经后,于下一周期增加至 100mg,每天 1 次,连续

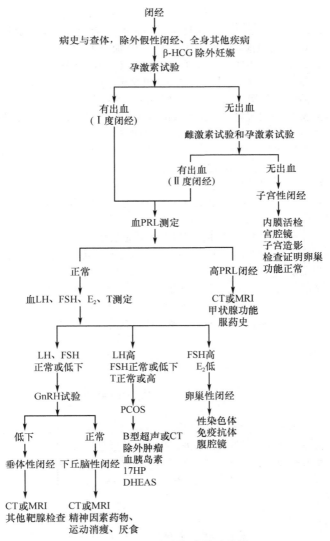

图 18-1 闭经的诊断步骤示意图

5 天,一般每月总量不超过 600mg。② HMG+HCG,HMG 1 支肌内注射,1～2 次/天,每天测定宫颈黏液,B 超监测卵泡及血雌二醇水平,根据卵泡生长情况可适当增加 HMG 用量,如卵泡成熟时,即停用 HMG,改用 HCG 5000～10 000U,1 次肌内注射,约停药后 36 小时排卵(具体用法见功血治疗部分)。③氯米芬与促性腺激素联合治疗,于月经第 3 天用氯米芬 50～100mg,连用 5 天,从月经第 7 天起用 HMG 1 支,肌内注射,2 次/天,至卵泡成熟,可减少 50% HMG 用量。④他莫昔芬(tamoxifen),相当于月经第 5 天起用 10～20mg/d,连用 5 天,其效果与氯米芬相似。⑤对下丘脑功能不足,以致 LHRH 分泌不足者,可用 LHRH 诱发排卵。

(3)甲状腺素:甲状腺功能减退者,口服甲状腺素片 15～30mg,每天 3 次。

(4)溴隐亭的应用:用以治疗高催乳素血症所致的闭经。开始小量(1.25mg),每天 1～2 次,如无明显反应则逐渐加量,根据病情可增至 2.5mg,2～3 次/天,最大剂量每天不超过 10mg。大多数患者在治疗开始后 4 周内恢复正常月经周期。

4. 手术治疗:如因肿瘤引起,必要时手术切除肿瘤;如宫颈管闭锁,可扩张宫颈管;如宫腔粘连,可在宫腔镜下分离粘连。

(钟　刚)

三、多囊卵巢综合征

多囊卵巢综合征(polycystic ovarian syndrome,PCOS)是以高雄激素血症、排卵障碍以及多囊卵巢为特征的病变,1935 年由 Stein 和 Leventhal 首次报道,故又称为 Stein-Leventhal 综合征。临床表现为月经稀发、闭经或月经不调、多毛、肥胖、不孕、卵巢增大及多囊。

【病因】

尚不清楚,可能与胰岛素抵抗有关。此外,PCOS 的发病还可能与遗传因素和必要的环境因素共同作用有关。

【病理】

典型病例可见卵巢增大,表面光滑,色灰白发亮,呈珍珠样,包膜增厚,其下可见许多大小不等的囊性卵泡。无排卵,无黄体形成。子宫内膜呈增生期改变或增生过度。

【诊断标准与检查】

PCOS 的主要特点是不排卵,雄激素和雌激素过多,典型的症状为月经失调,可表现为月经稀发或闭经,也可表现为不规则出血或月经过多、肥胖、不孕和卵巢增大及多囊。

1. 目前,2003 年欧洲人类生殖和胚胎学会与美国生殖医学学会(ESHRE/ASRM)鹿特丹专家会议推荐的诊断标准:

(1)稀发排卵或无排卵:临床表现为闭经、月经稀发、初潮 2～3 年不能建立规律月经以及基础体温呈单相。有时,月经规律者并非无排卵性月经。

(2)高雄激素的临床表现和(或)高雄激素血症:临床表现有痤疮、多毛,高雄激素血症者血清总睾酮、游离睾酮指数或游离睾酮高于实验室参考正常值。

(3)卵巢多囊性改变:B 型超声检查见一侧或双侧卵巢直径 2～9mm 的卵泡≥12 个,和(或)卵巢体积≥10cm³。

符合上述 3 项中的任何 2 项者,即可诊断 PCOS。

PCOS 典型的 B 超表现为包膜增厚,皮质下多个中小卵泡排列成车轮样,基质密度增加。但 B 超的特点不是诊断的必要条件,也不能作为独立的诊断依据。

PCOS 腹腔镜下典型的表现是卵巢增大,包膜增厚,表面白色珍珠样,有新生血管。无排卵斑、血体和黄体形成。

2. 中华医学会妇产科分会推荐中国标准于 2011 年 12 月实施:分为疑似 PCOS 和确诊 PCOS 诊断标准。

(1)疑似 PCOS 标准

1)月经稀发、闭经或不规则子宫出血是诊断的必须条件。

2)再符合下列 2 项中的 1 项,即可诊断为疑似 PCOS:①高雄激素的临床表现或高雄激素血症。②超声表现为 PCOS。

(2)确诊 PCOS 标准:具备上述疑似 PCOS 诊断条件后还必须逐一排除其他可能引起高雄激素的疾病和引起排卵异常

的疾病才能确定诊断。PCOS诊断时,考虑其分型,以便进一步采取相应的临床干预手段 PCOS 分型:有无肥胖及中心型肥胖有无糖耐量受损,糖尿病,代谢综合征是否为经典的 PCOS:①典型 PCOS(月经异常和高雄激素,有或无 PCOS),代谢障碍表现较重。②无高雄激素 PCOS(只有月经异常和 PCOS),代谢障碍表现较轻。

【鉴别诊断】

闭经患者应与甲状腺功能异常、高催乳素血症、迟发型肾上腺皮质增生、柯兴综合征原发性卵巢功能减低或卵巢早衰、卵巢或肾上腺分泌雄激素肿瘤、功能性下丘脑性闭经、药物性高雄激素症、特发性多毛等雄激素过高的患者应与肾上腺疾病和产生雄激素的卵巢肿瘤鉴别。

【治疗】

多囊卵巢综合征的治疗以调整月经周期、治疗高雄激素血症与胰岛素抵抗,有生育要求者采用促排卵治疗;其次,无论有无生育要求,均应调整生活方式,控制饮食,加强锻炼,戒除烟酒;此外,还需预防 PCOS 的远期并发症,包括 2 型糖尿病、心血管疾病以及子宫内膜癌。

通过对 PCOS 有效治疗,使有生育要求促使排卵障碍患者排卵以达到正常妊娠,使无生育要求患者达到:近期目标为调节月经周期、治疗多毛和痤疮、控制体重;远期目标为预防糖尿病、保护子宫内膜,预防子宫内膜癌、心血管疾病。基础治疗:①调整月经周期口服避孕药,孕激素。②高雄血症治疗,首选达英-35。③胰岛素抵抗治疗,二甲双胍。④促排卵治疗,一线促排卵治疗、二线促排卵治疗、体外受精-胚胎移植(详见诱发排卵)。

(陈　雯)

四、痛　　经

凡在行经前后或在行经期出现腹痛、腰酸、下腹坠胀或其他不适并影响生活和工作者称为痛经（dysmenorrhea）。痛经分为原发性和继发性两种。前者是指生殖器官无器质性病变的痛经，后者指由于盆腔器质性疾病所引起的痛经。

【病因】

原发性痛经的发生主要与月经时子宫内膜合成和释放前列腺素增加有关，同时也受精神、神经因素影响，思想焦虑、恐惧以及生化代谢物质均可通过中枢神经系统刺激盆腔疼痛纤维。继发性痛经多数伴有器质性病变，如子宫内膜异位症、盆腔炎、宫颈狭窄、子宫肌瘤（特别是黏膜下子宫肌瘤）或安放宫内节育器等。

【诊断】

诊断主要是寻找原因，应详细询问病史，了解发病的年龄、疼痛开始及持续时间、疼痛的性质及程度、有无逐渐加重史，月经血流出情况，注意有无精神过度紧张、过度劳累和生活习惯改变等因素，并做妇科检查排除器质性病变。

1. 临床特点：①原发性痛经在青少年期常见，多在初潮后6~12个月发病，无排卵性月经一般不发生痛经。②痛经多于月经第1、2天出现，常为下腹部阵发性绞痛，有时也放射至肛门、腰部及阴道，疼痛程度也多变异，可表现为轻微痉挛性疼痛，严重时患者不能忍受，疼痛剧烈时出现头昏、低血压、面色苍白及出冷汗，甚至昏厥。亦有部分患者经前1~2天即开始下腹部疼痛，月经来潮时加剧。膜样月经患者疼痛剧烈，一旦排出后疼痛迅速减轻。③妇科检查无异常发现。

2. 鉴别诊断：由于月经期盆腔充血，盆腔及其周围脏器原有的病变（如膀胱炎、结肠炎、阑尾炎等）症状加剧，易与痛经混淆，应注意鉴别。

【治疗】

1. 病因治疗：加强营养、增强体质、保持身心适当休息。宫颈狭窄者可行宫颈扩张术。

2. 中药治疗：以活血行气、散瘀止痛为原则，宜用少腹逐瘀汤加减。

3. 激素治疗

(1) 雌激素:常用于子宫发育不良者。妊马雌酮 0.625mg 或 17β-雌二醇 1mg,连续 21 天,可在服药后期加用孕激素,停药 8~10 天,重复使用 3~6 个月,停药观察,根据情况可重复使用。

(2) 孕激素:抑制子宫收缩。

自经前 7~10 天开始,每天肌内注射黄体酮 10~20mg,连续 5 天;或从经前 10 天起口服甲羟孕酮 4~8mg,连服 7 天。

自月经第 5 天开始,每天口服炔诺酮 2.5~5mg 或甲羟孕酮 4~8mg,连服 22 天,连用 3 个周期。

(3) 雌激素、孕激素复合物:适用于少量妇女痛经较顽固者。口服避孕药 1 号或 2 号,与避孕药服用方法相同,连服 3~6 个周期。

4. 前列腺素抑制剂的应用:从月经第 20~22 天开始,用复方阿司匹林 0.5g,每天 2~3 次或吲哚美辛 25mg,每天 3 次,连服 7 天;氟芬那酸(氟灭酸)200mg,每天 3 次或甲芬那酸(甲灭酸)500mg,每天 3 次,于月经第 1 天开始服药至月经干净停用。

5. 对症治疗:痛经发作期间可用阿托品、颠茄合剂等解痉药物。吗啡类止痛药物因容易成瘾,不宜久用。

(钟 刚)

五、经前期紧张综合征

妇女在月经前 7~14 天出现头痛、乳房胀痛、全身乏力、紧张、压抑或易怒、烦躁、失眠、腹痛、水肿等一系列症状,月经来过以后症状自然消失,称为经前期紧张综合征(premenstrual tension syndrome,PMS)。发生率为 30%~40%。

【病因】

其病因及发病机制不明。其假说有:

1. 雌激素、孕激素比例失调:由于孕激素水平不足、雌激素相对过高所致,也可能与组织对孕激素敏感性失常有关。

2. 内啡肽学说：内啡肽（β-endorphin）随月经周期而变化，而 PMS 是由于黄体期内啡肽浓度改变所致。

3. 维生素 B_6 不足：维生素 B_6 可促进体内过多雌激素的廓清，增强脑的单胺基生物合成，调节情绪与行为。

4. 精神因素：与 PMS 的严重程度有关。

【诊断】

（一）临床表现

1. 症状周期性发作，与经期密切相关。经前 7～14 天开始出现上述一组症状，经前 2～3 天加重，行经后症状消失或明显减轻。

2. 精神紧张、神经过敏、忧虑、失眠、乏力、思想不集中等精神症状也常见。

3. 少数患者可有荨麻疹、痤疮、皮肤瘙痒等现象。

以上症状可因情绪改变、环境因素等影响而减轻或加重。患者可有某一方面症状，也可兼有多种症状。应做细致的周身检查及有关化验，以排除其他功能性或器质性病变。

（二）鉴别诊断

水肿应与心、肾疾病相鉴别；乳腺如有结节需与乳腺肿瘤相鉴别，经前期紧张的乳腺结节多为双侧及多个或弥漫性，随月经周期而变化；精神症状严重者应除外精神病等。

【治疗】

1. 支持及精神治疗：经前注意劳逸结合，消除思想顾虑，安定情绪、少盐饮食，加以药物治疗，绝大多数患者可以改善。

2. 镇静药：用于情绪激动者，如口服苯巴比妥 0.03g，每天 3 次或氯氮 10mg，每天 2～3 次或甲丙氨酯 0.2～0.4g，每晚服 1 次，连服 2～3 天。

3. 利尿药：水肿者可用少量利尿药，如每天口服氢氯噻嗪 25～50mg 或氨苯喋啶 100～200mg，每天 1 次，从经前 10 天开始至月经来潮。

4. 性激素治疗

（1）孕激素：经前 2 周起每晚服甲羟孕酮 10mg 或肌内注

射黄体酮 10～20mg,每天一次,连用 10 天。

(2)雄激素:甲睾酮 5～10mg/d,从经前 2 周起连服 10 天或月经后半期肌内注射丙酸睾酮,每周 2 次。连用 3～6 个周期。

5. 维生素 B_6:从月经第 10 天起口服维生素 B_6 20～40mg,每天 3 次,以改善症状。

(钟 刚)

六、更年期综合征

更年期综合征(climacteric syndrome)是指妇女在自然绝经前或因其他原因丧失卵巢功能,而出现一系列性激素减少所致的症状,包括自主神经功能失调的表现。

【病因及病理生理】

更年期的变化包括两个方面:一方面是卵巢功能衰退,此时期卵巢逐渐趋于排卵停止,雌激素分泌减少,体内雌激素水平低落;另一方面是机体老化,两者常交织在一起。神经血管功能不稳定的综合征主要与性激素水平下降有关,但发生机制尚未完全阐明。

【诊断】

1. 临床表现:主要根据患者的自觉症状,而无其他器质性疾病。

(1)血管舒缩综合征:潮热、面部发红、出汗,瞬息即过,反复发作。

(2)精神神经症状:情绪不稳定、易激动,自己不能控制,忧郁失眠,精力不集中等。

(3)生殖道变化:外阴与阴道萎缩,阴道干燥疼痛,外阴瘙痒。子宫萎缩、盆底松弛导致子宫脱垂及阴道膨出。

(4)尿频急或尿失禁;皮肤干燥、弹性消失;乳房萎缩、下垂。

(5)心血管系统:胆固醇、三酰甘油和致动脉粥样化脂蛋白增高,抗动脉粥样硬化脂蛋白降低,可能与冠心病的发生有关。

（6）全身骨骼发生骨质疏松。

2. 鉴别诊断:必须排除心血管、神经精神和泌尿生殖器各处的病变;潮热、出汗、精神症状、高血压等需与甲状腺功能亢进症和嗜铬细胞瘤相鉴别。

3. 辅助检查

（1）血激素测定:FSH 及 LH 增高、雌二醇下降。

（2）X 线检查:脊椎、股骨及掌骨可发现骨质疏松。

【治疗】

1. 一般治疗:加强卫生宣教,解除不必要的顾虑,保证劳逸结合与充分的睡眠。轻症者不必服药治疗,必要时可选用适量镇静药,如地西泮 2.5 ~ 5mg/d 或氯氮草 10 ~ 20mg/d 睡前服,谷维素 20mg,每天 3 次。

2. 性激素治疗:绝经前主要用孕激素或雌孕激素联合调节月经异常;绝经后用替代治疗。

（1）雌激素:对于子宫已切除的妇女,可单纯用妊马雌酮 0.625mg 或 17β-雌二醇 1mg,连续治疗 3 个月。对于存在子宫的妇女,可用尼尔雌醇片每次 5mg,每月 1 次,症状改善后维持量 1 ~ 2mg,每月 2 次,对稳定神经血管舒缩活动有明显的疗效,而对子宫内膜的影响少。

（2）雌激素、孕激素序贯疗法:雌激素用法同上,后半期加用 7 ~ 10 天炔诺酮,每天 2.5 ~ 5mg 或黄体酮 6 ~ 10mg,每天 1 次或甲羟孕酮 4 ~ 8mg,每天 1 次,可减少子宫内膜癌的发生率,但周期性子宫出血的发生率高。

（3）雌激素、雄激素联合疗法:妊马雌酮 0.625mg 或 17β-雌二醇 1mg,每天 1 次,加甲睾酮 5 ~ 10mg,每天 1 次,连用 20 天,对有抑郁型精神状态患者较好,且能减少对子宫内膜的增殖作用,但有男性化作用,而且常用雄激素有成瘾可能。

（4）雌激素替代治疗应注意的几点:①HRT 应该是维持围绝经期和绝经后妇女健康的全部策略(包括关于饮食、运动、戒烟和限酒)中的一部分。在没有明确应用适应证时,比如雌激素不足导致的明显症状和身体反应,不建议使用 HRT。②绝经后 HRT 不是一个给予标准女性的单一的疗法。HRT 必须根据临床症状,预防疾病的需要,个人及家族病史,相关试验室检查,女性的偏好和期望做到个体化治疗。③没有理由强制性限制 HRT 使用时限。她们也可以有几年时间中断 HRT,但绝经症状可能会持续许多年,她们应该给予最低有效的治疗剂量。是否继续 HRT 治疗取决于具有充分知情权的医患双方的审慎决定,并视患者特殊的目的或对后续的风险与收益的客观评估而定。只要女性能够获得症状的改善,并且了解自身情况及治疗可能带来的风险,就可以选择 HRT。④使用 HRT 的女性应该至少 1 年进行一次临床随访,包括体格检查,更新病史和家族史,相关试验室和影像学检查,与患者进行生活方式和预防及减轻慢性病策略的讨论。⑤总体来说,在有子宫的所有妇女中,全身系统雌激素治疗中应该加入孕激素,以防止子宫内膜增生或是内膜癌。无子宫者,无需加用孕激素。用于缓解泌尿生殖道萎缩的低剂量阴道雌激素治疗,可被全身吸收,但雌激素还达不到刺激内膜的水平,无需同时给予孕激素。⑥乳腺癌与绝经后 HRT 的相关性程度还存在很大争议。但与 HRT 有关的可能增加的乳腺癌风险是很小的(少于每年 0.1%),并小于由生活方式因素如肥胖、酗酒所带来的风险。⑦禁忌证,如血栓栓塞性疾病、镰状细胞贫血、严重肝病、脑血管疾病、严重高血压等。

(钟　刚)

第十九章　子宫内膜异位症与子宫腺肌病

一、子宫内膜异位症

当具有生长功能的子宫内膜组织出现在子宫腔被覆黏膜以外的身体其他部位时,称为子宫内膜异位症(endometriosis)。病变出现在盆腔内生殖器官和其邻近器官的腹膜面时,称为盆腔子宫内膜异位症(pelvic endometriosis);子宫内膜出现和生长在子宫肌层时,称为子宫腺肌病(adenomyosis)。

子宫内膜异位症为目前常见的妇科疾病之一,它是激素依赖性疾病,因此主要见于育龄妇女,发病高峰年龄为 30～40 岁。近年来,其发病率越来越高,其为良性病变,但具有类似恶性肿瘤远处转移和种植生长的能力。在妇科剖腹手术中可发现 20%～25% 的患者患有子宫内膜异位症。由于它与不孕症和盆腔痛的关系,在这些女性人群中,其患病率明显要高。据报道,其患病率不孕症妇女为 25%～35%,盆腔痛的妇女达 39%～59%。而内异症患者 50% 的患者有明显的痛经,30% 合并不孕,严重地影响中青年妇女的健康和生活质量。

【病因】

子宫内膜异位症的病因至今不十分清楚,其主要学说为子宫内膜种植、上皮化生、血道和淋巴道转移等,但以种植学说最受重视。例如,由于经血倒流,经血中所含的内膜间质和腺细胞经输卵管进入腹腔,形成盆腔子宫内膜异位症。手术后导致的腹壁及外阴切口的子宫内膜异位,无疑都为手术时将子宫内膜带至切口直接种植所致。除此以外,近年来发现免疫因素和遗传等因素均可能参与子宫内膜异位症的发生。

【病理】

子宫内膜异位症的主要病理变化为异位内膜随卵巢激素的变化而发生周期性出血,伴有周围纤维组织增生和粘连形成。在病变区出现紫褐色斑点或小泡,最终可发展为大小不等的紫色实质结节或包块。如果累及卵巢,可因病灶反复出血形成单个或多个囊肿,称为卵巢子宫内膜异位囊肿。也可发生于宫骶韧带、直肠子宫陷凹、子宫后壁下段等部位,并可波及子宫颈、阴道、外阴。除此之外,脐、膀胱、肾、输尿管、肺、胸膜、乳腺、淋巴结,甚至手、臂、大腿处均可发生,但罕见。病变可因发生部位不同和程度不同而有所差异。

镜下典型结构为:病灶周围可见子宫内膜上皮、腺体或腺样结构、内膜间质及出血。有时临床表现典型,但子宫内膜异位症的组织病理特征极少,镜检时能找到少量内膜间质细胞即可确诊。异位子宫内膜可出现不典型增生,少数发生恶变,多为卵巢子宫内膜样癌或透明细胞癌。

【诊断及鉴别诊断】

(一)临床表现

1. 症状

(1)痛经和持续性下腹痛:为主要症状,多为继发性、进行性逐渐加剧的痛经,以下腹及肛门坠胀痛为主,可于经前 1 ~ 2 天开始,月经干净后消失,疼痛的程度与异位的部位有关,但与病灶的大小不成正比。25% 左右可无痛经。

(2)月经失调:15%~30% 的患者有经量增多或经期延长,或点滴出血,与卵巢功能失调及合并子宫腺肌病或子宫肌瘤等有关。

(3)不孕:子宫内膜异位症患者不孕率高达 40% ,多为继发性不孕,主要为子宫内膜异位症后造成盆腔粘连,使输卵管功能及卵巢功能障碍所致。多认为子宫内膜异位症患者的不孕还可能与黄体功能不足及未破卵泡黄素化综合征等因素有关,也有认为与自身免疫反应有关。

(4)性交痛:30% 左右的患者可出现性交痛,多由于发生于直肠子宫陷凹、直肠阴道隔的子宫内膜异位症使周围组织肿胀,性交时子宫颈受到碰撞及子宫收缩向上升提而发生疼痛。

（5）其他症状：如果异位灶位于直肠子宫陷凹及直肠附近时，患者经期可有排便痛、便秘或腹泻，甚至周期性少量便血。严重肠道子宫内膜异位症可因直肠或乙状结肠肠腔受压出现肠梗阻症状。异位灶位于膀胱时可有周期性尿频、尿痛症状，侵犯膀胱黏膜时可发生周期性血尿。身体其他部位发生子宫内膜异位种植和生长时，均在病变部位出现周期性疼痛、出血或肿块增大。如果卵巢子宫内膜异位囊肿发生破裂，可出现急性腹痛的症状，多发生于经期前后。

2. 体征：随着病变部位、范围以及程度而有所不同。典型的盆腔子宫内膜异位症表现为子宫粘连，致后屈固定，子宫可增大，一般不超过鹅蛋大。子宫一侧或两侧附件处可扪及与子宫相连的不活动囊性肿块。直肠子宫陷凹或子宫骶骨韧带、子宫后壁下段等部位可有不规则的米粒大小至蚕豆大小的硬节，单个或多个，触痛明显。如在阴道、子宫颈或手术瘢痕处见到紫蓝色结节，月经期更为明显，则可确诊。

（二）实验室检查

1. 血清卵巢相关抗原 CA125 值测定：CA125 是一种存在于胚胎体腔上皮、中肾旁管衍生物及其赘生物组织中的一种糖蛋白，能与单克隆抗体 OC125 发生特异性结合。作为一种肿瘤相关抗原，对卵巢癌有一定的诊断价值，但在子宫内膜异位症患者血清 CA125 值可升高，但一般不超过 200U/ml，且随子宫内膜异位症期别的增加，阳性率也上升。其敏感性和特异性都很高，因此对于子宫内膜异位症的诊断有一定的帮助，也可用于监测子宫内膜异位病变活动的情况，同时也可以监测子宫内膜异位症的疗效。

2. 抗子宫内膜抗体（EMAb）：血清 EMAb 的检测为子宫内膜异位症患者诊断及疗效观察的有效检查手段。子宫内膜异位症患者子宫内膜抗体的检测率为 70%~80%。

（三）特殊检查

1. B 型超声检查：可以根据囊肿 B 超声像图的特点诊断卵巢子宫内膜异位囊肿并确定其位置、大小、形状，发现妇科检查时未扪及的包块。

2. 腹腔镜检查:为诊断子宫内膜异位症的最佳方法,是借助腹腔镜直接窥视盆腔,见到异位病灶即可明确诊断,并可根据镜检情况决定分期,确定治疗方案。子宫内膜异位症的分期如下,具体内容详见表 19-1。

3. X 线检查:可做单独盆腔充气造影、子宫输卵管碘酒造影辅助诊断盆腔子宫内膜异位症。

4. CT 和 MRI 检查:一般以超声诊断为主,但对卵巢、直肠阴道隔、阴道周围、直肠乙状结肠之间子宫内膜异位显示较好。

(四)诊断要点

根据病史、症状、体征和辅助检查进行诊断,具体标准如前所述。

(五)鉴别诊断

1. 卵巢恶性肿瘤:患者一般情况差,病情发展快,常常伴持续性腹痛、腹胀;检查时可扪及盆腔包块,同时常伴有腹水。B 超显示肿瘤为实性或混合性,形态不规则。

2. 盆腔炎性包块:患者多有急性盆腔感染和反复感染发作史,表现为经期疼痛,且平时也有腹部隐痛,常伴发热,抗感染治疗有效。

3. 子宫腺肌病:患者也有痛经,但疼痛可更剧烈。子宫一般呈均匀性增大,质硬;经期检查,子宫压痛明显;B 超检查,可见子宫肌层内不规则的回声增强。但往往与盆腔子宫内膜异位症并存。

4. 直肠癌:直肠癌患者大便经常带血或便血,且症状不受经期影响,肛诊时手指有血染,但当盆腔子宫内膜异位病情严重时,可侵犯直肠导致直肠狭窄,伴大便坠胀,甚至大便带血,一般症状的出现与月经周期有关。需与直肠癌相鉴别,可行钡剂灌肠或者内镜检查确诊。

5. 与妇科、外科急腹症相鉴别:如与妇科异位妊娠、黄体破裂、卵巢囊肿蒂扭转等相鉴别。同时,也应与外科急性阑尾炎相鉴别。由于目前子宫内膜异位症的发生率不断上升,相应卵巢子宫内膜异位囊肿破裂的发生也成为妇产科临床的一个新

（单位：分）

表 19-1 美国生育协会修订的子宫内膜异位症分期表（R-AFS，1985）

		病灶大小			粘连范围		
		<1cm	1~3cm	>3cm	1/3包入	1/3~2/3包入	>2/3包入
腹膜	浅	1	2	4			
	深	2	4	6			
卵巢 右侧	浅	1	2	4	薄膜1	2	4
	深	4	16	20	致密4	8	16
左侧	浅	1	2	4	薄膜1	2	4
	深	4	16	20	致密4	8	16
输卵管 右侧	浅				薄膜1	2	4
	深				致密4*	8*	4
左侧	浅				薄膜1	2	4
	深				致密4*	8*	16
直肠子宫陷凹封闭					部分4	全部40	

* 如输卵管伞端完全堵塞，评分为 16 分。

注：Ⅰ期：1~5 分；Ⅱ期：6~15 分；Ⅲ期：16~40 分；Ⅳ期：>40 分。

问题。如发生破裂应立即进行手术处理。

【治疗】

治疗原则应根据年龄、症状轻重、病变部位及程度、对生育的要求全面考虑,治疗包括非手术、手术治疗、药物与手术联合治疗。

(一)非手术治疗

1. 随访观察:适用于病变轻微、无症状或症状轻微的患者。应定期进行妇科检查,以了解病情变化。

2. 性激素治疗

(1)孕激素疗法:可暂时缓解症状,并防止病情继续发展。常用药物为炔诺酮(妇康片)、甲地孕酮(妇宁片)、甲羟孕酮(安宫黄体酮)等,自月经周期第 6 ~ 25 天服药,每天 4 ~ 8mg,以抑制排卵,连续服用 3 ~ 6 个周期。

(2)假孕疗法:长期口服大量高效孕激素,辅以大剂量雌激素防止突破性出血以造成类似妊娠的人工闭经,称为假孕疗法。临床上常用高效或长效孕酮类药物,如己酸孕酮、甲地孕酮、甲羟孕酮等,并加用一定量的雌激素。如选用炔诺孕酮 0.3mg/d 和炔雌醇 0.03mg/d 口服,连续用药 6 ~ 12 个月。若出现突破性出血,则可增加剂量。

(3)假绝经疗法:口服达那唑(danazol),暂时减少卵巢激素的分泌,使子宫内膜萎缩,导致短暂绝经的疗法。达那唑 400 ~ 800mg/d,一般于月经第 1 天开始,持续不间断用药 6 个月。

(4)孕三烯酮(gestrinone)2.5mg,每周 2 次,月经第 1 天开始,连服 3 ~ 6 个月。

(5)他莫昔芬(tamoxifen)10 ~ 20mg/d,月经第 5 天开始,连服 20 天为 1 个周期,可连用 3 ~ 6 个周期。

(6)促性腺激素释放激素类似物(GnRHa):使用 GnRHa 以后,可使病灶萎缩和消失、症状改善等,其制剂种类有多种,但多为皮下和喷鼻给药的短效制剂。如 GnRHa 100μg/d,皮下注射,月经周期的第 1 天开始,连续应用 3 ~ 6 个月。另外,缓释长效制剂戈舍瑞林(goserelin acetate)3.6mg/次,月经周期第 1 天皮下注射一针,以后每隔 28 天再注射一针,共用药 3 ~ 6

次。为防止骨质丢失,目前主张用药3个月以上者给予反加疗法,即用药同时每天给予补佳乐1mg及甲羟孕酮2mg。

(7) Ru486(米非司酮):主要应用其抗孕激素作用,用药后造成闭经,使病灶萎缩、疼痛缓解,每天10mg,连续应用3~6个月。

(二)手术治疗

手术治疗用于药物治疗症状不缓解、局部病变加剧或生育功能未恢复者;卵巢子宫内膜异位囊肿直径>5cm,特别是迫切希望生育者可行手术治疗。根据手术范围不同可分为保留生育功能手术、保留卵巢功能手术和根治性手术三种。

1. 保留生育功能的手术:年轻需保留生育功能的患者,可根据病情施行保守性手术,尽量去除病灶,行异位病灶切除或电凝、卵巢子宫内膜异位囊肿剥除手术、输卵管周围粘连分离术、骶前神经切除术等,保留子宫及双侧附件或一侧附件。

(1)腹腔镜手术:在腹腔镜下切除病灶,分离粘连或行子宫内膜异位囊肿穿刺抽液,然后冲洗,注入无水乙醇、黄体酮等进行治疗,或行囊肿切除术或附件切除术。

(2)B超监测下经腹或后穹隆囊肿穿刺抽液,然后冲洗,注入无水乙醇或黄体酮。术后继续药物治疗,适用于单纯卵巢子宫内膜异位囊肿,且囊肿直径在5cm以上者。

(3)剖腹手术:适用于粘连广泛、病灶巨大的患者。应在直视下手术,尽量切除病灶,分离粘连,提高生育功能。

2. 保留卵巢功能的手术:病变范围较广泛,临床症状重,无法保留生育功能或者无生育要求者,年龄在45岁以下,行全子宫及盆腔病灶切除术,仅保留一侧卵巢或部分卵巢以维持患者内分泌功能。

3. 根治性手术:对于重症患者,年龄在45岁以上或尽管年轻,但由于盆腔病灶广泛,卵巢受累严重,无法保留者,行全子宫及双侧盆腔肉眼可见病灶的切除术。卵巢切除后,即使残留部分病灶,也可逐渐自行萎缩退化。

4. 局部病灶切除术:对于手术瘢痕部位及脐部等局部异位病灶,应进行相应的病灶切除术。

(三)药物与手术联合治疗

手术治疗前可先用药物治疗 3～6 个月以使内膜异位灶缩小、软化,使其有可能适当缩小手术范围和有利于手术操作。

手术后也可给予药物治疗 3～6 个月以使残留子宫内膜异位病灶萎缩退化,降低术后复发率。

【疗效及预后】

根据文献报道,保留生育功能的手术术后复发率为 12%～45%,保留卵巢功能者手术后复发率则为 5% 左右。

【随访】

子宫内膜异位症患者进行保留生育功能和保留卵巢功能的手术后,均存在复发的危险性,因此术后应进行随访,且术后 3～6 个月内进行药物巩固治疗,以防复发。可 3～6 个月随访一次。

(何福仙　项　涛)

二、子宫腺肌病

子宫腺肌病(adenomyosis)也为妇科的常见疾病之一,多发生于 30～50 岁经产妇。据报道妇科手术切除的标本中 6%～40% 有子宫腺肌病。子宫腺肌病的特点为子宫内膜异位于子宫肌层生长,常常与盆腔子宫内膜异位症同时存在。约半数患者同时合并子宫肌瘤,约 15% 的患者合并子宫内膜异位症。

【病因】

子宫腺肌病的发病理论很多,但其确切的发病机制尚不完全清楚,通过对子宫腺肌病标本的连续切片检查发现,子宫肌层中的内膜病灶与子宫腔面的子宫内膜有些直接相连,故认为多次妊娠和分娩所致子宫壁的创伤可能为导致此病的主要原因,其次刮宫时过度的搔扒及多次人工流产造成肌壁的损伤,以及子宫手术(如肌瘤剔除手术、子宫畸形整形手术及剖宫产等)将子宫内膜种植于子宫肌层,造成子宫腺肌病。除此以外,也认为卵巢功能失调,雌激素过度刺激,可使子宫内膜向肌层生长,也可通过淋巴道、血道将子宫内膜移至肌层。

【病理】

子宫多呈均匀性增大,很少超过12周妊娠子宫大小,子宫内膜侵入肌层后以两种方式生长,一种为弥漫型生长,内膜侵入整个子宫肌壁内,以后壁为多见,剖开子宫壁可见子宫肌层明显增厚且硬,在肌层中可见到粗厚的肌纤维和微囊腔,腔中部分可见陈旧性血液;另一种为局限型生长,异位内膜侵及某部分肌壁,形成团块及结节,与周围正常组织无分界,称为子宫腺肌瘤。镜下:在子宫深部肌层内有散在的、形态大小不等的呈岛状分布的子宫内膜腺体及间质。

【诊断】

(一)临床表现

1. 症状

(1)痛经:出现继发性的、逐渐加剧的痛经为子宫腺肌病的主要症状,约30%可无痛经症状。

(2)月经量增多:约2/3的患者有月经过多及经期延长。这是由于子宫体积增大,子宫腔内膜面积增加及子宫肌壁间异位子宫内膜影响子宫肌纤维的收缩所致。

2. 体征:妇科检查时子宫呈均匀性增大或局限性结节,质硬而有压痛,经期压痛更为显著。

(二)特殊检查

1. B超检查:声像图特点为子宫增大,子宫肌壁回声不均,有多个散在的无回声反射,局限性的子宫腺肌症或子宫腺肌瘤,表现为子宫壁肿块与正常子宫肌层界限不清,病灶多位于子宫后壁。

2. CT、MRI及子宫输卵管造影:可作为诊断的参考。

(三)诊断要点

1. 症状:经量增多,经期延长,呈继发性、进行性加剧的痛经。

2. 体征:子宫均匀性增大或局限性结节隆起,质硬,有压痛。

3. 根据 B 超、CT、MRI 及子宫输卵管造影检查,协助诊断。

(四) 鉴别诊断

1. 盆腔子宫内膜异位症:患者有痛经,同时在盆腔可扪及包块,子宫正常大小,后倾固定。

2. 子宫肌瘤:一般不伴痛经,子宫增大,结节不平。

3. 功能性子宫出血:不伴痛经,月经不规则,量多或经期过长,但妇科检查子宫无异常。

【治疗】

治疗方法的选择应视患者年龄和症状而定。

1. 非手术治疗:对年轻患者或近绝经期的妇女,若症状轻可行非手术治疗。一般选用能降低体内雌激素水平的药物,如达那唑、孕三烯酮、他莫昔芬、GnRHa 等,均有一定的治疗效果,其药物的用法、用量可参考盆腔子宫内膜异位症的治疗,由于子宫腺肌病的异位内膜对孕激素缺乏反应,因此用孕激素及假孕疗法治疗一般效果较差。可行对症治疗,减轻疼痛症状,如布洛芬、萘普生等。

2. 手术治疗:对于无生育要求,且症状严重者行子宫全切术,尽可能保留卵巢。对年轻患者且要求生育者也可考虑病灶切除,但往往由于病灶周围界限不清,使手术无法彻底,症状无法完全解除,故术后易复发。

(何福仙　项　涛)

第二十章　女性生殖器官发育异常

一、处女膜闭锁

【病因】

处女膜是阴道腔与尿生殖窦之间的环状薄膜,由阴道上皮、泌尿生殖窦上皮及间质组织构成。若泌尿生殖窦上皮未能贯穿前庭部,则导致处女膜闭锁(imperforate hymen),又称无孔处女膜。在生殖道发育异常中比较常见。

【病理】

青春期初潮后由于处女膜无孔,经血最初积在阴道内,逐渐致子宫腔积血、输卵管积血,甚至经血倒流进入腹腔,可引发子宫内膜异位症,亦可引发盆腔炎性改变。

【诊断】

(一)临床表现

1. 症状:女婴出生时若见其外阴洁净,无分泌物,分开其阴唇未见阴道口时,多能发现,但常被忽视而漏诊。绝大多数患者典型的症状是青春期后出现进行性加剧的周期性下腹痛及阴部坠痛,但无月经初潮,且第二性征基本发育良好。

2. 体征:妇科检查时在阴道口处可见一个膨出的紫蓝色触痛明显的球形包块。肛腹诊在盆腔正中可扪及一个囊状包块,子宫在其上方,按压子宫时,可见处女膜向外突出更明显。根据症状和肛腹诊多能确诊。

3. 盆腔超声检查:子宫及阴道内有积液。

(二)鉴别诊断

需与阴道闭锁相鉴别,详见阴道闭锁节段。

【治疗】

确诊后均应手术治疗。若在出生后已发现,在初潮前切开为好。

1. 手术切除:若已出现阴道积血,应及时在局部麻醉、骶麻或静脉麻醉下行处女膜切开手术。即用粗针穿刺处女膜中央,抽见积血证实诊断后,由穿刺点行"×"形切开并修整。排出积血后,切除多余的处女膜瓣使切口呈圆形,再用 3-0 可吸收线缝合切口边缘黏膜止血,以保持引流通畅和防止创缘粘连。

2. CO_2 激光处女膜切开术:在局部麻醉下,用 CO_2 激光行处女膜切开,该手术方便迅速,出血少。

术后应常规用小号窥阴器检查子宫颈情况。手术多在门诊施行,术后注意保持阴部卫生,术后应用广谱抗生素和硝唑类预防感染至积血引流干净为止。术中注意防止意外伤及尿道和直肠。

【疗效标准及预后】

经血排流通畅为治愈标准。若未并发子宫内膜异位症或盆腔炎,术后患者可无任何临床症状。

(黎 宁 吴明富)

二、阴道发育异常

【病因】

在胚胎时期,副中肾管最尾端与泌尿生殖窦相连,并同时分裂增殖,形成一实质性圆柱状体称为阴道板,随后其由下向上腔化穿通,形成阴道。若在演化的过程中,受到目前尚未明了的内在或外界因素的干扰,或由于基因突变,均可导致各种类型的阴道发育异常。

先天性无阴道

【病理】

先天性无阴道(congenital absence of vagina)为双侧副中肾

管发育不全所致,故绝大多数患者合并先天性无子宫或痕迹子宫,但卵巢发育及功能正常,第二性征发育正常。极少数患者可有发育正常的子宫,具有功能性子宫内膜,青春期由于子宫积血、输卵管积血、甚至经血倒流进入腹腔,可引发子宫内膜异位症或盆腔炎,表现为周期性腹痛。

【诊断】

1. 临床表现

(1)症状:患者青春期后无月经来潮,少数患者因有子宫积血出现周期性下腹痛并进行性加重。若已婚者,可出现性交困难。

(2)体征:检查可见外阴和第二性征发育正常,但无阴道口或仅在阴道外口处见一浅凹陷,个别可见由泌尿生殖窦内陷所形成的短于3cm的盲端阴道。个别已婚者,可见尿道口扩张或肛门松弛。肛腹诊绝大多数仅在盆腔中央相当于子宫位置扪及轻度增厚的条索状组织;有周期性下腹痛者,可扪及增大而有压痛的子宫。

2. 实验室检查:染色体核型检查为46,XX。

根据上述病史、临床表现和实验室检查多可确诊。同时应注意有无合并泌尿系统畸形。

【鉴别诊断】

本病主要与完全型雄激素不敏感综合征相鉴别,后者其阴毛、腋毛稀少,腹股沟管或腹腔内有睾丸,染色体核型为46,XY。

【治疗】

1. 机械扩张法:适用于先天性无阴道、无子宫且有泌尿生殖窦内陷成凹者,在此陷凹内用一阴道模具向盆腔方向施加机械性压力,每日扩张,使凹陷加深,以解决性生活困难。

2. 阴道成形术:主要是在尿道膀胱与直肠之间分离,造成一人工腔道,再应用不同的腔穴覆盖物封闭创面,重建阴道。覆盖物主要有中厚游离皮片、下推的腹膜、乙状结肠段、羊膜、胎儿皮肤、带血管蒂的肌皮瓣等,但各有利弊,可根据患者条件和医师的技术能力酌情选用最合适的方法。目前多选用乙状结肠段代阴道成形术,其次选择腹腔镜辅助下盆底腹膜代阴道成形术。手术时机:无子宫者,应在婚前半年左右施行;有子宫者,应在青春期施行,以引流子宫腔积血,保存子宫的生育能力。无法保留子宫者,应予切除子宫。

【疗效标准及预后】

术后能完成性交过程为治愈标准。乙状结肠代阴道成形术或盆底腹膜代阴道成形术者,佩戴阴道模具3个月,其他方法的人工阴道成形者,要定时配带阴道模具一段时间(3~6个月),以防人工阴道或阴道口处挛缩。有子宫者受孕后,需行剖宫产术结束分娩。

阴 道 闭 锁

【病理】

阴道闭锁(atresia of vagina)为泌尿生殖窦未参与形成阴道下段所致。闭锁位于阴道下段。长2~3cm,其上为正常阴道。青春期后出现阴道中上段积血、子宫腔积血和输卵管积血等病变。

【诊断与鉴别诊断】

1. 症状:绝大多数患者在青春期出现周期性下腹痛并进行性加重,而无月经初潮。

2. 体征:检查阴道前庭无处女膜结构,表面色泽正常,亦无向外突起。肛腹诊在肛管上方可扪及向直肠突出的阴道积血所形成的球状物,位置较处女膜闭锁者高,按压其上方的子宫,处女膜处不向外膨出。

据以上临床表现可作出诊断。

需与处女膜闭锁相鉴别。

【治疗】

确诊后及时手术。术时在阴道前庭相当于处女膜位置,先行浅层"×"状切开,向周围游离形成黏膜片后,再切开积血包块,排净积血后,利用闭锁上段的阴道黏膜和预先分离的黏膜片覆盖创面。要求新形成的阴道口,能容2指松。术后定期扩张阴道,以防瘢痕挛缩。

【疗效标准与预后】

以经血排流通畅和能进行性生活为治愈标准。

由于患者手术在青春期施行,距结婚尚有 10 年左右的时间,若不定期扩张阴道,原闭锁段可因瘢痕而挛缩,导致婚后性生活困难,甚至经血排流不畅,需再次手术。由于患者手术时均未成年,自控能力差,这一注意事项一定要向其母亲或监护人交代清楚,以便督促。

阴 道 横 隔

【病理】

阴道横隔(transverse vaginal septum)为阴道板自下而上腔化时受阻,未贯通或未完全腔化,即两侧副中肾管会合后的尾端与泌尿生殖窦相接处未贯通或部分贯通所致。阴道横隔可位于阴道内任何部位,最常见位于阴道中上 1/3 的交界处。厚的为 1 ~ 1.5cm,薄的如纸。部分阴道横隔较为多见,无孔者少见。

【诊断】

1. 临床表现

(1)症状:无孔者可出现周期性下腹痛而无月经初潮;孔小者可出现经血排流不畅的症状;阴道横隔位于阴道中下段者可致性生活不满意。部分患者可无临床症状。

(2)体征:检查时首先注意阴道横隔所在部位,位置低者少见,其次注意阴道横隔上(常在中央部位)有无小孔,有孔者可用宫腔探针插入孔内,探查小孔上方的阴道腔的宽度及深度。无孔者可用粗针穿刺,注意穿入多深即可抽出积血,以估计隔膜厚度,再用外科探针由穿刺孔插入了解阴道隔膜上方阴道腔的宽度及深度,以明确诊断。

2. 特殊检查:对于阴道横隔位于阴道顶端,接近阴道宫颈,不易与宫颈发育异常相鉴别时,B 超检查(尤其是应用阴道探头)往往可提供明确的影像学资料,以明确诊断。

【治疗】

1. 无症状者或隔膜较薄者可暂不行手术治疗。

2. 位置低、性生活不满意或不孕者,以小孔为据点,向四周做"×"形切开并分离黏膜片,切开后修整创面,利用分离的黏膜片,犬齿交错覆盖创面,间断缝合,以防术后出现环状狭窄。

3. 无孔者明确诊断后及时手术,以穿刺针为中心,做"×"形切开并修整,注意事项同上。

4. 若系分娩时发现阴道横隔阻碍胎先露下降,阴道横隔薄者,当先露部将隔膜鼓起撑得极薄时,放射状切开后,胎儿即能经阴道娩出;阴道横隔厚者应及时剖宫产和做相应处理,以防产露引流不畅。

【疗效标准与预后】

以经血排流通畅和性生活满意为治愈标准。

隔膜厚者术后受孕分娩时,应注意原阴道横隔部位能否顺利扩张。若估计扩张困难者,应行剖宫产术结束分娩。

阴 道 纵 隔

【病理】

阴道纵隔(longitudinal vaginal septum)为双侧副中肾管融合后,其中隔未消失或未完全消失所致。阴道纵隔一般附着在阴道前壁、后壁的正中线上,纵向行走,可分为不完全纵隔和完全纵隔两种,后者形成双阴道,常合并双宫颈、双子宫。

【诊断】

1. 症状:绝大多数阴道纵隔无症状,部分患者因婚后性交困难或因其他妇科疾病行妇科检查时发现,另一些迟至分娩时,胎先露下降受阻或产程进展缓慢方才发现。

2. 体征:体检时注意阴道纵隔是完全性的还是不完全性的,后者注意其长度。还应注意是否合并子宫颈、子宫畸形。根据检查不难诊断。

【治疗】

1. 无症状者可暂不手术治疗。

2. 手术治疗

（1）有症状者行阴道纵隔切除，术时注意避免损伤尿道和直肠，创缘用3-0可吸收线缝合止血即可。

（2）若已临产阻碍胎先露下降者，可沿阴道纵隔的中线切断，分娩后稍加修整，缝合创缘止血。

（3）对于不孕症患者，切除阴道纵隔可提高受孕机会。

【疗效标准与预后】

以消除症状为治愈标准。合并子宫颈及子宫畸形者，可能为不孕因素，单一阴道纵隔切除难以消除不孕因素，还需子宫纵隔切除或子宫畸形矫正术。

阴 道 斜 隔

【病理】

为双侧副中肾管融合后，其中隔未消失所致，发病机制同阴道纵隔。多伴有双宫颈，双子宫畸形。隔膜起于两个宫颈之间，向尾侧端偏离中线斜行，与阴道外侧壁融合，形成一侧阴道腔盲端。多在隔的尾侧端有一小孔。

阴道斜隔有三种类型。

一型：无孔斜隔，隔后阴道腔及同侧子宫颈、子宫体与对侧完全无通道。

二型：有孔斜隔，一般在隔的远侧端有一个直径数毫米的小孔，两侧阴道腔由此相通，这一类型相对多见。

三型：无孔斜隔合并宫颈管瘘，隔膜无孔，但盲端侧宫颈管与对侧宫颈管或阴道间有瘘管存在，以此相通。

【诊断】

（一）临床表现

1. 症状：阴道内时常有陈旧性血液排出，淋漓不净。合并感染后有脓血液排出。无孔者因斜隔内积血导致痛经及性生活困难。

2. 体征：多伴有双宫颈、双子宫畸形，阴道上段变窄，一侧增厚隆起。检查时该侧有小孔溢出黑色血液或脓血。无孔者可在阴道一侧扪及一囊性包块,上界达阴道穹隆以上,穿刺可抽出陈旧性血液。

（二）鉴别诊断

应与阴道壁囊肿相鉴别。后者囊肿一般为 2 ~ 3cm 直径,壁薄,多数位于阴道上段的前侧壁,内含澄清或浅褐色液体,多不伴有子宫畸形。

【治疗】

手术治疗。有小孔者用探针插入小孔,顺探针纵形切除斜隔;无孔者先用注射器针在"囊肿"最突出处穿刺,抽吸出陈旧性积血后,再顺针头纵行切除斜隔,充分显露宫颈,创缘用 3-0 可吸收线缝合止血。若用激光手术,创缘可不缝合。无孔斜隔合并宫颈管瘘者的手术较复杂,除了切除阴道斜隔外,还要根据宫颈瘘管的位置高低,经腹或经阴道修补宫颈管瘘孔,必要时还需子宫纵隔切除或子宫畸形矫正术。

【疗效标准与预后】

经血排流通畅为治愈标准。患侧子宫常发育不良,若受孕足月分娩以剖宫产结束分娩为宜。

（黎　宁　吴明富）

三、子宫发育异常

【病因】

两侧副中肾管的中段、尾段在发育、融合演化形成子宫的过程中,若受到现仍未明了的某种或多种因素的干扰,便可在此过程中的不同阶段停止发育,从而形成了各种各样的子宫发育异常。

先天性无子宫和始基子宫

【病理】

先天性无子宫（congenital absence of uterus）系两侧副中肾

管中段及尾段未发育和融合所致,卵巢发育正常,第二性征不受影响,盆腔仅见输卵管和卵巢;始基子宫(primordial uterus)又称痕迹子宫,是两侧副中肾管融合后不久便停止发育所致,子宫极小,盆腔中央相当于子宫位置仅一索状结缔组织,无宫腔,但双侧输卵管、卵巢正常。

【诊断】

(一)临床表现

1. 症状:青春期后无月经初潮,也不伴有周期性下腹痛。

2. 体征:第二性征发育正常。肛腹诊,前者在盆腔中央相当于子宫的部位扪不到子宫;后者可扪及直径 1~3cm 圆索状体,内无宫腔。两者几乎均合并先天性无阴道。

(二)特殊检查

B 超检查盆腔见卵巢回声而未探及子宫回声影像,有利于明确诊断。

【治疗】

无特殊治疗方法。若合并先天性无阴道者准备结婚或婚后,可行人工阴道成形术,解决性生活问题。

【疗效标准与预后】

婚后未生育。

子宫发育不良/幼稚子宫

【病理】

子宫发育不良/幼稚子宫(hypoplasia of uterus or infantile uterus)为两侧副中肾管融合后,在短期内即停止发育所致。子宫呈幼女期模样。

【诊断】

(一)临床表现

1. 症状:患者青春期或成年后多因月经量极少而就诊。

2. 体征:第二性征发育正常。肛腹诊可扪及小而活动的子宫,子宫颈呈圆锥形,子宫体与子宫颈之比为 1∶1 或 2∶3,常呈极度前屈或后屈。

（二）特殊检查

B 超检查可探及发育不良的子宫，前屈者子宫内膜线回声往往偏向于前壁，后屈者则往往偏向于后壁。

【治疗】

明确诊断后，可用雌激素、孕激素周期序贯疗法治疗。如在月经第 5 天开始口服倍美力 0.625mg 或戊酸雌二醇片（补佳乐）1mg，每天 1 次，连服 20 天，月经第 16 天始加服甲羟孕酮片 8mg，每天 1 次，连服 5 天，共服 4～6 个周期。

【疗效标准及预后】

疗效不确切。婚后无生育者占多。

双 子 宫

【病理】

双子宫（uterus didelphys）是指两侧副中肾管发育后完全未融合，各自发育形成两个子宫和两个子宫颈，阴道也完全分开。左、右两侧子宫的角部各有单一的输卵管和卵巢。常合并双阴道。临床上可分为双子宫双阴道和双子宫单阴道两种。

【诊断】

（一）临床表现

1. 症状：多无任何自觉症状，多因人工流产、产前检查或分娩时而发现，部分患者可有经量增多及经期延长等症状。妊娠后易出现流产等症状。部分患者因阴道纵隔出现性交困难或性交痛。

2. 体征：第二性征发育正常，妇科检查可扪及双宫体，可窥见双阴道、双宫颈。

（二）特殊检查

B 超检查可见双子宫回声图像，有利于明确诊断。

【治疗】

无症状者可不必手术。反复流产者可行子宫整形术。

【疗效标准与预后】

早期人工流产易发生漏吸，妊娠者在妊娠晚期胎位异常率增加,剖宫产率随之增加。

双　角　子　宫

【病理】

双角子宫(uterus bicornis)是指两侧副中肾管尾端已大部分融合,末端中隔可吸收或未吸收,因相当于子宫底部融合不全而呈双角,两角各有单一的输卵管和卵巢。轻度者仅子宫底部稍下陷呈鞍状,称为鞍形子宫。

【诊断】

(一)临床表现

1. 症状:一般无症状,妊娠后常伴流产及早产等症状。

2. 体征:第二性征发育正常,妇科检查可扪及子宫底凹陷呈双角,程度不一。子宫颈和阴道可有纵隔。

(二)特殊检查

B超检查、子宫输卵管碘油造影检查、宫腔镜和腹腔镜联合检查,有利于明确诊断。

(三)鉴别诊断

双角明显分开、子宫体部融合较少的双角子宫有时与双子宫难以鉴别,上述特殊检查方法有利于鉴别诊断。

【治疗】

无症状者可不必处理。反复流产者可行子宫整形术。

【疗效标准与预后】

对称型双角子宫整形疗效较好。手术后妊娠者应严密监护,以防子宫自发性破裂,必要时以剖宫产终止妊娠为宜。

纵　隔　子　宫

【病理】

两侧副中肾管融合不全,在子宫腔内形成纵隔。子宫外形正常,但从子宫底至子宫颈内口或外口有纵隔。根据分隔子宫腔的程度可分为不全性及完全性纵隔子宫,后者常合并阴道纵隔。

【诊断】

(一) 临床表现

1. 症状:非妊娠期多无症状。妊娠后好发流产、早产、胎位异常及胎盘滞留等,部分患者易发生不孕症。

2. 体征:子宫外形正常,部分伴有阴道纵隔。宫腔探针检查可探知阴道纵隔的存在,但长度及厚度难以确定。

(二) 特殊检查

1. 三维超声影像检查(尤其是应用阴道探头):可见子宫外形正常,子宫腔内有阴道纵隔而诊断,但宫腔内对比度不足时,确定阴道纵隔的形状、长短及厚度有困难。

2. 子宫腔镜检查:可明确阴道纵隔形状等情况,但有子宫穿孔的危险性。

3. 宫腔镜与 B 超检查联合应用:可明显提高诊断的准确性和检查的安全性。

4. 子宫输卵管碘油造影:可提供明确的影像学资料,但阴道纵隔达宫颈外口者,造影有一定的困难。

【治疗】

无症状者可不必处理。对有不孕和反复流产者,可行 B 超监视下宫腔镜手术或宫腔镜和腹腔镜联合手术切除子宫腔纵隔。无条件者,可经腹手术。术后行雌激素、孕激素周期序贯疗法治疗 3 个周期,以利子宫内膜的修复。

【疗效标准与预后】

内镜手术疗效较好,因子宫肌层损伤小,并发症少。纵隔厚、子宫较小者,宜经腹手术,术后妊娠应严密监护,以防子宫自发性破裂,适时以剖宫产中止妊娠。内镜术后妊娠经阴道分娩者,应警惕胎盘滞留。未手术者人工流产时注意防止漏吸。

单 角 子 宫

【病理】

仅一侧副中肾管发育,形成该侧的单角子宫(uterus unicornis),具有同侧发育良好的输卵管和卵巢,而另侧副中肾管未发育或未形成管道,致对侧子宫完全未发育,伴对侧输卵管、卵巢、肾脏往往同时缺如,阴道可正常。

【诊断】

(一)临床表现

1. 症状:未妊娠时可无症状,妊娠后反复流产、早产等较多见。

2. 体征:妇科检查子宫形态失常,子宫底呈偏向一侧的圆弧形,对侧盆腔空虚。

(二)特殊检查

1. B超检查可辅助诊断,彩色超声尤其三维彩超诊断准确率更高。

2. 子宫输卵管碘油造影可提供有价值的诊断依据。

3. 宫腔镜和腹腔镜联合检查可确诊。

4. 必要时可行分泌性肾输尿管造影了解泌尿系统有无畸形。

【治疗】

无特殊治疗。因妊娠反复流产、早产较多,应予以对症治疗。

【疗效标准与预后】

部分患者经对症治疗后,可至足月妊娠。分娩时手术产的可能性较大。

残 角 子 宫

【病理】

一侧副中肾管发育正常,而对侧副中肾管发育不全,就形成了不同程度的残角子宫(rudimentary horn of uterus),可伴有同侧泌尿道发育畸形。多数残角子宫与对侧正常子宫腔不相通,仅有纤维带相连。残角子宫可有或无子宫内膜。有内膜且与对侧宫腔相通者有可能出现残角子宫妊娠。

【诊断】

(一)临床表现

1. 症状:若残角子宫无功能性子宫内膜者,一般无症状。

若子宫内膜有功能,且与对侧子宫腔不相通者,可出现痛经及子宫腔积血,可并发子宫内膜异位症;若有内膜且与对侧子宫腔相通者,可出现残角子宫妊娠破裂或人工流产无法刮出胚胎组织。

2. 体征:妇科检查子宫形态失常,在偏向一侧发育较好的单角子宫对侧,可扪及一大小不等,质地同子宫的结节,两者间往往可有界限。

(二)特殊检查

1. 子宫输卵管碘油造影:可明确残角子宫是否与对侧子宫腔相通。

2. B 超检查:可辅助诊断,检查时向子宫腔推注 1% 过氧化氢溶液对诊断有帮助。

3. 宫腔镜与腹腔镜联合检查:可确诊不同程度的残角子宫,有利于确定治疗方案。

(三)鉴别诊断

需与卵巢肿瘤、卵巢子宫内膜囊肿及浆膜下子宫肌瘤相鉴别。

【治疗】

1. 无子宫内膜的残角子宫可不处理。

2. 残角子宫腔积血者行残角子宫切除。

3. 与对侧子宫相通的残角子宫,因有残角子宫妊娠的可能,倾向于残角子宫切除。

4. 若残角子宫妊娠,一经确诊立即行残角子宫切除。

【疗效标准与预后】

残角子宫妊娠 16～20 周时往往发生破裂,形同典型的输卵管间质部妊娠破裂,出现致命性的内出血,若发现或治疗不及时,死亡率高。残角子宫手术切除后与单角子宫的预后类似。

(黎　宁　吴明富)

四、输卵管发育异常

【病理】

输卵管发育异常有以下四种类型。

1. 单侧输卵管缺如:系因该侧副中肾管未发育,常合并同侧子宫缺如。

2. 双侧输卵管缺如:常见于先天性无子宫或始基子宫患者,常合并先天性无阴道。

3. 副输卵管:单侧或双侧,为输卵管分支,在正常输卵管上有一条较小的输卵管,具有伞端,近侧端管腔与主输卵管腔相通或不相通,可导致副输卵管妊娠。

4. 输卵管发育不全、闭塞或中段缺失:类似结扎术后的输卵管。输卵管憩室,多见于输卵管壶腹部,成因尚不清楚。

【诊断】

临床罕见,几乎均为手术时偶然所见而诊断。输卵管发育异常可能是不孕的原因,也可能导致输卵管妊娠,可出现输卵管妊娠的典型临床表现。

【治疗】

1. 副输卵管应予以切除。

2. 输卵管中段缺失,如两端组织正常且相加长度大于6cm,可切除缺失的中段,行显微吻合术复通。伞端缺失可行造口术。

3. 输卵管憩室,由于孕卵容易在此种植,易发生输卵管壶腹部妊娠流产或破裂,可根据患者有无生育要求,行输卵管整形术或输卵管切除术。

4. 其他类型则无法治疗。

【疗效标准与预后】

输卵管复通后可受自然受孕,但易发生输卵管妊娠。

(黎　宁　吴明富)

五、卵巢发育异常

【病理】

卵巢发育异常以下五种临床病理类型：

1. 单侧卵巢缺如：见于单角子宫。

2. 双侧卵巢缺如：极少，一般为卵巢发育不全，卵巢外观细长而薄，色白质硬，见于45，X特纳（Turner）综合征患者。

3. 多余卵巢：即除双侧卵巢外，发生第三个卵巢，极为罕见，一般在远离卵巢的部位。在正常卵巢附近者称副卵巢。

4. 卵巢异位：可在肾下极附近，或位于腹膜后，或下降过度合并腹股沟疝，位于疝囊内。

5. 卵巢分裂成几个部分，如花瓣状。

【诊断】

临床罕见，除单或双侧卵巢缺如、因单角子宫或特纳综合征检查时发现外，几乎均在手术时偶然发现而诊断。

【治疗】

异位卵巢和多余卵巢，一经发现应予切除。双侧卵巢缺如，可行性激素替代疗法。

【疗效标准与预后】

异位卵巢和多余卵巢有发生肿瘤的倾向。双侧卵巢缺如施行性激素替代疗法，有助于内外生殖器及第二性征发育，对精神有安慰作用，但对性腺发育无作用，不可能恢复生育功能。

（黎　宁　吴明富）

六、两　性　畸　形

男女性别可根据性染色体、性腺结构、内外生殖器形态和第二性征加以区别。若生殖器官，尤其是外生殖器同时具备某些男女两性特征，称为两性畸形（hermaphroditism）。两性畸形为先天性生殖器官发育畸形的一种特殊类型，可影响患儿的心理、生活、工作和婚姻,必须及早诊治。

【病因】

多数为染色体基因突变,少数为母亲在妊娠早期服用具有雄激素作用的药物,而导致胚胎期性别分化异常。外生殖器出现两性畸形,均是胚胎或胎儿在子宫腔内接受异常雄激素刺激所致。

【病理】

据其发病原因可将两性畸形分为女性假两性畸形、男性假两性畸形和生殖腺发育异常三类,其中生殖腺发育异常包括真两性畸形、混合型生殖腺发育不全和单纯性生殖腺发育不全三类。本章节主要介绍以下三种两性畸形。

1. 真两性畸形(true hermaphroditism):患者体内同时存在睾丸和卵巢两种性腺,是两性畸形最罕见的一种,但发育不全。以每侧性腺内同时含有卵巢及睾丸组织的卵睾(ovotestis)为多;或一侧为卵巢,另一侧为睾丸;或一侧为卵睾,另一侧为卵巢或睾丸。染色体核型多为 46,XX,其次为 46,XX/46,XY 嵌合型。外生殖器多为混合型,往往具有能勃起的阴茎,乳房几乎均为女性型。

2. 女性假两性畸形(female pseudo-hermaphroditism):性腺为卵巢,染色体核型均为 46,XX,内生殖器包括子宫、卵巢和阴道均存在,但外生殖器部分男性化。以先天性肾上腺皮质增生症(CAH,又称肾上腺生殖综合征)最为常见,系常染色体基因突变所致的隐性遗传性疾病。

3. 男性假两性畸形(male pseudo-hermaphroditism):染色体核型为 46,XY,性腺为睾丸,无子宫,阴茎极小,生精功能异常,无生育能力。多为外周组织雄激素受体缺乏,临床上将此病称为雄激素不敏感综合征,系 X 连锁隐性遗传性疾病,常在同一家族中发生,可分为完全型和不完全型两种。完全型其外表及外生殖器、部分或全部呈女性型。

【诊断】

(一)病史

应首先询问何时发现生殖器发育异常、异常的程度有无变化和躯体发育情况。还应详细询问患者母亲在妊娠早期有无服用过什么药物，如人工合成的孕激素、甲睾酮（甲基睾丸酮）和达那唑类等，家族中有无类似畸形史。

（二）临床表现

两性畸形除外生殖器同时具有某些男女两性特征外，青春期后第二性征可更趋向男性或女性，可有或无月经来潮。体检时应注意体格发育、体毛分布、乳房发育情况、腹股沟部和大阴唇内有无结节状物、阴蒂（茎）大小、尿道口的位置、有无阴道和子宫及其形态、大小，盆腔有无肿块。

（三）实验室检查

1. 染色体核型为 46,XX，血雌激素呈低值，血雄激素呈高值，尿 17 羟及 17α-羟孕酮均呈高值者，为先天性肾上腺皮质增生所致的女性假两性畸形。血雄激素和尿 17α-羟孕酮值均在正常范围，可能为胚胎期医源性所致的女性假两性畸形。

2. 染色体核型为 46,XY，且 FSH 值正常，LH 值升高，血睾酮在正常男性范围，而血雌激素高于正常男性但低于正常女性值者，为雄激素不敏感综合征。

3. 真两性畸形实验检查难以诊断。

（四）特殊检查

体检和实验室检查难以诊断者可通过剖腹探查或腹腔镜行性腺活检加以明确。B 型超声检查肾上腺是否有肿瘤。

【治疗】

应根据患者原社会性别、本人愿望及畸形程度予以矫治。原则上除阴茎发育良好，且同时具有能推纳入阴囊内的睾丸者外，均宜向女性矫治，按女性养育为宜，其次针对不同类型，给予相应的激素治疗。

1. 先天性肾上腺皮质增生症：一经确诊，应即开始并终身服用可的松类药物，常用泼尼松，10～30mg/d，以后根据尿 17α-羟孕酮的复查值调整剂量至尿 17α-羟孕酮值正常的最小维持量。这样既可防止肾上腺皮质功能衰竭而死亡，又可促进女性生殖器官发育和月经来潮。生殖器整形术，可待青春期后或婚前施行,切除过大的阴蒂、矫治外阴部融合畸形及其阴道成形。

2. 性激素引起的女性男性化的程度多不严重,且部分患儿生后增大的阴蒂可以逐渐缩小,必要时切除部分阴蒂或切开唇囊合闭的部分,显露尿道口及阴道,稍加整形即可。

3. 雄激素不敏感综合征:均按女性抚养为宜。完全性者待青春期发育成熟后切除双侧睾丸以防恶变,术后长期应用雌激素,如倍美力 0.625mg/d 或戊酸雌二醇片 0.5~1mg/d,婚前酌情行外阴整形术和阴道成形术。不完全性患者有外生殖器男性化畸形,应提前整形术并切除双侧睾丸。阴道过短影响性生活者应行阴道成形术。

4. 真两性畸形:性别的确定主要取决于外生殖器功能状态,应将不需要的生殖腺切除,保留与其性别相适应的生殖腺。按女性养育者,在青春期前切除睾丸或卵睾,以防青春期男性化及睾丸组织恶变。个别有子宫者,可能有生育能力。外阴、阴道畸形者,婚前行外阴整形术或阴道成形术。

【疗效标准与预后】

疗效取决于能否早期诊断和治疗,性别最好能在 2~3 岁前确定,以免影响患者的心身健康。男性假两性畸形者无生育可能。

（黎　宁　吴明富）

第二十一章　女性生殖道损伤性疾病

一、阴道前壁脱垂

阴道前壁脱垂常伴有膀胱膨出（cystocele）和尿道膨出（urethrocele），以膀胱膨出居多。阴道前壁脱垂可以单独存在，也常合并子宫脱垂和（或）阴道后壁脱垂。

【病因】

阴道前壁主要由耻尾肌、膀胱宫颈筋膜和泌尿生殖隔的深筋膜支持。如盆底结构先天发育较差或分娩过程中，子宫颈前方的耻骨宫颈筋膜及肛提肌的耻尾肌部分损伤，甚至撕裂，在产褥期又未能如期恢复，使阴道前壁失去支托在腹压及重力作用下逐渐向下移位，形成膀胱膨出（cystocele）或尿道膨出（urethrocele）。绝经期后组织萎缩，托力减弱，加重膨出程度。

【诊断】

（一）临床表现

1. 病史：有难产、滞产及会阴撕裂史，产后恢复不理想。

2. 症状：轻者可无症状或阴部有物脱出，重者有下坠感、腰酸、劳累或用力时膨出物增大，逐渐出现排尿困难，有尿不净感，可有不同程度的压力性尿失禁或尿潴留。

3. 体征：检查时先不排尿，可见阴道前壁呈球状向阴道口膨出，阴道黏膜失去了正常厚度及皱襞，触之柔软，平卧时缩小，用手指可将其还纳，根据向下屏气后阴道前壁膨出程度分为三度。

（1）Ⅰ度：阴道前壁膨出已达处女膜缘，尚未膨出于阴道外。

（2）Ⅱ度:部分阴道前壁已膨出阴道口外。

（3）Ⅲ度:阴道前壁完全膨出于阴道口外。

检查有无张力性尿失禁时,嘱患者向下屏气,注意观察有无尿液溢出,检查者可用示指、中指压迫尿道及壁颈两侧并向上推压,患者在加腹压时无尿流出,表示有张力性尿失禁。

【鉴别诊断】

主要与阴道壁囊肿鉴别。

【治疗】

无症状的轻度患者无需治疗。重度有症状的患者应行阴道前壁修补术,加用医用合成网片或生物补片来达到加强修补、减少复发的作用。合并张力性尿失禁者应同时行膀胱颈悬吊手术或阴道无张力尿道中段悬吊带术。

【预防】

1. 会阴裂伤应及时按解剖部位缝合,使盆底支持组织功能不至于减弱。

2. 阴道分娩时保护会阴应适度,对会阴体长、短、胎头较大,第二产程延长者应做会阴切开及助产。

3. 产后避免过早参加体力劳动。

4. 增强体质,积极治疗便秘、咳嗽等。

（郑红兵　马湘一）

二、阴道后壁脱垂

阴道后壁脱垂常伴有直肠膨出(rectocele)。阴道后壁脱垂可以单独存在,也常合并阴道前壁脱垂。

【病因】

分娩使阴道直肠筋膜间密切交织的耻骨尾骨肌纤维及盆底组织过度伸展或撕裂,失去支托直肠的作用,使阴道后壁及直肠中段向前脱垂,即为直肠膨出(retocele)。此外,长期便秘、排便时用力向下屏气以及年迈体弱可加剧其膨出程度。阴道后壁膨出分度同阴道前壁膨出。重度直肠膨出常伴有重度子宫脱垂。

【诊断】

1. 病史:同膀胱膨出。

2. 症状:轻度无症状,重者有下坠、腰痛、便秘或大便困难,有时需用手指推压膨出的阴道后壁方能排出大便。伴有子宫脱垂者,症状随之加重。

3. 体征:会阴陈旧性裂伤较明显,阴道口张开,阴道后壁有半球状块物膨出。肛查时指端可进入阴道凸出的盲袋内。

【治疗】

轻者一般无需治疗,重者行阴道后壁及会阴修补术。

【预防】

同膀胱膨出。

(郑红兵　马湘一)

三、子宫脱垂

子宫从正常位置沿阴道下降,宫颈外口达坐骨棘水平以下,甚至子宫全部脱出于阴道口外,称为子宫脱垂(uterine prolapse)。常合并有阴道前后壁膨出。

【病因】

1. 分娩损伤和产褥早期体力劳动为子宫脱垂最主要的原因。分娩过程中,第二产程延长或经阴道手术助产者,盆底肌筋膜以及子宫韧带过度延伸,张力降低,甚至出现撕裂。上述组织在产后尚未恢复正常时,产妇过早参加体力劳动、久站或休息不好而致子宫脱垂。

2. 长期腹压增加长期咳嗽、便秘、站立或负重,盆腔内巨大肿瘤或大量腹水等,均将使腹内压增加促使或加重子宫脱垂。

3. 盆底组织先天发育不良或退行性变子宫脱垂偶见于未产妇,其主要原因为先天性子宫发育不良所致,老年妇女盆底组织萎缩退化,亦可发生子宫脱垂。

【诊断】

（一）临床表现

1. 病史：多有分娩史，特别是难产史，产后过早劳动。

2. 症状：阴道内有肿物脱出，站立或蹲位过久、咳嗽、走路过多等增加腹压肿物脱出，病情加重，肿物脱出越来越大，以致卧位时，肿物不能自动回缩而需用手还纳，病情加重而无法还纳。常伴有腰酸痛及下腹、阴道、外阴坠胀感，伴有阴道前后壁膨出时，常有排尿、排便困难，重者可有尿潴留。子宫长期脱出时子宫颈及阴道黏膜破溃可有血性分泌物，合并感染则有脓性分泌物渗出。

3. 体征：根据子宫脱垂程度，临床上分为三度。

Ⅰ度：Ⅰ度轻，子宫颈距处女膜缘少于4cm，但未达处女膜缘。Ⅰ度重，子宫颈已达处女膜缘，于阴道口即可见到。Ⅱ度：Ⅱ度轻，子宫颈脱出阴道外，但宫体尚在阴道内。Ⅱ度重，子宫颈及部分宫体已脱出阴道口外。

Ⅲ度：子宫颈及子宫体全部脱出阴道口外。

目前国外多用盆腔器官脱垂定量分析法 POP-Q（The pelvic organ prolapse quantitative examination）分类法。此分期系统是分别利用阴道前壁、阴道顶端、阴道后壁上的2个解剖指示点与处女膜的关系来界定盆腔器官的脱垂程度（阴道前壁 Aa、Ba；后壁 Ap、Bp；中间 C、D）。指示点位于阴道内，以负数记录；位于处女膜外，以正数记录；处女膜部位为0。另外，还包括阴裂（gh）的长度、会阴体（pb）的长度以及阴道的总长度（TVL）。测量值均以厘米（cm）表示（表21-1、表21-2）。

表21-1　盆腔器官脱垂评估指示点（POP-Q 分类法）

指示点	内容描述	范围（cm）
Aa	距处女膜3cm 的阴道前壁处	−3，+3
Ba	阴道前壁脱出距处女膜最远处	−3，+TVL
C	宫颈或子宫切除的阴道残端	±TVL
D	后穹隆（未切除子宫者）	±TVL 或空缺（子宫切除后）
Ap	距处女膜3cm 的阴道后壁处	−3，+3
Bp	阴道后壁脱出距处女膜最远处	−3，+TVL

表 21-2　盆腔器官脱垂分度（POP-Q 分类法）

分度	内容
0	无脱垂，Aa、Ap、Ba、Bp 均在 −3cm 处，C、D 两点在 TVL 和 TVL−2cm 之间
Ⅰ	脱垂最远端在处女膜平面上>1cm
Ⅱ	脱垂最远端在处女膜平面上<1cm，即量化值>−1cm，但<+1cm
Ⅲ	脱垂最远端超过处女膜平面上>1cm，但<TVL−2cm 即量化值>+1cm，但<TVL−2cm
Ⅳ	下生殖道呈全长外翻，脱垂最远端即宫颈或阴道残端脱垂超过阴道总长−2cm

（二）鉴别诊断

1. 阴道壁囊肿：壁薄，囊性，界限清楚，位置固定不变，不能移动。

2. 子宫颈延长：有肿物自阴道突出。检查见子宫颈长度增加，但阴道穹隆及子宫均在正常位置，阴道壁亦无膨出。

3. 慢性子宫内翻：阴道内块物表面为红色内膜组织，找不到宫颈口，宫颈呈环状包绕在块物顶端，盆腔检查摸不到子宫体。

4. 子宫黏膜下肌瘤或子宫颈肌瘤：有肿物由阴道或子宫颈突出，分泌物增多等表现。检查肿瘤表面见不到宫颈口，表面多坏死，可触及肌瘤蒂部及其周围的子宫颈。

5. 阴道壁囊肿或良性肿瘤：阴道内有肿物突出，肿物较大可突出于阴道口，并引起性交及排尿困难，妇科检查时阴道内可触及囊性或实性肿块，子宫位置正常，子宫颈在肿块的一侧。

【治疗】

有非手术治疗和手术治疗两类，采用什么方式治疗应根据脱垂的程度、年龄、生育要求和健康状况综合考虑选择。

（一）非手术治疗

脱垂症状不明显，有生育要求或体质差不能耐受手术者。

1. 加强子宫盆底组织支持力

（1）子宫托疗法：子宫托放入阴道内可以支持盆底组织，使子宫及阴道壁还纳。常用的有喇叭形和环形两种，近年研制有球形、球胶-蘑菇头子宫托。无论选用哪种子宫托，都需要在医生指导下配戴，大小适当，日放夜取，保持清洁。

（2）增强体质及加强盆底组织支持功能：利用肛提肌锻炼来加强其张力。方法是让患者练习憋大小便的动作，使肛提肌收缩后再放松，每天 2 次，每次 10 ~ 15 分钟。对轻度或 POP-Q 分期 Ⅰ 度和 Ⅱ 度有改善，可减轻压力性尿失禁症状，但对 Ⅲ 度脱垂无效。

（3）中药、补中益气汤有促进盆底肌张力恢复、缓解局部症状的作用。

2. 积极治疗习惯性便秘、慢性咳嗽，避免过重体力劳动，以免病情加重。

（二）手术疗法

凡 Ⅱ、Ⅲ 度子宫脱垂或有症状的膀胱膨出、直肠膨出以及非手术治疗无效者，根据不同情况采取下列不同手术方式。

1. 阴道前后壁修补术：适用 Ⅰ、Ⅱ 度子宫脱垂伴明显阴道前后壁膨出但子宫颈延长不明显者。

2. 阴道前后壁修补、主韧带缩短及子宫颈部分切除术：又称曼彻斯特（Manchester）手术，适用于年龄较轻、子宫颈较长的 Ⅱ、Ⅲ 度子宫脱垂伴阴道前、后壁脱垂者。

3. 阴道子宫全切及阴道前后壁修补术：适用于 Ⅱ、Ⅲ 度子宫脱垂伴阴道前后壁脱垂，且年龄较大，无需考虑生育的患者。

4. 阴道纵隔形成术：又称 Le Fort 手术。系将阴道前后壁各切除相等大小的黏膜瓣，然后将阴道前后壁剥离创面相对缝合以部分封闭阴道。术后失去性交功能，故仅适用于年老体弱不能耐受较大手术者。

5. 阴道、子宫悬吊术：可采用手术缩短圆韧带，或利用生物材料制成各种吊带，达到悬吊子宫和阴道的目的。

6. 盆底重建手术:阴道穹隆或宫骶韧带悬吊,通过吊带、网片和缝线固定于骶骨前或骶棘韧带上,可经阴道或经腹腔镜或开腹完成。

【预防】

1. 做好妇女四期保健。

2. 搞好计划生育。

3. 提高助产技术,预防难产。

4. 加强产后体操锻炼,避免过重体力劳动。

5. 积极治疗使腹压增加的疾病。

(郑红兵 马湘一)

四、压力性尿失禁

压力性尿失禁(stress urinary incontinence,SUI)是指腹压的突然增加导致尿液不自主流出,与逼尿肌收缩压或膀胱壁对尿液的张力无关。

【病因和病理】

压力性尿失禁的病因复杂,有多种因素参与,主要包括:①妊娠与阴道分娩损伤。②绝经后雌激素减低或先天发育不良所致的支持薄弱。③尿道、阴道手术和盆腔巨大肿物等。常见于膀胱膨出、尿道膨出和阴道前壁脱垂患者。

【临床表现】

增加腹压(如咳嗽、打喷嚏、大笑、提重物、跑步等活动)时不自主有尿液溢出,严重者在休息时也有尿液溢出,常伴尿急、尿频,急迫性尿失禁和排尿后膀胱区胀满感。

【诊断】

根据病史、症状和检查可作出初步诊断。确诊压力性尿失禁必须结合尿动力学检查。目前临床上常用压力试验、指压试验和棉签试验作为辅助检查方法,以排除急迫性尿失禁、充盈性尿失禁及尿路感染。

【治疗】

1. 非手术治疗:用于轻中度压力性尿失禁治疗和手术治疗前后的辅助治疗。非手术治疗包括:盆底肌肉锻炼、肾上腺素 α 受体药物、电刺激疗法、尿道周围填充物注射和雌激素替代药物治疗。

2. 手术治疗:手术类型较多,较常用的手术如下:

(1) 阴道前壁修补术:通过对阴道前壁的黏膜修剪和筋膜缝合达到增加膀胱尿道后壁的支持作用。因压力性尿失禁常合并阴道脱垂和子宫脱垂,该手术常与经阴道子宫切除、阴道后壁修补术同时进行,适用于需同时行膀胱膨出修补的轻度压力性尿失禁患者。

(2) 经阴道尿道膀胱颈筋膜缝合术:能增强膀胱颈和尿道后壁张力。

(3) 耻骨后尿道固定悬吊术:遵循两个原则,缝合尿道旁阴道或阴道周围组织,以提高膀胱尿道交界处;缝合至相对结实和持久的结构上,最常见的为髂耻韧带。手术治愈率高。

(4) 经阴道尿道悬吊术:可采用自身筋膜或生物合成材料对中段尿道悬吊,对压力性尿失禁有效。治愈率 90%,为微创手术,安全性好,年龄大、体弱患者可选用。

【预防】

同阴道前壁脱垂。

(郑红兵　马湘一)

五、生殖道尿瘘

尿瘘根据发生部位的不同,可分为膀胱阴道瘘、尿道阴道瘘、膀胱尿道阴道瘘、膀胱宫颈阴道瘘、临床上以膀胱阴道瘘最常见。

【病因】

1. 产伤:是引起尿瘘最主要的原因。多因难产处理不当引起,如头盆不称、产程延长时,阴道前壁、尿道、膀胱等组织较长时间挤压在胎头和母体耻骨联合之间,因缺血坏死而形成瘘管。

2. 妇科手术损伤:一般系手术时误伤输尿管或输尿管末端游离过度所致的输尿管阴道瘘。

3. 晚期生殖道或膀胱癌肿侵蚀:膀胱或尿道可形成瘘;阴道子宫托长期放置、结核、外伤、放射治疗等损伤尿道、膀胱亦可形成瘘。

【诊断】

(一)临床表现

1. 症状

(1)漏尿:主要症状为患者不能自主排尿,尿液不断由阴道流出。分娩时所致尿瘘多在产后3~7天开始漏尿。术时直接损伤者术后即有漏尿。其表现因瘘孔的大小而略有不同,有的尿液日夜外溢,有的侧卧或平卧时漏尿,有的除能自主排尿外,同时有尿液不自主地自阴道流出。

(2)外阴皮炎:由于长期尿液浸渍,外阴部甚至大腿内侧可有丘疹和表浅溃疡和湿疹,外阴瘙痒或灼热痛。如有细菌上行性感染,可并发膀胱炎及肾盂炎。

(3)尿路感染:伴有膀胱结石者多有尿路感染,出现尿频、尿急、尿痛症状。

(4)闭经:不少患者长期闭经或月经稀发,其原因尚不清楚,可能与精神创伤有关。

(5)性交困难及不孕:阴道狭窄可致性交障碍,并可因闭经和精神抑郁导致不孕症。

2. 体征:用窥阴器检查或经阴道指诊可查到阴道前壁上的瘘孔即可确诊。瘘孔小,无法找到亦可用探针或金属导尿管插入尿道,与阴道内手指配合探查瘘孔。亦可让患者胸膝卧位检查。

(二)特殊检查

1. 亚甲蓝试验:经导尿管向膀胱内注入稀释亚甲蓝100~200ml后,观察阴道内蓝色液体流出的部位,如见到经阴道壁小孔溢出者为膀胱阴道瘘;自宫颈口流出者为膀胱宫颈瘘;若阴道内流出液清亮则属输尿管阴道瘘。

2. 靛胭脂试验:静脉推注靛胭脂 5ml,阴道内置干纱布观察,5～7 分钟可见蓝色液体由瘘孔流出。本试验用于亚甲蓝试验阴性患者,以进一步确诊瘘孔部位。

3. 膀胱镜检查:帮助了解瘘孔数目、位置、大小以及与输尿管口和尿道口的关系。

4. 排泄性尿路造影:又称静脉肾盂输尿管造影,即经静脉注入泛影葡胺后摄片,以了解双肾功能及输尿管有无异常。

5. 肾显像:能了解双侧肾功能和上尿路通畅情况。若初步诊断为输尿管阴道瘘,肾显像显示一侧肾功能减退和上尿路排泄迟缓,表明输尿管瘘位于该侧。

（三）鉴别诊断

1. 输尿管开口异位:为先天性泌尿道畸形,输尿管开口多位于尿道、阴道、子宫、子宫颈、前庭处。可单侧或双侧,以单侧较常见。多伴有重肾或双输尿管。临床特点为在持续漏尿的同时有正常的分次排尿。静脉注射靛胭脂可确定异位输尿管口。

2. 张力性尿失禁:能正常排小便,仅在腹压加大时方有尿漏出。病史上常有诱发尿失禁的因素,如分娩、阴道或尿道手术、外伤等。检查尿道、膀胱及输尿管均无瘘孔存在。

3. 女性尿道下裂:极罕见。其临床表现有的出生后即尿失禁;有的婚后或分娩后出现尿失禁;有的伴阴道发育不全、窄小、性交困难。本病易发生尿道感染,行导尿检查可明确诊断。

【治疗】

一般均需手术治疗。但对结核、癌肿所致者,应针对病因治疗;产后和妇科手术 1 周后发生的尿瘘,经尿道放较粗的保留导尿管,开放引流 4～6 周,小的瘘孔有可能愈合,较大者可减少其孔径。合并使用抗生素预防感染。

1. 手术时间选择:①直接器械损伤新鲜清洁瘘孔可在发现后立即手术修补。②缺血坏死或伴感染的瘘孔应等 3～6 个月待炎症消失、局部血供恢复后再行手术。③瘘孔修补失败后亦至少等 3 个月后再行手术。④膀胱内有结石伴炎症者,应在控制炎症后行取石和修补术。

2. 手术途径选择:有经阴道、经腹和经阴腹联合手术之分。原则上应根据瘘孔类型和部位选择不同途径,绝大多数膀胱和尿道瘘经阴道手术为宜,输尿管瘘均采取经腹途径。

3. 术前准备:目的在于为手术创造条件,以促进伤口的愈合。①术前 3 ~ 5 天用 1:5000 高锰酸钾溶液坐浴。有外阴湿疹者在坐浴后局部涂搽氧化锌油膏,待痊愈后再行手术。②老年妇女或闭经患者,应每晚口服己烯雌酚 1mg,连服 20 天,以促进阴道上皮增生,有利于伤口愈合。③有尿路感染者应先控制感染,再行手术。

4. 手术注意事项:手术必须选择适当体位,暴露术野满意,操作耐心细致,游离清楚充分,分层缝合,缝合时无张力。必要时用周围组织物填塞加固缝合。

5. 术后护理:修补手术是否成功,除手术本身外,术后护理也是重要环节之一。术后保留导尿管或耻骨联合上膀胱造瘘,应保证膀胱引流持续通畅,发生阻塞时及时处理,一般 7 ~ 14 天不等。术后每天进液量不少于 3000ml,大量尿液可起到冲洗膀胱的作用,有利于防止尿路感染。每天应将会阴部擦洗干净,术后继续用抗生素预防感染。

【预防】

绝大多数尿瘘可以预防,预防产伤所致的尿瘘更重要。认真进行产前检查,细致观察产程,正确处理异常分娩,防止第二产程延长和滞产。经阴道手术助产时,术前必先导尿,小心使用手术器械,术后常规检查生殖泌尿道有无损伤。对产程延长、膀胱及阴道受压过久、疑有损伤可能者,产后应留置导尿管持续开放 10 ~ 14 日,保持膀胱空虚,有利于改善局部血运和防止尿瘘形成。妇科手术损伤所致尿瘘多为子宫全切除术时损伤输尿管。对盆腔内器官广泛粘连者,应先充分暴露输尿管,明确解剖关系后再行子宫切除术。若术时发现有输尿管或膀胱损伤,应立即修补。

(郑红兵　马湘一)

六、生殖道粪瘘

粪瘘是指人体肠道与其他系统和部位之间有异常沟通,以致粪便由肛门以外部位排出。

【病因】

1. 分娩时胎头长时间停滞在阴道内,使阴道后壁及直肠受压,以致缺血坏死,这是形成粪瘘的最主要原因。

2. 会阴Ⅲ度撕裂,修补后直肠未愈合,或会阴切开缝合时缝线穿透直肠黏膜未发现,也可引起直肠瘘。

3. 生殖道晚期癌肿溃破或放疗不当,长期安放子宫托亦可并发粪瘘。

【诊断】

(一)临床表现

1. 症状:瘘孔大者粪便经阴道排出,稀便时更为明显。瘘孔小粪便干结成形时,阴道内时有排气现象。外阴、阴道因受粪便刺激常发生慢性炎症。

2. 体征:窥阴器扩开阴道可见后壁有瘘孔,瘘孔极小者可见一小的红色肉芽组织。肛门指诊同时阴道小孔处放探针,或直肠内注入亚甲蓝溶液,阴道内置干纱布视有无蓝色浸液均可帮助诊断。

(二)鉴别诊断

1. 肛门失禁:肛门失禁时患者不能随意控制排便和排气,会阴部经常潮湿,染污衣裤,故应与粪瘘区分。肛门指检发现肛门括约肌松弛,用探针检查或直肠内注入亚甲蓝溶液均不能查出瘘孔。

2. 会阴Ⅲ度裂伤:临床症状与粪瘘可类似。肛诊时令患者收缩肛门时,无肛门括约肌收缩感。检查阴道直肠隔无瘘孔发现。

【治疗】

粪瘘治疗原则与尿瘘相同,需手术治疗。凡压迫坏死的粪瘘,应等待 3～6 个月,炎症完全消失后再行手术。每天用 1：5000 高锰酸钾液坐浴 1～2 次,术前 3 天食少渣饮食,口服甲硝唑 1～2 片,每天 3 次,控制肠道细菌,手术前晚及手术当天早晨行清洁灌肠。术后应保持局部清洁,每天用 5% 活力碘擦洗两次;进少渣饮食 4 天;口服阿片酊 0.5ml,每天 3 次,连服 3～4 天控制不排便;术后第 5 天服缓泻药,常用液体石蜡或蓖麻油 30ml,通常于排便后拆线。

【预防】

产时处理避免第二产程延长;注意保护会阴,避免会阴Ⅲ度撕裂;会阴裂伤缝合后应常规肛门检查,发现有缝线穿透直肠黏膜时应立即拆除重缝;避免长期放置子宫托不取出;生殖道癌肿放射治疗时应掌握放射剂量和操作技术。

(郑红兵　马湘一)

第二十二章　外阴部肿瘤

一、外阴良性肿瘤

外阴良性肿瘤(vulvar benign tumor)较少见,主要有乳头状瘤、纤维瘤、脂肪瘤、汗腺瘤等。其他更少见的有神经纤维瘤、淋巴管瘤、血管瘤等。一般生长缓慢,无症状,偶有恶变。

乳头状瘤

乳头状瘤(papilloma)较少见,又分为两类,即乳头状瘤和疣状乳头状瘤。此外还有一种以上皮增生为主的纤维上皮乳头状瘤,可视为外阴乳头状瘤的一种亚型。

【诊断要点】

1. 多发生于大阴唇、阴阜、阴蒂或肛门周围等部位,单个或多个,生长缓慢,以中老年妇女多见。

2. 肿瘤呈软的带蒂类葡萄串状物或菜花状,突出于皮肤表面,表面有油脂性物质,一般不大,偶可达4~5cm。

3. 小的肿瘤时有外阴不适;大的乳头状瘤有摩擦感,皮肤破损后,可继发感染。

4. 根据临床表现可以初步诊断,但确诊需依靠活检或肿瘤切除后的病理检查。需与外阴尖锐湿疣相鉴别。后者系病毒感染,镜下见棘层细胞增生,细胞内可见空泡。

【治疗】

以肿瘤局部切除为主,但范围宜稍广。切除不尽,术后可复发,切除物应送病理检查。

纤　维　瘤

【诊断要点】

1. 纤维瘤(fibroma)多见于生育年龄妇女,生长缓慢,一般无症状。恶变少见。

2. 多发生在大阴唇,一般为小的或中等大小肿瘤。多单发,色泽如正常皮肤或呈淡黄色,形态呈常为质硬、实性、带蒂球形或卵圆形,表面分叶不规则。切面为致密灰白色,纤维组织呈束状纵横交错排列或呈旋涡状排列。

3. 镜下可见包膜为纤维结缔组织,实质由成熟的成纤维细胞和胶原纤维组成,呈束状编织状。

【治疗】

行局部肿瘤切除。切除组织标本送病理检查。一般术后不再复发。

脂 肪 瘤

【诊断要点】

1. 脂肪瘤(lipoma)可生长在阴阜、阴唇等处,单发,生长缓慢。

2. 质地比较柔软,位于皮下组织内,呈圆形或分叶状,无蒂,大小不一。

3. 肿瘤与周围组织分界清楚,有包膜。切面呈黄色。镜下见肿瘤由成熟的脂肪细胞构成,间质有多少不等的纤维组织和血管。

4. 肿瘤较小时一般无特殊不适。如体积较大,则会引起行走不便或性交困难。

5. 肿瘤生长迅速时需与脂肪肉瘤相鉴别。

【治疗】

肿瘤较小无症状者无需治疗;如脂肪瘤较大,则手术切除。

平 滑 肌 瘤

平滑肌瘤(leiomyoma)是由平滑肌细胞组成的皮肤良性肿瘤,少见,可发生于外阴的平滑肌,毛囊的立毛肌或血管的平滑肌组织。

【诊断要点】

1. 发生部位以大阴唇最多,阴蒂、小阴唇次之。

2. 隐藏于组织内的肌瘤,仅局部扪及实性、界限清楚肿瘤,呈分叶状或哑铃状,切面灰白有包膜。镜下可见平滑肌细胞。

3. 外露的肌瘤,表现为有蒂的或凸出于皮肤表面的肿块,如肌瘤较大,则有垂重感觉,并有局部摩擦感,活动受限,有时表皮擦破伴有继发感染、溃疡。

【治疗】

浅表或有蒂的肌瘤,局部切除。或肌瘤部位较深,则可切开包膜将肌瘤剔出。切除物送病理检查。

色 素 痣

【诊断】

(一)诊断要点

1. 色素痣(pigmented nevus)幼年时即存在,青春期以后逐渐加深、增大,可在外阴的任何部位生长。

2. 可在皮内生长,也可隆起于皮肤,甚至有的呈乳头状或疣状凸起。

3. 其色素从淡褐到棕褐到黑色。上面可有毛发或无毛发生长。

(二)下列情况可能恶变

1. 色素显著或增大迅速。

2. 颜色加深发亮。

3. 表面经常有出血或痂形成。

4. 色素痣有溃疡。

5. 色素痣周围有卫星黑痣出现。

6. 色素痣形成硬结。

7. 患者自觉痛痒。

【治疗】

色素痣较易恶变,所以应尽早切除,范围应切除周围皮肤0.5~1cm距离,切除深度要达浅筋膜层。切除物送病理检查。

神经纤维瘤

神经纤维瘤(neurofibroma)由外胚层的神经膜细胞(施万细胞)所发生,非常少见,极少恶变。

【诊断要点】

1. 常为多发性的皮下结节,大小不等,生长缓慢。一般体积较小,无包膜。

2. 肿瘤部位皮肤常可出现黄褐色的色素沉着。

3. 触诊时,肿瘤有明显的弹性,无特殊不适。

4. 另一类型,肿瘤显著凸出于皮肤表面,形成球形或有蒂的疝囊样肿块,质软,可用指尖将瘤压入皮内。

【治疗】

如无症状,可不手术。若有症状或影响生理功能者,则可考虑手术切除。

汗　腺　瘤

【诊断要点】

1. 汗腺瘤(hidradenoma)多发生于大阴唇及肛周。

2. 汗腺瘤的临床表现有三型:一为囊肿型,似皮质囊肿;二为实质型,表现为一皮下硬结;三为溃烂型,为表面皮肤坏死后,汗腺组织呈红色肉芽状或乳头状突出于破口,外观极似癌肿。

3. 小的汗腺瘤无症状,仅感觉有一硬结,少数有疼痛、刺痒、灼热等症状。如溃破后,继发感染,则出现疼痛、流液、出血、恶臭、发热等。

【治疗】

局部病灶切除,标本送病理检查。当肿物表皮向下凹陷或破溃时,需先做活检与外阴癌相鉴别。

（朱　涛）

二、外阴上皮内瘤样病变

外阴上皮内瘤样病变(vulvar intraepithelial neoplasia, VIN)是一组外阴病变,是外阴癌的前期病变。包括外阴上皮非典型增生(vulvar epithelial atypia)及原位癌(carcinoma in situ)。多发生于 50~60 岁的绝经后妇女。

【病理改变】

外阴鳞状上皮内瘤变的病理组织学改变表现为表面角化及上皮层增厚,颗粒层明显,基底至棘细胞层出现异形细胞,形态大小不等,胞核大,染色质增多、粗糙深染,核膜尚清晰。核分裂象增多,有异型性。根据其病变轻重分为三级:

外阴上皮内瘤变Ⅰ级(VIN Ⅰ)即轻度不典型增生。病变上皮过度增生,异形细胞局限在上皮的下 1/3,表面细胞成熟且正常。

外阴上皮内瘤变Ⅱ级(VIN Ⅱ)即中度不典型增生。上皮层下 2/3 部分的细胞呈明显的异型,排列紊乱,但表层仍正常。

外阴上皮内瘤变Ⅲ级(VIN Ⅲ)即重度不典型增生及外阴原位癌。重度不典型增生异形细胞占据上皮层 2/3 以上,几乎达表面。

外阴原位癌全层细胞层次消失,上皮脚肥大变圆,伸入真皮。细胞增生活跃,具有恶性性质和特征。除全层细胞间变外,基底膜完整,间质未被浸润。

【诊断要点】

1. 临床表现与外阴营养障碍相似,病变区表面粗糙发白或红色黄红白相间,呈斑片状隆起,有瘙痒感。

2. 病变区位于大小阴唇、阴蒂包皮、后联合、会阴或肛门四周。主要症状为外阴瘙痒,抓伤后可有局部灼痛。

3. 诊断需做多点活检,活检前可用甲苯胺蓝染色,于染色深蓝部位取材可提高诊断率。为了提高活检阳性率,可在阴道镜引导下取活检。取材要有一定深度,以免遗漏浸润癌,注意外阴的多中心性病灶。

【治疗】

1. VIN 的治疗,应根据患者的年龄、病变程度和范围进行个体化治疗,治疗方法包括手术切除、物理治疗及药物治疗等,以手术治疗为主。治疗前应仔细检查,除外浸润癌。

2. 手术治疗

(1)外阴上皮局部表浅切除术:用于病变局限者,切除范围在病灶边缘外正常组织 5 ~ 10mm。适用于年轻妇女。

(2)外阴皮肤剥除术:用于病变较广泛或为多灶性。切除部分或者全部外阴和会阴皮肤的表皮和真皮层,保留皮下组织,维持外阴形态,尽量保留阴蒂。

(3)单纯外阴切除:适用于年龄较大患者。

3. 激光治疗:适合于多中心病灶,可能需要多次重复治疗。激光治疗包括激光切除、激光气化、切除与气化联合治疗。

4. 药物治疗:5% 5-氟尿嘧啶(5-FU)软膏局部涂布可用于 VIN 治疗,每日一次,至少 6 ~ 8 周,现已少用。局部免疫反应调节剂咪喹莫特用于 VIN Ⅱ ~ Ⅲ级的治疗。所用制剂为 5% 咪喹莫特乳膏,用法为每周 2 次,用 16 周。

5. VIN Ⅰ的治疗:由于 VIN 可自行消退,对年轻的 VIN Ⅰ患者,无症状,可做定期检查而暂不予其他治疗。有瘙痒者可局部应用氧化锌软膏、丙酸睾酮鱼肝油软膏、氟轻松软膏、苯海拉明软膏等。

(朱 涛)

三、外阴浸润癌

外阴癌突破基底层,浸润到间质,即为浸润癌。

外阴鳞状上皮细胞癌

【诊断要点】

1. 外阴鳞状上皮细胞癌(squamous cell carcinoma of vulva)有三种类型,即结节状、菜花状和溃疡型。癌组织较脆,边界清楚,基底发硬。

2. 癌灶可发生在外阴的任何部位,以大阴唇最常见,依次小阴唇、阴蒂、会阴等。

3. 早期表现为局部小硬结或小溃疡,不痛不痒,以后溃破出血、感染。

4. 病灶发展呈乳头状或菜花状,缺血坏死后成为溃疡型。

5. 晚期有疼痛,肿瘤增大,溃烂伴周围水肿,继发感染后外阴组织破坏,疼痛剧烈;侵犯尿道、直肠,出现尿频尿急、血尿,甚至排尿、排便困难等。

6. 外阴癌诊断主要根据活组织病理检查。定位活检,可采用甲苯胺蓝染色,于染色深蓝部位取活检。

【临床分期】

临床分期按 2000 年 FIGO 分期:

0 期:原位癌。

Ⅰ期:肿瘤局于外阴或会阴,最大直径≤2cm。

ⅠA 期:肿瘤直径≤2cm 伴间质浸润≤1cm。

ⅠB 期:肿瘤直径≤2cm 伴间质浸润>1cm。

Ⅱ期:肿瘤局限于外阴或外阴和会阴,肿瘤最大直径>2cm。

Ⅲ期:肿瘤浸润尿道下端,或阴道,或肛门。

ⅣA 期:肿瘤浸润膀胱黏膜,或直肠黏膜,或尿道上段黏膜,或固定于盆骨。

ⅣB 期:任何远处转移,包括盆腔淋巴结转移。

【治疗】

（一）手术治疗

外阴癌的治疗以手术治疗为主。切除皮肤范围应超过癌组织 3cm 以上,包括 2cm 以内的阴道黏膜。

0 期:单侧外阴切除。

Ⅰ期:外阴广泛切除及病灶同侧或双侧腹股沟淋巴结清扫术。

Ⅱ期:外阴广泛切除及双侧腹股沟、盆腔淋巴结清扫术。

Ⅲ期:同Ⅱ期或加尿道前部切除与肛门皮肤切除。

Ⅳ期:外阴广泛切除,直肠下段和肛管切除、人工肛门成形术及双侧腹股沟、盆腔淋巴结清扫术。癌灶浸润尿道上段与膀胱黏膜,则需行相应切除术。

（二）放射治疗

对于有手术禁忌证或晚期不宜手术的病例,放疗有一定姑息治疗作用。

放疗指征:①不能手术的病例,如手术危险性大,癌灶太广泛;②先行放疗后再行保守性手术;③复发可能性大的病例。

（三）化学药物治疗

化疗指征:适用于较大癌肿的术前准备或局部复发。

（1）博来霉素（争光霉素）15mg 肿瘤局部基底部注射,每日或隔日一次,7~10 次为一疗程。

（2）环磷酰胺、5-氟尿嘧啶或噻替派作局部注射。

（四）冷冻治疗

有助于局部创面清洁,为手术治疗提供条件。

【预后】

预后与病变大小、部位、临床分期、细胞分级程度和淋巴结有无转移有关,主要决定于有无淋巴结转移。无淋巴结转移的Ⅰ期及Ⅱ期 5 年存活率达 99% ,而淋巴结转移者,5 年存活率下降至 66% 。

外阴恶性黑色素瘤

外阴恶性黑色素瘤（malignant melanoma of vulva）常由色素痣恶变而来,多见于 50~60 岁,以小阴唇和阴蒂最多见。

【诊断要点】

1. 外阴瘙痒、疼痛,形成隆起而光滑的有色素沉着的结节,以后形成肿块,周围有炎症表现,最后溃破出血。

2. 色素痣扩大,色素沉着增加,但也有的无色素。

3. 发展迅速除直接蔓延外,很快经局部淋巴扩散,肿块不大即已有转移,血行转移到肺、脑、肝及全身。

【治疗】

1. 对外阴色素痣,如有增大、色变深、溃疡、出血等,应及时切除并送病理检查。

2. 手术治疗:应行广泛的外阴根治术,腹股沟淋巴结及腹膜外盆腔淋巴结清除。如尿道及阴道已转移应行部分切除。

3. 放射治疗:用于不能手术的晚期患者,行姑息治疗。

4. 化学治疗:对晚期患者,某些抗癌药物如达卡巴嗪(氮烯咪胺)、亚砂脲类药物、放线菌素 D、长春新碱等,联合化疗可起缓解作用。

外阴基底细胞癌

【诊断要点】

1. 外阴基底细胞癌(basal cell carcinoma of vulva)临床表现为小的病灶,位于大阴唇。发展缓慢,很少侵犯淋巴结。

2. 临床上有三种类型:①结节溃疡型,表现为一实质性结节,中间形成深溃疡,边缘隆起为侵蚀性溃疡;②扁平型,病灶较表浅,扁平,表面呈蜡状、丘疹、红斑样;③息肉型,息肉状赘生物表面完整。

3. 诊断主要根据为活体组织病理检查。

【治疗】

外阴基底细胞癌治疗为较广泛局部病灶切除,不需作外阴根治术及腹股沟淋巴结清除术。

外阴湿疹样癌

外阴湿疹样癌(eczematoid carcinoma of vulva)又称佩吉特

病(派杰病),多发生于绝经后妇女。

【诊断要点】

1. 最常见症状是外阴瘙痒及烧灼感。

2. 病变区发红,表皮粗糙、增厚,表面渗液,边界清楚,在发红的基底层出现表浅而散在斑块。

3. 镜检在基底层可见大而透明的 Paget 细胞,则约有 25% 于基底层可发现腺癌。

【治疗】

外阴湿疹样癌治疗为较广的外阴局部切除。如出现浸润或合并腺癌时,需作外阴根治术及腹股沟淋巴结清除术。

(朱 涛)

四、阴道良性肿瘤

阴道组织主要由鳞状上皮、结缔组织和平滑肌组成,阴道良性肿瘤发病率很低。阴道良性肿瘤包括阴道囊肿和阴道实质性良性肿瘤,前者有中肾管囊肿、副中肾管囊肿、包涵囊肿和尿道上皮囊肿,后者有乳头状瘤、纤维瘤、平滑肌瘤和神经纤维瘤等。

【病因】

中肾管囊肿和副中肾管囊肿来自中肾管或苗勒管的遗迹,是由于该管不退化扩张形成。包涵囊肿是因分娩时阴道黏膜损伤或阴道手术缝合时,阴道黏膜卷入伤口深层,继续增生、脱屑和液化形成。尿道上皮囊肿是由于在胚胎发育过程中,可能有向尿道上皮分化的泌尿生殖窦上皮残留,继续生长形成囊肿。阴道实质性良性肿瘤病因不详。

【病理】

中肾管囊肿为一薄壁囊肿,内含清液,镜下见囊肿内壁多为单层立方上皮或带纤毛的柱状上皮,有时见复层鳞状上皮。副中肾管囊肿镜下见囊肿壁可被覆盖苗勒管衍生的任何一类上皮,如宫颈内膜、柱状上皮和纤毛上皮等。包涵囊肿囊壁覆以鳞状上皮。尿道上皮囊肿囊壁为移行上皮。乳头状瘤镜检为鳞状上皮过度生长,主要是棘层细胞增生,无角化,中心部为纤维结缔组织。纤维瘤镜检主要为纤维母细胞和胶原纤维组织。平滑肌瘤镜下富于梭形平滑肌细胞,呈纵横交错、平行或漩涡状排列,肌束间有纤维间质。神经纤维瘤镜检主要为神经鞘细胞和胶原纤维束。

【检查与诊断】

多无症状,增大时可出现阴道内下坠感和性感不快等,如合并感染,表面坏死、溃烂,可有阴道分泌物增多或流血。神经纤维瘤常多发,呈大小不等的结节状,边界不清,表面浅棕色。病理检查是唯一确诊依据。应注意与阴道的其他肿瘤相鉴别。

【治疗】

手术切除或挖除。

(朱　涛)

五、阴 道 腺 病

正常的阴道壁内和宫颈鳞状上皮覆盖部(宫颈外口以外)一般不含有腺体,阴道腺病(vaginal adenosis)是指阴道壁和阴道部子宫颈的表面或黏膜下结缔组织内出现腺上皮或腺黏液分泌物。

【病因】

3%~5%的患者为先天性,可能与下列因素有关:①患者在胚胎8~18周,接触过母体服用的大剂量乙底酚(DES)。②多见于青春发育期,说明青春期卵巢功能建立产生雌激素,可促使阴道腺病的发生。青春期后使用己烯雌酚者阴道腺病发生率增加。亦有少数未用己烯雌酚史,可能是由于胚胎发育的某种原因,在阴道黏膜下潜伏副中肾管上皮。③碱性阴道环境,可促使潜伏的阴道腺病出现症状。

【病理】

大体可呈小菜花状、扁平颗粒状或独立息肉状,红色或暗红色。镜下特点是阴道黏膜鳞状上皮下结缔组织中出现腺体,或表面鳞状上皮被腺上皮替代。由两型细胞组成:类似颈管的黏液上皮和类似子宫内膜、输卵管内膜上皮的纤毛上皮细胞。多数腺上皮在表面鳞状上皮下的结缔组织中排列成蜂窝状或网状,常有鳞状化生,有时在鳞状细胞中有黏液滴或黏液团,为此病证据。

【检查与诊断】

临床上一般无症状,可有阴道出血或性交后少量出血,偶尔可有大量黏液分泌物排出。病灶常为多发,累积阴道上 1/3 段,呈微红、斑状、颗粒状,质脆,偶表现为息肉状、乳头状或溃疡状,直径 0.5 ~ 5cm。阴道镜检可见柱状上皮呈典型的葡萄状改变,病变区域不能被碘液染色。

活检:凡阴道黏膜下有似宫颈内膜、子宫内膜或输卵管内膜的腺体,或阴道的正常鳞状上皮被上述腺上皮所替代,均可诊断为阴道腺病。注意与阴道透明细胞癌、鳞状上皮癌等鉴别。

【治疗】

对无症状、活检证实为良性的患者无需治疗,但应每半年检查一次。如有症状,治疗方法有激光、冷冻、电灼、增加阴道酸度和局部切除等。

【疗效标准与预后】

临床症状缓解、病理证实病灶消失者为治愈。一般认为预后良好。

【随诊】

对确定患者每半年检查一次。对宫内有过 DES 影响的妇女应加强随访,追踪观察。

(朱　涛)

六、阴道恶性肿瘤

阴道上皮内瘤样病变

阴道上皮内瘤样病变(vaginal intraepithelial neoplasia, VAIN)即阴道癌的癌前病变,包括阴道上皮不典型增生及原位癌。

【病因】

病因尚不完全清楚。外阴白色病变、外阴受慢性长期刺激及雌激素缺乏可发生癌变。单纯疱疹病毒Ⅱ型、人乳头状瘤病毒、巨细胞病毒等与其发生有关。

【病理】

阴道上皮不典型增生的病理特征为上皮细胞分化不良,排列紊乱,失去极性,细胞核增大,染色深,多核形成,分裂象异常等。按表皮层细胞的病变范围可分为:病变局限在表皮层的下1/3为Ⅰ级,中下2/3为Ⅱ级,超过2/3或浸润全层为Ⅲ级。异常细胞已侵犯上皮全层而无间质浸润为原位癌。

【检查与诊断】

常无明显临床症状,或仅有阴道分泌物增多和(或)接触性阴道出血。阴道检查时,肉眼看不到明显病变或仅呈糜烂性。阴道涂片可发现异常细胞。阴道镜检查可见白色上皮伴有点状血管、镶嵌样血管网等结构。在碘试验指示下可取活检以明确诊断。应与阴道腺病、老年性阴道炎等鉴别。

【治疗】

1. 手术治疗:根据病变大小行局部病灶切除、部分阴道切除或全阴道切除,必要时,同时行全子宫切除。

2. 非手术治疗:局部烧灼或激光治疗,也可以5% 5-FU 霜剂或雌激素软膏放入阴道内。也可局部放疗,但可能并发阴道狭窄或形成瘘管。

【疗效标准与预后】

早期治疗预后较好。

【随诊】

定期随访,早期发现癌变及时处理。

原发性阴道鳞状细胞癌

原发性阴道鳞状细胞癌(primary squamous cell carcinoma of vagina)即原发于阴道的鳞状上皮癌。少见,占女性生殖器恶性肿瘤的 1%~2%。多见于 60~80 岁,平均年龄为 65 岁。

【病因】

不清。可能与慢性刺激(如子宫托)、放疗史、HPV 感染、免疫抑制、雌激素缺乏等有关。

【病理】

肉眼观可见肿瘤有外生型、内生型或黏膜表面扁平病灶;镜下所见与一般鳞状上皮癌相同,但其细胞分化程度多属Ⅱ级。

【诊断】

(一)临床表现

常见症状为不规则阴道出血及性交后出血,可有阴道水性或血性排液,较晚期可伴有阴道疼痛或因压迫膀胱、直肠引起相应压迫症状。检查可见阴道壁有结节、溃疡或局部变硬,晚期者癌瘤充满阴道腔,并有大量恶臭分泌物排出,发生于阴道下 1/3 的癌瘤,常伴有腹股沟淋巴结转移,可触及肿大的淋巴结,质硬,甚至融合固定或破溃。

(二)诊断标准

原发性阴道癌的诊断标准是原发的癌瘤必须从阴道开始生长,子宫颈证实无癌存在,排除其他部位的转移癌。活组织检查是其确诊主要依据,在阴道内见任一溃疡或浸润性病变皆应进行活检。

(三)鉴别诊断

1. 阴道腺病。

2. 结核性阴道炎:病理切片可见结核结节。

3. 尖锐湿疣:常有外阴处病变,外阴瘙痒,局部涂片或活检可找到空泡细胞。

4. 阴道乳头状瘤：活体组织检查，镜下鳞状上皮呈良性改变。

5. 子宫内膜异位结节。

6. 子宫颈癌、子宫绒毛膜癌、外阴癌或其他部位癌转移至阴道的继发性癌。

【临床分期】

采用 FIGO2006 年制定的阴道癌分期标准：

0 期：原位癌；上皮内瘤变Ⅲ级。

Ⅰ期：癌灶局限于阴道壁。

Ⅱ期：癌灶向阴道下组织扩展，但未达盆壁。

Ⅲ期：癌灶扩展至盆壁。

Ⅳ期：癌的范围超出真骨盆腔或侵犯膀胱或直肠黏膜，但膀胱黏膜水肿不应列入此期。

Ⅳa 期：癌侵犯膀胱和（或）直肠黏膜和（或）超出真骨盆。

Ⅳb 期：癌转移到远处器官。

【治疗】

治疗原则是放疗、手术或联合治疗。

1. 手术治疗：阴道原位癌行局部切除、部分阴道切除或全阴道切除同时行阴道成形术。阴道癌Ⅰ～Ⅱ期，癌瘤位于上1/3 者，参照子宫颈癌根治术，行广泛性子宫切除、盆腔淋巴结清扫和广泛阴道切除；癌瘤位于下 1/3 者，参照外阴癌根治术，行阴道及外阴广泛切除，同时行腹股沟及腹膜外淋巴结清除术；癌瘤位于中 1/3 者，除行经腹全子宫切除及阴道全切除外，选择性行腹股沟淋巴和（或）盆腔淋巴结切除。阴道癌Ⅲ～Ⅳ期因其术式范围广，已少采用。

2. 非手术治疗

（1）放射治疗：对放射较敏感，适应证较手术多，目前多采用腔内后装放疗加体外照射，剂量同子宫颈癌。对于阴道中上段的癌瘤或Ⅱ期以上的病例，完善的放疗较手术为佳。

（2）化疗：一般选用环磷酰胺、5-氟尿嘧啶、噻替哌、阿霉素和争光霉素等。化疗方式可采用全身用药、腹壁下动脉插管区域性化疗或局部用药。但疗效有待肯定。

【疗效标准与预后】

原发性阴道鳞状细胞瘤是较难治疗和治愈的恶性肿瘤。预后与肿瘤组织细胞分化程度、病变部位、临床期别及治疗方法有关。后穹隆部位的癌肿较少侵犯邻近脏器及盆腔淋巴结，治愈机会较多。位于阴道下 1/3 的肿瘤，易侵犯邻近脏器，易发生盆腔及腹股沟淋巴结转移，5 年治愈率很低。发生于阴道上 1/3 的癌肿预后较好。

【随诊】

定期随访。

阴 道 肉 瘤

阴道肉瘤(vaginal sarcoma)少见，包括平滑肌肉瘤、纤维肉瘤和葡萄状肉瘤。幼女到老年均可发病，5 岁前及 50 ~ 60 岁为发病的两个高峰年龄，而葡萄状肉瘤是较常见的一种阴道肉瘤，婴儿阴道肉瘤中 80% 为葡萄状肉瘤。

【病理】

平滑肌肉瘤镜下可见圆形细胞、梭形细胞和混合性三种类型，其中以梭形细胞肉瘤最常见；纤维肉瘤质软，表面有假包膜，切面淡粉红色，无明显纤维束，未分化或低分化者镜检见细胞小，近圆形，细胞质少，细胞核小，核膜核仁不清楚，已分化者细胞多形性，细胞核为枣核形，核膜核仁清楚可见；葡萄状肉瘤外观粉红色，呈带蒂息肉状突出，远端膨大形似葡萄，切面灰白色，呈半透明黏液状，镜下见瘤体表面覆有阴道黏膜上皮，间质内有深染的梭形细胞和星状细胞，异形性显著。

【诊断】

葡萄状肉瘤多见于幼女，平滑肌肉瘤多见于 40 ~ 60 岁妇女。主要症状为阴道出血及排液，婴儿、幼女阴道出血，在成人为不规则出血或绝经后出血，阴道排液呈血性或脓血性，伴有臭味，或有烂肉样组织随之排出。可有阴道堵塞感，或因压迫、浸润膀胱、尿道、直肠产生压迫症状。葡萄状肉瘤局部病变呈多个息肉样突起,淡红色,水肿样,表面光或有破溃,平滑肌肉瘤多呈单个突起,光滑或破溃,均可突出于阴道口外。

依赖活检明确诊断。婴幼儿阴道检查困难,必要时在麻醉下行阴道检查或阴道镜下取活检。

阴道葡萄状肉瘤应与先天性阴道囊肿、良性息肉、处女膜息肉及胚胎性癌相鉴别。

【治疗】

对放射治疗及化疗敏感性均低。治疗原则以手术为主,多主张行广泛性手术切除,术后辅以放疗或化疗的综合治疗。手术行阴道、全子宫及腹股沟淋巴结清除术或行广泛盆腔清除术及盆腔淋巴结和腹股沟淋巴清除术。

【疗效标准与预后】

预后很差,5 年生存率约为 15% ,多于 2 年内死亡。其预后可能与肉瘤的组织类型、侵犯范围、有无血行转移及瘤组织中核分裂象多少有关,也与下列因素有关:①出现症状至手术治疗时间越短,预后越好;②局部于阴道表面的病灶,无扩散或浸润者预后较好;③首次手术越彻底,预后越好。

【随诊】

定期随访。

阴道恶性黑色素瘤

阴道恶性黑色素瘤(vaginal malignant melanoma)恶性度很高,占原发性阴道癌的 3% ,皮肤黑色素瘤发生于阴道占0.3% ,生长快,易血行扩散,早期远处转移,多发生于 40 ~50 岁。

【病因】

1. 来自色素痣的恶变。

2. 来自恶性前期病变(恶性雀斑)。

3. 来自正常皮肤。以慢性刺激、外伤等为恶变诱因。

【病理】

可发生于阴道任何部位,呈黑色斑、乳头、结节或溃疡形态。镜下见瘤细胞像鳞状细胞,内含黑色素,分布不均,核仁大,可见核分裂。

【诊断】

常见症状为不规则阴道出血、阴道分泌物、自觉有包块,肿瘤坏死时可排出黑色素样组织。检查可见阴道壁有蓝黑色或棕黑色肿物突起,呈乳头或结节状,形态不规则,表面凸凹不平,有时病变为多发性,表面发生溃疡。

根据临床症状及阴道检查所见,可初步诊断,不宜行活检,以免肿瘤扩散。一般可在准备手术切除条件下,切小块组织作冷冻切片,行病理检查。注意与其他阴道恶性肿瘤及转移性瘤相鉴别。

【治疗】

1. 手术治疗:是主要治疗方法。病变位于阴道上 2/3 者,行广泛性子宫阴道切除及盆腔淋巴结切除术,必要时行盆腔脏器切除。病变位于阴道下 1/3 者,除行广泛性子宫阴道切除外,同时须行外阴切除及腹股沟淋巴结切除。

2. 非手术治疗

(1) 化疗:可作为辅助治疗,对晚期患者可减轻症状,主要药物有噻替哌、博来霉素、长春新碱、羟基脲等。

(2) 放疗:不敏感。

(3) 免疫治疗:适用于残余瘤灶小者或临床无症状但具有高度复发危险者,如内脏有病灶。有报道用卡介苗划痕疗法或瘤体注射进行免疫治疗获一定效果。

【疗效标准与预后】

其预后与病灶部位、大小、淋巴结有无转移、病理分级、活检方式及治疗方法有关。本病恶性程度高,发展迅速,容易发生淋巴及血行转移,治疗效果不好,预后极差,多于检查发现后 1 年内死亡。应严密随访。

阴道透明细胞癌

原发性阴道透明细胞腺癌(vaginal clear cell adenocarcinoma)

少见,常发生于少女和 20 岁以前的妇女。其累计发生率为
0. 14‰ ~ 1. 40‰。

【病因】

阴道本身并无腺体,腺癌来源于异位的子宫内膜或子宫颈
腺体,亦可来自残存的副中肾管。其发病可能与母亲在妊娠期
接受乙底酚(DES)治疗有关。

【病理】

常见于阴道上部前壁,一般生长部位较浅。病变局限于黏
膜层或只有很浅的肌层浸润,多数呈息肉状,有的呈结节状、扁
平斑或溃疡形,质硬,直径 1mm ~ 10cm 大小。

【诊断】

20% 的患者可无症状。常见症状有不规则阴道出血和排
液。检查见病变多位于阴道前壁上 1/3 段,多呈息肉样,亦可
呈结节样或乳头状,质脆,易出血。对可疑部位行细胞学涂片,
配合阴道镜检查,活检确诊。

应与其他原发或转移的阴道癌瘤相鉴别。

【治疗】

治疗原则是手术和放疗。Ⅰ期侵犯阴道上 1/3,行根治性
全宫切除、盆腔淋巴结清扫及阴道上段切除术,可保留卵巢;Ⅱ
期侵犯阴道下 2/3,行根治性全宫切除、盆腔淋巴结清扫及阴道
全切除术;Ⅲ ~ Ⅳ期患者以放射治疗为主,行全盆腔外照射及
腔内照射。另外也可用化疗和内分泌治疗,化疗适用于晚期复
发病例,可用阿霉素联合环磷酰胺、5-氟尿嘧啶等。有报道局
部使用孕酮栓剂,可获一定疗效。

【疗效标准与预后】

预后与临床期别密切相关,5 年生存率为 80% ,5 年复发率
为 21% ,最常转移处为肺、锁骨上淋巴结及盆腔区,转移多出现
在 3 年以内,有淋巴结转移者,预后较差。应严密随访。

（朱　涛）

第二十三章　子宫各部良、恶性肿瘤

一、宫颈上皮内瘤变

宫颈上皮内瘤变(cervical intraepithelial neoplasia,CIN)是与宫颈浸润癌密切相关的一组癌前病变,它反应子宫颈癌发生发展中的连续过程,常发生于25~35岁妇女。CIN具有两种不同结局:一是病变自然消退,很少发展成浸润癌;二是病变具有癌变潜能,可能发展为浸润癌。

【临床表现】

CIN一般无特殊症状。偶有阴道排液增多,伴或不伴臭味。也可在性生活或妇科检查(双合诊或三合诊)后发生接触性出血。妇科检查时可见子宫颈光滑,或仅见局部红斑、白色上皮,或子宫颈柱状上皮异位表现,未见明显病灶。由于CIN无特异的临床表现,故根据其临床表现无法确诊。

【诊断】

CIN的诊断应遵循"三阶梯式"诊断程序——细胞学、阴道镜及组织病理学检查。

1. 宫颈细胞学检查:此法已成为筛选子宫颈癌的一个简便且准确率高的方法,可发现早期病变。必须在子宫颈移行带处刮片以提高阳性诊断率,必要时需反复多次刮片。但有一些子宫颈癌源于颈管,且绝经前后妇女移行带常移至子宫颈管,因此要加强颈管涂片(即双份涂片法)。宫颈细胞学检查存在一定的漏诊及误诊率。炎症可导致子宫颈鳞状上皮不典型改变,故应按炎症治疗3~6个月后再重复检查。目前国内多采用美国赛迪公司研制的新柏氏超薄细胞检测系统(TCT)(于1996年5月正式通过FDA的正式批准)用于子宫颈癌的筛选检测。目前临床宫颈细胞学诊断的报告方式主要为巴氏五级分类法和 TBS 系统分类(the Bethesda system)。为使细胞学、组织病理与临床处理较好地相结合,建议采用 TBS 报告系统。若发现异常细胞应行阴道镜检查,进一步明确诊断。

细胞学诊断分类:未见上皮内病变细胞或恶性细胞(negative for intraepithelial lesion or malignancy,NILM)、其他细胞(子宫内膜细胞出现在 40 岁以后妇女涂片中)和上皮细胞异常。

鳞状细胞异常:①非典型鳞状细胞(atypical squamous cells,ASC),无明确诊断意义的非典型鳞状细胞(atypical squamous cells of undetermined signification,ASC-US)和非典型鳞状细胞不除外高度鳞状上皮内病变(atypical squamous cells cannot exclude high grade squamous intraepithelial lesion,ASC-H);②鳞状上皮内低度病变(low grade squamous intraepithelial lesion,LSIL),包括核周挖空细胞核轻度非典型增生或 CIN-I;③鳞状上皮内高度病变(high grade squamous intraepithelial lesion,HSIL),包括中重度非典型增生(CIN2 和 CIN3)和原位癌(carcinoma in situ,CIS);④鳞状细胞癌(squamous cell carcinoma,SCC)。

腺细胞异常:①非典型腺细胞(atypical glandular cells,AGC),非典型颈管腺细胞和非典型子宫内膜腺细胞;②非典型颈管腺细胞倾向癌变;③颈管原位癌;④腺癌(颈管、子宫内膜或不能明确来源)。

2. HPV 检测:高危型 HPV DNA 筛查可作为宫颈细胞学检查异常分流,及宫颈病变治疗后病灶残留、复发判定、疗效评估与随诊。HPV DNA 第 2 代杂交捕获试验(HC-Ⅱ)是当前应用较为广泛的 HPV 检测技术,快速导流杂交芯片技术可进行 HPV 感染的分型。

3. 阴道镜检查:阴道镜是用以观察宫颈、阴道及外阴上皮病变的一种内镜,可将宫颈细胞放大 6 ~ 40 倍,可观察宫颈表面有无异型上皮或早期病变,了解病变区血管情况,并选择可疑癌前期病变切取活检组织学标本。宫颈移行带内醋酸白色上皮(acetowhite epithelium)、毛细血管形成的极细红点、异型血管;由血管网围绕的镶嵌白色或黄色的上皮块为 CIN 最常见的异常阴道镜"三联征"图像。在上述病变区域活检,可提高诊断的准确性。

在不具备阴道镜的条件下,也可以开展子宫颈的肉眼观察,即醋酸后或碘溶液后的肉眼观察。碘试验是将碘溶液涂在子宫颈和穹隆,观察其颜色情况。正常子宫颈复层扁平上皮富含糖原,遇碘被染成深棕色或赤褐色,病变区不染色。在病变部位即醋酸白色上皮或碘不着色处多点活检,送病理检查。

阴道镜不能了解子宫颈管的病变情况,应刮取子宫颈管内组织(endocervical curettage, ECC)或用宫颈管刷(endocervical brush)取材做病理学检查。阴道镜检查也可能会漏诊重要病变,若未发现 CIN2,CIN3,则应随访。

4. 宫颈活体组织检查:是确诊子宫颈癌及癌前病变最可靠的和不可缺少的方法。任何肉眼可见病灶均应做单点或多点活检。如无明显病灶,可选择宫颈移行带 3、6、9、12 点多处活检,或阴道镜指引下在醋酸白色上皮或碘不着色处取材,提高确诊率。取组织既要有上皮组织,又要有间质组织。阴道镜下取活检可准确发现病灶组织,提高准确率。

5. 颈管内膜刮取术(endocervical curettage, ECC):当细胞学异常而阴道镜检查阴性或不满意或镜下活检阴性时,应常规做 ECC。用小刮匙搔刮子宫颈管,刮出组织送病检。此法可用以确定颈管内有无癌浸润或子宫颈癌是否已侵犯子宫颈管。绝经前后的妇女子宫颈萎缩或光滑时,ECC 更有意义。

注意:活检后应用消毒棉球或纱布压迫止血,待无活动出血时,于子宫颈塞一带线棉球压迫,嘱患者 24 小时后自行取出,取出后仍有流血(如月经量)者,应立即就诊,给予止血粉棉球压迫止血,流血多者适当给予止血药和抗生素预防感染。

6. 宫颈环形电切术(loop electrosurgical excision procedure, LEEP)或宫颈诊断性锥形切除术:适应证为:①宫颈细胞学多次阳性,阴道镜检查阴性或不满意或镜下活检阴性,颈管刮除术阴性;②宫颈细胞学诊断较阴道镜下活检重,或提示可疑浸润癌;③CIN2,CIN3 病变或 ECC 阳性;④宫颈细胞学提示腺上皮异常,无论 ECC 结果如何;⑤阴道镜检查或镜下活检怀疑早期浸润癌或怀疑子宫颈原位腺癌。

【鉴别诊断】

CIN 应与宫颈息肉、宫颈糜烂样改变、宫颈结核、宫颈乳头状瘤、宫颈尖锐湿疣相鉴别,需经活检病理检查确诊。

【治疗及随访】

CIN 处置应做到个体化,综合考虑疾病情况(CIN 级别、部位、范围、HPV DNA 检测等)、患者情况(年龄、婚育情况、随访条件)即技术因素。

1. 高危型 HPV 感染不伴宫颈病变(宫颈细胞学阴性)的处理:6 个月后复查细胞学;1 年以后复查细胞学和高危型 HPV DNA。随访期间,可采用中成药阴道栓剂(如保妇康栓剂)治疗。

2. ASC-US、ASC-H 及 AGC 的处理:进一步做阴道镜及宫颈活组织检查或≥35 岁的 AGC 患者需行子宫内膜活组织检查。9%~19% 的 ASC 患者伴有 CIN2 或 CIN3。若阴道镜及病理检查结果排除其他病变,可在半年或 1 年后复查细胞学。

3. CIN1 的处理:60%~85% CIN1 会自然消退。

(1)治疗指征:CIN1 并细胞学结果为 HSIL 或以上的病例需治疗,其他可观察。

(2)治疗方法:①细胞学结果为 ASC-US、ASC-H 或 LSIL 的 CIN1,建议每年检测 HPV DNA 或每 6~12 个月复查宫颈细胞学;②细胞学检查结果为 HSIL 而组织学诊断为 CIN1 者,如果阴道镜检查满意且颈管取材阴性者可用冷冻、电灼、激光、微波等物理治疗;阴道镜检查不满意者或患者以前接受过治疗应采用诊断性锥形切除术。

(3)随访:6 个月后复查细胞学,如无异常 1 年后复查细胞学和 HPV DNA。如细胞学结果大于 ASC-US 或高危型 HPV 阳性,需行阴道镜检查。

4. CIN2、CIN3 的处理 CIN2 比 CIN3 更具有异质性,其消退的可能性更大,但 CIN2 和 CIN3 的组织学区分极为困难,因此为提高安全性,故采用 CIN2 为开始治疗的起端。

（1）观察:除特殊情况（妊娠）,对 CIN2、CIN3 患者,不应采用定期细胞学和阴道镜检查进行观察。妊娠期的 CIN2、CIN3 可观察,每 2 个月进行一次阴道镜检查,产后 6 ~ 8 周再次进行评估后处理。其他病例需要治疗。

（2）治疗:阴道镜检查满意、组织学诊断的 CIN2、CIN3 可选择 LEEP 或物理治疗,但之前必须行 ECC。复发的 CIN2、CIN3 患者建议行诊断性锥形切除术。阴道镜检查不满意者,建议行诊断性锥形切除术。不宜将全子宫切除术作为 CIN2、CIN3 的首要的或初始的治疗方法。

（3）随访:每 3 ~ 6 个月的细胞学+HPV 或细胞学+阴道镜检查,连续 3 次正常后,可选择每年 1 次的细胞学或细胞学+HPV+阴道镜随访。

（汪　辉）

二、子宫颈浸润癌

子宫颈鳞状细胞浸润癌占子宫颈癌 80% ~ 85% ,以具有鳞状上皮分化（即角化）、细胞间桥,而无腺体分化或黏液分泌为病理诊断要点。多数起源于鳞状上皮和柱状上皮交接处移行带区的非典型增生上皮或原位癌。老年妇女子宫颈鳞癌可位于子宫颈管内。

其显微镜检分为两类:镜下早期浸润癌和子宫颈浸润癌。镜下早期浸润癌指在原位癌基础上镜检发现小滴状,锯齿状癌细胞团突破基底膜,浸润间质,诊断标准见临床分期。子宫颈浸润癌指癌灶浸润间质的范围已超出镜下早期浸润癌,多呈网状或团块状浸润间质的;根据癌细胞分化程度可分为:Ⅰ级,高分化鳞癌;Ⅱ级,中分化鳞癌;Ⅲ级,低分化鳞癌。

【临床表现】

早期常无症状和明显体征,子宫颈可光滑或与慢性子宫颈炎无区别;当癌肿发展到一定阶段后才出现以下症状和体征。

（一）症状

1. **早期症状**：阴道流血及白带增多。阴道流血的特点在年轻患者常表现为接触性出血，发生在性生活或妇科检查后。早期病例一般为少量阴道流血。年轻患者也可表现为经期延长，周期缩短，经量增多；老年患者常表现为绝经后不规则阴道流血。外生型子宫颈癌出血较早且量多。多数患者诉白带增多呈白色或血性，稀薄似水样或米泔样，有腥臭味。

2. **晚期症状**

（1）不规则阴道流血：量时多时少，持续或间断性，出血量多少根据症灶的大小、侵及间质内血管情况而定，晚期因侵蚀大血管可引起大出血；有时可因反复大量出血而极度贫血，甚至休克。内生型癌出血较晚。

（2）阴道排液增多：晚期因癌组织坏死伴感染，可有大量泔水样或脓性恶臭白带。

（3）压迫症状：癌肿压迫输尿管时，患者可有尿频、尿急，如输尿管发生梗阻，则有肾盂积水，最后导致尿毒症，压迫直肠的患者则表现为肛门坠胀、大便秘结、里急后重。

（4）疼痛：病灶波及子宫旁结缔组织、骨盆壁、闭孔神经等，可出现严重持续的腰骶部或坐骨神经疼痛。盆腔病灶广泛时，可因静脉和淋巴回流受阻，导致下肢肿胀和疼痛。

（5）癌组织浸润膀胱或直肠时，可形成膀胱阴道瘘或直肠阴道瘘。

（6）其他症状：当疾病到了终末期，患者往往表现出消瘦、贫血、发热、恶病质等全身衰竭症状。

（二）体征

1. 子宫颈上皮内瘤变、子宫颈原位癌、镜下早期浸润癌及极早期子宫颈浸润癌，局部均无明显病灶，子宫颈光滑或为轻度糜烂样改变。全身情况一般早期无变化。

2. 随子宫颈浸润癌生长发展可出现不同体征。外生型者子宫颈可见息肉状、菜花状赘生物，常伴感染，质脆易出血；内生型表现为子宫颈肥大，质硬，颈管膨大；晚期癌组织坏死脱落形成溃疡或空洞伴恶臭。阴道壁受累时可见赘生物生长；子宫旁组织受累时,三合诊检查可扪及子宫颈旁组织增厚、结节状、质硬或形成冰冻盆腔。出血严重者可有贫血,晚期出现恶病质,锁骨上淋巴结有转移,腹股沟淋巴结转移罕见。

【诊断】

根据病史和临床表现,尤其有接触性阴道出血者,通过"三阶梯"诊断程序,或对子宫颈肿物直接进行活体组织检查可以明确诊断。病理检查确诊为子宫颈癌后,应由两名有经验的妇科肿瘤医生通过详细全身检查和妇科检查,确定临床分期。

(一)妇科检查

1. 子宫颈:增生呈糜烂样改变。也可见癌灶呈菜花状,组织质脆,触之易出血、结节状、溃疡或空洞形成,子宫颈腺癌时子宫颈长大但外观光滑呈桶状,质地坚硬。

2. 子宫体:一般大小正常。

3. 子宫旁组织:癌组织沿子宫颈旁组织浸润至主韧带、子宫骶骨韧带,可使其增厚、挛缩,呈结节状、质硬、不规则,形成团块状伸向盆壁或到达盆壁并固定。

4. 阴道和穹隆部:肉眼可见所侵犯部阴道穹隆变浅或消失,触之癌灶组织增厚、质硬脆,缺乏弹性,易接触性出血等。

(二)病理巨检

1. 早期子宫颈浸润癌:早期病变外观及触诊无明显异常,仅见充血或一小块表浅溃疡或乳头状突起,触之易出血,有时可见一小块结节。

2. 晚期子宫颈癌:较易诊断,临床上可见以下类型。

(1)外生型(又称菜花型):最常见,癌灶向外生长,形成乳头状或菜花状突起。特点:质脆、息肉样、易出血。癌瘤体积较大,常累及阴道,较少浸润子宫颈深层组织及子宫旁组织。

(2)内生型:癌灶向子宫颈深部组织浸润,子宫颈扩张、肥大且硬,表面光滑或仅有轻度糜烂样改变,子宫颈段膨大如桶状;常累及子宫旁组织。

(3)溃疡型:上述两型继续发展合并感染坏死,癌灶坏死脱落形成凹陷性溃疡或空洞样形如火山口,边缘坚硬,基底高低不平。

（4）颈管型：癌灶发生在子宫颈外口内，隐蔽在子宫颈管，常侵入子宫颈及子宫下段供血层以及转移到盆腔淋巴结。

（三）辅助检查

1. 宫颈细胞学检查：为最常应用于筛检子宫颈癌的辅助方法之一。子宫颈移行带为子宫颈癌好发部位，故在此处取材有助诊断。建议采用 TBS 报告系统（the Bethesda system）。此法适用于防癌普查筛选，但不能判断癌的发生部位及浸润程度，为进一步确诊，需做宫颈活检。

2. 阴道镜检查：宫颈细胞学检查巴氏Ⅲ级以上、TBS 法鳞状上皮内病变，均应在阴道镜下观察子宫颈表面病变状况，选择可疑癌变区行活组织检查，提高诊断准确率。但阴道镜检查仅能观察子宫颈表面病变部位，无法见到颈管内病变。不能区别原位癌与不典型增生，故不能指导临床医师取活检的部位。

3. 宫颈和宫颈管活组织检：为子宫颈癌及其癌前病变确诊的依据。子宫颈无明显癌变可疑区时，可在鳞-柱交接部的 3、6、9、12 点取 4 处活检或行碘试验、阴道镜观察可疑部位取活检送病理检查；所取组织应包括一定间质及邻近正常组织。若子宫颈有明显病灶，可直接在癌变区取材。宫颈细胞学检查阳性、宫颈光滑或活检阴性，应用小刮匙搔刮宫颈管（ECC），刮出物送病理检查。

4. 宫颈锥形切除术：宫颈刮片检查多次阳性，而颈管活检为阴性；或活检为 CIN 3（原位癌），但不能排除浸润癌时，应行宫颈锥形切除术并送病理检查。宫颈锥切可采用冷刀切除、环状电凝切除（LEEP）或冷凝电刀切除术；宫颈组织应做连续病理切片（24～36 张）检查。

5. 其他检查：如全血细胞计数、血红蛋白计数、血小板计数、肝肾功能检查、胸部 X 线检查等。肿瘤标志物如鳞状上皮细胞癌抗原（SCCA）与临床分期、肿瘤大小及预后有关。约 2/3 的 SCCA 升高患者中有淋巴结转移。有膀胱转移或输尿管压迫症状者，需做膀胱镜检查或静脉肾盂造影。有直肠转移者，需做直肠镜检或钡剂灌肠。盆腹腔彩超有助于发现肝、脾、肾等的转移灶，有条件者可行 CT、MRI、PET-CT 等检查。

【分期】

子宫颈癌的分期是临床分期,采用国际妇产科联盟(FIGO)2009年的临床分期标准(表23-1)。

表 23-1　子宫颈癌的临床分期(FIGO,2009)及 TNM 分类对照表

FIGO 分期	肿瘤范围	TNM 分类
Ⅰ 期	癌灶局限在子宫颈(包括累及腺体)	T1
Ⅰ A	肉眼未见癌灶,仅在显微镜下可见浸润癌	T1a
Ⅰ A1	间质浸润深度≤3mm,宽度≤7mm	T1a1
Ⅰ A2	间质浸润深度 3～5mm,宽度≤7mm	T1a2
Ⅰ B	肉眼可见癌灶局限于子宫颈,或者镜下病灶>IA2	T1b
Ⅰ B1	肉眼可见癌灶最大径线≤4cm	T1b1
Ⅰ B2	肉眼可见癌灶最大径线>4cm	T1b2
Ⅱ 期	癌肿已超出子宫颈,但未达到盆壁。癌累及阴道,但未达到阴道下 1/3	T2
Ⅱ A	无子宫旁浸润	T2a
Ⅱ A1	肉眼可见病灶最大径线≤4cm	
Ⅱ A2	肉眼可见病灶最大径线>4cm	
Ⅱ B	有子宫旁浸润	T2b
Ⅲ 期	癌肿扩展至盆壁和(或)累及阴道下 1/3,导致肾盂积水或无功能肾	T3
Ⅲ A	癌累及阴道下 1/3,但未达盆壁	T3a
Ⅲ B	癌已达盆壁,或有肾盂积水或无功能肾	T3b
Ⅳ 期	癌肿超出真骨盆和(或)累及膀胱黏膜或直肠黏膜	
Ⅳ A	癌累及临近器官	T4
Ⅳ B	远处转移	M1

【子宫颈癌的组织病理学诊断】

1. 肿瘤的病理类型:①肿瘤的分级(分化);②肿瘤浸润的深度;③肿瘤浸润的类型;④淋巴血管间隙是否受累;⑤手术切缘的情况。

2. 组织病理学类型:①原位鳞状细胞癌;②鳞状细胞癌;③原位腺癌;④子宫颈内膜腺癌;⑤透明细胞腺癌;⑥腺鳞癌;⑦小细胞癌;⑧未分化癌。

3. 组织病理学分级:Gx,分级无法评估;G_1,高分化;G_2,中分化;G_3,低分化或未分化。

【鉴别诊断】

应与有临床类似症状或体征的各种子宫颈病变鉴别,如:①子宫颈良性病变,宫颈糜烂样改变、宫颈息肉、宫颈内膜异位症、宫颈腺上皮外翻和宫颈结核性溃疡等;②宫颈良性肿瘤,宫颈黏膜下肌瘤、宫颈管肌瘤、宫颈乳头瘤;③子宫颈恶性肿瘤,原发性宫颈恶性黑色素瘤、肉瘤及淋巴瘤、转移性癌(以子宫内膜癌、阴道癌多见),应注意原发性宫颈癌可与子宫内膜癌并存。需经活检组织检查来确诊。

【转移途径】

主要为直接蔓延及淋巴转移。血行转移极少见,发生在晚期的癌肿破坏小血管可经血循环转移至肺、肝或骨骼等。

1. 直接蔓延:最常见,向下累及阴道壁,向上由子宫颈管累及子宫腔,向两侧扩散可累及主韧带及阴道旁组织直至骨盆壁;晚期可侵及膀胱或直肠,形成癌性膀胱阴道瘘或直肠阴道瘘。癌灶压迫或侵及输尿管时,可引起输尿管阻塞及肾积水。

2. 淋巴转移:淋巴转移一级组包括子宫旁、子宫颈旁、闭孔、髂内、髂外、髂总、骶前淋巴结;二级组为腹股沟深浅、腹主动脉旁淋巴结。晚期可出现左锁骨上淋巴结转移。

【治疗】

根据临床分期、年龄及全身情况结合医院医疗技术水平及设备条件综合考虑,制订治疗方案,选用适宜措施,重视个别对待及首次治疗。常用方法有放疗、手术及化疗。综合治疗应根据具体病情制订适合患者的个体化方案。

1. 手术治疗原则:早期子宫颈癌(ⅠA~ⅡA期)首选广泛性手术治疗,其优点是年轻患者可保留卵巢及阴道功能。对局部晚期、大癌灶,特别是中青年患者可以选择新辅助化疗行2~3疗程后手术治疗,使ⅠB2~ⅡB期化疗缩小病灶后手术。对45岁以下的早期患者,如卵巢正常,可保留双侧卵巢。估计术后需要放疗的患者,应将卵巢移位至结肠旁沟固定并用银夹标记,使卵巢离开放疗照射野以保留卵巢功能;估计术后不需放疗者,卵巢可固定在盆腔的生理位置,以减少移位对卵巢功能的影响。如果阴道切除3cm以上,可做阴道延长术。

子宫颈癌广泛子宫切除术的手术范围包括:子宫、子宫颈及骶韧带、主韧带,部分阴道和盆腔淋巴结和选择性主动脉旁淋巴结取样等。一般不包括输卵管和卵巢。

盆腔淋巴结切除的手术范围:双侧髂总淋巴结,髂外、髂内淋巴结,髂外血管下段、腹股沟韧带深部淋巴结,闭孔深、浅组淋巴结。如果髂总淋巴结阳性或ⅠB2期及以上病例,需行腹主动脉旁淋巴结取样。

(1)ⅠA1期:选用全子宫切除术;对要求保留生育功能者可行宫颈锥形切除术。

(2)ⅠA2~ⅡA期:选用广泛子宫切除术及盆腔淋巴结清扫术,年轻患者卵巢正常者可予保留。术中冷冻切片检查髂总淋巴结阳性应做腹主动脉旁淋巴清扫或取样,进一步明确病变累及范围,选择术后治疗方案。

(3)近年来,对ⅠA1~ⅠB1期,肿瘤直径<4cm的未生育年轻患者可选用广泛子宫颈切除术及盆腔淋巴结清扫术,保留患者的生育功能。

(4)腺癌:放疗疗效不如鳞癌,早期易有淋巴转移,预后差。只要患者能耐受手术,病灶估计尚能切除,早中期患者应尽量争取手术治疗。晚期患者手术困难或估计难以手术切除干净者,在术前或术后加用化疗或放疗可能有助于提高疗效。

早期患者手术后如存在下列任何一个高危因素,需术后辅助治疗,这些因素包括:切缘阳性、淋巴结转移、宫旁浸润。同时存在下列2个高危因素,也建议术后辅助治疗,这些因素包括:病灶>4cm、深层间质浸润、淋巴血管间隙受侵。

2. 放射治疗:几乎所有期别都可采用,适用于ⅡB期、Ⅲ期、Ⅳ期患者,或无法手术患者。包括体外照射及腔内照射。体外照射多用直线加速器、钴-60(^{60}Co)等。腔内多用后装治疗机,腔内照射用于控制局部原发病灶,体外照射用以治疗宫颈旁及盆腔淋巴结转移灶。早期病例以局部腔内照射为主,体外照射为辅;晚期则体外照射为主,腔内为辅。对于局部病灶较大者,可先做放疗待癌灶缩小后手术。手术治疗后如具有上述高危因素可术后放疗消灭残存癌灶减少复发。

目前标准的子宫颈癌根治性放疗方案为盆腔体外照射加腔内近距离照射,同时应用以铂类为基础的同步放化疗(concurrent chemotherapy and radiotherapy, CCRT)。应用较多的药物有顺铂(DDP)或5-FU、异环磷酰胺(IFO)、紫杉醇(TAX)、拓扑替康(TPT)、吉西他滨(Gem)等。最常用的是盆腔体外照射加腔内近距离放疗,联合顺铂(DDP,$35mg/m^2$)周疗。髂总或腹主动脉旁淋巴结阳性者,应扩大放疗野。

3. 化学治疗:现已成为辅助治疗的常用方法。新辅助化疗是现阶段对中青年不可手术的拴着化疗后再手术的新选择。而配合放疗是晚期和复发癌的主要治疗手段。①子宫颈癌病灶>4cm的手术前化疗,目的是使肿瘤缩小,便于手术切除;②与放疗同步化疗,鲜有的临床试验结果表明,以铂类为基础的同步放化疗较单纯放疗能明显改善ⅠB~ⅣA期患者的生存期,使子宫颈癌复发危险度下降了40%~60%,死亡危险度下降了30%~50%;③不能耐受放疗的晚期或复发转移的患者姑息治疗。

常用的一线化疗药物有顺铂、卡铂(CBP)、紫杉醇、吉西他滨、拓扑替康。近年来有临床试验表明多西他赛(docetaxel)、奈达铂(NDP)、依立替康(CTP-11)等毒副作用少的新一代化疗药物在子宫颈癌辅助治疗中疗效肯定。常用的化疗方案见表23-2,用药途径可采用静脉或动脉灌注化疗。

表 23-2 子宫颈癌常用化疗方案

方案	药物	剂量及方法	疗程间隔
TP	紫杉醇(T)	175mg/m²,静脉滴注,3 小时滴完	3 周
	顺铂(P)	75mg/m²,静脉滴注	
TC	紫杉醇(T)	175mg/m²,静脉滴注,3 小时滴完	3 周
	卡铂(C)	350mg/m²,静脉滴注	
拓扑替康/顺铂	拓扑替康	0.75mg/m²,静脉滴注,d1～d3	3 周
	顺铂(P)	50mg/m²,静脉滴注	
GP	吉西他滨(G)	800mg/m²,静脉滴注,半小时滴完,d1,d8	4 周
	顺铂(P)	30mg/m²,静脉滴注,d1,d8	
IC	异环磷酰胺(I)	5g/m²,静脉滴注	4 周
	卡铂(C)	320mg/m²,静脉滴注	
紫杉醇/奈达铂	紫杉醇(T)	175mg/m²,静脉滴注,3 小时滴完	3 周
	奈达铂	80～100mg/m²,静脉滴注	
依立替康/奈达铂	依立替康	160mg/m²,静脉滴注	3 周
	奈达铂	60mg/m²,静脉滴注	
多西他赛/奈达铂	多西他赛	75mg/m²,静脉滴注,1 小时滴完	3 周
	卡铂(C)	320mg/m²,静脉滴注	

4. 对症治疗:对大出血者局部填塞纱条压迫止血,全身给予止血、抗感染、支持等治疗。疼痛者给予镇痛药。

【子宫颈癌合并妊娠】

合并妊娠患者占子宫颈癌的 0.7%～9.5%,而妊娠期并发子宫颈癌占孕妇的 0.035%～0.26%。子宫颈浸润癌患者合并妊娠的年龄高峰在 35～44 岁。总的来讲,一般胎儿不受影响,但合并妊娠的子宫颈癌的预后较非妊娠患者差,淋巴结转移快而广泛,妊娠晚期子宫颈癌的预后又差于妊娠早期,产后发现则预后更差。

在妊娠期出现阴道出血,在排除产科因素引起出血后,妇科检查对子宫颈有可以病变时应做宫颈刮片、阴道镜检查,必要时在阴道镜指导下行宫颈活检明确诊断。宫颈活检并不会有出血危险,但不能做颈管内膜刮取术。锥形切除术可能引起出血、流产、早产等,因此可在锥形切除术同时行环扎术。

子宫颈癌合并妊娠应根据临床期别及胎儿情况、患者及家属意愿进行个体化治疗。①妊娠 20 周前发现子宫颈癌:如为 I B1 期或 II A 期,在妊娠 13 周后,可做化疗以达胎儿成熟后手术,连同胎儿一并进行广泛性子宫切除术和盆腔淋巴结切除术,也可终止妊娠后放化疗。②妊娠 28 周后发现期子宫颈癌:可等待胎儿成熟估计可存活时行剖宫产,同时行广泛性子宫切除术和盆腔淋巴结切除术,也可产后放化疗。③妊娠 20 ~ 28 周期间发现子宫颈癌: I B1 期及 I B1 期以前患者可推迟治疗,在推迟治疗期间可用化疗控制病情,待胎儿成熟估计可存活时行剖宫产,同时行广泛性子宫切除术和盆腔淋巴结切除术,也可产后放化疗。 I B2 期及以上患者一般不推荐延迟治疗。④所有患者终止妊娠时间不宜超过 34 周。

【随访与预后】

子宫颈癌治疗复发50% 在 1 年内,75% ~ 80% 在 2 年内;复发部位盆腔内局部复发占70% ,远处为30% 。随访内容应包括盆腔检查、阴道涂片细胞学检查和 HPV 检测、胸片、血常规及肿瘤标志物 SCC 检查等。治疗后 2 年内每 3 个月复查 1 次;3 ~ 5 年每 6 个月复查 1 次;第 6 年开始每年复查 1 次。

子宫颈癌的预后与临床期别、有无淋巴结转移、肿瘤分级等的关系最密切。临床期别高、组织细胞分化差、淋巴结阳性为危险因素。据 FIGO 资料(FIGO 1991),子宫颈癌的 5 年存活率: I 期为 81.6% , II 期为 61.3% , III 期为 36.7% , IV 期为 12.1% 。国内中国医学科学院肿瘤医院放射治疗的 5 年生存率: I 期为 95.6% , II 期为 82.7% , III 期为 26.6% ;手术治疗的

5 年生存率：Ⅰ期为 95.6% , Ⅱ期为 68.7% 。子宫颈癌的主要死亡原因是肿瘤压迫双侧输尿管造成的尿毒症,肿瘤侵犯血管引起的大出血以及感染、恶病质等。

（汪　辉）

三、子宫颈复发癌

子宫颈复发癌是指子宫颈癌经规范手术治疗后 1 年,放疗后 3 个月出现新的病灶为复发,短于上述时间为未控。如治疗超过 10 年后复发,则称为宫颈晚期复发癌。根据复发部位不同分为局部复发和远处转移。局部复发指复发的癌灶位于盆腔内,包括:中心性复发(指子宫颈、阴道或阴道残端、子宫体等复发)和子宫旁复发(指盆壁复发);远处转移指复发的癌灶位于盆腔外的组织和器官,如肺转移、骨转移、腹主动脉旁淋巴结转移等。根据子宫颈癌初次治疗的方法不同,又可将宫颈复发癌分为手术后复发和放疗后复发。

子宫颈癌术后复发和未控:复发指所有的大体肿瘤经规范手术切除后,且标本切缘无肿瘤者,初次手术 1 年后又出现肿瘤的,称为术后复发。如果手术后,术野内大体肿瘤持续存在或初次手术后 1 年内局部肿瘤再现的,称为术后肿瘤未控。子宫颈癌术后复发,25% 位于阴道上段或残端。

子宫颈癌放疗后复发和未控:放疗后复发是指子宫颈癌经根治性放射治疗,子宫颈和阴道痊愈后,盆腔和 (或) 远处再出现肿瘤。如果放疗结束后 3 个月内,原发肿瘤或部分肿瘤持续存在,或盆腔内出现新的病灶,则为放疗后肿瘤未控。子宫颈癌放疗后复发,27% 在子宫颈、子宫体或上段阴道,6% 在阴道下 2/3 段,43% 在子宫旁,16% 在远处转移。

【临床表现】

（一）体征

1. 阴道流血和水样排液:常见于放疗后复发。子宫颈癌治疗后再出现阴道流水或分泌物增多,伴/不伴臭味;及阴道少量或不规则流血,是子宫颈癌中心性复发最常见的症状。

2. 疼痛:可表现为下腹痛、股臀部和(或)腰骶部疼痛及下肢痛,通常为肿瘤盆壁复发,压迫神经或骨转移引起。

3. 下肢水肿:淋巴管被癌栓逐渐阻塞或静脉阻塞回流受阻。

4. 咳嗽、胸闷、憋气,甚至呼吸困难:提示可能有肺转移。

5. 肿瘤晚期可侵犯和压迫周围脏器致全身多个器官转移,而表现出相应的症状和体征。如肿瘤浸润膀胱时,可出现泌尿系症状;侵犯压迫直肠时,可出现排便困难和肛门下坠等;发生脑转移时,可出现头痛、恶心或喷射性呕吐及视物模糊和语言障碍等中枢神经系统受损的一系列症状。最终患者表现为恶病质全身消耗症状。

(二)体征

阴道和子宫颈局部结节或肿块、溃疡状结节伴坏死及子宫颈管增粗或宫体增大是中心性肿瘤复发的常见体征。下肢水肿和盆壁或近盆壁肿块常提示子宫旁或盆腔淋巴结复发/转移。应与放射线引起的组织反应相鉴别。若发生锁骨上区淋巴结转移时,在锁骨区可触及大小不等,甚至呈融合状的肿大淋巴结。

肿瘤早期复发或某些隐匿部位复发(如腹膜后淋巴结转移等)可无任何症状和体征,须借助各种辅助检查进行诊断。

(三)辅助检查

1. 细胞学和阴道镜检查:对中心性复发的早期诊断有帮助。但放疗后局部变化,尤其阴道上段闭锁者常影响检查的可靠性,需有经验者进行检查以提高准确率。

2. 影像学检查:诊断为晚期子宫颈癌或可疑子宫颈癌复发时,应常规行胸片、盆腹腔 CT、MRI 及 B 超检查,系要是时可行放射性核素骨扫描、静脉肾盂造影,甚至 PET 或 PET-CT 检查,为诊断盆腔复发和(或)盆腔外脏器转移提供重要的依据,同时对治疗方案的制订和疗效的评价有重要的指导价值。

3. 病理检查:诊断复发必须依靠病理诊断。对可疑部位行多点活检、颈管内膜刮取术或分段诊刮刮取子宫内膜,必要时行穿刺活检等。

4. 血清肿瘤标志物检查如鳞状上皮细胞癌抗原（SCCA）是目前临床上用于子宫颈鳞癌诊断、病情监测和疗后随诊的重要肿瘤标志物，血清 SCCA 常在临床发现肿瘤复发前数月或同时升高。其他如 CA125、CEA 等对子宫颈癌是非特异性肿瘤标志物，不适合单独应用。

【诊断】

1. 定期复查 3~4 个月 1 次，治疗后第 1 年和第 2 年最为重要。

2. 常规检查盆腔、阴道细胞学，但无症状者均为盆腔检查出来，无一是细胞学检查出来。

3. 阴道细胞 HPV 检测。

4. 任何可疑情况做 CT、MRI 或 PET-CT 等检查。

5. 血清学肿瘤标志物检测如 SCCA 主要与鳞癌相关，SCCA 升高期复发率是 SCCA 正常的 3 倍，且与淋巴转移有关。SCCA 升高可在临床检出复发癌灶前 4~16 个月出现。

【治疗】

子宫颈复发癌的治疗极为困难，经过以上检查后，充分了解复发肿瘤的范围和患者可能耐受治疗的程度，并根据初次治疗的方法、复发肿瘤的部位和范围、复发距初次治疗的时间以及患者的全身情况和经济情况等最后制订个体化的治疗方案。

基本的治疗原则为：①凡术后盆腔复发和（或）腹膜后淋巴结转移者，首选放射治疗，多采用同步放化疗治疗；若盆腔复发肿瘤较大，且为中心性复发时，也可考虑手术，术后酌情补充放疗或放化疗。②放疗后的肿瘤复发，在原照射野外的宜选择放疗或放化疗；在原照射野内小的或中心性复发肿瘤，宜选择手术治疗。③对于肿瘤广泛转移或不能耐受手术或不宜放疗的患者，可选择姑息性化疗。

顺铂时最有活性的治疗宫颈癌单药。联合化疗方案效果明显优于单一药物化疗，常用联合化疗方案紫杉醇（泰素，Taxol）/顺铂（DDP）有效率可达 65%。化疗一般采用静脉途径的全身化疗，但对于局部晚期、复发的子宫颈癌患者也可采用

(超)选择性动脉插管介入化疗,既可提高肿瘤局部的药物浓度,又可减少全身化疗引起的毒性反应。

（汪　辉）

四、子宫颈残端癌

　　子宫次全切除术后,残留的子宫颈以后发生癌变称为子宫颈残端癌,可分为真性残端癌和隐性残端癌。前者为次全子宫切除术后发生,后者为次全子宫切除时癌已存在,而临床上漏诊,未能发现。随着次全子宫切除术的减少,子宫颈残端癌已非常少见,发病率为 0.2%~1.8% 。术后 2 年以内发现子宫颈癌变时不能诊断为子宫颈残端癌,而切除子宫 2 年后发现病变才能诊断为子宫颈残端癌。

　　【临床表现】

　　早期癌病例有时可无症状,有阴道不规则出血及白带增多。

　　【诊断】

　　1. 症状和体征:主要表现为阴道流血和阴道排液,体征同子宫颈癌。

　　2. 宫颈活检病理检查:是确诊的可靠方法,辅助检查同子宫颈癌。

　　【治疗】

　　与子宫颈癌相同,根据不同临床期别来决定治疗方案。以手术、放疗为主,晚期病例则采取手术、放疗及化疗的综合治疗,治疗效果与疗前临床分期、组织病理形态、肿瘤生长方式及患者的全身状况有关。

　　1. 由于次全子宫切除术后残留的子宫颈管较短,腔内放疗受到很大限制,子宫旁及盆腔组织的照射剂量较一般腔内放疗量低,需通过外照射做部分补充,但放射性直肠炎和膀胱炎的发病率相应增高。

　　2. Ⅰ期~ⅡA 期子宫颈残端癌可采取手术治疗,但由于前次手术后盆腔结构有变化,手术难度大,极易出现输尿管及肠管损伤。不能手术者可行放疗。

(汪　辉)

五、子宫内膜上皮内瘤样病变

现已公认,子宫内膜腺瘤型增生过长及不典型增生过长为子宫内膜癌的"癌前病变",并提出子宫内膜上皮内瘤样病变的学说(endometrial intraepithelial neoplasia,EIN)。EIN学说为一组包括子宫内膜腺型增生伴细胞不典型增生的病变。EIN可分为三级:Ⅰ级为腺型增生过长伴轻度细胞不典型增生;Ⅱ级为腺型增生过长伴中度细胞不典型增生;Ⅲ级为腺型增生过长伴重度细胞不典型增生。

【病因】

子宫内膜上皮内瘤样病变的发病因素尚不十分清楚,但一般认为与长期持续雌激素刺激有密切关系。临床上这类病例多见于无排卵性功血、不孕和多囊卵巢综合征患者。

【病理】

1. 单纯型增生过度:即腺囊型增生过度。指腺体增生有轻至中度的结构异常。子宫内膜局部或全部增厚,或呈息肉样增生。镜下特点是腺体数目增多,腺腔囊性扩大,大小不一,犹如瑞士干酪样外观,故又称瑞士干酪样增生过度。腺上皮细胞为高柱状,可增生形成假复层,无分泌表现。间质常出现水肿、坏死,伴少量出血和白细胞浸润。

2. 复杂型增生过度:即腺瘤型增生过度。指腺体增生拥挤且结构复杂。子宫内膜腺体高度增生,呈出芽状生长,形成子腺体或突向腺腔,腺体数目明显增多,出现背靠背现象,致使间质明显减少。腺上皮呈复层或假复层排列,细胞核大、深染,有核分裂,但无不典型性改变。

3. 不典型增生过度:即癌前病变,10%～15%可转化为子宫内膜癌。指腺上皮出现异型性改变,表现为腺上皮细胞增生,层次增多,排列紊乱,细胞核大深染有异型性。不论为单纯型或复杂型增生过度,只要腺上皮细胞出现不典型增生改变,都应归类于不典型增生过度。

【诊断】

（一）临床表现

子宫内膜上皮内瘤样病变多发生于更年期前后和生育年龄妇女。月经异常是本病突出症状之一,常表现为不规则阴道出血或先有短期闭经,然后大量子宫出血,经期延长等。

（二）其他检查方法

1. 诊断性刮宫:因子宫内膜上皮内瘤样病变有时呈单个灶性病变,有时又与子宫内膜癌并存,因此在做诊刮时必须全面刮宫,以免漏诊。

2. 阴道细胞涂片检查:阴道黏膜受卵巢激素影响而有周期性改变,用木制刮板在阴道上段侧壁轻刮或取分泌物少许做涂片检查,可了解卵巢功能,预测体内雌激素水平。

3. B超检查:可见子宫内膜明显增厚或呈息肉样改变并可协助诊断是否合并有多囊卵巢。

（三）鉴别诊断

1. 病理组织形态检查应与子宫内膜单纯增生、囊性增生及子宫内膜腺癌相鉴别,主要靠病理组织形态检查,予以鉴别。

2. 年龄年轻患者多考虑子宫内膜上皮内瘤样病变;反之对老年患者,则应考虑子宫内膜腺癌的可能。

3. 对药物治疗的反应皮内瘤样病变对药物治疗的反应较敏感,在用药后短时间内其内膜即有明显逆转,且用药剂量也偏小;而内膜癌患者一般对药物治疗反应慢,并需要更大剂量才能使内膜有转化反应,一旦停药也有很快复发的特点。

【治疗】

高度不典型增生有时与内膜腺癌不易鉴别,对无生育要求者可行手术治疗。对年轻希望生育患者,可先采取保守治疗,提高受孕率,减少发展为癌的机会,但必须严密随诊。对积极保守治疗无效者,应考虑手术切除子宫。

1 药物治疗:孕激素类药物可以对抗雌激素,促使增生的内膜逆转、萎缩或消退。用药方法有两种,即周期性用药和持续性用药:①周期性用药,目前采用妇康片每天 5 ~ 10mg 或甲羟孕酮每天 10 ~ 20mg,于月经第 5 天开始服药,连服 22 天为一疗程,共用 4 ~ 6 疗程或更长。②持续性用药,甲地孕酮每天 40mg,口服,连用 3 个月;己酸孕酮,每周 500mg,肌内注射,连用 3 个月。③其他,他莫昔芬具有极微弱的雌激素作用,并可诱导孕激素受体的产生,与孕激素合用,可控制内膜不典型增生,具体用法为每天 20mg,口服,其有效率达 70%;达那唑对子宫内膜有较强的抗增生作用,每天 200mg,口服,连用 3 个月,对内膜增生有明显的效果,促排卵药物绒毛膜促性腺激素和氯米芬可使卵巢功能恢复正常,从而使病变的内膜逆转为正常内膜。近年来,促性腺激素释放激素激动剂(GnRH-a)也应用于子宫内膜不典型增生的治疗,其作用为通过血液促性腺激素水平大幅度升高,继之垂体中促性腺激素库存衰竭,而抑制垂体,使雌二醇水平降至绝经后水平。

2. 手术治疗:诊断性刮宫不仅是重要的诊断方法,也是治疗手段之一,因为局部病灶通过刮宫也有被清除的可能。卵巢楔形切除术是多囊卵巢有效的促排卵方法,现已少用。对于年龄在 40 岁以上的,无生育要求的子宫内膜上皮内瘤样病变患者,一经诊断,即可行子宫切除。

【预后】

子宫内膜上皮内瘤样病变经药物积极治疗后,大多数内膜反应好,预后好。由于这种病尚有一定的癌变率,其癌变倾向除了与患者的年龄,不典型增生的分级以及对药物治疗的反应等因素有关外,部分患者治疗后还有复发的可能,所以强调在治疗过程中,必须坚持长期定期随诊,万一有癌变,及早发现,及早手术治疗,预后也很好。

(陈　刚)

六、子 宫 肌 瘤

子宫肌瘤(myoma of uterus)为女性生殖器官最常见的良性肿瘤,是由子宫平滑肌细胞增生而形成,故称为子宫平滑肌瘤。多发生于30~50岁的妇女,以40~50岁最为多见。据报道,35岁以上的妇女约20%子宫内存在肌瘤。

【病因】

迄今为止,子宫肌瘤的病因尚不明了。大量临床观察和实验证明子宫肌瘤是一种性激素依赖性肿瘤,与过多的雌激素刺激有关。雌激素能使子宫肌细胞增生、肥大、肌层变厚、子宫增大,尤其在只有雌激素作用而无孕激素作用时较易发生。可能是发生肌瘤部位的组织选择性地保留较高浓度的雌激素或肌瘤局部代谢能力不足,使雌二醇浓度过高。除此外,也认为神经中枢活动对肌瘤的发病也可能起重要作用。但其真正原因、机制尚未完全被证实。

【病理】

子宫肌瘤为实性球状形结节,表面光滑,肌瘤周围的子宫肌层受压形成假包膜,因此与周围组织有明显界线。血管由外穿入假包膜供给肌瘤营养,肌瘤越大血管越粗。受压后可发生循环障碍,使肌瘤发生各种退行性变,如玻璃样变、囊性变、红色变、肉瘤变及形成营养不良性钙化。肌瘤一般为白色、质硬,切面为旋涡状结构。肌瘤生长在体部,偶尔生长在颈部,根据肌瘤生长发展的方向分为如下几种:60%~70%发生在壁间,20%生长在浆膜下,10%~15%生长于黏膜下,可为多发性,也可为单发性,大小悬殊较大,小的如米粒大小,大者可至足月妊娠子宫大小,一般为中等大小。

显微镜下,肌瘤由皱纹状排列的平滑肌纤维相交叉组成,肌纤维束间有或多或少的结缔组织纤维,旋涡状,细胞大小均匀,呈卵圆形或杆状,核染色较深。

【诊断及鉴别诊断】

（一）临床表现

1. 症状：子宫肌瘤症状的出现与肌瘤生长部位、生长速度及肌瘤有无变性有着密切关系，小的肌瘤可无症状。其主要症状如下：

（1）月经改变：多数患者有经量增多，经期延长，不规则阴道出血等。

（2）盆腔肿块：肌瘤较大时，患者自觉下腹部有肿块，为实质性，膀胱充盈时上升。

（3）白带增多：肌壁间肌瘤使子宫腔面积增大，内膜腺体分泌增加及盆腔充血，导致白带增多。也可由于悬垂于阴道内的黏膜下肌瘤合并感染，表面坏死，产生大量脓血性排液或坏死组织排出，伴臭味。

（4）压迫症状：较大肌瘤压迫邻近器官时，可引起尿频或便秘，压迫膀胱颈可引起尿潴留。压迫输尿管可致肾盂积水。

（5）疼痛：一般无明显疼痛症状，但如果较大肌瘤压迫盆腔结缔组织及神经、盆腔粘连或浆膜下肌瘤蒂扭转及肌瘤红色变性时，可出现急性腹痛。

（6）不孕：文献报道为 25% ~ 40% 不孕。肌瘤如果压迫输卵管使其阻塞、扭曲或子宫腔变形，黏膜下肌瘤影响孕卵着床时可致不孕症。

（7）继发性贫血：若长期月经过多，可导致继发性贫血。

2. 体征：妇科检查可发现子宫增大，表面不平，有单个或多个结节，质硬，浆膜下肌瘤可扪及质硬肿块与子宫有蒂相连，活动；如为黏膜下肌瘤，子宫可均匀增大；如为黏膜下肌瘤脱出于阴道内，在阴道内可见红色、实质性、表面光滑的肿块；如合并感染，表面可有渗出液及溃疡形成，分泌物有臭味。子宫颈肌瘤时，宫颈一唇被肌瘤占据，另一唇被拉平，变薄，正常大小的子宫体则被推向腹腔。

（二）特殊检查

1. 超声检查：B 超检查为较普通的方法，诊断率高，可明显显示子宫大小，肌瘤数目及部位，及有否变性，也有助于与卵巢肿瘤及其他盆腔肿块相鉴别。

2. 探测宫腔：用探针测量宫腔的深度及方向，结合双合诊，有助于确定包块性质及其包块部位。

3. 宫腔镜检：了解宫腔内有否黏膜下肌瘤及其部位、大小。

4. 腹腔镜检：了解突起于子宫表面的浆膜下肌瘤或肌壁间肌瘤的数目及大小。

5. 子宫输卵管造影：通过造影摄片检查显示宫腔充盈缺损，了解黏膜下肌瘤的数目、大小及部位。

（三）诊断标准

1. 症状：月经量增多，经期延长，有规则阴道出血，白带增多，血性、脓性或伴臭味，盆腔包块及伴随的压迫症状、疼痛、不孕及继发性贫血。

2. 体征：妇科检查子宫增大、结节、不平，单个或多个结节、质硬等。

3. 辅助检查：B超、探测宫腔、子宫输卵管造影、宫腔镜等可协助诊断。

（四）鉴别诊断

1. 妊娠子宫：停经及早孕反应，子宫大小与停经月份相符合。

2. 子宫腺肌病：及子宫腺肌瘤有继发性、渐进性加剧的痛经，腺肌病时子宫均匀增大，一般不超过 2～3 个月妊娠大小，且伴有经前、经时子宫增大，经后缩小。子宫腺肌瘤时，子宫有局限性、质硬的结节状突起。

3. 卵巢肿瘤：无月经改变，多为偏于一侧的囊性肿块，可与子宫分开，但实性卵巢肿瘤常可误诊为浆膜下肌瘤，肌瘤囊性变也易误诊为卵巢肿瘤。

4. 盆腔炎性包块：有盆腔感染病史，肿块边界不清，与子宫粘连或不粘连，抗感染治疗后症状体征好转。B超可协助诊断。

5. 子宫畸形：双子宫与残角子宫易误诊为子宫肌瘤，通过B超、腹腔镜、子宫输卵管造影可协助诊断。

6. 子宫肌性肥大：患者一般有多产，子宫均匀性增大，探测子宫无变形,B 超检查未见肌瘤结节。

7. 子宫颈癌:较大带蒂黏膜下肌瘤脱出于阴道内并伴有感染、溃疡、引起不规则出血及恶臭排液,易与外生型子宫颈癌相混淆,应通过细胞学检查及病理检查鉴别。

【治疗】

对于子宫肌瘤的治疗原则,必须根据患者年龄、生育要求、症状、肌瘤大小等情况全面考虑,可分为如下几种治疗方法。

(一) 非手术治疗

1. 随访观察:对于肌瘤小,无症状者,可不治疗,严密随访观察,可 3~6 个月随访一次。

2. 中药治疗:适用于肌瘤不大者,可用中药治疗改善症状。治疗原则为活血化淤、软坚、通经活络。

3. 激素类药物治疗

(1) 雄激素:对抗雌激素,控制子宫出血及延长月经周期。丙酸睾酮(testosterone propionate),25mg/d,肌内注射,每周 2 次或甲睾酮(methyltestosterone),5mg,2~3 次/天,舌下含服。以上两药一般应用 3~6 个月为一疗程,每月总量不超过 300mg。

(2) 促性腺激素释放激素类似物(GnRHa):GnRHa 可抑制垂体、卵巢功能,降低雌激素水平,适用于小肌瘤、更年期或绝经期患者。GnRHa 100μg/d,连续应用 3~6 个月。

(3) 达那唑(danazol):有微弱雄激素作用,达那唑 200mg,2~3 次/天,口服,从月经第 2 天开始,连用 3~6 个月。

(4) 他莫昔芬(tamoxifen,TMX):双苯乙烯衍生物,为非甾体类抗雌激素药。TMX 10~20mg,2 次/天,口服,连续用药 3~6个月。

(5) 孕三烯酮(gestrinone):19 去甲睾酮衍生物,具有较强的抗孕激素和抗雌激素活性。孕三烯酮(三烯高诺酮片)2.5mg,2 次/周,口服,于月经第 2 天开始,连服 3~6 个月。

(6) 棉酚:对子宫内膜有特异萎缩作用,抑制子宫内膜受体,对子宫肌细胞产生退化作用,造成假绝经及子宫萎缩。棉酚 20mg,1 次/天,口服,连服两个月后改为同剂量每周 2 次,连服 1 个月,以后每周 1 次,连服 1 个月,共 4 个月。同时补钾,

10% 枸橼酸钾 10ml,3 次/天。

（7）米非司酮:用药后可使体内孕激素和雌激素水平下降,长期使用可导致闭经,子宫肌瘤萎缩变小。用法:10mg/d,从月经周期的第 1 天开始服用,连续用药 3 ~ 6 个月。

（二）手术治疗

手术治疗是治疗子宫肌瘤常用的方法。根据肌瘤的大小、数目、生长部位及对生育的要求等采用相应的手术方式。

1. 经腹或经腹腔镜子宫肌瘤剔除术:适用于年轻患者或需保留生育功能的患者,对子宫切除术有顾虑的患者可行子宫肌瘤剔除术,然后行子宫整形术。

2. 经阴道黏膜下肌瘤扭除术:黏膜下肌瘤若已脱出子宫颈坠入阴道,可自阴道将蒂扭断摘除肌瘤,然后用刮匙刮除残留之蒂部。

3. 宫腔镜下手术治疗黏膜下肌瘤:对于较小的黏膜下肌瘤可应用宫腔镜下电切术。

4. 子宫次全切或子宫全切术:对于肌瘤较大、生长迅速,或者临床症状明显,患者无生育要求,已近更年期或绝经期者,可行子宫次全切除术或子宫全切术,保留一侧或双侧附件,为子宫肌瘤最彻底、最可靠的治疗方法。可行开腹手术或腹腔镜手术行子宫次全切或子宫全切术。

【疗效及预后】

1. 药物治疗可缓解症状及控制症状,但达不到根治的目的,停药后症状可再次出现。

2. 子宫肌瘤切除术据报道手术后的复发率为 39.2% ,剔除的肌瘤数目越多,复发率越高,手术后平均妊娠率可达 40% 。

3. 子宫切除术可达根治。

【随访】

1. 药物保守治疗者定期随访,观察疗效。

2. 子宫肌瘤剔除术者,手术后 3 ~ 6 个月随访一次,了解肌瘤有无复发。80% 肌瘤复发者发生于手术后 28 个月以内。

【子宫肌瘤合并妊娠】

子宫肌瘤合并妊娠的发病率占肌瘤患者的 0.5% ~ 1% ,占妊娠的 0.3% ~ 5% 。妊娠合并肌瘤对妊娠、分娩均有影响。

（一）肌瘤对妊娠的影响

1. 妊娠期子宫黏膜下肌瘤可影响受精卵着床导致早期流产。较大的壁间肌瘤合并妊娠时，因机械性阻碍可造成宫腔畸形导致流产。由于妊娠期肌瘤迅速生长易发生红色变性，浆膜下肌瘤可发生蒂扭转、发生坏死、感染，也可致胎位异常，胎儿宫内发育迟缓、低置或前置胎盘。

2. 分娩期阻塞产道，造成难产；影响子宫收缩，造成子宫收缩乏力和产后出血。

3. 产褥期由于子宫的迅速缩小，也可能使肌瘤发生红色变性及产后子宫收缩不良、产褥期出血。

（二）肌瘤合并妊娠的处理原则

1. 妊娠合并肌瘤者多能自然分娩，不应急于干预，但应预防产后出血。

2. 肌瘤过大阻碍胎儿下降者或发生胎位异常、产力异常者应行剖宫产结束分娩。

3. 妊娠期及产褥期肌瘤发生红色变性时，多采用保守治疗不做手术。

4. 浆膜下肌瘤发生蒂扭转经确诊后应手术治疗。

5. 剖宫产手术时是否同时切除子宫肌瘤及子宫，应根据肌瘤的大小、数目、部位和患者的情况决定。

（何福仙　项　涛）

七、子宫内膜癌

子宫内膜癌是由子宫内膜腺体上皮发生的恶性肿瘤，因原发在子宫体，又称子宫体癌。约75%的病例发生于50岁以后，尤其好发于绝经后妇女。在女性生殖器癌中，子宫内膜癌的发病率仅次于子宫颈癌，占第二位。

【病因】

子宫内膜癌的病因尚不清楚。据文献报告，大部分子宫内膜癌是由内分泌紊乱引起,而长期持续雌激素的影响是子宫内膜癌发病的重要因素。子宫内膜癌患者常伴有不育、肥胖、高血压、糖尿病、月经异常、绝经后延、多囊卵巢综合征等因素。任何年龄的妇女,尤其是更年期和绝经后的妇女,子宫内膜在长期雌激素刺激下,会产生内膜增生、腺上皮细胞异型性改变。内源性或外源性雌激素持续作用于子宫内膜,可引起内膜的一系列变化,而最后可能发展为癌。

【病理】

子宫内膜癌肉眼所见有两种类型,即弥漫型和局限型。镜下所见分四类。

1. 腺癌:占子宫内膜癌的 80% 以上,分化较好者,癌实质为排列紊乱的腺体,呈背靠背形态或共壁现象,细胞有不同程度的异型性,大小不等,形态不规则,腺体上皮呈复层,厚处可达 5~6 层,细胞核大,呈多形性,核分裂多。

2. 腺角化癌:又称腺棘皮癌,占子宫内膜癌的 11%~20%,恶性程度低,腺癌中可见成团的成熟的复层扁平上皮成分,并可见细胞间桥及角化现象。

3. 腺鳞癌:又称混合癌,约占子宫内膜癌的 7%,恶性程度较高。癌组织中有腺癌和鳞状细胞癌两种成分,其中的复层扁平上皮细胞分化不良,呈明显的异型性。

4. 透明细胞癌:较少见,恶性程度较其他类型高。镜下常见的组织形态为多数大小不等的小管,呈背靠背排列,内衬透明的鞋钉状细胞。

【临床分期】

目前国际上广泛采用国际妇产科联盟(FIGO)制定并于2009 年重新修订的手术-病理分期,如下:

Ⅰ期

Ⅰa 期:肿瘤局限于子宫内膜或肿瘤浸润深度 ≤1/2 肌层。

Ⅰb 期:肿瘤浸润深度>1/2 肌层。

Ⅱ期:肿瘤累及子宫颈间质,但是未播散到子宫外。

Ⅲ期

Ⅲa期:肿瘤累及子宫浆膜和(或)附件和(或)腹腔细胞学阳性。

Ⅲb期:阴道和(或)宫旁受累。

Ⅲc1期:盆腔淋巴结转移。

Ⅲc2期:腹主动脉旁淋巴结转移。

Ⅳ期

Ⅳa期:肿瘤侵及膀胱和(或)直肠黏膜。

Ⅳb期:远处转移,包括腹腔转移或腹股沟淋巴结转移。

【诊断】

子宫内膜癌的诊断主要根据病史、临床检查、病理检查及辅助检查。其中病理检查是确诊子宫内膜癌的主要依据。

(一)临床表现

1. 病史:子宫内膜癌患者的高危因素,发病绝大多数是50岁以上的绝经后妇女,有肥胖、不育、糖尿病、高血压和高雌激素症状。

2. 症状和体征:本病出现临床症状较早,如不规则阴道出血、阴道排液。妇科检查:早期无明显异常,随后子宫增大,质较软;晚期子宫固定或宫旁或盆腔内触及不规则结节状物。

(二)分段刮宫

分段刮宫对于鉴别原发病灶是在子宫内膜还是在子宫颈,或子宫内膜癌是否已累及子宫颈很有帮助。在刮宫颈管以前不能用探针探测宫腔及扩张宫颈口,以免将子宫腔内的癌组织带至颈管部位。分段诊刮时注意刮取子宫两侧角部及底部组织。若刮出组织肉眼观呈灰白色、质脆,则内膜癌的诊断可能性大,应停止刮宫。因搔刮过多,易致癌组织扩散和穿孔。将刮出物分别装进两个小瓶,标注来源送病理检查。

(三)辅助检查

1. 阴道细胞学检查:取阴道后穹隆分泌物涂片检查,但阳性率不高。

2. 宫腔吸液细胞学检查:用细塑料导管连接针筒做吸引

术,吸取分泌物找癌细胞。准确率可达90%。也可采用内膜冲洗法,然后吸出冲洗宫腔的生理盐水送检查。细胞学检查阴性不能排除有内膜癌存在的可能。

3. B型超声波检查:可见内膜明显增厚,其内回声不均匀,若有肌层浸润则可见增厚的内膜与肌层之间的界线显示不清晰。典型病例可见子宫增大,宫腔内可见低密度光团回声,形态不规则,合并出血时出现不规则的液性暗区。

4. 宫腔镜检查:利用宫腔镜检查,可直接观察宫腔内的变化。有助于内膜癌的定位,而且能在直视下对可疑病灶行活组织检查,较常规刮宫更为准确。

(四)鉴别诊断

1. 更年期功能失调性子宫出血:更年期常出现月经紊乱,如经期延长或不规则阴道流血等与内膜癌不易鉴别,为明确诊断必须先做诊刮,明确性质后再进行治疗。

2. 子宫黏膜下肌瘤及子宫内膜息肉:子宫黏膜下肌瘤常伴有不规则阴道流血、经量增多、经期延长及排液。子宫内膜息肉也有类似症状。最后鉴别可通过B超检查、分段诊刮明确诊断。

3. 老年性阴道炎及子宫内膜炎:老年性阴道炎有少量出血及白带增多。妇科检查时前者可见阴道黏膜有点状出血,后者阴道壁正常,排液来自颈管,诊刮有助于诊断,经抗感染治疗短期内可很快好转。

4 其他:如输卵管癌、子宫颈癌、卵巢恶性肿瘤等都可引起阴道流血及排液,在鉴别诊断时根据详细的病史及仔细的妇科检查和一些必要的辅助检查,一般可获得正确的诊断。

【治疗】

子宫内膜癌的治疗应以手术为主,术后辅以放疗和孕激素治疗。手术治疗适应Ⅰ、Ⅱ期病例。Ⅲ期以放疗为主,放疗后视情况决定能否手术。Ⅳ期及复发病例,以综合治疗为主。

(一)手术治疗

Ⅰ期子宫内膜癌一般行筋膜外改良次广泛子宫切除术或称扩大子宫切除术,这种手术包括切除全子宫、双侧附件、部分子宫旁组织和2cm的阴道穹隆部分。Ⅱ期内膜癌行广泛性子宫切除术,其手术范围同子宫颈癌手术。包括全子宫、双侧附件、全部宫旁组织和3cm长的阴道壁以及盆腔淋巴清扫术。术中取腹腔积液或腹腔冲洗液送细胞学检查。

（二）放射治疗或手术与放射的综合治疗

1. 子宫内膜癌对放射治疗不甚敏感,单纯放射治疗适用于晚期或不能耐受手术的患者。放疗包括体外及腔内照射。体外照射多用^{60}Co及直线加速器,腔内照射多用^{137}Cs、^{60}Co等。

2. 术前放射其作用是减少阴道穹隆复发,缩小或根治区域性淋巴结的转移。此外,术前放疗还可减少手术时扩散,减少复发,提高生存率。

3. 术后放射术后放疗的目的是补充手术治疗的不足,对Ⅰ期患者若切除的子宫癌灶已累及颈管,或有深的肌层浸润,或为未分化癌及有淋巴结、宫旁、卵巢、阴道转移者,术后应辅以放疗。

（三）激素治疗

主要是孕激素治疗。黄体酮可使子宫内膜癌细胞分化、成熟,最后使细胞萎缩、消退,故孕激素能使子宫内膜原位癌完全逆转为正常子宫内膜,对浸润癌也有不同程度的缓解。在治疗前如能测定患者的雌孕激素受体,可指导选择适当的治疗措施,受体含量高者可用黄体酮治疗,受体含量低者,应采取措施提高受体的含量后再用黄体酮治疗。孕激素治疗期间,应注意检查肝功能。用药原则是高效、大剂量和长期用药。对孕激素受体（PR）阳性的患者,有效率可达80%。

1. 甲羟孕酮100mg/次,每天2次,口服。

2. 甲地孕酮20~40mg/次,每天2次,口服。

3. 己酸孕酮500~1000mg/次,肌内注射,每周2次。6~8周后,500mg/次,每周1次。

4. 他莫昔芬为一种抗雌激素类药物,能与肿瘤细胞雌激素受体结合,阻止雌激素的作用,抑制肿瘤的生长。一般用量为10mg/次,每天2次,口服。

（四）化疗

抗癌药物对子宫内膜癌的疗效比孕激素差。常用于分化差的癌瘤或晚期或复发的病例，作为综合治疗中的一种辅助治疗手段。常用药物有顺铂、多柔比星（阿霉素）、紫杉醇、氟尿嘧啶、环磷酰胺、放线菌素 D 等。可单独或与孕激素同时使用。特殊病理类型，如子宫乳头状浆液性腺癌术后应给予正规足量的化疗，方案与卵巢上皮性癌的化疗相同。

【预后】

子宫内膜癌的预后较好。其预后与癌肿发现的早晚，病理类型，组织分级，临床分期以及有无淋巴转移，肌层浸润和治疗方法等因素有关。腺鳞癌的预后较单纯性腺癌及腺角化癌差。临床分期越晚预后越差。

（陈　刚）

八、子宫肉瘤

子宫肉瘤是较为罕见的恶性肿瘤，占子宫恶性肿瘤的 3% 左右。恶性程度较高，预后较差。子宫肉瘤主要来源于子宫平滑肌、子宫内膜间质以及由子宫上皮和结缔组织来源的混合性肉瘤，也可继发于子宫肌瘤。常见发病年龄为 50 岁左右，子宫平滑肌肉瘤发病年龄较轻，内膜间质肉瘤及混合性肉瘤多见于绝经期妇女，而子宫颈的葡萄状肉瘤则多见于幼女。

【病因】

子宫肉瘤临床发病率较低，发病原因尚不明了。有人从组织发生学上认为与胚胎细胞残留和间质细胞化生有关。

【病理】

根据肿瘤发源部位及细胞形态，子宫肉瘤主要有以下几种：

1. 子宫平滑肌肉瘤：是子宫肉瘤中最多见的一种。它可以来自子宫肌层或子宫血管壁的平滑肌纤维，也可由子宫肌瘤恶变而成。当肌瘤内部分肌细胞恶变者称肌瘤肉瘤变，而整个肌细胞均恶变则称为平滑肌肉瘤。肉眼所见肿瘤形态多种多样,可为单个或多个结节,大的结节可使子宫变形。因弥漫生长,与子宫肌层间没有明显界限。切面为淡黄红色或粉红色,呈鱼肉状或脑组织样,失去旋涡状结构。镜下平滑肌细胞增生,大小不一,排列紊乱,核异型性明显,染色质深,核仁明显,核分裂象一般每 10 个高倍视野 5 个以上。

2. 子宫内膜间质肉瘤:此类肿瘤甚为少见,恶性程度较平滑肌肉瘤高。起源于子宫内膜间质细胞。肉眼可见肿瘤多呈结节状或息肉状,质软,呈直径 2~20cm 大小,切面灰黄色呈鱼肉状,常见出血及坏死。镜下瘤细胞高度增生,腺体分散,减少,消失。瘤细胞致密,核大深染,核分裂象多,可找到瘤巨细胞。

3. 恶性中肾旁管混合瘤:此瘤罕见。来源于残留的胚胎细胞或间质细胞化生。其特点是肿瘤含有肉瘤和癌组织两种成分,故又称癌肉瘤。肉眼可见肿瘤多从子宫后壁的内膜长出,呈息肉状向宫腔突起,可为多发,一般数厘米大小,长大后从宫颈中脱出,肿瘤蒂部较宽,质软,表面光滑。晚期浸润周围组织。切面呈灰白色有出血、坏死,可见小囊腔,腔内有黏液。镜下:有癌和肉瘤两种成分,并有过渡形式。多见为肉瘤中夹有少量癌组织呈巢状、腺管状。肉瘤组织分化不成熟时细胞呈星形、圆形或菱形,分化成熟时可见内膜间质,纤维结缔组织及平滑肌细胞,当细胞向异源性组织分化时,可见横纹肌、骨、软骨组织。癌组织以腺癌为多。

【临床表现】

1. 阴道不规则出血:出血量多少不定。生育年龄妇女表现为月经量增多,经期延长或阴道出血持续至下次月经来潮。老年妇女表现为绝经后出血,量少,时出时止。如肿瘤坏死合并感染,可排臭液,呈脓血样。

2. 腹部肿块:因肿瘤增长快,短期内瘤体可迅速增大,或原有肌瘤可发现子宫突然长大并伴有下腹疼痛。

3. 腹痛:为常见症状之一。主要是肉瘤发展较快,生长迅速常使患者感觉腹部胀痛、隐痛等。

4. 妇科检查：子宫明显增大，呈多个结节状，质软。如肉瘤从宫腔脱出子宫颈口或阴道内，可见紫红色肿块，合并感染时表面有脓性分泌物。如为葡萄状肉瘤，可于宫颈口处或阴道内发现软、脆、易出血的肿瘤。

【诊断】

子宫肉瘤术前确诊率不高。需根据临床症状、体征及辅助检查全面分析、判断。辅助检查中分段诊刮是诊断子宫肉瘤的可靠方法。如肿瘤呈息肉样突出于子宫颈外口，局部取活检即可明确诊断。

【鉴别诊断】

1. 子宫肌瘤：临床表现与肌瘤生长部位有关，一般常见的症状为月经量增多，经期延长。但子宫肌瘤一般无不规则阴道出血，肌瘤生长较慢、质硬。B 超检查、诊断性刮宫可鉴别。

2. 子宫内膜息肉：诊断性刮宫可确诊。宫腔镜检查亦有助诊断。

3. 子宫肉瘤还应与子宫内膜癌、子宫颈癌等疾病相鉴别。

【治疗】

一般采用以手术为主，放疗和化疗为辅的综合治疗。

1. 手术治疗：手术范围以全子宫切除及双侧附件切除。因肉瘤主要经血行转移，宫旁组织常易受浸润，血管内常有瘤栓，所以应尽可能做较广泛的子宫切除术。如子宫明显增大，子宫颈有肿瘤，子宫旁组织增厚，则应行广泛性子宫切除术。必要时行腹主动脉旁淋巴结活检。术中腹腔内灌注化疗药物，以预防局部复发。常用氟尿嘧啶 1000mg，或顺铂 100mg，或卡铂 400mg 腹腔灌注化疗。

2. 放射治疗：虽然子宫肉瘤对放射线敏感度较低，但文献报道，手术前后辅以放射治疗能提高子宫肉瘤的疗效。子宫内膜间质肉瘤尤为明显，中胚叶混合瘤次之。对复发肿瘤，可再次切除转移病灶，加用放射治疗或化疗，可延长患者生命。

3. 化学治疗：化疗对子宫肉瘤无肯定疗效，可作为综合治疗的方法之一。目前对肉瘤化疗效果较好的药物有顺铂、阿霉素、异环磷酰胺等，方案常用的有 PE 或 PEI，化疗起家需要注意化疗反应。

【预后】

预后与临床期别、病理类型有密切关系。期别越早预后越好。在各种子宫肉瘤中,以葡萄状肉瘤及混合型肉瘤预后最差。其次为子宫内膜间质肉瘤,子宫平滑肌肉瘤预后最好。

（陈　刚）

第二十四章 卵巢肿瘤

一、卵巢肿瘤

卵巢肿瘤为常见妇科肿瘤,可发生在任何年龄,其中以20~50岁最多见。肿瘤分类复杂,可归纳为上皮性肿瘤、生殖细胞瘤、性索间质肿瘤,转移性肿瘤。各种类型又分为良恶性肿瘤。其中上皮性肿瘤来源于卵巢表面生发上皮(表面上皮),常见于年龄较大的妇女,且存在交界性肿瘤,为良恶性上皮性肿瘤之间的一种特殊类型。而生殖细胞肿瘤多见于年轻妇女,性索间质肿瘤因可以导致阴道出血等症状,又称为功能性的卵巢肿瘤。

卵巢肿瘤的诊断

【病史采集】

1. 早期肿瘤一般无明显的特殊症状,恶性者可以较早出现非特异性的胃肠道症状,如食欲不振、消化不良、腹胀、嗳气等。

2. 肿瘤中等大小时,可感到腹胀,下腹坠胀,下腹扪及肿块。

3. 肿瘤巨大者,腹部膨隆,可出现呼吸困难、心悸、不能平卧等症状。

4. 恶性者短期内可出现腹胀、腹块、腹水、腰骶部疼痛、下肢水肿、静脉曲张、贫血及消瘦等恶病质。

5. 功能性肿瘤可出现幼女的性早熟,生育年龄的月经失调(如不规则阴道流血、闭经)及绝经后阴道流血,分泌雄激素者还会有男性化表现。

6. 肿瘤压迫或侵犯周围组织或器官时,会有尿频、血尿、便秘、便血及下腹痛、腰痛或坐骨神经痛等,发生蒂扭转、破裂、感染等并发症时,会出现明显或剧烈的腹痛。

【 体格检查 】

1. 全身检查 注意有无幼女性早熟、患者男性化表现,腹股沟及锁骨上淋巴结肿大,有无腹水及胸腔积液,以及肿物的部位、大小及性质。

2. 妇科检查

(1)良性肿瘤:可在子宫一侧或双侧扪及囊性或实质性球形肿块,表面光滑,边界清,与子宫无粘连,蒂长者可活动。

(2)恶性肿瘤:可在阴道后穹隆扪及散在的硬质结节,肿块常为双侧性,实质或半实质性,表面高低不平,固定,常伴有腹水。

(3)绝经后的卵巢如能扪及,提示恶性可能。

【 辅助检查 】

1. 超声检查:可较准确地了解其部位、来源、形态、大小及性质,有无腹水等。

2. 放射学检查:腹部平片上若显示牙齿、骨骼或钙化阴影则有助于畸胎瘤或其他有钙化肿瘤的诊断。全胃肠道钡剂造影及静脉肾盂造影可了解肿瘤与胃肠道及泌尿系统的关系。淋巴造影可了解肿瘤有无淋巴系统转移。电脑体层扫描(CT)或磁共振显像(MRI)检查可清晰显示肿块的部位、结构、性质及其与邻近脏器的关系,并且还能显示肝、肺及腹膜后等处的淋巴结转移。

3. 内镜检查:腹腔镜可在直视下了解肿块的性质、病变范围,并可做活检、吸取腹腔液以明确诊断,还能早期发现肿瘤的复发。

4. 细胞学检查:经后穹隆或经腹穿刺,或在腹腔镜下抽取腹水送细胞学检查以辅助诊断。

5. 肿瘤标志物检查:肿瘤标志物可用于肿瘤的疗效观察及治疗后的随访。常用的有以下几种。

(1)癌胚抗原(CEA),部分分化差的或黏液性腺癌、少部分上皮性癌等可升高。

（2）甲胎蛋白（AFP），内胚窦瘤及未成熟畸胎瘤时升高。

（3）癌抗原（CA125），卵巢上皮性癌时可升高。

（4）人附睾蛋白4（HE4），HE4检测卵巢癌时具有最高的灵敏度，尤其是在疾病的早期阶段。

（5）人绒毛膜促性腺激素（HCG），原发性卵巢绒癌、某些胚胎性癌及内胚窦瘤可升高。

（6）雌激素，颗粒细胞及卵泡膜细胞肿瘤均可升高。

（7）雄激素，睾丸支持细胞肿瘤升高。

（8）乳酸脱氢酶（LDH），卵巢无性细胞肿瘤升高。

（9）胎盘碱性磷酸酶（AKP），卵巢癌时可升高。不如CA125敏感，但特异性较高。

（10）17-酮类固醇，睾丸母细胞瘤时排出量增加。

【临床分期】

根据全面、仔细的临床检查、手术探查及病理检查结果来确定临床分期（表24-1）。

表24-1　原发性卵巢恶性肿瘤的临床分期（FIGO，2000）

分期	病变
Ⅰ期	肿瘤局限于卵巢
Ⅰa	癌灶限于一侧卵巢，包膜完整，表面无肿瘤，无腹水
Ⅰb	癌灶限于两侧卵巢，包膜完整，表面无肿瘤，无腹水
Ⅰc*	癌灶限于一侧或两侧卵巢，包膜破裂，或表面有肿瘤，腹水或腹腔冲洗液找到癌细胞
Ⅱ期	癌灶侵犯一侧或两侧卵巢，伴盆腔内扩散
Ⅱa	癌灶侵犯到子宫、输卵管
Ⅱb	癌灶侵犯到其他盆腔组织
Ⅱc*	癌灶限于盆腔内扩散，腹水或腹腔冲洗液找到恶性细胞
Ⅲ期	癌灶累及一侧或两侧卵巢，伴盆腔以外种植或腹膜后淋巴结或腹股沟淋巴结淋巴结转移，肝表面转移

续表

分期	病变
Ⅲa	癌灶大体观局限于盆腔,淋巴无转移,但显微镜下腹膜表面有肿瘤种植
Ⅲb	腹膜种植直径<2cm,淋巴结无转移
Ⅲc	腹膜种植直径≥2cm,淋巴结有转移
Ⅳ期	癌灶侵犯一侧或两侧卵巢,超出腹腔的远处转移,肝实质转移,胸腔积液中找到癌细胞。

* 如细胞学阳性,应注明是腹水或腹腔冲洗液;如包膜破裂,应注明是自然破裂或手术操作时破裂。

【诊断】

主要根据临床表现及辅助检查结果,术后再根据术中探查及病理检查结果作出最后诊断及明确分期。

【鉴别诊断】

1. 卵巢肿瘤良性、恶性的鉴别。

2. 卵巢良性肿瘤需与卵巢瘤样病变、输卵管卵巢囊肿、子宫肌瘤、妊娠子宫、充盈的膀胱及腹水相鉴别。

3. 卵巢恶性肿瘤需与转移性卵巢肿瘤、子宫内膜症、盆腔炎性包块(特别是结核性的)、腹膜后肿瘤及直肠或乙状结肠癌等相鉴别。

【治疗】

卵巢良性肿瘤:不能肯定为肿瘤时可短期内密切观察随访,一旦明确是肿瘤及时手术治疗。一般情况下手术范围如下。

(1)单纯肿瘤剥出术:年轻,未生育或刚生育者。

(2)单侧附件切除术:已生育,年龄大者。

(3)全子宫+单侧附件切除术:年龄大于45~50岁者。

(4)全子宫+双侧附件切除术:年龄大于50~55岁者。

手术应完整取出肿瘤,防止囊液流出及瘤细胞种植于腹腔。切下的肿瘤及时剖视,疑有恶性者送冷冻病理切片检查以明确诊断。必要时剖视对侧卵巢。

(王常玉)

二、卵巢恶性肿瘤

应综合治疗:手术、化疗、放疗。

1. 手术治疗:术前准备注意改善患者一般情况,纠正电解质紊乱,足够备血。①阴道准备:手术前 3 天即开始阴道擦洗,每天 2 次。②肠道准备:术前 1 天空腹口服泻药,有肠道切除可能的,同时口服抗生素,手术前 1 天清洁灌肠。③配血:根据手术难度可备血 1200 ~ 2000ml。④饮食:术前 2 天进无渣半流食,术前 1 天进流食。

(1) 全面的确定分期的剖腹手术:全面的确定分期的剖腹手术,腹部纵切口,全面探查,腹腔细胞学检查腹水或盆腔、结肠旁沟、横膈冲洗液,大网膜切除,仔细的盆腹腔探查和活检,盆腔及腹主动脉旁淋巴结清除(至肠系膜下动脉水平)。

(2) 再分期手术,首次手术未进行确定分期,亦未用药而施行的全面探查和完成准确分期。如已用化疗,则属第二次剖腹手术。

(3) 肿瘤细胞减灭术(tumor cytoreductive surgery),即行全子宫+双侧附件+大网膜+阑尾+转移癌灶切除术,酌情作腹膜后淋巴结甚至腹主动脉旁淋巴结清扫术,必要时切除部分膀胱、肠道、阑尾等。要尽可能切除肉眼可见癌灶,使其直径缩小到 2cm 以下,以利于今后的化疗或放疗等治疗。

(4) 中间性或间隔肿瘤细胞减灭术:对于某些晚期卵巢癌病灶估计难以切净或基本切净,而先用几个的化疗,再行肿瘤细胞减灭术。可能促使减灭术可行,但对术后化疗不利,仍应力争先行肿瘤细胞减灭术。对于肿瘤巨大、固定、有大量腹水者,先行几个疗程的化疗,可使腹水减少,肿块松动,提高手术质量。

(5) 再次肿瘤细胞减灭术:指对残余瘤灶或复发肿瘤的手术,如果没有有效的二线化疗,这种手术的价值有限。

(6) 二次探查术:指经过满意的肿瘤细胞减灭术 1 年内,又施行了至少 6 个疗程的化疗,通过临床检查及辅助检查均无肿瘤复发迹象,而施行的再次剖腹探查手术。其目的在于了解腹腔癌灶有无复发,作为日后治疗的依据,以决定:停止化疗,或少数疗程巩固或改变化疗方案。也可切除所见癌灶。

交界性肿瘤、Ⅰ期上皮性肿瘤、生殖细胞肿瘤和性索间质瘤不需做二次探查术。

(7)保留生育功能的保守性手术:保留子宫和正常卵巢,适用于以下几种对象:Ⅰa期或Ⅰc期卵巢上皮癌,且细胞分化Ⅰ级者;Ⅰa期或Ⅰc期卵巢交界性肿瘤。生殖细胞肿瘤、低度恶性卵巢肿瘤有生育要求者。

2. 化疗:是晚期卵巢癌的重要治疗手段,一定要及时、足量、规范。常采用腹腔化疗和静脉化疗双途径治疗。腹腔化疗多用卡铂或顺铂,可采用单次穿刺法,用 3000~4000ml 大容积液体注入腹腔,使药物尽可能到达腹腔的每一个角落。术后 2~3 周开始全身化疗,常用静脉化疗方案见表 24-2。

表 24-2 常用的化疗方案

方案	药物	剂量及方法	疗程间隔	适应证
TC	紫杉醇	$135~175mg/m^2$,静脉滴注 3 小时	3~4 周	上皮性癌
	卡铂	AUC = 5~7,静脉滴注 2~4 小时		
TP	紫杉醇	$135~175mg/m^2$,静脉滴注 3 小时	3~4 周	上皮性癌
	顺铂	$75mg/m^2$,静脉滴注		
BEP	博来霉素	$10mg/m^2$,静脉滴注,d1、d3、d5	3~4 周	生殖细胞肿瘤
	依托泊苷	$100mg/m^2$,静脉滴注,d1~d5		性索间质肿瘤
	顺铂	$20mg/(m^2 \cdot d)$,静脉滴注,d1~d5	3~4 周	

由于紫杉醇有骨髓抑制、周围神经毒性、心脏毒性及过敏反应,化疗前应用一些防止不良反应的药物。紫杉醇治疗前 1

小时地塞米松一次性静脉注射 20mg;治疗前 30～60 分钟给予苯海拉明 50mg 口服,西咪替丁 300mg 静脉注射,为预防神经毒性,给药期间可用烟酰胺 50mg,每天 3 次,维生素 B_6 10mg,每天 3 次,维生素 B_1 10mg,每天 3 次;每周查血常规至少 2 次。

(1)放疗:可用于无生育要求或复发卵巢恶性肿瘤,如无性细胞瘤、颗粒细胞瘤及内膜样癌等术后的辅助治疗。主要应用 ^{60}Co 或直线加速器行外照射,或 ^{32}P 等放射性核素腹腔内灌注行内照射。

(2)免疫治疗:胸腺素(胸腺肽)、非特异性卡介苗、短小棒状杆菌等治疗。

3. **卵巢复发癌的治疗**

(1)卵巢癌复发的证据:①肿瘤标志物升高。②出现胸腔积液、腹水。③体检发现肿块。④影像学发现肿块。⑤不明原因肠梗阻。存在以上因素考虑肿瘤复发。

(2)复发卵巢癌的分型:①铂类敏感,停用化疗 6 个月以上出现的肿瘤复发。②铂类耐药,停用一线化疗 6 个月以内出现的复发。顽固型:初期化疗时对化疗有反应或明显反应的患者中发现有残余病灶。难治性:初始化疗期间肿瘤稳定或进展,约 20% 的卵巢癌患者属于此类。

对于复发卵巢癌首先要进行全面分析及评价,治疗原则:趋于保守、个体化、分层进行治疗。铂类耐药、顽固性和难治型:对二线化疗反应差,一般对症处理改善生存质量为主,也可选用非铂类药物的单药化疗;铂类敏感型患者特别是较长期无瘤缓解的患者应积极治疗,再次减瘤手术一般主张用在单发病灶,或停化疗 12 个月以上的复发患者。二线化疗药物可以考虑紫杉醇治疗,脂质体多柔比星、topotecan、irenotecan 联合铂类化疗药物。

4. **肿瘤血管介入化疗**

(1)可作为晚期难治性卵巢癌的一种治疗途径,增加肿瘤组织内药物浓度,减少药物对全身的不良反应,提高疗效,延长生存时间。

（2）减少术中出血及癌扩散。

（3）可作为肿瘤局部大出血的应急处理。

【预后】

卵巢癌的预后主要和分期、初次手术的彻底性、肿瘤分级和肿瘤类型有关。如严格按 FIGO 的要求分期，Ⅰ期 5 年生存率>90%，Ⅱ、Ⅲ期仅为 30%。初次手术是否彻底切除对Ⅲ期预后至关重要，残存肿瘤 0、≤2cm 和≥2cm 的预后截然不同，5 年生存率分别为 80%、50%~60% 和 20%。Ⅳ期因肿瘤负荷大，多有腹腔外转移，其他因素影响不大，5 年生存率仅 10%。组织学分级也明显影响预后，特别影响浆液性腺癌，其高、中和低分化 5 年生存率各为 83%、23% 及 7%。在组织学分类中，透明细胞癌预后最差。其他影响因素有年龄、行为状态、治疗方法选择等。

三、卵巢交界性肿瘤

卵巢交界性肿瘤（borderline tumors of the ovary）又称低度潜在恶性卵巢肿瘤，占卵巢上皮性瘤的 9.2%~16.3%，Ⅰ期为主，占 50%~80%，其中主要是黏液性，而Ⅲ期中则主要是浆液性。患者发病年龄较轻，平均 34~44 岁，合并妊娠者占 9%。卵巢交界性肿瘤是一类性质较为特别的卵巢肿瘤，具有下列特点：①易发生于生育年龄的妇女；②较为早期，Ⅰ、Ⅱ期患者占 80%；③在临床上有一定的恶性上皮卵巢癌的组织学特征，但缺少可确认的间质浸润，恶性程度较低；④对化疗不敏感；⑤多为晚期复发；⑥复发多为卵巢交界瘤。

根据上述特点，通常可切除一侧附件保留生育功能，对于Ⅰ期患者可不进行分期手术，术后多不需用化疗。交界性卵巢肿瘤双侧的发生率为 38%。对于双侧交界性卵巢肿瘤，只要有正常的卵巢组织存在，也可进行卵巢切除而保留生育功能。期别较晚的交界性卵巢肿瘤如无外生乳头结构及浸润种植也可考虑保留生育功能手术治疗。

1. 处理原则：手术为交界性肿瘤的最重要、最基本的治疗，手术范围视患者年龄、生育状况及临床分期而定。①早期、年轻、有生育要求者:切除患侧附件,对侧剖探,腹腔冲洗液细胞学检查及腹膜多点活检,保留生育功能。②晚期、年龄大或无生育要求者:行全子宫及双侧附件切除,大网膜、阑尾切除或施行肿瘤细胞减灭术。

2. 原则上不给予术后辅助化疗。但亦有资料表明,对期别较晚、有浸润性种植和 DNA 为非整倍体的卵巢交界性肿瘤,术后也可施行 3~6 个疗程正规化疗(方案同卵巢上皮癌)。辅助化疗能否减少复发,提高患者生存率还有待证实。

3. 预后与复发:交界性瘤恶性程度低、预后好,复发晚,复发率随时间推移而增加。交界性瘤复发,绝大多数病理形态仍为交界性,再次手术仍可达到较好结果。

(王常玉)

第二十五章 输卵管肿瘤

输卵管发生于米勒管,即副中肾管的上部,约在胚胎近 5 个月时形成。原发于输卵管的肿瘤少见,其中良性肿瘤较恶性肿瘤更少见,但种类繁多。WHO 按照其镜下特征将原发性输卵管肿瘤大致分为上皮性、上皮和间叶组织混合性及间叶组织肿瘤三种。近年来,组织学、分子学及遗传学证据都表明,许多卵巢和腹膜的高级别浆液性肿瘤可能起源于输卵管末端。输卵管良性肿瘤来源于中肾旁管和中肾管,凡可发生在子宫内的肿瘤均可发生在输卵管内,故种类颇多。由于肿瘤体积小,无症状,术前难以诊断。常在剖腹探查或尸检时才偶然发现。输卵管恶性肿瘤分原发性和继发性两种,其中 80% ~90% 的输卵管恶性肿瘤属继发性癌。原发灶多位于子宫体和卵巢,少数也可由子宫颈癌、直肠癌或乳腺癌转移而来。转移途径主要有直接蔓延及通过淋巴管。症状、体征以及治疗取决于原发肿瘤,预后差。本章主要讨论原发性输卵管恶性肿瘤。

一、输卵管良性肿瘤

输卵管良性肿瘤十分罕见,这类肿瘤少数可因其体积增大,合并炎症或发生扭转,破裂等就诊时发现。Tatum 根据副中肾管内皮细胞的类型可分为:①上皮细胞瘤、腺瘤、乳头状瘤、息肉。②内皮细胞瘤、血管瘤、淋巴管瘤、包涵囊肿。③间皮瘤、平滑肌瘤、脂肪瘤、软骨瘤、骨瘤。④混合性畸胎样瘤、囊性畸胎瘤、生殖细胞残迹等。其中,腺瘤样瘤、乳头状瘤、畸胎瘤相对多见。

腺 瘤 样 瘤

输卵管腺瘤样瘤(adenomatoid tumor of fallopian tube)为输卵管良性肿瘤中最常见的一种,发生率约为 0.04% ,以育龄妇女多见,80% 以上的患者伴有子宫肌瘤。

【病因】

本病病因尚未明确。其组织发生一直存在争议,近年来免疫组化和电镜研究认为,以间皮起源可能性较大。

【病理】

肿瘤直径多数小于 3cm,多位于输卵管浆膜下,质硬。切面呈灰白或灰红色,质地均匀,与周围组织有明显分界,但无完整包膜。镜下为许多大小不一的腔隙,覆盖的肿瘤细胞大小、形态极不一致,可为扁平、内皮样、立方、低柱状或梭形细胞。细胞常含有空泡。HE 染色,可见空泡及腔隙内含有黏液样物质,间质为胶原纤维或平滑肌。亦可见肿瘤细胞形成实质性条索。

【诊断】

1. 临床表现:临床表现多不典型,多数因并发疾病(如不孕症、子宫肌瘤、慢性输卵管炎及输卵管周围炎)的症状而就诊,且多数在手术中无意被发现。

妇科检查:子宫一侧可扪及体积不大的肿块,小于 3cm,囊性或实性,活动度可。

2. 特殊检查:B 超检查可见相应声像反应。CT 及 MRI 检查可明确肿瘤生长的部位、形状和大小。输卵管造影术对诊断有一定帮助,但不能判定良恶性。

3. 鉴别诊断

(1) 卵巢囊肿:可出现月经紊乱、下腹痛。瘤体较大呈球形,可移动,肿块边界清楚。B 超、CT 及 MRI 检查可明确诊断。

(2) 原发性输卵管癌:好发于绝经期妇女。阵发性阴道排液,为黄色浆液性或血性,常伴阴道不规则出血及下腹痛。手术及病理检查可确诊。

（3）输卵管淋巴管瘤和平滑肌瘤：免疫组化染色有助于鉴别，角蛋白阳性支持腺瘤样瘤的诊断。

【治疗】

切除患侧输卵管。

【预后】

本病预后良好，偶有切除术后复发，但尚无恶变病例的报道。

乳 头 状 瘤

输卵管乳头状瘤（papilloma of fallopian tube）罕见。

【病因】

本病病因不明。

【病理】

输卵管增粗，剖面见肿瘤生长于输卵管黏膜。直径一般不超过2cm，呈乳头状、疣状或菜花状，常为多发性。镜下为乳头状结构，覆有单层柱状上皮细胞，间质为富含血管的结缔组织，以在乳头的长轴上具有单一较大血管为特征。血管周围及管壁内可见炎性细胞浸润。乳头状瘤可恶变为乳头状癌。

【诊断】

1. 临床表现：本病早期无症状，随着疾病的发展可有阴道排液，一般为浆液，合并感染时呈脓性，当较多液体通过部分梗阻的输卵管向阴道排出时，可出现腹部绞痛。如输卵管仍通畅，液体可流入腹腔形成腹水。

妇科检查：可触及附件肿块，呈实性，一般不超过2cm，术前诊断困难，常误认为是输卵管炎。往往在手术中意外发现，经病理检查而确诊。

2. 特殊检查：必要时借助B超、腹腔镜或后穹隆检查。有条件时可行CT、MRI检查。输卵管造影术虽然对诊断有一定帮助，由于乳头状瘤可恶变为乳头状癌，此时行这种检查有引起扩散的可能，因而宜慎用。

【治疗】

任何可以的输卵管乳头状瘤均应行剖腹探查术,手术应切除患侧输卵管,手术中若疑为恶性,应行冷冻切片做病理学检查。有恶变者参照原发性输卵管癌治疗。

【预后】

本病无恶变者预后良好。

畸　胎　瘤

输卵管畸胎瘤(teratoma of fallopian tube)是较罕见的生殖细胞肿瘤。以25~55岁多见,常伴有不孕史。

【病因】

尚未明确。可能系胚胎早期生殖细胞在向卵巢移行的过程中,进入输卵管胚基而后发展形成的。

【病理】

大多为囊性,亦可为实性。多为单侧,好发于输卵管的中1/3段。肿瘤直径1.0~15.5cm不等。其大体和镜下结构与卵巢畸胎瘤相同。

【诊断】

本病无典型临床症状,临床多误诊为卵巢囊肿。输卵管造影术、B超、CT、MRI检查对诊断有一定帮助。确诊需经术后病理检查。

鉴别诊断同腺瘤样瘤。

【治疗】

切除患侧输卵管。

【预后】

本病预后良好,但有报道其存在恶变的可能。

平　滑　肌　瘤

输卵管平滑肌瘤(leiomyoma)极少见。但在原发于输卵管的软组织中属最常见的一种。

【病因】

其来源为输卵管和阔韧带平滑肌,或两者中的血管壁。

【病理】

肌瘤一般较小,多发生于输卵管间质部,可生长于输卵管浆膜下、肌层和黏膜下。多为单发,也有多发者。剖视及镜下特征与子宫肌瘤相似,镜下并可见与子宫肌瘤相同的各种变性。

【诊断】

小的输卵管肌瘤多无临床症状,可能导致导致不孕症。大肌瘤或出现变性,扭转等则可引起腹痛,甚至急腹症。

【治疗】

行肿瘤切除术或患侧输卵管切除术。

【预后】

本病预后良好。

(高庆蕾)

二、输卵管恶性肿瘤

输卵管恶性肿瘤占女性生殖器肿瘤的 0.5% ~1% ,其中以输卵管癌最常见。输卵管恶性肿瘤分为原发性和继发性,后者远多于前者,约占90% 。

原发性输卵管癌

原发性输卵管癌(primary carcinoma of fallopian tube)原发性输卵管癌多发生于绝经后女性,发病年龄在40~60 岁之间,平均年龄为 55 岁,是女性生殖器官中最少见的一种恶性肿瘤。近年有文献报道,通过回顾性研究发现,初诊为卵巢癌或腹膜肿瘤患者的输卵管行连续切片,可以提高原发性输卵管癌的检出率。

【病因】

输卵管癌的发病因素并未完全明了,可能与以下因素相关。

1. 输卵管炎:由于患者多伴有慢性输卵管炎,不孕的比例高,过去常有急性输卵管炎的病史,输卵管标本中均有慢性炎症细胞存在,因此推断输卵管慢性炎可能与输卵管癌的发病有关。

2. 遗传因素:有文献报道染色体不稳定性是输卵管浆液性癌发生的早期分子事件。

3. 激素作用:流行病学资料表明生育、哺乳及口服避孕药对原发性输卵管癌有预防作用,性激素可能与肿瘤的发生发展有关。通过对芬兰绝经后激素治疗妇女的调查,进行雌孕激素联合治疗会增高原发性输卵管癌的风险,5 年内连续使用雌孕激素患原发性输卵管癌的风险升高 1 倍,10 年内连续使用风险升高 2 倍。

4. 其他:另外也有报道输卵管癌与输卵管结核并存,输卵管癌发生于输卵管结扎之后,这些也有可能为输卵管癌的发病因素。

【病理】

多为单侧发生,双侧者占 10% ~26% ,好发于壶腹部。病变起自输卵管内膜,浆膜面粗糙,与周围组织粘连。早期外观可正常,随疾病发展输卵管增粗形呈不规则形或腊肠形。约50% 的患者伞端闭塞,外形与输卵管积水、积血或积脓不易区别。切面可见输卵管管腔扩大,管壁薄,腔内充满灰白色乳头状或菜花状赘生物,常伴感染、坏死及暗棕色浑浊液体。镜下多为腺癌,根据癌细胞分化程度及组织结构可将输卵管癌分为乳头型、乳头腺泡型、腺泡髓样型三级。以后者恶性程度最高。多数输卵管癌为中分化或低分化癌。其中乳头状浆液性腺癌最多见,占 90% 以上。

主要扩散途径为直接蔓延及淋巴转移,血行转移较少见。①直接蔓延:经伞端扩散到腹膜、大网膜、肠表面、膀胱及直肠或通过输卵管的蠕动向宫腔、宫颈,甚至对侧输卵管蔓延。②淋巴转移:沿淋巴管转移到髂总淋巴及主动脉旁淋巴结,少数可累及锁骨上及腹股沟淋巴结。③血行转移:晚期可通过血液循环转移到肺、脑、肝、肾等器官。

【临床分期】

(1) FIGO 原发性输卵管癌临床分期

0 期:原位癌(浸润前癌)。

Ⅰ期:肿瘤局限于输卵管。

Ⅰa:肿瘤局限于一侧输卵管,未穿透浆膜层;无腹水。

Ⅰb:肿瘤局限于双侧输卵管,未穿透浆膜层;无腹水。

Ⅰc:肿瘤局限于一侧或双侧输卵管,达到或穿透输卵管浆膜层,或在腹水或腹腔冲洗液中找到癌细胞。

Ⅱ期:肿瘤累及一侧或双侧输卵管,伴有盆腔扩散。

Ⅱa:扩散和(或)转移到子宫和(或)卵巢。

Ⅱb:扩散到盆腔其他脏器。

Ⅱc:盆腔内扩散(ⅡA或ⅡB)伴有腹水或腹腔冲洗液找到癌细胞。

(2)累及一侧或双侧输卵管,伴有盆腔外的腹腔内种植和(或)区域淋巴结阳性。

Ⅲa:显微镜下的盆腔外腹膜转移。

Ⅲb:肉眼见盆腔外腹膜转移灶,最大直径≤2cm。

Ⅲc:盆腔外腹膜转移的最大直径>2cm,和(或)腹膜后或腹股沟淋巴结阳性。

(3)远处转移(不包括腹膜转移)。

【诊断】

因其临床少见而症状和体征不典型,术前诊断率仅为2%。误诊的主要原因是对本病的认识不足及疏忽。

1. 临床表现:阴道排液、腹痛、盆腔包块为输卵管癌的"三联征"。但不足15%的患者有此典型的"三联征"。由于腹痛发生率不高,有时仅表现为"二联征"。

(1)阴道排液:呈浆液性黄水,有时呈血性,多无异味,当输卵管癌有坏死或浸润血管时,可有阴道流血。

(2)下腹疼痛:多发生于患侧,为钝痛,病情发展可呈痉挛性绞痛。阴道排液后疼痛可缓解。

(3)盆腔包块:妇科检查触及附件区肿块,呈实性或囊实性,一般表面光滑,活动受限或固定。

2. 实验室检查

(1)阴道细胞学检查:如找到腺癌细胞,且能排除子宫内膜及颈管内膜癌,则应高度怀疑本病。

（2）血清 CA125 检测：对诊断、疗效检测及估计预后有一定意义。

3. 特殊检查

（1）诊断性刮宫：进行全面的分段诊刮，可除外宫腔。颈管的癌瘤以及引起阴道排液的其他良性病变，如黏膜下肌瘤。

（2）B 超及 CT 检查：可明确肿块的部位、大小、性质。形状及有无腹水。

（3）腹腔镜检查：对可疑病例又不能确诊的，可借助腹腔镜检查明确诊断。但晚期病例不易于卵巢癌鉴别。若分段诊刮病理学为阴性，则应疑及输卵管癌。

（4）淋巴造影：可用于术前了解腹膜后盆腔及腹主动脉旁淋巴结有无转移。

4. 鉴别诊断

（1）附件炎性肿块：如输卵管积水及输卵管卵巢囊肿，少数病例可有阴道排液，但排出液清澈。肿块囊性感强，表面光滑，可活动。

（2）输卵管乳头状瘤：中晚期亦有阴道排液，可通过 B 超及 CT 检查协助诊断。

（3）卵巢囊肿：多无阴道排液。卵巢良性肿瘤多较活动，恶性肿瘤形成的肿块常较固定，表面呈结节状。如有腹水，多考虑为卵巢癌。当两者均进入晚期伴有广泛的盆腹腔转移及种植时，则几乎无法鉴别。

（4）子宫内膜癌：一般无子宫外的肿块，通过诊断性刮宫即可确诊。

【治疗】

手术治疗是主要治疗手段，辅以化疗和(或)放疗。

1. 手术治疗：手术原则用卵巢癌和肿瘤细胞减灭术或肿瘤大块切除术，包括全子宫附件、大网膜及阑尾切除术，对于盆腹腔一切转移和种植的病变应尽可能全部切除。同时行腹膜后淋巴清扫术，以利临床分期及指导术后辅助治疗。有文献报道，在原发性输卵管癌患者中常伴有肠系膜下动脉水平以上主动脉左侧旁支转移,因此建议包括一期输卵管癌在内,原发性输卵管癌手术治疗中均应行盆腔及左肾静脉水平主动脉旁支淋巴结清扫术。

2. 化学治疗:化学治疗多作为术后辅助治疗。输卵管癌和卵巢癌的形态学和生物学特征十分相似,病变发展也在腹腔内扩散及通过腹膜后淋巴结转移。化疗方案首选紫杉醇联合卡铂作为一线药物。也可以选择顺铂为主的多药剂联合化疗方案,取得了明显疗效。

3. 放射治疗:主要用于术后辅助治疗。腹腔内灌注放射性同位素理论上应对分布较广,体积较小的盆腹腔残存病灶或腹腔冲洗液细胞学阳性的患者可起到抑制效果。但由于近年来顺铂联合化疗的明显疗效,放射性核素的应用可产生肠损伤等肠道并发症,限制了放射治疗的使用。

4. 激素治疗:输卵管上皮在胚胎学和组织发生学上与子宫内膜相似,对卵巢的雌激素、孕激素有周期性反应。由于此肿瘤有时孕激素受体滴度是高的,有文献报道用长效孕激素治疗,但目前尚难评估孕激素的治疗作用。

【预后】

近10年来,由于对输卵管癌的认识以及诊疗技术的提高,原发性输卵管癌的疗效已较前提高。影响预后的因素为:临床分期、症状存在时间、是否双侧输卵管病变、初次手术残余瘤灶及病理分级。初次手术后残余癌灶与生存率之间的关系与卵巢癌相似,是重要的预后因素。另外,输卵管伞端闭锁者预后好。

原发性输卵管肉瘤

原发性输卵管肉瘤(primary sarcoma of the fallopian tube)罕见。与癌相比,其相对发生率为1:25。来源于输卵管黏膜或管壁。发病年龄同输卵管癌。

【病理】

肉瘤发生于单侧或双侧,瘤体大小差距大,小者仅2cm,大者可达10倍左右。早期输卵管肉瘤呈结节状或息肉状,多位于输卵管远侧端1/3处。如输卵管口开放,则见易碎的肉瘤组织突出于腹腔,易致腹腔内转移。晚期输卵管黏膜已大部分破坏,管壁增厚,管腔扩大,其内容物为灰白色脑样物,含有褐色或血水样液体。

镜下:各型肉瘤均有,如梭状细胞肉瘤、圆细胞肉瘤、巨细胞肉瘤及肌肉瘤等。

【诊断】

1. 临床表现

(1)阴道排液:呈浆液性,继发感染时可呈脓性。当瘤组织坏死、脱落或浸润血管时,可有阴道流血。

(2)腹痛:除晚期外很少引起下腹疼痛,借此可与原发性输卵管癌鉴别。

(3)腹部包块:下腹可扪及包块。

2. 特殊检查:超声检查有助于诊断。

【治疗】

同原发性输卵管癌。以手术为主,辅以放疗、化疗。

【预后】

易血行转移,预后差。

原发性输卵管绒毛膜癌

原发性输卵管绒毛膜癌(primary choriocarcinoma of the fallopian tube)为极罕见的恶性肿瘤。大多由输卵管妊娠的滋养叶细胞演变而来,少数来源于异位的胚性残余或具有形成恶性畸胎瘤潜能的未分化胚细胞。发病年龄16~56岁,平均33岁。早期广泛转移。

【病理】

大体:输卵管表面呈暗红色或紫红色,小者为一稍大的输卵管,大者为输卵管与周围组织粘成不规则包块。

切面:可见充血、水肿、管腔扩张,腔内充满坏死组织和血块。

镜下:可见细胞滋养层细胞及合体滋养层细胞大量增生,失去绒毛形态。

【诊断】

1. 临床表现:如在葡萄胎、产后、流产后,特别是输卵管妊娠后又出现输卵管妊娠的症状,盆腔检查宫颈举痛明显,子宫正常大或稍大,附件可扪及不规则柔软肿块伴触痛且活动受限,应考虑输卵管绒毛膜癌可能。

2. 实验室检查:血或尿 HCG 测定可发现 HCG 滴度增高,并有助于病情监测。

3. 特殊检查:X 线胸片检查有一定诊断价值,有助于确定转移病灶。

【预后】

如输卵管绒毛膜癌来源于输卵管妊娠的滋养叶细胞,其生存率约 50%,如来源于原发性畸胎瘤样组织,不管其治疗如何,预后都很差。

【治疗】

同子宫绒毛膜癌。

输卵管恶性混合性中肾旁管肿瘤

输卵管恶性混合性中肾旁管肿瘤(malignant mixed miillerian tumor of the fallopian tube)罕见,占输卵管恶性肿瘤的 18%;发病年龄为 35~76 岁,平均为 58 岁。

【病理】

肿瘤一般较大,呈息肉状,多为实性,黄白色,可有出血坏死。

【诊断】

临床特点同原发性输卵管癌。

【治疗】

治疗与一般输卵管癌相同。

【预后】

预后差,5 年存活率仅 16% 。

其他原发性输卵管恶性肿瘤

输卵管生殖细胞肿瘤、鳞状细胞癌及癌肉瘤均极罕见。

（高庆蕾）

三、阔韧带内肿瘤

原发性阔韧带内肿瘤较少见,部分来自韧带的肌组织与结缔组织,部分来自胚胎组织残余。肿瘤可分为良性和恶性。

圆韧带平滑肌瘤

圆韧带平滑肌瘤最多见。可并发子宫肌瘤,亦可单独发生起源于圆韧带内的平滑肌。

【病理】

可位于腹腔内或腹腔外。常为单侧、孤立的实质性肿块,大小相差较大。镜下所见如子宫平滑肌瘤。

【诊断】

肿物小时无明显症状,肿物大时可致周围组织及器官移位及受压而出现下腹部不适、输尿管积水、下肢静脉曲张或下肢水肿及大小便困难。

妇科检查:阴道受压变形,宫颈上移,子宫被推向对侧或前后方,肿块质硬而活动性差。

B 超检查:宫旁有回声不均的实性肿块。

【治疗】

肿块较大或引起症状时可手术切除。

圆韧带囊肿

【病因】

圆韧带周围为固有腹膜所包裹,此腹膜是由体腔上皮发生的间皮组织。如果圆韧带与包裹的腹膜间残留有间隙并积液,便形成囊肿。

【病理】

囊肿直径为 2~10cm。单腔或多腔,内含浆液性液体。囊壁菲薄,衬以单层立方上皮。

【诊断】

临床主要表现为腹股沟肿块。盆腔检查可扪及盆腔前侧壁囊性肿物。应注意与腹股沟疝鉴别。圆韧带囊肿不能退回,大小不变,而疝能复位。

【治疗】

囊肿较大者应予手术切除。

圆韧带恶性肿瘤

圆韧带平滑肌肉瘤及纤维肉瘤均罕见。可能为良性肿瘤恶变而来,亦可为原发性。确诊有待术后病理检查。治疗原则为手术切除肿瘤后辅以放疗和(或)化疗。肿瘤生长快,易血行转移,预后差。

卵巢冠囊肿

卵巢冠囊肿(parovarian cyst)来源于中肾导管、中肾旁管的残迹及其他如间皮细胞、淋巴管来源的囊肿。较普通卵巢囊肿少见。卵巢冠囊肿可发生于任何年龄组,但以育龄期妇女为主。

【病理】

多为单侧。囊肿位于输卵管与卵巢之间,分有蒂和无蒂两种。大小不一,较大的卵巢冠囊肿直径可达 8~15cm。呈圆形或椭圆形。囊肿为单房。囊内壁薄而光滑,内含透明液体。被覆上皮与输卵管黏膜相似。一般多为单纯性浆液性囊肿,但亦有恶变可能。有报道卵巢冠囊肿的恶变率为 2% ,多见于生育年龄、囊肿直径>5cm 的患者。

【诊断】

1. 临床表现:一般为单侧,中肾结构来源的囊肿较大,而间皮细胞形成的囊肿最大。囊肿直径大于 5cm 者,有胀痛的感觉。少数位于伞部有蒂的囊肿可发生急性扭转,产生急性腹痛症状。巨大的囊肿可压迫邻近器官产生相应的压迫症状。

2. 特殊检查

(1) B 超检查:若见到子宫及卵巢的图像,则其旁的肿物图像多是卵巢冠囊肿。但此法不如腹腔镜检可靠。

(2) 腹腔镜检:充气后,若见到阔韧带囊肿,同时见到卵巢与输卵管,即可确诊。

【治疗】

卵巢冠囊肿的恶变率低,目前尚无统一的治疗方案。小的卵巢冠囊肿不一定需要手术,大的可手术切除囊肿。有报道指出,应根据患者年龄及有无生育要求,采用与早期卵巢恶性肿瘤相同的分期手术方式。

术中所见卵巢冠囊肿的特征为:囊肿与卵巢完全分离,囊壁菲薄,呈半透明状,输卵管紧贴囊肿表面并被拉长,囊壁表面血管与覆盖其上的阔韧带腹膜血管互相重叠交错。术中应注意避免损伤输尿管。

阔韧带良性肿瘤

阔韧带良性肿瘤(benign tumor of the broad ligament)分为原发性(真性)和继发性(假性)。原发性阔韧带良性肿瘤系指来源于阔韧带内间叶组织和阔韧带本身组织成分的肿瘤,亦包括阔韧带内多余卵巢发生的肿瘤。以平滑肌瘤最为常见。起源于阔韧带内的平滑肌组织或血管平滑肌组织。

阔韧带平滑肌瘤

【诊断】

1. 临床表现:由子宫侧壁起源向阔韧带内生长的激流及原发于阔韧带的肌瘤生长到一定程度,可使输卵管、卵巢、子宫、圆韧带、输尿管等脏器,血管、神经等移位、受压,造成功能障碍。患者在下腹部可扪及肿块。

妇科检查有阴道变形、宫颈上移。子宫偏向对侧,肿瘤硬而固定。

2. 特殊检查:B超检查提示宫旁有回声不均的实性肿物。

注意与子宫或输卵管肌瘤长入阔韧带内鉴别,后两种肌瘤其基底部与原发部分相连。但术前一般难以鉴别。

【治疗】

对肿瘤生长较快,体积大,出现症状者,应予手术切除。原发者可从阔韧带两叶腹膜中剜出,继发者常需连同生长器官一并切除。术中特别注意避免损伤输尿管。必要时可于术前行静脉肾盂造影。

其他良性肿瘤如纤维瘤、脂肪瘤、血管瘤、神经鞘瘤等均少见。

原发性阔韧带恶性肿瘤

原发性阔韧带恶性肿瘤(primary malignant tumor of the broad ligament)分为肉瘤及癌两类。癌可来自于中肾管结构的残余部位(如中肾样癌),也可来自异位的子宫内膜。肉瘤有平滑肌肉瘤、脂肪肉瘤、纤维肉瘤、神经纤维肉瘤等,但均罕见。

【病理】

中肾样癌组织形态主要有肾小球型及透明细胞腺癌型。前者特点是具有原始的肾小球结构,后者特点是细胞大,有清晰的边界和透明细胞质,核深染,核大并向管腔凸出,形成钉状。肉瘤大体与镜检特征与发生于其他部位者大致相同。

【诊断】

临床方面无特殊症状和特征,诊断很困难。其要点如下:

肿瘤增长迅速,病程短。压迫症状出现早且严重。晚期可出现腹水及恶病质。

妇科检查:子宫一侧可扪及囊性或实性肿块,活动受限。大的肿瘤可充满整个盆腔,界限不清。肿瘤已播散时,盆腔内可触及散在结节。

B超、腹腔镜有助于诊断。确诊需依靠病理检查。

【治疗】

可参照"卵巢恶性肿瘤"治疗。

【预后】

一般认为预后不良。中肾样癌囊壁未破者,预后尚好。

继发性阔韧带恶性肿瘤

继发性阔韧带恶性肿瘤(secondary malignant tumor of the broad ligament)多来自内生殖器官的原发肿瘤,如子宫体癌、子宫颈癌、卵巢癌、输卵管癌及绒毛膜癌。按照原发肿瘤的诊断及处理进行治疗,具体见原发肿瘤的相关章节。

参 考 文 献

曹泽义. 2004. 中华妇产科学. 第2版. 北京:人民卫生出版社.

顾美皎. 2001. 临床妇产科学. 第2版. 北京:人民卫生出版社.

马丁. 2005. 妇产科疾病诊疗指南. 第2版. 北京:科学出版社.

王泽华. 2009. 妇产科治疗学. 北京:人民卫生出版社.

Deffieux X, Morice P, Thoury A, et al. 2005. Anatomy of pelvic and para-aortic nodal spread in patients with prmary fallopian tube carcinoma. J Am Coll Surg,200(1):45-48.

Kim J, Coffey DM, Creighton CJ, et al. 2012. High-grade serous ovarian cancer arises from fallopian tube in a mouse model. Proc Natl Acad Sci USA,109(10):3921-3926.

Koskela-Niska V, Riska A, Lyytinen H, et al. 2012. Primary fallopian tube carcinoma risk in users of postmenopausal hormone therapy in Finland. Gynecol Oncol,126(2):241-244.

Lengyel E,Fleming S,McEwen KA,et al. 2013. Serial sectioning of the fallopian tube allows for improved identification of primary fallopian tube carcinoma. Gynecol Oncol,129(1):120-123.

Salvaador S,Rempel A,Soslow RA,et al. 2008. Chromosomal instability in fallopian tube precursor lesions of serous carcinoma and frequent monoclonality of synchronous ovarian and fallopian tube mucosal serous carcinoma. Gynecol Oncol,110(3):408-417

Terzakis E,Androutsopoulos G,Adonakis G,et al. 2011. Fallopian tube primary cancer:report of five cases and review of the literature. Eur J Gynaecol Oncol,32(1):95-98.

（高庆蕾）

第二十六章 妊娠滋养细胞疾病

妊娠滋养细胞疾病(gestational trophoblastic disease,GTD)是一组来源于胎盘绒毛滋养细胞的疾病,包括葡萄胎、侵蚀性葡萄胎、绒毛膜癌及胎盘部位的滋养细胞肿瘤(PSTT)。

一、葡萄胎

葡萄胎(hydatidiform mole)是一种良性滋养细胞疾病,为妊娠后胎盘绒毛滋养细胞增生,终末绒毛转变成水疱,水疱间相连成串,形如葡萄,亦称水疱状胎块。

【病因】

葡萄胎的真正病因不明,目前认为可能的原因如下:

1. 营养缺乏。

2. 内分泌失调。

3. 病毒感染。

4. 空卵受精。

5. 染色体变异。

6. 免疫学说。

其中,年龄是一显著有关因素,年龄大于45岁妇女葡萄胎发生率比年轻妇女高10倍。葡萄胎有家族易患性及再发倾向。细胞遗传学结合病理学研究证明:完全性葡萄胎的染色体基因是父系来源,其染色体核型为二倍体,其中90%以上为46,XX,少数核型为46,XY。部分性葡萄胎核型常是三倍体,多为69,XXY或69,XXX。

【病理】

肉眼观:葡萄样水疱大小不一,水疱壁薄,透亮,内含黏性液体,绒毛干梗将其相连,水疱间充满血液及凝血块。

组织学特点:①滋养细胞呈不同程度增生。②绒毛间质水肿。③间质内血管消失或仅有极稀少的无功能血管。其中滋养细胞增生是最重要的病理特征。滋养细胞产生大量 HCG,刺激卵巢颗粒细胞及卵泡膜细胞,使发生黄素化而形成黄素化囊肿。

【诊断】

(一)临床表现

1. 停经及妊娠反应出现早,反应重。

2. 停经后不规则阴道流血。

3. 子宫异常增大变软。

4. 妊娠高血压综合征表现。

5. 贫血与感染。

6. 腹痛。

7. 卵巢黄素囊肿。

(二)辅助检查

1. HCG 测定:①尿 HCG 酶联免疫吸附试验,正常妊娠尿 HCG 测定值高峰在 50～80 天,但常在 16 万 U/L 以下,12 周以后开始下降,14 周后一般在 2 万 U/L,而葡萄胎患者的尿 HCG 值常在 16 万 U/L 以上,一般在 50 万～60 万 U/L,且持续不下降。②血 HCG 放射免疫测定,正常妊娠妇女血清 HCG 最高值达 20 万 U/L,平均在 10 万 U/L 以下,产后 3 周转为正常。而葡萄胎患者血清 HCG 常远高于 20 万 U/L,最高可达 240 万 U/L,β-HCG 常高达 150 万～200 万 U/L,且持续不下降。

2. 超声检查:为重要的辅助诊断方法。①B 超检查:为弥漫分布的光点和小囊样无回声区。②超声多普勒探测胎心:葡萄胎听不到胎心,只能听到子宫血流杂音。

3. X 线检查:若妊娠大于 20 周,X 线摄片未见胎儿骨骼阴影,则葡萄胎的可能性大。

【鉴别诊断】

1. 流产。

2. 双胎妊娠。

3. 羊水过多。

4. 子宫肌瘤合并妊娠。

【治疗】

一经确诊,立即终止妊娠。

1. 一般采用吸宫术,1 周后第二次刮宫,每次刮出物均需送病检。遇有大出血与休克时,应在补液的同时清宫。清宫注意事项:①建立静脉通道,做好输液输血准备。②采用大吸头,低负压。③宫颈口未开时不用缩宫素。④子宫大于孕 12 周时需二次清宫。⑤每次刮出物均需送病理做检查。

2. 手术仅对年龄大、无生育要求、有恶变可疑的患者采用手术切除子宫。

3. 预防性化疗:①年龄大于 40 岁。②葡萄胎排出前HCG 值异常升高。③滋养细胞高度增生或伴有不典型增生。④葡萄胎清除后,HCG 不呈进行性下降,而是降至一定水平后即持续不再下降,或始终处于高值。⑤出现可疑转移灶者。⑥无条件随访者。一般选用 5-FU 或 KSM 单药化疗 1 ~ 2 个疗程。

【随访】

随访极为重要,葡萄胎排除后第一次 β-HCG 测定应在清宫后的 48 小时内,以后每周 1 次,直至连续 3 次正常,然后每月 1 次持续至少半年。此后可每半年 1 次,共随访 2 年。每次随访除测定 β-HCG 外,还应做妇科检查,注意有无异常阴道出血、咯血及其他转移灶症状,盆腔 B 超及胸片也应重复进行。

(奚　玲)

二、侵蚀性葡萄胎

侵蚀性葡萄胎(invasive mole)是指葡萄胎组织侵入子宫肌层或转移至子宫以外,因具恶性肿瘤行为而得名。

【病因】

侵蚀性葡萄胎来自良性葡萄胎,多数在葡萄胎清除后 6 个月内发生。

【病理】

大体可见水疱状物或血块,镜检时有绒毛结构,滋养细胞过度增生或不典型增生。

【检查与诊断】

1. 病史及临床表现:①阴道出血,葡萄胎清宫后半年内出现不规则阴道出血或月经恢复正常数月后又不规则出血。②咯血,葡萄胎后出现痰中带血丝,应高度疑为肺转移。③腹痛及腹腔内出血。④宫旁肿块。

2. HCG 连续测定:葡萄胎清宫后 12 周以上 HCG 仍持续高于正常,或 HCG 降至正常水平后又上升。

3. B 超检查:子宫肌层有蜂窝样组织侵入。

4. X 线检查:若有肺部转移,胸片中于肺野外带常有浅淡半透明的小圆形结节,有助于诊断。

5. 组织学诊断:侵入子宫肌层或于宫外转移灶的组织切片中见到绒毛结构或绒毛退变痕迹,可确诊。

【鉴别诊断】

1. 异位妊娠。
2. 绒毛膜癌。
3. 残余葡萄胎。
4. 黄素囊肿。
5. 再次妊娠。

【治疗】

化疗同绒毛膜癌。

【疗效标准与预后】

临床症状及转移灶消失,HCG 测定持续正常称为临床痊愈。临床痊愈后尚需巩固 1～2 个疗程。一般均能治愈,个别病例可死于脑转移。

【随访】

痊愈后第 1 年每月随访 1 次,1 年后每 3 个月随访 1 次,持续至第 3 年,以后每年随访 1 次至第 5 年,此后每 2 年随访 1 次。随访内容同葡萄胎。

(奚　玲)

三、绒 毛 膜 癌

绒毛膜癌(choriocarcinoma)简称绒癌,是一种高度恶性的肿瘤,其特点是滋养细胞失去了原来绒毛结构而散在地侵入子宫肌层或通过血道转移至其他部位。

【病因】

绒癌继发于葡萄胎、流产或足月分娩后,其发生比率约为 2∶1∶1,少数可发生于异位妊娠后,但其真正发生原因尚不清楚,免疫异常可能与本病密切相关。

【病理】

肉眼观:子宫不规则增大,柔软,表面可见紫蓝色结节,剖视可见瘤体呈暗红色,常伴有出血、坏死及感染。质脆而软。镜下见增生的滋养细胞大片侵入子宫肌层及血管,排列紊乱,伴有大量出血坏死,没有一般癌肿所固有的结缔组织性间质细胞,也没有固定的血管,无正常绒毛结构。

【检查与诊断】

1. 临床特点:流产、足月产后、异位妊娠以后出现不规则阴道出血等症状或转移灶,并有 HCG 升高,可诊断为绒癌;葡萄胎清宫后 1 年以上发病者,临床可诊断为绒癌,半年至 1 年内发病则有侵蚀性葡萄胎和绒癌的可能,需经组织学检查鉴别。

2. HCG 测定:一般葡萄胎清除后 84～100 天 β-HCG 可降至正常,人工流产和自然流产后分别约需 21 天和 9 天,个别可达 3 周。足月分娩后 12 天,异位妊娠后为 8～9 天个别可长达 5 周。若超过上述时间,HCG 仍持续在高值并有上升,结合临床表现可诊断为绒癌。

3. 声像学检查:B 超及彩超可辅助诊断绒癌。

4. X 线检查:肺转移患者胸片可见球样阴影,分布于两侧肺野,多在肺下叶,有时仅为单个转移病灶。

5. 组织学诊断:手术标本或转移灶标本中若仅见大量滋养细胞及出血坏死,则可诊断为绒癌;若见到绒毛结构,可排除绒癌的诊断。

【鉴别诊断】

绒癌与其他疾病的鉴别见表 26-1。

表 26-1 绒癌与其他疾病的鉴别

	葡萄胎	侵蚀性葡萄胎	绒毛膜癌	胎盘部位滋养细胞肿瘤	合体细胞子宫内膜炎	胎盘残留
先行妊娠	无	葡萄胎	各种妊娠	各种妊娠	各种妊娠流产	足月产后
潜伏期	无	多在 6 个月以内	常超过 6 个月	多在 1 年内	无	无
绒毛结构	有	有	无	无	无	有退化
滋养细胞增生	轻→重	轻→重	成团,重	成团中间型滋养细胞散在	不增生	无
浸润深度	蜕膜层	肌层	肌层	肌层	浅肌层	蜕膜层
组织坏死	无	有	有	无	无	无
转移	无	有	有	少	无	无
肝、脑转移	无	少	较易	少	无	无
HCG	+	+	+	+或-	-	+或-

【治疗】

治疗原则:以化疗为主,手术为辅。即使晚期广泛转移者仍可能获得痊愈。若已耐药,必要时辅以手术切除病灶,应尽量保留年轻患者的生育功能。

1. 化疗:常用的化疗方案

(1) 低危组通常用单药治疗:5-FU、KSM、MTX。5-FU 28～30mg/(kg·d),连用 10 天,静脉滴注,间隔 2 周。KSM 8～10μg/(kg·d),连用 10 天,静脉滴注,间隔 2 周。MTX 10mg/kg,肌内注射,隔天 1 次,共 4 次,CF(亚叶酸钙)0.1～0.15mg/kg,肌内注射,隔天 1 次,共 4 次,CF 肌内注射,开始于 MTX 肌内注射后 24 小时,疗程间隔 2 周。

(2) 中度危险宜用联合化疗:最常用的化疗方案为 5-FU+KSM 或 ACM 方案(ActD、CTX、MTX)。

1) 5-FU+KSM:5-FU 26mg/(kg·d),KSM 6μg/(kg·d),静脉滴注,共 8 天,间隔 3 周。

2) ACM 三联序贯:第 1、4、7、10、13 天,ActD 400μg,静脉滴注。第 2、5、8、11、14 天,CTX 400mg,静脉注射。第 3、6、9、12、15 天,MTX 20mg,静脉注射。疗程间隔 2 周。

3) MEC 方案:若缺乏 KSM,可使用此方案。第 1、3、5、7 天,MTX 10mg/kg,静脉滴注。第 2、4、6、8 天,CF 0.1mg/kg,肌内注射。第 1～5 天,VP16 100mg/(m²·d),静脉滴注。第 1～5 天,CTX 200mg/(m²·d),静脉滴注。

(3) 高度危险或耐药病例用 EMA-Co 方案:第 1 天 VP16 100mg/m²+生理盐水 200ml 静脉滴注 1 小时;KSM 0.5mg,静脉注射;MTX 100mg/m²,静脉注射;MTX 200mg/m²,静脉滴注 12 小时。第 2 天 VP16 100mg/m²+生理盐水 200ml,静脉滴注 1 小时;KSM 0.5mg,静脉注射;CF 15mg 在 MTX 后 24 小时开始,肌内注射或静脉滴注,每 12 小时 1 次,共 4 次。第 8 天 VCR 1mg/m²,静脉注射;CTX 600mg/m²+生理盐水 200ml,静脉滴注 1 小时。用药期间要碱化尿液,肾功能必须正常。若 Co 耐药,第 8 天可用 EP 代替,VP16 150mg/m²,DDP 75mg/m²(需水化)。

2. 手术：主要作为辅助治疗，对控制大出血等各种并发症、消除耐药病灶、减少肿瘤负荷和缩短化疗疗程等方面有一定作用，在一些特定情况下应用。

（1）对于大病灶、耐药病灶或病灶穿孔出血者，应在化疗的基础上给予手术。手术范围为全子宫切除术，生育年龄妇女应保留卵巢。对于有生育要求的年轻妇女，若血 HCG 水平不高、耐药病灶为单个及子宫外转移已控制，可考虑做病灶剜除术。

（2）肺叶切除术：对于多次化疗未能吸收的孤立的耐药病灶，可考虑做肺叶切除。其指征为：①全身情况良好；②子宫原发病灶已控制；③无其他转移灶；④肺部转移灶孤立；⑤HCG 呈低水平，尽可能接近正常。另外，当 HCG 阴性而肺部阴影持续存在时应注意排除纤维化结节。

3. 放疗：主要用于肝、脑转移和肺部耐药病灶的治疗，根据不同转移部位选择剂量。

【疗效标准与预后】

疗效标准同侵蚀性葡萄胎，其预后与多种因素有关，其中伴有脑转移者死亡率极高。绒癌预后评分见表 26-2。

表 26-2　绒癌预后评分表

评分	0	1	2	4
年龄（岁）	<40	≥40		
前次妊娠	葡萄胎	流产	足月产	
距前次妊娠时间（月）	<4	4～6	7～12	≥13
治疗前血 HCG（mIU/ml）	$<10^3$	$10^3～10^4$	$10^4～10^5$	$≥10^5$
最大肿瘤大小（包括子宫）	-	3～4cm	≥5cm	-
转移部位	肺	脾、肾	肠道	肝、脑
转移病灶数目	-	1～4	5～8	>8

续表

评分	0	1	2	4
先前失败化疗	–	–	单药	两种或两种以上联合化疗

注:O×A、A×O 指患者与丈夫血型;B、AB 指患者血型。低度危险 ≤6 分,高度危险 ≥7 分。

【随诊】

同侵蚀性葡萄胎。

（奚　玲）

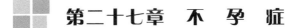

第二十七章 不 孕 症

有正常性生活,未经避孕1年未妊娠者,称为不孕症(infertility)。未避孕而从未妊娠者称为原发性不孕;曾有过妊娠而后未避孕连续1年未妊娠者称为继发性不孕。

【发病率】

不孕症发病率因国家、民族和地区不同存在差别。我国不孕症发病率7%~10%。

【病因】

女方因素约占40%,男方因素占30%~40%,男女双方因素占10%~20%。

1. 女性不孕因素:以排卵障碍和输卵管因素最为常见。

(1)排卵障碍:占25%~35%。主要原因有:①下丘脑-垂体-卵巢轴功能紊乱,包括下丘脑、垂体器质性病变或功能障碍。②卵巢病变,如先天性卵巢发育不良、PCOS、卵巢早衰、卵巢功能性肿瘤、卵巢不敏感综合征等。③肾上腺及甲状腺功能异常也能影响卵巢功能。

(2)输卵管因素:占50%。慢性输卵管炎、输卵管发育不全、盆腔炎性疾病后遗症、子宫内膜异位症等都可导致输卵管性不孕。

(3)子宫因素:子宫畸形、子宫黏膜下肌瘤、子宫内膜炎、子宫内膜结核、子宫内膜息肉、宫腔粘连等均能影响受精卵着床,导致不孕症。

(4)宫颈因素:宫颈黏液分泌异常、宫颈炎症及宫颈黏液免疫环境异常,影响精子通过,均可造成不孕症。

2. 男性不育因素:主要是生精障碍与输精障碍。

(1)精液异常:性功能正常,先天或后天原因所致精液异常,表现为无精、弱精、少精、精子发育停滞、畸精或精液液化不全等。

（2）性功能异常：外生殖器发育不良或勃起障碍、早泄、不射精、逆行射精等使精子不能正常射入阴道内，均可造成男性不育。

（3）免疫因素：男性体内抗精子抗体使射出的精子产生凝集而不能穿过宫颈黏液。

3. 男女双方因素

（1）性生活不能或不正常。

（2）免疫因素：包括同种免疫和自身免疫。

（3）不明原因不孕症。

【检查步骤与诊断】

通过男女双方全面检查找出不孕原因是诊断不孕症的关键。

1. 男方检查：病史，性生活情况，男科专科检查。不孕症夫妇初诊第一步检查是精液常规。

2. 女方检查

（1）询问病史。

（2）体格检查。

（3）特殊检查。

1）卵巢功能检查：包括排卵检测和黄体功能检查。常用方法有：B超检测卵泡发育和排卵、基础体温测定、宫颈黏液检查、子宫内膜活组织检查、女性激素测定等。

2）输卵管通畅试验：①输卵管通液术，准确性差，诊断价值有限，宫腔镜下输卵管插管通液有诊断价值；②子宫输卵管造影，能明确输卵管异常部位，是目前应用最广，诊断价值最高的方法，并有一定治疗作用；③子宫输卵管超声造影，对诊断宫腔占位敏感性较高，但其临床意义尚有争议。

3）宫腔镜检查：了解宫腔内情况，能发现宫腔粘连、黏膜下肌瘤、内膜息肉、子宫畸形等与不孕有关的病理情况。

4）腹腔镜检查：直接观察子宫、输卵管、卵巢有无病变或粘连，发现子宫内膜异位症病灶，并可行输卵管通亚甲蓝液，直视下确定输卵管是否通畅。

5）其他：①性交后试验，临床意义尚有争议，还不能证明与不孕的关系。②磁共振成像对女性生殖道形态和畸形导致的不孕有较好的诊断价值。

【女性不孕的治疗】

年龄不孕最重要的因素之一,选择恰当治疗方案应估计到女性卵巢的生理年龄、治疗方案合理性和有效性,以及其性能价格比。尽量采取自然、安全、科学有效的方案进行治疗。

1. 治疗生殖道器质性病变:发现导致不孕的生殖道器质性病变应积极治疗。

2. 诱发排卵(详见诱发排卵章节)

3. 免疫性不孕的治疗:因抗精子抗体阳性与不育关系尚不确定,目前缺乏肯定有效的治疗方法和疗效指标。对抗磷脂抗体综合征阳性的自身免疫性不育患者,应在明确诊断后,采用泼尼松每次 10mg,每日 3 次,加阿司匹林 80mg/d,妊娠前和妊娠中期长期口服,防止反复流产和死胎发生。

4. 辅助生殖技术:包括人工授精、体外授精-胚胎移植及其衍生技术等(详见辅助生殖技术章节)。

(饶　群　章汉旺)

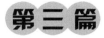

第三篇

妇产科手术

第二十八章 产科手术

一、会阴切开缝合术

会阴切开缝合术是产科常用的手术之一,目的是防止会阴阻滞分娩、自然分娩或阴道助产而引起严重的会阴损伤。包括会阴后-侧切开术和会阴正中切开术。

【适应证】

1. 初产妇、产钳术、胎头吸引术及臀位助产术,均需做会阴切开,经产妇酌情。

2. 会阴中心腱过长,过紧,胎儿较大,预防会阴严重撕裂。

3. 第二产程延长或胎儿宫内窒息。

4. 早产时预防胎儿颅内出血。

【麻醉】

先做普鲁卡因过敏试验,如为阴性者,可用阴部阻滞麻醉或局部浸润麻醉。局部浸润麻醉,注入药液 5ml,推药前回抽无血液,局部注入麻醉药,防止刺入直肠。

【方法】

1. 会阴切开时间:①一般在宫缩时可看到胎头露出外阴口 3~4cm 时切开,以预防产后盆底松弛、膀胱膨出、直肠膨出以及尿失禁;②也有主张胎头着冠时切开以减少出血;③决定手术助产时切开。

2. 会阴切开术:一般包括会阴后-侧切开术和会阴正中切开术。常用以下两种术式:①会阴左侧后-侧切开术,麻醉后术者以左手中指、示指伸入阴道内,撑起左侧阴道壁,将会阴切开剪自会阴后联合中线向左侧45°方向放入,待宫缩时做会阴全层剪开,切口长 4～5cm,角度应适当扩大为 60°～70°,出血处用压迫法或结扎法止血。②正中会阴切开术,麻醉后沿会阴后联合正中,于宫缩时垂直剪开 2.5～3cm。此法出血少,易对合,缝合后伤口愈合好及瘢痕少,适用于会阴中心腱较长者,但易撕裂肛门括约肌。胎儿大或操作不熟练者不宜使用,不宜用于手术产者。

3. 会阴切开缝合:一般在胎盘娩出后缝合,其目的为彻底止血、重建解剖结构。缝合前阴道内放一带尾的纱布块或纱布卷,用无损伤肠线连续缝合阴道黏膜,缝针应超过切口上 1cm,然后间断缝合肌层或皮下组织。不留无效腔。皮肤用 1 号丝线间断缝合,两切面对齐。缝毕取出阴道内纱布,常规做肛门指检,以排除缝线穿透直肠黏膜。

【术后处理】

1. 擦净血迹,用甲硝唑纱布湿敷外阴。

2. 保持外阴清洁,每日用 5% 活力碘擦洗外阴 2 次。

3. 嘱产妇勤换卫生巾,以健侧卧位为宜。

4. 外阴水肿,红肿可用 95% 乙醇溶液或 50% 硫酸镁溶液局部湿敷。

5. 术后 4～5 天拆线。

（贾　瑶　赵　捷）

二、人工破膜(剥膜)术

【适应证】

1. 母体方面:①某些妊娠合并症,继续妊娠对母儿不利。②急性羊水过多。③胎膜破裂 24 小时尚未发动宫缩。④过期妊娠。⑤产程进展缓慢,宫口开大 3～4cm,可破膜加速产程。

2. 胎儿方面:①确诊为严重胎儿畸形。②胎儿宫内有缺氧威胁。③确诊为死胎。④母儿血型不合,胎儿处于高危阶段但无条件宫内换血。

【禁忌证】

1. 有明显头盆不称、横位、产道阻塞、初产妇臀位估计经阴道分娩有困难。

2. 脐带隐性脱垂或者脐带先露者。

【方法】

患者取膀胱截石位,常规外阴及阴道消毒,未排尿者导尿。行宫颈 Bishop 评分,然后将示指或中指伸入宫颈内,将宫颈稍加扩张,然后沿子宫下段四周将胎膜与子宫壁轻轻剥离数圈,深达 3cm,然后将艾力斯钳在示指、中指引导下进入阴道及宫颈,触及水囊表面,钳破胎膜,羊水流出。如羊水流出不多,可用手指扩大胎膜破口以利羊水流出,破膜后即听胎心音。一般人工破膜后 24 小时内可引起规律宫缩,人工破膜后 1 小时无规律宫缩者予 0.5% 催产素静脉滴注引产。人工破膜后派专人观察宫缩及胎心音情况,临产后按产程图处理产程。

【注意事项】

足月或近足月妊娠者,子宫颈较成熟,子宫较敏感,易引产成功。否则破膜后经久不发动宫缩,易致感染。

(贾 瑶 赵 捷)

三、人工剥离胎盘术

【适应证】

1. 第三产程超过半小时,或虽未到半小时而出血已超过 200ml 以上,或有产后出血高危因素者。

2. 完全性或部分性胎盘粘连。

【麻醉】

一般不用。当宫颈内口较紧时,可用哌替啶 50～100mg 及阿托品 0.5mg 肌内注射,必要时可全身麻醉。

【手术步骤】

1. 取膀胱截石位,排空膀胱。更换手术衣及手套,重新消毒外阴。一手手指并拢成圆锥形,沿脐带伸入子宫腔;另一手置于腹部,沿骨盆轴方向压子宫底。

2. 进入子宫腔之手,沿脐带摸到胎盘边缘,掌面向胎盘母体面,手指并拢,以尺侧缘慢慢将胎盘从子宫壁分离;另一手仍按压子宫底。

3. 胎盘全部剥离后,用手牵拉脐带协助胎盘娩出。取出后立即肌内注射宫缩剂。

【注意事项】

1. 注意产妇一般情况,必要时输血。

2. 切忌用暴力强行剥离或用手指抓挖子宫壁。如发现胎盘与子宫壁之间无明显界限,可能为植入性胎盘,不可强行剥离。

3. 取出的胎盘应立即检查是否完整,如有缺损应再次以手伸入子宫腔清除残留的胎盘及胎膜,但尽量减少宫腔内操作次数。

4. 如胎盘糟碎,必要时刮宫。

5. 注意宫缩及阴道流血情况,如宫缩不佳,阴道出血多需用宫缩剂。

6. 应用抗生素预防感染。

(赵 捷)

四、胎头吸引术

胎头吸引术采用一种特制的胎头吸引器置于胎头上,形成负压后吸住胎头,通过牵引而协助胎头娩出的手术。常用的胎头吸引器有锥形金属空筒和扁圆形金属罩及硅胶僧帽形,现多用后者。

【适应证】

1. 宫缩无力,第二产程延长。

2. 母亲患有某些疾病,如心脏病、妊娠高血压综合征等不宜在分娩时用力,需缩短第二产程者。

3. 轻度头盆不称。

4. 胎儿窘迫。

【禁忌证】

胎儿不适宜从阴道分娩者,如严重头盆不称,产道阻塞、产道畸形。

【条件】

1. 只用于顶先露,而不适于颜面位、额位、高直位、臀位、横位。

2. 宫颈口已开全或接近开全,胎膜已破。

3. 胎头双顶径达坐骨棘水平以下。

【手术步骤】

1. 取膀胱截石位。

2. 外阴消毒、导尿排空膀胱。

3. 阴道检查了解宫颈口是否开全,确定是否为顶先露,双顶径是否达坐骨棘水平或以下,确定胎方位。

4. 对初产妇需行会阴切开术。

5. 放置吸引器:将吸引杯外侧涂以润滑油。左手分开两侧小阴唇,中指、示指掌侧向下,撑开阴道后壁,右手持吸引器将杯下缘向下压,随左手中指、示指伸入阴道后壁,然后,左手中指、示指掌面向上,挑开右阴道侧壁,使吸杯滑入阴道内,继而向上提拉前阴道壁,将吸杯上缘滑入阴道。最后以右手示指拉开左侧阴道壁使吸杯完全滑入阴道内并紧贴胎头。

6. 检查吸引器:一手支撑吸引器,另一手示指、中指伸入阴道,沿吸引杯缘与胎头衔接处触摸 1 周以排除阴道壁或宫颈组织嵌入,调整吸引器牵引横柄与胎头矢状缝一致,以作为旋转胎头标记。

7. 抽吸负压:用 50 ~ 100ml 空针缓慢抽出 150 ~ 200ml 空气,形成负压。

8. 牵引吸引器:宫缩屏气时同步牵引。牵引的方法有握式和拉式。牵引的方向应循产道轴的方向,先往下牵引保持胎头俯屈。当胎头枕部达耻骨联合下缘时,向上牵引使胎头仰伸。当胎头为枕横位、枕后位时,应旋转吸引器使胎头转为枕前位。

9. 取下胎头吸引器胎头娩出后,放开夹橡皮管的血管钳,吸引器内恢复正压,取下吸引器。

10. 然后按正常分娩机转分娩胎儿。

【注意事项】

吸引器内负压不宜过大,牵引时间不宜过长,整个牵引时间不宜超过 10～20 分钟。第一次吸引器牵引失败,应寻找失败的原因。吸引术不应超过 2 次,若无把握,应改用其他手术方式。产后检查产道,如有子宫颈或阴道裂伤,应立即缝合。术后新生儿给予维生素 K 及维生素 C 预防颅内出血。

【并发症及其处理】

1. 产妇方面

(1) 阴道血肿:可由于阴道壁挫伤或被吸入吸引器内所致。一旦发现血肿,常于血肿外侧壁用可吸收线向较深处做间断缝合,或切开清除血块,寻找活跃出血点予以结扎,然后缝合切开的阴道壁。

(2) 外阴、阴道及子宫颈裂伤:术毕常规检查子宫颈及阴道有无裂伤,有撕裂者予以缝合。

2. 新生儿方面

(1) 头皮血肿由于负压过大或牵引力过大,牵引时间过长所致。可在 1 个月内自行吸收,不需特别处理,应避免穿刺以防感染,并应嘱咐产妇不要搓揉血肿。

(2) 颅内出血与手术困难和缺氧有关,按新生儿颅内出血处理。

(3) 颅骨骨折由于负压过大或牵引力过大所致。

(赵　捷)

五、产钳助产术

产钳术是用产钳牵拉胎头以娩出胎儿的手术。

【产钳术的分类】

1. 低位产钳术:胎头双顶径已过坐骨棘平面,胎头骨质部分已达盆底,矢状缝在骨盆下口前后径上。

2. 中位产钳术:胎头双顶径已过骨盆上口平面,可达坐骨棘平面,头颅骨质部分未完全达盆底。

3. 高位产钳术:胎头双顶径未过骨盆上口。高位产钳术现已被剖宫产手术取代。

【适应证】

1. 第二产程延长由于子宫收缩乏力,持续性枕后位。

2. 缩短第二产程母亲有心脏病、妊娠高血压综合征等,不宜过多用力。

3. 胎儿窘迫。

4. 部分胎头吸引术失败者。

【禁忌证】

1. 胎膜未破,宫口未开全。

2. 胎头未衔接,明显的头盆不称。胎头双顶径未达坐骨棘水平,胎先露在+2 以上。

3. 异常胎位,如颏先露、额先露、高直前位、高直后位及明显的不均倾位。

4. 胎儿畸形,如脑积水、无脑儿、巨结肠、连体胎儿、胎儿巨大畸胎瘤等严重畸形。

5. 如胎儿已死亡应以保护产妇为主,可行毁胎术。

【条件】

1. 无明显头盆不称。

2. 胎先露为顶先露,颏前位,臀位用于牵拉后出头。

3. 宫颈口开全,胎膜已破。

【手术步骤】

1. 取膀胱截石位。

2. 外阴消毒、导尿排空膀胱。

3. 阴道检查同吸引手术。

4. 切开会阴。

5. 放置左叶产钳右手四指伸入胎头与阴道后壁之间,触摸耳郭。以左手握左叶产钳垂直向下沿右手掌和胎头之间徐徐向胎头左侧滑行,将钳叶置于胎头左侧,助手固定。

6. 放置右叶产钳以同样方法,左手伸入胎头和阴道后壁之间,引导右钳放至胎头右侧,与左钳对应。

7. 合拢钳扣,两叶产钳位置正确时,左右产钳锁扣容易,若不能对合,可稍移动钳柄调整甚至重新放置。

8. 检查产钳将手伸入阴道了解钳叶与胎头之间有无宫颈组织嵌入。胎头矢状缝应位于两产钳之中间(若胎方位不正,应先徒手旋转胎头,再放置产钳)。

9. 牵拉宫缩时向外、向下牵拉,当枕部位于耻骨联合下时,向上缓慢牵引。胎头枕部娩出后,松开钳扣,取出产钳,然后娩出整个胎儿。必要时也可在宫缩间歇期牵引。

10. 缝合会阴。

【注意事项】

1. 上产钳时,一定要检查胎方位,必要时旋转胎头使矢状缝位于骨盆的前后径上。

2. 钳柄不易合拢或产钳滑脱提示胎头位置或产钳位置不妥。

3. 产钳牵引次数不应大于 2 次。

4. 宫缩间歇时不宜扣合钳锁,应松开钳锁减少胎头压力。

5. 牵引力要持续均匀用力。牵拉无进展时要仔细判断原因,必要时改变手术方式。

6. 产钳放置必须准确,避免夹伤胎儿。

7. 术后新生儿给予维生素 K 及维生素 C 预防颅内出血。

(赵　捷)

六、臀助产及臀牵引术

臀位为产科常见的异常胎位,占分娩的 3%~4%,臀位围生儿死亡率较头位高 3~8 倍,所以放宽臀位剖宫产指征已被人们所公认,但臀先露的阴道分娩,正如 Hall 所述,臀先露的阴道分娩是对产科医师技巧的考验,臀助产尤其是单臀仍为当前主要的分娩方式。臀位牵引在紧急情况下对抢救宫内缺氧濒临死亡的新生儿亦可起到积极作用(如宫颈口已开全、胎儿宫内重度窒息、脐带脱垂等),但应掌握臀位助产术与臀牵引可能发生的并发症及其防治方法。

臀位助产术:胎儿自然娩出至脐部,躯干、胎肩、胎头由助产者协助或牵引娩出。

【指征】

1. 骨盆正常。

2. 全臀位或腿直臀位(单臀),胎头无仰伸。

3. 胎儿体重估计≤3500g。

4. 横位内倒转后顺势行臀位牵引术,或双胎第二胎为臀位者。

5. 产力良好,无宫内窘迫及胎膜早破者。

6. 检查宫颈口完全开大或呈裙边状。

【术前准备】

1. 排空膀胱,阴道检查宫颈口开全并确定臀位类型、胎方位及前羊水内有无搏动的脐带。

2. 初产妇常规行会阴切开。

3. 建立静脉输液通道,必要时加缩宫素点滴增强宫缩。

4. 实施胎心电子监护。

5. 准备好后出头产钳及新生儿抢救。

【麻醉】

一般无需麻醉。

【手术步骤】

1. 牵引躯干:助产者双手拇指置胎儿骶骨两侧,余四指置胎儿腹侧髋部,握胎儿臀部及骨盆,向下牵引躯干,将胎背逐渐转向产妇一侧。

2. 娩出胎肩和上肢:当肩胛部开始被显露时,继续向下牵引躯干使一侧腋窝被牵出。出肩与上肢有两种术式:①滑脱法,助产者右手握胎儿双足向上提,左手示指中指伸入阴道内,触摸到胎儿后上肢肘关节部,使后上肢从胎儿胸前滑出,然后将胎体放低,前肩自然由于耻骨弓下娩出。②旋转胎体法,双手紧握胎儿髋部,将胎体向躯干背侧方向旋转,使前肩前壁从耻骨弓下娩出。当娩另一胎肩和上肢时,则向相反方向旋转即可完成。

3. 出头:双肩和上肢娩出后,将胎背转向前方,并将胎头转正,使枕骨位于耻骨弓下,同时将胎儿腹侧骑跨于助产士左手臂上,此手中指伸入胎儿口中抵于下颌部,示指和环指分别在胎儿上颌部,助产者右手抵于胎头枕部使胎头俯屈,示指和环指置于胎儿双肩部。牵引时助手在耻骨联合上方适当加压,协助使胎头俯屈。当枕骨结节抵达耻骨弓下时,以此为基点再将胎头逐渐向前上旋转,胎体也随之上举,使胎儿下颌、鼻、眼、额自会阴部相继娩出。

【臀助产要领】

1. 第一产程:产妇应侧卧,不宜站立走动,少做肛查,不灌肠,尽量避免胎膜早破,一旦破膜,立即听胎心,若胎心变慢或变快,应行肛查,必要时行阴道检查,了解有无脐带脱垂。若有脐带脱垂,胎心尚好,宫颈口未开全,需立即行剖宫产术,若无脐带脱垂,应严密观察胎心及产程进展。

2. 第二产程:首先应确定宫颈口是否开全。在臀先露时胎足降入阴道内,由于胎体的阻挡不能触及宫颈边缘,而误为宫口开全,此时助产将造成失误。臀位时宫口是否开全,不能以检查者是否触及宫颈边缘为准,而应以相当于胎头周径大小的胎臀和下肢同时通过宫颈口才能认为宫颈口开全,开始助产。

3. 立足于"堵"或"扶着法" 足位或完全臀位立足于堵,单臀助产采用"扶着法",忌用"堵法",因为"堵法"可使外加压力和子宫收缩力上下挤压胎体,导致脊柱受损、呼吸抑制而使胎儿宫内窒息以致死亡。

4. 胎头助产后出胎头注意俯屈分娩机转，不能猛力牵拉。

【注意事项】

1. 单臀先露助产时不能过早钩出胎足：胎儿双下肢及双足未从阴道口娩出前，不可急于钩出双下肢，以免造成股骨干骨折，待胎臀显露后，按胎背向上的姿势，用手把持胎体两侧，拇指在腿部，其他四指扶在骶部，继续向外牵拉胎体，直至胎足沿会阴前缘自然滑出时，方可放开胎儿双下肢，这样才可避免双下肢损伤，如保持小腿伸直，随胎体娩出，两手可向腰部及小腿部转移，上肢交叉在前胸，娩肩一般无困难。

2. 臀位助产中不能牵引过快：牵引速度过快是造成胎儿两臂或单臂上举的主要原因。其次，自脐娩出后，旋转过快，亦能造成胎臂上举，形成胎头与上肢复合，甚至胎儿前臂弯向枕骨后方，如不及时解脱上举的上肢，则胎头难以娩出，致使胎儿窒息、残废、产道损伤，甚至子宫破裂，如解脱的方法不当，可发生肱骨骨折。华中科技大学同济医学院附属同济医院 714 例初产臀位的分娩中，臀位助产的有 384 例，其中 1 例因脐轮娩出后旋转过快，致使胎臂上举。有两种方法可以解决：①旋转胎体，双手握住胎体向胎背方向旋转，这样肩胛、上肢可自耻骨弓下娩出，然后反方向旋转胎体，另一上肢可很快娩出，再按后出头方法娩出胎头。②牵拉上肢法，向上举起胎体，利用骶骨凹的空隙，将手伸入阴道，沿背、肩、上肢直达肘部，示指中指勾住肘关节，使胎臂沿胎儿面部及胸前由阴道滑出，同法取出另一上肢。

3. 后娩胎头不能猛力牵拉：产道充分扩张，正确完成后娩胎头动作是臀位经阴道分娩的重要措施，而后娩胎头，必须立足于"堵"，"堵法"使用得当，"堵"得适可而止，否则"堵"的时间过长，可引起子宫破裂的危险或胎盘早剥或胎儿损伤，"堵"得不够，软产道未充分扩张，致使后出胎头困难，造成胎儿严重窒息或颅内出血。无论是"扶着"或"堵法"，接生者感到阵缩时，手掌有较大的冲击力，此时宫颈口必然开全，宫缩时胎儿臀已达势不可挡，出头必然顺利。其二，双肩娩出后，注意胎头要

转正,若术者慌乱,矢状缝位于斜径或横径上,则可使胎头娩出困难。为使后娩胎头顺利,常用的方法如下:

(1) 普氏法:当胎体自然娩出至脐部,术者用手拿住胎体及下肢,使胎肢贴向胎体,先上举胎体向母体腹壁,再拔胎体向肘部娩出,然后在横径上娩出臀及肩(胎背缓慢转向前)。

(2) 毛氏法(Mar Geau 法):左手插入婴儿上中或左手示指及中指放于两侧颌骨上,右手放于胎头上,助手经腹施加压力于胎头上,使胎头顺娩。

(3) 韦氏法(Wigand 法):左手同毛氏法,右手从腹壁压胎头。

出头困难者当用产钳助产,运用得当,优于牵引。方法是由助手将胎足上提并用手术巾兜起胎体,采用进头产钳(Piper 产钳),先置左叶产钳沿骶骨凹转向胎头右侧,然后置右叶产钳于胎头左侧。产钳柄交合良好则牵引。牵引先向后下方用力使胎头俯屈,枕骨达耻骨弓下,则向上牵引使胎头仰伸娩出胎头。

4. 脐带脱垂:宫口未开全,胎儿情况好,应就地剖宫产;若宫口开全或近开全,胎心慢,或无剖宫产条件,可行臀位牵引术。

5. 损伤:强行牵拉胎体,可造成小脑幕撕裂、颅内出血、脊柱损伤或断裂、臂丛神经损伤、上下肢骨折和窒息。

臀 牵 引 术

臀牵引术是指臀位胎儿全部由助产者牵引娩出,此术由于软产道未充分扩张造成胎儿产伤及死亡率极高,目前几乎已不采用。但臀位临产遇危急状况,如脐带脱垂,骤然胎儿窘迫,甚至胎心消失,宫颈口已开全,产道扩张尚好时,头盆相宜,权衡时间、人力、技术条件等无法在短时间内剖宫取出胎儿时(半小时内),臀牵引仍能起到极大作用。

【操作方法】

如胎儿双足或单足已脱出于外阴或阴道内,术者以手直接握持足部向母体后下方牵引,如胎儿双足仍位于宫腔者,术者伸手入宫腔内寻找胎足,握持胎足向外牵引(按胎儿手与足的区别要点辨认胎足)。如为单臀两腿直伸,足位较高握持困难时,伸入宫腔之手可沿一侧股部达腘窝,用手顶压腘窝,使下肢屈曲外展,然后握住胎足踝向下牵引,随之臀部及另一下肢便被牵出,其余牵引手法与臀位助娩术相同。

至于臀牵引的并发症,如同臀助产术的并发症,只因时间紧迫,产道未充分扩张,较臀助产更易发生胎儿窒息、脑瘫、新生儿损伤、骨折等,也较臀助产有更高的围生儿死亡率。对母亲来说有更多更重的软产道损伤,产后出血及产褥病率等,故多数学者认为臀牵引犹如中高位产钳,应当废除。为保证优生优育,获得一个健康婴儿,有剖宫产指征者应及时手术,尽量不采用此古老的铤而走险式的分娩方式。

(龚 洵 冯 玲)

七、剖宫产

由于多种因素的影响,我国剖宫产(cesarean section)率明显上升,特别是城市和较大的医院,虽然剖宫产可使母亲少受分娩之苦,也改善了胎儿出生结果,但毕竟是一种较大的手术,不但增加了孕产妇的经济负担,也存在许多并发症,必须认真对待。

【适应证】

1. 骨盆异常:骨盆狭窄、畸形等。

2. 头盆不称:目前占剖宫产适应证之首。

3. 胎儿窘迫:产前监测手段增多,提高和提前了胎儿窘迫的诊断,致使剖宫产明显增多。

4. 孕妇合并症与并发症:妊娠合并心脏病、心血管病、妊娠期高血压疾病、前置胎盘、胎盘早剥等。

5. 胎位异常:横位、臀位、不均倾位、面先露等。

6. 子宫收缩力异常:原发或继发性宫缩乏力经处理无效、

宫缩过强、先兆子宫破裂等。

7. 脐带脱垂：脐带隐性或显性脱垂胎儿存活者。

8. 瘢痕子宫：有剖宫产史或子宫手术史者。

9. 高龄初产（年龄≥35 岁）、珍贵胎儿及其他因素有死产史、不孕症史、助孕术受孕且有产科合并症者，可适当放宽剖宫产指征。

【手术方式】

1. 古典式剖宫产术（classic cesarean section）：取子宫体部直切口娩出胎儿。

2. 子宫下段剖宫产术（low transperitoneal cesarean section）：取子宫下段横切口娩出胎儿。

3. 腹膜外剖宫产术（extra peritoneal cesarean section）：经腹膜外子宫下段横切口取出胎儿。

【手术准备】

1. 术前常规检查心、肝、肾功能及出凝血功能。

2. 向家属交代剖宫产指征及其可能发生的意外情况和并发症。

3. 配血。

4. 术前 4 小时禁饮食。

5. 准备手术区皮肤。

6. 术前 30 分钟应用苯巴比妥（鲁米那）0.1g 和阿托品 0.5mg 肌内注射。

7. 观察体温、脉搏、血压和呼吸等生命体征的变化。

8. 术前 2 ~ 4 小时内慎用呼吸抑制剂。

9. 术前放置导尿管。

10. 做好新生儿复苏的准备，包括氧气、气管插管及医生的准备。

11. 准备好手术需要的各种物品和药品，如剖宫产产钳和宫缩剂等。

12. 手术开始前再次听取胎心，了解胎儿安危状况；检查导尿管是否接通及尿液的性状，以免膨胀的膀胱影响手术。

【麻醉】

1. 腰麻与硬膜外联合麻醉:现广泛应用于产科。

2. 连续硬膜外麻醉。

3. 局部加静脉麻醉:先局部麻醉,胎儿娩出后再用静脉麻醉。

4. 全麻:抢救母亲为主时使用,一般不用,因为容易导致新生儿窒息。

【手术步骤】

1. 古典式剖宫术:仅适用于不宜子宫下段剖宫产术者,如粘连较重下段区域不能进入者。

(1) 取下腹正中切口:切口偏高,大小依据胎儿大小而定。

(2) 暴露子宫体部,推垫肠管。

(3) 于子宫体正中做一直切口,切开子宫肌层。

(4) 刺破羊膜囊,以头娩式或臀产式娩出胎儿。

(5) 剥离胎盘,以干纱布清理宫腔,卵圆钳钳夹切口上下端。

(6) 用0号羊肠线或无损伤肠线连续缝合子宫肌层两层。

(7) 清理腹腔,关腹腔。

(8) 关腹壁。

(9) 检查胎盘胎膜。

2. 子宫下段剖宫产术:此术式应用较广。

(1) 切口:①直切口,取下腹正中或正中旁切口约12cm,下端至耻骨联合上2cm左右,逐层切开腹壁。②横切口,于耻骨联合上2cm左右做横弧形切口约12cm,切开皮肤和皮下脂肪层,切开筋膜层,分离腹直肌,暴露腹膜层。

(2) 打开腹腔。

(3) 暴露子宫下段,用纱布垫好周围组织。

(4) 用刀片在子宫浆肌层切一小切口,弧形剪开肌层,长10~12cm,双侧达圆韧带下方1.5cm。然后用手钝性撕开子宫肌层,暴露羊膜腔。

(5) 刺破羊膜囊,用右手进入宫腔娩出胎头(头先露),清理新生儿口腔黏液,然后娩出整个胎体,此时助手可以压迫宫底助产娩胎;若是臀先露,可按臀牵引术式娩出胎儿。

(6)宫体注射缩宫素 20U。挤压宫体自然娩出胎盘或徒手剥出胎盘,应以舒式剥离法娩出胎盘。

(7)清理宫腔,用卵圆钳夹子宫切口两端及上下两层。

(8)用1-0 可吸收线避开子宫内膜层连续缝合子宫切口肌层,并反折连续缝合子宫浆膜层。

(9)清理腹腔,检查双侧附件。

(10)逐层关腹。

(11)检查胎盘胎膜。

3. 腹膜外剖宫产术:利用解剖特点于腹膜膀胱间,切开子宫下段,取出胎儿及附属物。

(1)切口可取下腹直肌切口或横切口。

(2)切开腹直肌前鞘后,推开腹直肌,暴露膀胱前筋膜和腹膜。

(3)寻找左侧腹壁下静脉,可见其下方由黄色脂肪垫覆盖的三角形空隙:上缘为腹膜返折,下缘为膀胱上侧缘,空隙部为子宫下段肌壁。

(4)自空隙处剪开膀胱前筋膜,然后以钝锐性相结合的方法分离膀胱前后筋膜,向右下推开膀胱,分离中可见侧脐韧带,确认后剪断之;若自膀胱顶端打开膀胱前筋膜,即向左右两侧分离膀胱和腹膜返折,比较容易开始,但分离过程易损伤膀胱,应特别仔细。

(5)暴露子宫下段,充分估计分离范围,保证娩头顺利。

(6)保护膀胱。

(7)弧形切开子宫下段肌层。

(8)刺破羊膜囊,娩出胎儿。

(9)娩出胎盘,清理宫腔。

(10)缝合子宫切口,方法同子宫下段剖宫产。

(11)仔细检查分离部位有无活动性出血,若有,需止血。

(12)用 1 号丝线间断缝合膀胱前后筋膜数针,使膀胱复位。

(13)关腹壁。

【难点】

（一）古典式剖宫产术

1. 子宫体部切口较厚,血管丰富,出血多。

2. 切开子宫后应迅速娩出胎儿,刺破羊膜囊后体部明显收缩,易造成胎儿娩出困难。

（二）子宫下段剖宫产术

1. 子宫切口较低,易损伤膀胱。

2. 若胎头较低或胎头高浮（未塑形者）,出头较困难。

3. 子宫下段肌层薄弱,若胎头大,下段形成不良或切口较小,可使切口延长撕裂,甚至损伤子宫动脉或其他分支,引起大出血。

（三）腹膜外剖宫产术

1. 寻找膀胱腹膜反折间隙困难,特别是患者肥胖,下段形成不良或麻醉效果不佳者。

2. 分离膀胱前后筋膜时易损伤膀胱或腹膜,应仔细操作,提高警惕。

3. 由于子宫切口低于子宫下段剖宫产术,出头更困难一些,特别是胎头过大或高浮者。

【并发症及其预防】

1. 麻醉意外。

2. 羊水栓塞:不管哪种剖宫产术均有可能发生,故术中切开子宫时应先切开肌层,待羊膜囊突出切口外再刺破之,尽量不要同时切开肌层和羊膜囊,以减少羊水栓塞的可能性。

3. 出血

（1）子宫收缩乏力:娩出胎儿后常规应用缩宫药,尽快娩出胎盘,必要时应用前列腺类制剂,如前置胎盘、双胎等要特别注意。

（2）切口出血:若切口血窦出血,先用卵圆钳钳夹再迅速缝合;若切口撕裂损伤大血管,应先行止血缝扎血管后再缝合切口。

4. 胎头或胎体损伤:子宫下段剖宫产时易发生。因下段较薄,术者切开子宫一定要轻柔,做到心中有数,动作粗暴易导致胎头或胎体损伤。臀牵引时娩出肢体要注意动作正确和轻柔,以免造成胎儿骨折。

5. 新生儿窒息:长时间出头困难时可加重新生儿窒息,遇此情况延长切口或用单叶产钳助产娩出,而且娩出后应尽快进行有效的复苏。

6. 周围脏器损伤

(1) 子宫下段剖宫产术可能误伤肠管和膀胱,也有可能损伤输尿管,术中应注意以上解剖结构而注意保护。

(2) 腹膜外剖宫产术不进入腹腔不会损伤肠管,但分离时易剪开腹膜,若剪开腹膜应立即缝合,再继续手术。另外,分离困难时易损伤膀胱,应熟悉解剖结构,提高警惕。

7. 感染:严格消毒和无菌操作,并预防性用药。

8. 术后粘连:古典式剖宫产术易发生,腹膜外剖宫产术一般无术后粘连,因子宫下段剖宫产术切口低,不易发生肠粘连,但可发生膀胱粘连,总之术后应鼓励患者尽早下床活动。

(龚 洵 冯 玲)

八、内 倒 转 术

内倒转术是指用手进入宫腔,抓住胎儿单足或双足向宫颈外牵拉,将横位胎儿或其他胎位胎儿变成臀位,然后以臀位牵引方式娩出胎儿。

【适应证】

1. 胎儿横产式,无条件转院或剖宫产术者。

2. 横位胎儿已死亡,尚有羊水,断头术困难者。

3. 双胎妊娠,第一个胎儿已娩出,第二个胎儿横位者。

【禁忌证】

1. 嵌顿性横位。

2. 胎儿较大,羊水流净者。

3. 前置胎盘严重出血者。

【手术条件及术前准备】

1. 宫颈口开全或近开全,质地松软,无头盆不称。

2. 无子宫手术史或子宫先兆破裂。

3. 全身麻醉或静脉麻醉,乙醚吸入麻醉效果不好。

4. 导尿排空膀胱。

【手术操作要点】

1. 患者取膀胱截石位,常规消毒外阴、阴道、铺巾、导尿。

2. 术者以右手进入宫腔,若系臀先露,则将胎肩上举,寻找胎足(单足或双足),向下牵拉胎足。

3. 助手在产妇腹部按压胎臀位,帮助胎先露下降。

4. 以臀牵引方式牵出胎儿。

5. 检查子宫腔、子宫下段及宫颈有无撕裂伤。

6. 术后立即应用子宫收缩药,预防产后出血,抗感染治疗。

【注意事项】

1. 寻找胎足,一定要仔细区分手足,切不可牵拉胎手。

2. 牵拉过程要轻柔,避免胎体损伤。

3. 有经验的医师方可实施该种手术。

(龚　泃　冯　玲)

九、穿颅术及毁胎术

穿　颅　术

穿颅术指用器械穿破胎儿头颅,排出颅内组织,缩小胎头,以利从阴道分娩。

【适应证】

1. 胎儿脑积水。

2. 头位死胎胎儿不能迅速娩出,或预防会阴裂伤者。

3. 臀位死胎出头困难。

4. 臀先露或横位内倒转术后胎儿死亡,胎儿娩出受阻。

【禁忌证】

1. 活胎。

2. 产妇有先兆子宫破裂征象或子宫破裂者。

3. 产妇骨盆上口前后径小于 5.5cm,胎儿难以通过产道,穿颅术无效。

4. 尚未明确诊断的胎儿畸形。

【手术条件及手术前准备】

1. 宫颈口开全或接近开全。

2. 胎头先露部应达盆底,胎头固定或用手固定于入口平面。

3. 导尿排空膀胱。

【手术操作要点】

1. 患者取膀胱截石位,常规消毒铺巾导尿。

2. 阴道检查确定胎方位,摸清颅缝和囟门,未破膜时先行人工破膜。

3. 固定胎头助手可于产妇腹部下压胎头,术者用头皮钳钳夹胎儿头皮。

4. 选择颅缝或囟门处切开皮肤。

5. 由切开的头皮处向胎儿颅骨内刺入穿颅器,穿破胎头的原则应取距阴道口最近,最易穿透的部位为穿刺点。由此垂直入颅腔,从胎头的大小囟门和颅缝穿入最为安全。

6. 打开进入穿颅器的轴锁,使穿颅器顶端张开,并向左右旋转以毁碎脑组织,可见脑组织或液体大量流出,若系脑积水,穿颅简单容易。

7. 用颅骨钳在左手掌保护及中指、示指引导下夹住颅骨,随着脑组织外流,头颅体积缩小,向外牵拉胎头,可顺利娩出胎体。

8. 术后检查宫颈及下段有无损伤,促宫缩、抗感染治疗。

【注意事项】

1. 若系额、面先露,穿颅点可沿眼、口腔刺入。

2. 操作过程中术者必须仔细准备,动作轻柔,器械进入引导式需注意保护母体阴道及邻近器官,以免造成损伤。

3. 若穿颅术后仍不能顺利娩出胎头,或胎头仍较大,可用碎颅钳压轧胎头颅骨,然后牵引胎头娩出胎儿。

4. 有经验的医师才可进行该类手术。

除 脏 术

除脏术是指将胎儿胸腔或腹腔内器官剜出缩小体积,以利分娩。

【适应证】

1. 横位嵌顿、死胎、不宜内倒转、胸腹部挤入阴道内、断头术困难者。

2. 胎儿胸腹畸形,分娩受阻者。

3. 连体畸形胎。

【手术条件及准备】

同穿颅术。

【手术操作要点】

1. 患者取膀胱截石位,常规消毒铺巾导尿。

2. 阴道检查查明胸、腹位置,将胎迫入阴道内,充分暴露,直视下沿肋间隙剪开胸腔,用卵圆钳夹出胸腔脏器。

3. 剪开横膈,剜出腹腔脏器。

4. 胎儿胸腹腔空虚塌陷,术者一手伸入宫腔,牵拉胎儿娩出之。

5. 术后检查阴道、子宫有无损伤。

6. 应用宫缩剂和抗生素。

【注意事项】

1. 操作仔细、准确,不要误伤母体组织。

2. 若胎头娩出困难,可行穿颅术。

3. 有经验的医师才可实施该项手术。

【术后处理】

同穿颅术。

断 头 术

断头术指在横位死胎时将胎颈断离,分成躯干和胎头两部分后娩出。

【适应证】

横位死胎,宫颈口开全或接近开全。

【手术条件及准备】

1. 宫缩强可用乙醚麻醉或静脉麻醉。

2. 宫颈口开全或接近开全。

3. 导尿排空膀胱。

【手术操作要点】

1. 患者取膀胱截石位,常规消毒铺巾导尿。

2. 阴道检查明确胎头先露及其下降程度。

3. 线锯断头,其具体步骤如下。

(1)将胎儿脱出之手向胎头对侧牵拉,使胎颈降低。

(2)断头用线锯一端小圈缚以小纱布一块。

(3)术者用一手中指、示指夹住小纱布一头,沿胎颈后下伸入宫腔,尽量将纱布送到胎颈内上方。

(4)另一手伸入胎颈前面。将纱布连同线锯自胎颈上面拉出,线锯两端装上拉柄。

(5)阴道两侧放置宽叶阴道拉钩,保护阴道壁。

(6)两线锯前后略交叉,轻轻前后拉动,胎颈椎短时间内即可断离,但不断离胎颈下面的皮肤,以利于牵出胎头。

4. 牵出胎体颈椎断离后,术者牵拉脱垂的胎手,胎体随之娩出。

5. 牵出胎头:术者一手伸入宫腔,用中指置于胎儿口腔内使胎头枕骨在上,向下向外牵出胎头,助手于产妇腹部压迫胎头,帮助娩出。

6. 术后检查宫腔、子宫下段、宫颈及阴道有无撕裂伤。

7. 应用缩宫药和抗生素。

【注意事项】

1. 尽量牵拉胎儿脱出之手,使胎颈下降,利于操作。

2. 放置断颈线锯要仔细,避免损伤母体组织,注意护住颈椎断端以免损伤软产道。

3. 尽量不要锯断胎颈下面皮肤,以利胎头娩出。

4. 有经验医师才可实施该种手术。

(林星光　冯　玲)

十、子宫内翻复位术

子宫内翻是指子宫底部向宫腔内陷入,甚至自子宫颈翻出的病变,这是一种分娩期少见而严重的并发症,多数发生在第三产程,如不及时处理,往往因休克、出血导致产妇在 3~4 小时内死亡。

子宫翻出为产后并发症,以预防为主,避免过早用力牵拉脐带,过度挤压宫底。复位术有经阴道徒手复位术和经手术复位两种。

经阴道徒手复位术

【适应证】

子宫不全或完全性内翻,宫颈尚未回缩。

【术前准备】

1. 积极抢救休克,输液,输血。

2. 全身麻醉。

【操作要点】

1. 患者取膀胱截石位。

2. 常规消毒外阴、阴道,导尿。

3. 术者洗手后,一手轻轻进入阴道,手掌托起翻出的宫底,手指扩张宫颈口。

4. 以最后翻出的宫腔壁先还纳,先翻出的宫腔壁后还纳的顺序依次向上推送还纳翻出的宫腔壁,最后还纳宫底;另一手置于耻骨联合上相协助,整个过程轻柔有力。

5. 还纳成功后,停止麻醉,手拳在宫腔内保持 3~5 分钟,并注射缩宫药,然后视宫缩和下段宫颈缩复情况慢慢退出手拳,若子宫颈和下段收缩力差,扩张明显,可以在宫腔内填塞大纱条,防止再次翻出,24 小时后可以取出纱条。

【术后处理】

1. 抗感染:应用强有力的抗生素预防产褥感染。

2. 对症处理:失血者纠正贫血。

3. 缩宫剂:最好应用前列腺制剂,促进宫颈与宫体收缩。

【并发症及其防治】

子宫内翻在非直视下经阴道徒手复位,可因复位不充分造成子宫周围的韧带伸展不良而引起相应的不良后果。故在复位时一定要充分复位,将子宫体上推至腹腔脐部水平,使子宫各韧带充分伸展。另外,复位动作粗暴或顺序错乱均可导致子宫破裂,因而必须严格按操作规程进行,动作一定要轻柔。当然此类手术应由有经验的产科医师实施。

经腹手术复位

经腹手术复位包括经腹组织钳牵拉子宫复位术、经腹子宫后壁子宫切开复位术和经腹子宫前壁子宫切开复位术,三者又分别称为 Huntington、Haultain 和 Dobin 手术。

【适应证】

1. 经阴道徒手复位失败者。

2. 子宫翻出 3 天以上者,宫颈缩窄环紧,阴道复位失败者。

【术前准备】

1. 对症治疗及抗感染。

2. 全麻或硬膜外麻醉。

【操作要点】

1. 患者取仰卧位,常规消毒腹部皮肤。

2. 取下腹正中切口。

3. 打开腹腔,暴露盆腔,可发现杯口状凹陷,其内可见输卵管及各对韧带。

4. Huntington 术式为用 Allis 钳钳住杯口状内两侧,以后翻出者先复位,先翻出者后复位的顺序向外上慢慢牵拉宫腔壁,类似交替移动钳夹牵拉,可使子宫复位。有时助手在消毒情况下经阴道手推宫底协助复位也可获得成功。

5. 若上述方法复位困难,可在直视下推开腹膜膀胱反折,采用 Haultain 术式,在前方杯状处做一纵形切口,用手指进入阴道(或助手协助)牵拉宫底,较易复位成功,然后缝合切开的子宫壁。或切开子宫后壁(Dobin 术式)复位。

【术后处理】

同徒手复位术。

【并发症及其防治】

此种方法系直视下操作,除应注意损伤子宫和邻近器官外,比较安全。

(林星光 冯 玲)

十一、会阴Ⅲ度破裂修补术

会阴Ⅲ度破裂是指会阴皮肤、黏膜、会阴中心腱撕裂,同时伴有肛门括约肌部分或全部断裂,甚至直肠前壁撕裂。多由产时会阴条件不良、接产处理不当、急产、骨盆下口横径较小、胎头过大、过硬或位置不正等因素造成。一旦发生,可给产妇带来痛苦及盆底松弛、大便失禁等远期不良后果,故应及时进行会阴Ⅲ度破裂修补术,恢复盆底的正常解剖结构和功能。

【麻醉】

手术可在双侧阴部神经阻滞麻醉或局部浸润麻醉下进行。

【手术步骤】

1. 产妇取膀胱截石位,消毒外阴,铺无菌手术巾并导尿。暴露撕裂的伤口,认真检查裂伤情况及解剖关系,然后依其解剖关系逐一修补。

2. 缝合直肠前壁裂伤:用 3-0 铬制肠线间断褥式缝合肠壁,针距 0.5cm,注意缝合时肠线勿穿过直肠黏膜。

3. 缝合断裂的肛门括约肌:用两把组织钳将两侧肛门括约肌断端钳出,用 7 号丝线缝合 1~2 针。肛门括约肌的证实方法是以示指置于肛门内,将两组织钳交错,则示指可有紧缩感。

4. 0 号铬制肠线缝合会阴中心腱肌层。

5. 0 号铬制肠线间断或连续缝合阴道黏膜。

6. 1 号丝线间断缝合皮下组织及皮肤。

7. 肛诊检查缝合情况了解有无缝合穿过肠壁,如有则拆除重缝,以免发生肠瘘。

【术后处理】

1. 半流质饮食 3～5 天。

2. 排尿、排便后用擦洗会阴。

3. 口服阿片酊 0.5ml,每天 3 次,共 3 天,控制大便,第 5 天晨空腹服液体石蜡 30ml,以防大便干结。

4. 术后使用抗生素预防感染。

(林星光　冯　玲)

第二十九章 妇科手术

一、腹部手术前后处理

【术前准备】

1. 病史的采集和全身检查以及完善相关辅助检查,写好一份完整的病史特别重要。使术者明确诊断和手术目的,做好术前合并症的处理,有助于防止在手术中遇到措手不及的情况。

2. 患者及其亲属的思想准备,基于人道主义和法律的原因,用通俗语言说明手术计划和有关问题,讲清其危险性和可能发生的后果,征得其同意并签署手术的书面文件,积极支持与配合手术,树立信心。如此亦是防止术者采用不适当治疗的一个措施。

3. 了解患者的饮食和体质状况,对营养较差、体质衰弱者,要指导并协助其进高蛋白、高热量、高维生素饮食。手术前 1 天进流质,次晨禁食。总之,术前 6 ~ 8 小时不进食水,以免引起呕吐、腹胀、吸入性肺炎。对虚弱的患者术前需要静脉输入高营养物质。

4. 睡眠手术前夜可给予安眠药物,保证充足睡眠。

5. 肠道准备,手术前 1 天应给予灌肠,预期做大手术的患者应口服泻药,清洁灌肠。

6. 皮肤准备,手术前 1 天剃去阴毛及腹部汗毛,注意脐部的清洁。淋浴或用肥皂擦洗腹部。应避免损伤皮肤。

7. 阴道准备,行全子宫切除者应用 0.5% 聚乙烯吡酮碘液,擦洗阴道,每天 2 次,共 3 天。全子宫切除者,施术当天用 1% 甲紫涂布子宫颈及阴道。

8. 膀胱准备:开腹手术于术前入手术室时放置导尿管,并留置导尿;腹腔镜手术于消毒铺巾后放置导尿管,并留置导尿。

9. 腹部手术前手术室的处理

(1) 体位:开腹手术一般采用平卧位。盆腔深而术野暴露较困难者,可采用臀部抬高的仰卧位;腹腔镜手术采用膀胱截石位。

(2) 排空膀胱:术中持续开放导尿管,以免膀胱膨胀,妨碍视野或损伤膀胱。

(3) 麻醉:根据患者情况可采用连续硬膜外麻醉或全麻。

(4) 手术野消毒及铺巾:一般用 10% 活力碘涂擦 3 遍消毒。消毒范围一般自剑突下至耻骨联合及两大腿内侧上 1/3,两侧至腋中线。消毒顺序应自切口部开始向周围涂擦,最后擦净脐部。用 4 块消毒巾在切口四周铺好,再覆以消毒中单及有孔大单。

【腹部手术后处理】

术后应由麻醉医师护送回病室,并向值班护士交班。

1. 体位:根据麻醉需要,采取必要的体位,一般是去枕平卧位 8 小时。麻醉过后嘱其多翻身。

2. 血压、脉搏及血氧饱和度监测:一般行心电监护 8 小时,24 小时后可每天测量一次。不正常时应根据具体情况而定。

3. 饮食:术后 6～8 小时可进流质,但免服牛奶,排气后可进半流质饮食,逐步恢复普通饮食。最初 1～2 天应补给 2000～3000ml 液体和热量及足量的维生素。如手术累及肠段者,则同会阴 III 度撕裂修补术后的饮食管理。

4. 膀胱:一般术后 24 小时拔除尿管,特殊情况酌情延长放置时间,注意尿量与尿色。保留尿管期间应每天擦洗外阴 2 次。

5. 肠胀气:腹部手术后 48 小时内可自行排气。如因肠胀气而腹痛,可行腹部热敷或肌内注射新斯的明 0.5～1mg,亦可针灸或服用中药。一般在术后 3～4 天能自行排便。

6. 活动:早期离床适当活动,能提高脏器功能,促进创口血液供应,加速愈合过程,减少术后并发症。术后拔掉导尿管后可以起床活动。

7. 创口处理:术后应注意伤口局部有无渗血、血肿或感染。一般腹部手术后第 7 天拆线,如有贫血及咳嗽者适当延长 1 ~ 2 天,张力缝线则在第 10 ~ 12 天拆除。

8. 其他:根据病情合理应用抗生素。中小手术若原无感染,可不用抗生素;大或重大手术可选用两联或三联抗生素预防感染。一般术后 10 天左右,经检查无异常可出院,以后定期随访。

(濮德敏　刘　嵘)

二、外阴、阴道手术前后处理

【外阴、阴道手术前准备】

若做会阴Ⅲ度裂伤修补术或直肠阴道瘘修补者,应肠道准备。于术前 3 天口服喹诺酮类抗生素,每天 3 次,每次 0.5 ~ 1.0g;半流质饮食 2 天,流质 1 天;手术前 1 天早晨,空腹服用泻药,次日晨给予清洁灌肠。

不需准备腹部皮肤和放置导尿管,剔除阴毛,其余与腹部手术基本相同。

【手术前手术室处理】

1. 体位:取膀胱截石位。

2. 麻醉:小型手术可用局部麻醉或静脉麻醉。一般用硬膜外麻醉或骶麻,亦可以用全麻。

3. 消毒、铺巾:用 1% 聚维酮碘溶液消毒外阴、会阴、肛周及大腿内侧上 1/3 皮肤。再用 0.5% 聚维酮碘溶液擦洗阴道、子宫颈。外阴消毒顺序与接产相同。消毒时尤应注意擦净小阴唇与大阴唇之间的皮肤皱褶以及阴道穹隆部。消毒完毕,先用双层消毒巾垫于臀下,然后再铺外阴两侧及下腹部。最后铺以中单及有孔大单或带腿套的大单。

【手术后的处理】

阴道手术反应较小,恢复快,注意事项大多同腹部手术后的处理。只是根据手术情况,有时卧床及保留尿管时间应长些。如会阴陈旧性Ⅲ度裂伤修补术后、需卧床、保留导尿管3～5天。外阴应保持清洁,每天擦洗2次。大便后应随时擦洗。外阴缝线一般在术后第5天拆除。

(濮德敏　刘　嵘)

三、宫颈电熨、激光、微波治疗

慢性宫颈炎是妇科常见病之一。治疗慢性宫颈炎以物理疗法为主,包括宫颈电熨术、激光、微波疗法等。

宫颈电熨术

宫颈电熨术是利用高频电凝原理,采用球形电凝电极熨烫宫颈炎症部位,使炎性上皮坏死脱落,新生上皮修复创面。其操作简单、安全、疗效显著,局部愈合修复后与正常组织无异。

【适应证】

1. 宫颈中度或重度糜烂。

2. 宫颈肥大或宫颈裂伤需整形者。

3. 宫颈子宫内膜异位症。

4. 轻度宫颈上皮非典型增生。

【禁忌证】

1. 有出血倾向者。

2. 急性生殖器炎症。

3. 子宫颈癌未排除者。

【条件】

1. 月经干净后3～5天施行电熨术。

2. 术前做白带常规检查和宫颈刮片细胞学检查。

【手术步骤】

1. 患者自解小便,取膀胱截石位。

2. 阴道擦洗窥阴器暴露宫颈后,用0.5%活力碘溶液消毒阴道穹隆、宫颈和宫颈管。用干棉球将阴道、宫颈擦干净。

3. 电熨斗先接触宫颈下唇,自宫颈口逐渐向外做弧形来回移动,直达糜烂边缘,然后再熨上唇。近宫颈口部位糜烂较重,电熨时间宜稍长,压力应较大。越向外,时间可缩短,压力可逐渐减轻。在宫颈炎症区熨成浅锥形,局部呈深黄。一般电熨范围应达病变区外 1~3mm,深 3~5mm 为宜。

宫颈腺体囊肿应刺破,腺腔上皮彻底烧灼。颈管裂伤、黏膜外翻时,可熨烙颈管内 0.5~1.0cm,使外翻颈管内缩得以矫形。

4. 电熨结束,创面涂以 1% 甲紫溶液并喷少量呋喃西林粉。

【注意事项】

1. 术后有多量淡黄色液体流出,有时可带血性,2~3 周左右可自净。

2. 术后 2 周电熨创面脱痂,有少量出血。如血量多于月经量,需门诊检查。

3. 电熨后 8 周左右创面方愈合。愈合前禁止性交、盆浴。

【并发症及处理】

1. 注意保护阴道壁、避免灼伤。

2. 电熨时及术后可有轻度腰骶部酸胀,一般不需特殊处理。

3. 宫颈脱痂出血,检查时放置窥阴器宜先放入阴道一半,直视下逐渐扩张、推进,直至暴露宫颈,以防擦伤宫颈创面。局部出血可应用止血粉、明胶海绵,必要时再次电熨止血。

4. 术后 4~8 周复查一次,注意局部上皮修复情况,有无感染,粘连和狭窄,对症处理。

5. 宫颈电熨术一次治愈率可达 98% 以上,如电熨不彻底、留有糜烂面,3 个月后重复治疗。

宫颈激光术

指征及术前准备与宫颈电熨术相同,有带尾丝 IUD 治疗前应取出。

【仪器】

二氧化碳激光治疗机,电源电压 220V,功率 20 ~ 30W,激光波长 10.6μm。

【手术步骤】

打开电源,调节电流和光斑,将激光束对准宫颈外口,激光刀头与病变间距离为 20 ~ 30mm,通过传送高能量使组织立刻气化。其烧灼深度、范围、时间等,与宫颈电熨术同。

【术后处理】

同宫颈电熨术。

宫颈微波治疗

微波是频率为 300 ~ 300 000MHz、波长为 1mm ~ 1m 的高频电磁波。作用于人体时可产生热效应和非热效应。宫颈微波治疗是利用其热效应,促进局部组织血液、淋巴循环,改善营养代谢,促使炎症吸收。高温热灼可使炎症组织坏死、炭化。慢性宫颈炎治愈率为 98.5%。

【禁忌证】

活动性肺结核、有出血倾向者、重症高血压者、心血管功能不全者、有急性炎症者、孕妇。

【仪器】

医用微波治疗仪须遵照其使用说明。治疗时一定要让辐射器探头接触到宫颈糜烂面上后,再开动微波发生开关,治疗一次结束,应先断开微波发生开关,使微波不再输出,然后移开探头。

宫颈微波治疗手术范围,术后处理同宫颈电熨术。

(濮德敏 刘 嵘)

四、LEEP 刀宫颈电切术

【原理】

利用高频交流电产生能量,达到切割目的。

仪器为 QUANTUM2000 系统,主要部件包括集中最新技术、材料和工艺的多功能刀头和直径大小不同的丝状环形电极,可以进行最佳的切割和电凝。BIOVAC 吸烟器,可防止含有病毒颗粒的烟尘泄露。整个系统操作模式可以靠状态选择开关来控制。本系统具有非常敏感的错误检测系统,但操作必须按照使用说明执行。

【适应证】

1. 子宫颈活组织检查。

2. 子宫颈锥形切除术。

3. 诊断和治疗宫颈上皮内瘤样病变和增生性病变。

【禁忌证】

1. 孕妇。

2. 患全身和生殖器急性炎症者。

3. 肉眼可见浸润癌患者。

【技能标准】

应用 LEEP 刀诊断和治疗宫颈病变需要良好的切割技能,判断该技能的标准如下:

1. 电极应轻接触,依靠高频电能平滑、流畅地切割组织,而不是拖拉或用力牵扯。

2. 电极上不应黏附组织碎片。

3. 切割后组织颜色有微弱变化。

【优点】

1. 应用电外科手术切割,可以封住毛细血管和淋巴,使血管转移危险性降到最低。

2. 电外科手术不破坏沿切口方向深度的细胞,而且切割标本的周围附 2 ~ 3mm 的正常组织,为病理检查提供足够组织。

【并发症】

同其他宫颈手术一样,术后有宫颈粘连狭窄的可能,故术后应定期随访,及时对症处理。

(濮德敏 刘 嵘)

五、前庭大腺囊肿手术

前庭大腺囊肿,系腺体导管炎症堵塞,分泌液滞留而发生。多为单侧性,位于小阴唇内下侧,亦向大阴唇膨出,呈纵椭圆形,大小不等,囊性感,无压痛,可继发感染形成脓肿。

手术治疗方式有两种:前庭大腺囊肿造口术和前庭大腺囊肿切除术。

前庭大腺囊肿造口术

【适应证】

前庭大腺囊肿较大较深,基底有粘连者,可减少术时出血,避免损伤直肠或引起血肿。

【麻醉】

局部麻醉。

【手术步骤】

1. 常规消毒、局部麻醉。

2. 切开囊肿在小阴唇内侧黏膜与皮肤交界处稍偏黏膜侧切开囊肿达囊腔,切口与囊肿等长,放囊液。

3. 用生理盐水冲洗囊腔。

4. 将囊壁与周围皮肤、黏膜间断缝合,形成袋口状。

【术后处理】

局部用 0.5% 活力碘溶液擦洗,每天 2 次。术后 4～5 天拆线,每天用 1:5000 高锰酸钾溶液或 1:8000 呋喃西林溶液坐浴。

因操作简单,不致发生并发症。术后遗留的窦道逐渐缩小变平,形成新的巴氏腺开口。但有再发生囊肿的可能。

前庭大腺囊肿切除术

前庭大腺囊肿切除术的优点是切除病灶,避免复发及少数老年患者发生恶变。

【手术步骤】

1. 切开:黏膜切口部位和长度与造口术同,但切口深度仅达黏膜与囊壁间隙。

2. 剥离:囊肿用刀柄或手指裹纱布将囊壁与周围组织剥离,囊肿的基底部有阴部动脉的分支,将其结扎后切断,至整个囊肿剔除。

3. 缝合残腔:用2-0肠线间断缝合残腔,注意不留腔隙,以避免底部静脉丛出血形成血肿。

4. 缝合黏膜及皮肤切口:适当修剪过多的皮肤和黏膜,用1号丝线间断缝合切口。

【并发症及处理】

1. 囊肿破裂剥离囊肿时注意不要将囊肿剥破,这样指示明确、界限清楚,不易损伤周围组织和直肠。如剥离时囊肿破裂,则用手指放在囊腔内做一指标,助手用组织钳牵拉皮肤或黏膜,以剪刀紧靠囊壁锐性剥离,将整个囊壁切除。

2. 出血缝合时如留有腔隙,静脉丛出血,可形成血肿。术时应妥善止血,仔细缝合,如出现血肿需找出出血点进行结扎或重新缝合。术后局部适当加压。

3. 损伤直肠囊肿大、部位深、囊壁破裂、界限不清时,深部盲目操作易损伤直肠。故分离时以紧靠囊壁为宜。

4. 感染囊肿有感染时不能行切除术。如术后发生感染需及时处理。

(濮德敏 刘 嵘)

六、无孔处女膜切开术

无孔处女膜(imperforate hymen)又称处女膜闭锁,为胚胎期发育异常,泌尿生殖窦上皮未能向前庭部贯穿所致。偶尔幼女因阴道内过量的黏液潴留,以致处女膜向外凸出而被发现,但绝大多数患者都因青春期出现逐渐加重的周期性下腹痛而就医。检查可见处女膜向外膨隆,表面紫蓝色,无开口。肛腹诊时,能扪及阴道向直肠凸出的卵圆形偏实阴道积血块,甚至子宫、输卵管积血。应及时做处女膜切开术。

【麻醉】

局部麻醉。

【手术步骤】

1. 切口于闭锁突出的处女膜做"X"形切口,达处女膜环。暗褐色经血则自行流出。

2. 修剪处女膜瓣,形成阴道口。用2-0肠线缝合出血点,亦可不处理。

3. 若处女膜闭锁部位较高,组织较厚,可用金属导尿管插入尿道、膀胱、示指伸入肛门做标志,引导切割闭锁处,以避免相邻器官损伤。

【并发症及处理】

1. 经血潴留易导致感染,手术前后应予抗感染药物。

2. 术中不行双合诊,以免经血侧流或输卵管血肿破裂。

3. 术后即可坐起或下床活动,利于经血流出。注意外阴清洁,但不宜坐浴或阴道灌洗。

4. 处女膜组织较厚者,偶可见瘢痕性闭锁,术后需放置阴道模型。

5. 术后1个月复查,检查局部伤口愈合情况及有无子宫或输卵管积血。

(濮德敏　刘　嵘)

七、陈旧性Ⅲ度会阴裂伤修补术

陈旧性会阴Ⅲ度裂伤大多是由于既往分娩时损伤肛提肌、阴道筋膜、肛门括约肌,甚至直肠下段组织断裂后,功能受损,不能控制排气,大便失禁。手术主要为修剪陈旧瘢痕,修补上述器官和组织,重建会阴中心腱以恢复其功能。

【术前准备】

手术前3天,会阴擦洗每天2次,以保持会阴清洁。口服甲硝唑或盐酸莫西沙星(拜复乐),以控制肠道细菌。半流质饮食 2 天,术前 1 天进流质饮食,清晨空腹口服泻药,次晨清洁灌肠。

【手术步骤】

1. 会阴切口用两把组织钳牵引两侧处女膜环最下缘,再以两把组织钳钳夹断裂的直肠阴道壁末端,此处可见肛门括约肌断裂退缩后的两个小凹陷。沿陈旧性裂伤边缘剪去瘢痕,露出阴道壁与直肠分界。

2. 分离直肠与阴道壁阴道壁侧缘剥离应达处女膜痕的两侧最远点,暴露直肠、肛提肌、肛门括约肌的两侧断端。

3. 沿正中线切开阴道壁。

4. 缝合直肠壁。

5. 缝合肛门括约肌。

6. 缝合直肠筋膜。

7. 缝合肛提肌。

8. 切去剩余的阴道黏膜、缝合阴道黏膜。

9. 缝合皮下脂肪。

10. 缝合会阴皮肤。

【注意事项】

1. 直肠组织较薄弱,为避免术时因牵拉进一步撕裂,手术开始做会阴切口时,可于瘢痕上方沿阴道壁切开并分离。暂时保留直肠裂伤缘的陈旧瘢痕,待缝合直肠壁前再修剪。

2. 术后饮食、大小便及伤口处理同产后会阴Ⅲ度裂伤修补术。

(濮德敏 刘 嵘)

八、外阴切除术

外阴切除术分为单纯外阴切除术和广泛性外阴切除术。后者将在妇科肿瘤手术中叙述。

【指征】

慢性增生性外阴炎久治不愈,外阴白色病变、病检呈非典型增生,外阴原位癌以及巨大外阴尖锐湿疣等。

【麻醉】

鞍区麻醉。

【手术步骤】

1. 切口做两个椭圆形切口,第一切口在病变范围稍外,自阴蒂上方,向两侧呈椭圆形伸展,下至阴唇后联合。第二切口为围绕两小阴唇内侧的椭圆形,即阴道前庭的外缘。病变在一侧者,可做单侧切除。

2. 切除外阴于后联合处切开,用组织钳夹住,逐步沿内外两椭圆形切口之间,切除外阴皮肤及部分皮下组织,无需达会阴筋膜。注意止血。

3. 缝合 1 号丝线间断缝合皮下组织后,间断缝合皮肤与前庭黏膜。

4. 术后处理保留尿管 3~4 天,大小便后外阴擦洗。7 天拆线。

(濮德敏　刘　嵘)

九、附件切除术

【适应证】

因附件有病变,需行输卵管卵巢切除;或子宫肿瘤,在切除子宫的同时需行附件切除术者。

【麻醉】

连续硬膜外麻醉或全麻。

【手术步骤】

1. 进腹探查病变部位及程度。

2. 排垫肠管、暴露手术野。

3. 切断骨盆漏斗韧带用手或长镊提起附件,使骨盆漏斗韧带伸张,用两把血管钳钳夹该韧带,于其间切断,用 7 号丝线缝扎近侧残端 2 次。

4. 切除附件用两把血管钳在近子宫角处钳夹输卵管峡部

及卵巢固有韧带,在其间剪断,切除附件,残端用 7 号丝线缝扎 2 次。

5. 包埋残端输卵管及卵巢固有韧带残端、骨盆漏斗韧带残端,都可用圆韧带和阔韧带腹膜以 4 号丝线连续或间断缝合所覆盖。

6. 常规关闭腹腔。

【并发症及处理】

1. 如因卵巢肿瘤行附件切除,应立即剖视肿瘤,了解其良恶性,必要时做冷冻切片检查,以决定手术范围。

2. 炎性病变或盆腔子宫内膜异位症,常使附件包块与输尿管、肠管等粘连,手术中易误伤。应先将附件充分游离、再继续切断、缝扎。

3. 如病变需切除双侧附件,一般不保留子宫。

(濮德敏 刘 嵘)

十、保守性输卵管手术

保守性输卵管手术较多应用于治疗异位妊娠和不孕症。使患者保留输卵管功能,有再次妊娠的机会。其方法有:输卵管开窗取胚术、输卵管妊娠物挤出术、输卵管断端吻合术、输卵管造口术、输卵管移植术等。输卵管断端吻合术将在计划生育中叙述。

输卵管开窗取胚术

【麻醉】

全麻。

【指征】

输卵管妊娠未破裂,输卵管妊娠流产不全者。

【手术步骤】

左手固定妊娠的输卵管,沿管壁的游离缘纵行切开,直达妊娠囊两端。将管内妊娠产物及血块压出,出血点给予结扎或电凝止血。管壁切口可在显微镜下用 7-0 或 8-0 无损伤线间断缝合,或不予缝合。

【并发症及处理】

1. 充分止血为预防术后再出血,术中输卵管切口及管腔内创面,应充分止血。

2. 预防术后粘连腹腔内注入中分子右旋糖酐 250～500ml。

3. 预防感染应用广谱抗生素及甲硝唑,预防术后感染等。

4. 其他术后限制性生活 3 个月,要求生育者,于月经干净 3～7 天,行输卵管通液或造影检查。

输卵管妊娠挤出术

【指征】

输卵管壶腹部妊娠、伞部妊娠破裂者。

【手术步骤】

提起妊娠的输卵管,将妊娠产物逐步向伞端挤压,使之剥离排出。

【注意事项】

为预防术后再出血,术中应于输卵管的病变处轻轻加压或应用凝血酶等适当处理,观察无出血后再关腹。

输卵管造口术

【指征】

因炎症、子宫内膜异位或手术后粘连所致的输卵管远端闭锁,渴望生育者。

【手术时间】

输卵管造影术后 3～6 个月,月经后 1 周为宜。

【手术步骤】

1. 常规开腹。探查内生殖器情况。

2. 分离输卵管周围粘连,使输卵管保持伸直游离状态。

3. 输卵管造口于闭锁处,输卵管游离缘做 1.5 ~ 2cm 长的纵切口,使输卵管黏膜全部外翻,形成翻折的袖口,以 3-0 肠线将外翻出的黏膜间断缝合于相应的浆膜层上,间距 4 ~ 5mm。

4. 常规关腹。

【并发症及处理】

1. 输卵管造口收缩变小手术力求精细,造口足够大,应翻出黏膜层。

2. 造口再次粘连闭合术前应针对病因进行药物治疗。术中应进一步检查输卵管的通畅情况,给予抗炎和解粘连药物。术后 48 ~ 72 小时及 1 个月后行输卵管通液,3 个月后行输卵管造影。

输卵管移植术

【指征】

输卵管峡部或间质部阻塞,又无其他不孕因素存在。输卵管间质部或峡部异位妊娠。

【手术步骤】

1. 常规开腹探查。

2. 切除输卵管阻塞部从伞端注入盐水,观察阻塞部位,自其外侧剪开输卵管,再从伞部插入硬膜外导管,由剪开端穿出。

3. 移植输卵管将子宫角部做楔形切除,切口以能容纳输卵管为度。将插入输卵管的硬膜外导管引入子宫腔。输卵管近端纵行切开 0.5 ~ 1cm,以 3-0 号肠线贯穿输卵管前切缘,打结,再将该线自角部切口子宫前壁引出打结,同法将输卵管后缘自子宫后壁引出打结,于是输卵管内端即引入子宫腔。

4. 缝合子宫角部用 0 号肠线间断缝合子宫角部浆肌层,注意勿缝扎输卵管。

5. 插入输卵管内硬膜外导管自伞端、腹壁引出,固定于腹壁,注入抗炎和解除粘连类药液。

【注意事项】

术后 48 ~ 72h 再注入抗炎和解粘连药液一次,此后每 3 天一次,3周后可以拔除导管。1个月后可行输卵管通液,重复3次月经后均表现通畅,则输卵管移植成功。

(濮德敏 刘 嵘)

十一、卵巢楔形切除术

【适应证】

双侧多囊卵巢所致的月经不调、不孕、多毛等症,经保守治疗无效者。

【手术步骤】

1. 常规切开腹腔、探查两侧附件情况。

2. 固定卵巢用手指夹住骨盆漏斗韧带和输卵管系膜,使卵巢的游离缘向上,即可暂时阻断卵巢的血液循环,又可固定卵巢。

3. 楔形切除卵巢沿纵轴方向,于卵巢游离缘两侧做弧形切口,向卵巢深部楔形将部分卵巢切除。其大小为原卵巢的2/3。

4. 缝合创面3-0肠线连续或间断缝合卵巢切口。

5. 同法处理对侧卵巢。

6. 常规关闭腹腔。

(濮德敏 刘 嵘)

十二、子宫内膜异位症包块切除术

子宫内膜异位症包块,多为卵巢子宫内膜异位囊肿,与其他附件包块不同之处在于其往往与盆腔脏器粘连,固定,常与直肠、盆后壁及侧壁、子宫后壁粘连,手术过程中如不注意,容易损伤直肠、膀胱、输尿管等。因此,其手术特点是应仔细分离粘连,尽量避免损伤邻近器官。

【适应证】

1. 年轻患者,不孕或者要求保留生育功能者。

2. 包块较大,出现压迫症状者。

3. 患者症状严重,经保守治疗症状无缓解者。

【禁忌证】

1. 心、肝、肾疾患,不能耐受手术者,暂不宜手术。

2. 高血压、糖尿病未控制者,不宜手术。

3. 怀疑恶性肿瘤或为冰冻骨盆,盆腔粘连非常严重的患者不宜行腹腔镜手术。

【手术方式】

1. 开腹手术。

2. 经腹腔镜手术。

【术前准备】

1. 手术野的准备按腹部手术备皮范围备皮。

2. 饮食准备术前第 2、第 3 天进无渣半流质饮食,术前一天进流质饮食。

3. 肠道准备术前 3 天开始服用清洁肠道的药物,如甲硝唑 200~400mg,每天 2~3 次。术前第 1 天清晨空腹服蓖麻油 30ml,下午行清洁灌肠。

【手术步骤】

1. 消毒手术野 10% 活力碘消毒腹部皮肤,铺巾。

2. 开腹手术时切开腹壁做下腹正中线或中线旁切口;经腹腔镜手术时常规建立气腹置镜后根据手术难易程度作 2 个或 3 个操作孔。

3. 探查腹腔了解子宫附件情况,主要了解子宫内膜异位包块的大小、与周围脏器的关系、粘连程度。

4. 分离包块与周围粘连以钝性分离为主,锐性分离为辅,在分离过程中应注意避免损伤肠管、膀胱、输尿管等。包块较大与周围粘连致密时分离粘连时一般会导致囊肿破裂,因此可先行穿刺吸尽囊液后再行粘连分离。开腹手术时可将包块分离后托出于腹腔外。

5. 剔除肿块或附件切除:若患者年轻、有生育要求或不孕,仅切除病灶部位,尽量保留正常卵巢组织,并行整形。若有子女,则可行患侧附件切除,以防术后复发。

6. 分离输卵管与周围组织粘连:对于未生育者,应仔细分离输卵管与周围之粘连,使其恢复正常的解剖,尽可能恢复其生理功能。

【注意事项】

1. 子宫内膜异位症包块切除术首选腹腔镜手术,不仅可达到与开腹手术相当的治疗效果而且可减少术后盆腹腔粘连;同时也可更加直观全面地了解盆腔粘连的情况及腹膜面的病灶;也为盆腔内膜异位症复发后的治疗提供了再次的手术机会。

2. 手术过程中,应仔细分离粘连,解剖层次清楚,以免损伤周围脏器。随时注意输尿管走向,避免手术时损伤。

3. 在手术分离粘连的过程中,有可能损伤输尿管、膀胱或直肠。如有发生,根据损伤的情况可行输尿管吻合术、输尿管修补术或输尿管膀胱移植术。若膀胱损伤,则行膀胱修补。若肠管受损,根据受损的严重程度行肠管修补或肠段切除吻合术。

4. 手术过程中,由于分离面广泛,可造成严重渗血,开腹手术时术中可用热盐水纱布压迫止血,对大的出血点可行缝扎止血。腹腔镜手术时可用单极电凝或双电凝止血,也可缝合止血。卵巢囊肿剥除后尽量不要电凝出血的卵巢皮质,以免损伤卵巢功能,应采用缝合止血。

5. 对于盆腔粘连严重者,术后放置腹腔引流管。

(何福仙　项　涛)

十三、子宫肌瘤剔除术

【适应证】

1. 年轻患者或年龄在 40 岁以下者。

2. 无子女,要求保留生育功能。

3. 子宫肌瘤大于 3 个月妊娠子宫大小,或者虽小于 3 个月妊娠大小,但伴月经过多,经药物治疗无效者。

4. 因子宫肌瘤的存在,导致不孕者。

5. 患者对切除子宫有很大顾虑,且肌瘤为单个或几个者。

【禁忌证】

1. 可疑子宫肌瘤有恶变者。

2. 多发性子宫肌瘤数目过多者。

3. 除宫颈管内小肌瘤外,宫颈肌瘤一般不宜行肌瘤剔除术。

4. 合并全身其他系统疾患不能耐受手术者。

【术前准备】

按腹部手术前处理。

【手术方式】

1. 开腹手术。

2. 经腹腔镜手术。

【手术步骤】

1. 消毒手术野 10% 活力碘消毒腹部皮肤、铺巾。

2. 切开腹壁做下腹正中线或中线旁切口,逐层切开腹壁各层,进入腹腔。经腹腔镜手术时常规建立气腹置镜后根据手术难易程度作 2 个或 3 个操作孔。

3. 探查腹腔,探查及了解子宫及附件,尤其是子宫肌瘤的大小、部位及数目,与周围有否粘连。

4. 开腹手术时用棉垫及纱布块排垫肠管,暴露手术野,可将子宫托出于腹腔外。腹腔镜手术时可经阴道放置举宫器。

5. 剔除子宫肌瘤之前于子宫体注射垂体后叶素 6U 可减少术中出血。

6. 开腹手术时也可放置止血带:于两侧阔韧带下缘无血管区各打一个洞,将橡皮管止血带穿入,然后在相当于子宫峡部处前方或后方束紧,以阻断子宫的主要血流,减少手术时的出血。

7. 剔除肌瘤结节:在子宫肌瘤瘤体部位梭形切开子宫浆膜层、肌层,直达瘤体,然后以钝、锐性分离出肌瘤结节,开腹手术时可用布巾钳钳夹瘤体,腔镜手术时则用肌瘤钻协助剥离。如果为多发性肌瘤,相邻近部位的肌瘤结节可通过同一切口潜行剔除。

8. 整形:子宫肌瘤剔除后,用 0 号肠线缝合子宫残腔,可分 2 ~ 3 层缝合,修复子宫。

9. 子宫整形后,可取出止血带,然后于子宫体部注射缩宫素 10 ~ 20U,以促进子宫收缩,减少出血。

10. 缝合阔韧带洞口:用 1 号丝线分别缝合两侧阔韧带前后叶之洞口。

11. 清理腹腔:清理腹腔,查看子宫伤口有无渗血,并清点器械纱布对数后关闭腹腔。

【注意事项】

1. 手术过程中,止血带止血最长不得超过半小时,以防血栓形成,如手术时间过长,可于手术中途放松数分钟后再束紧。

2. 如手术创面较大,可于侧腹壁打洞放置腹腔引流管。

3. 手术后应用子宫收缩药,促进子宫收缩,减少子宫创面出血,可用 20U 缩宫素静脉滴注,每天 2 次,也可用缩宫素 10U 肌内注射,每天 4 次,连续用药 3 ~ 5 天。

4. 在封闭子宫瘤腔时,闭合要紧密,以免血肿形成。

5. 腹腔镜手术适用于单个子宫肌瘤或突出于子宫表面的多发肌瘤,但肌瘤的数目不超过 4 个,肌瘤大小不超过 10cm。

6. 对于明显向宫腔方向生长的肌瘤,手术时要尽量避免穿透宫腔。在分离靠近内膜的子宫肌瘤的基底部时,尽量贴近肌瘤锐性分离,避免用力牵拉。腔镜手术时举宫器的顶端应避开肌瘤,以防器械穿破子宫内膜。

(何福仙　项　涛)

十四、腹式全子宫切除术

【适应证】

1. 子宫肌瘤大小为 3 个月妊娠子宫大小者,或者小于 3 个月妊娠子宫大小,但伴多量子宫出血,经药物治疗无效者。

2. 严重功能失调性子宫出血,经药物治疗无效者。

3. 盆腔子宫内膜异位症或腺肌病,经药物治疗无效者。

4. 子宫恶性肿瘤,如子宫颈原位癌、子宫内膜癌、绒毛膜癌等。

5. 卵巢恶性肿瘤。

6. 两侧附件病变需全切除者,可将子宫一并切除。

【禁忌证】

合并全身其他系统的疾患不能耐受手术者。

【术前准备】

同腹部手术术前准备。估计粘连严重者,术前应做严格的肠道准备。

【手术步骤】

1. 切开腹壁做下腹中线或中线旁切口。

2. 探查腹腔:伸手入盆腔探查子宫、附件,必要时应先由远而近了解肝、胃、肠、大网膜等情况。如有粘连则先分离,使子宫附件与邻近脏器的解剖关系清晰,然后放置腹部拉钩,用纱布垫保护肠管,暴露手术野。

3. 提拉子宫:用两把长弯血管钳沿子宫角夹持子宫两侧,做牵引用。

4. 处理圆韧带:在距子宫附着点 2~3cm 处,先后用血管钳钳夹,切断两侧圆韧带,用 6 号丝线缝扎。

5. 处理附件:提起附件,先用两把长弯血管钳由外向内靠近卵巢钳夹骨盆漏斗韧带,在两钳之间切断,并用 6 号丝线贯穿缝扎,再用 6 号丝线重扎一次,以加固。如果保留附件,则用两把长弯血管钳靠近子宫角平行钳夹输卵管峡部及卵巢固有韧带,在两钳间剪断,6 号丝线贯穿缝扎残端 2 次。

6. 剪开膀胱子宫腹膜反折:在中线剪开并分离疏松的膀胱子宫反折腹膜,然后向两侧剪开达圆韧带断端。

7. 分离膀胱:用鼠齿钳向上牵拉膀胱侧腹膜,用手指沿膀胱筋膜与子宫颈筋膜间的疏松组织下推膀胱至前穹隆处,侧边达宫颈旁 1cm 处。

8. 剪开阔韧带后叶腹膜,剪至相当于后穹隆处的子宫骶骨韧带附近。

9. 处理子宫血管：将子宫拉向一侧，暴露子宫血管，在子宫峡部水平部钳夹、剪断子宫动静脉，注意勿损伤输尿管，并用 6号丝线贯穿缝扎 2 次。同法处理对侧。

10. 处理子宫骶骨韧带：用两把长弯血管钳靠近子宫骶骨韧带附着部夹住两侧子宫骶骨韧带，切断并用 6 号丝线贯穿缝扎，如有肠曲粘连时，应先分离，暴露子宫骶骨韧带后，再处理。子宫骶骨韧带也可在处理主韧带时钳夹之。

11. 切开宫颈筋膜：如为良性肿瘤，应切开宫颈筋膜并分离。

12. 处理主韧带：用直齿血管钳紧贴宫颈旁，在宫颈前后筋膜鞘内分次钳夹主韧带，注意必须达阴道侧穹隆，沿血管钳内缘用刀或剪切断主韧带，切缘距血管钳 2～3mm 以防滑脱，以 6号丝线贯穿缝扎。同法处理对侧。

13. 切除子宫：阴道前后壁游离充分后，以干纱布围绕子宫颈周围，以防切开阴道后分泌物流入盆腔。在阴道前穹隆做一横形或纵形切口，向阴道内塞入 5% 活力碘液纱布一块，然后自切口沿宫颈环形剪开阴道穹隆，子宫即随之切除，记住术后自阴道取出由腹腔塞入的纱布块。

14. 缝合阴道残端：用 0 号肠线连续或间断缝合阴道残端，缝合时注意两侧角部固定于两侧主韧带残端。

15. 缝合宫颈前后筋膜：以 4 号丝线连续缝合宫颈前后筋膜。

16. 缝合盆腔腹膜检查创面，各断端无出血，从一侧后腹膜切缘角用 1 号丝线连续缝合，将盆腔各残端包埋在腹膜外。

17. 缝合腹壁。

【注意事项】

1. 处理骨盆漏斗韧带、子宫血管和主韧带时，如结扎线滑脱或断裂出血，不应急于止血而盲目钳夹，以免损伤输尿管。

2. 处理主韧带时，尤其是子宫颈肥大或有子宫颈肌瘤时，应先将输尿管向外推离，或先将肌瘤剔除，再处理主韧带，且注意每次钳夹组织不宜过多。

3. 处理子宫骶骨韧带时应紧贴子宫，因输尿管在其外侧行走,如遇粘连,应分离后再处理。

4. 处理卵巢动静脉和子宫动脉时,结扎要牢靠,血管应双重结扎。

5. 凡渗血或静脉丛出血,结扎不但不能止血反而可增加出血,可先试用湿盐水纱布压迫止血。

6. 对有感染的患者,做全子宫切除时,可于阴道断端中间向阴道内插入硅胶管或烟卷引流条一条,术后48小时左右取出。

(何福仙　项　涛)

十五、腹腔镜下全子宫切除术

【适应证】

1. 子宫肌瘤大小为3个月妊娠子宫大小者,或者小于3个月妊娠子宫大小,但伴多量子宫出血,经药物治疗无效者。

2. 严重功能失调性子宫出血,经药物治疗无效者。

3. 盆腔子宫内膜异位症或腺肌病,经药物治疗无效者。

4. 子宫恶性肿瘤,如子宫颈原位癌、子宫内膜癌、绒毛膜癌、子宫颈上皮或子宫内膜不典型增生等。

【禁忌证】

1. 子宫肌瘤大于妊娠20周者。

2. 合并全身其他系统的疾患不能耐受手术者。

3. 产后因胎盘、子宫的出血性疾病有子宫切除指征但不宜的腹腔镜下手术者。

【术前准备】

同腹部手术术前准备。

【手术步骤】

1. 患者体位:取膀胱截石位,头低臀高20°~30°。

2. 置导尿管及举宫器。

3. 气腹针穿刺腹腔后形成人工气腹,常规行四孔穿刺,置镜探查。

4. 处理圆韧带:在距子宫角外侧 2 ~ 3cm 处,电凝或超声刀切断两侧圆韧带。

5. 剪开阔韧带前叶及膀胱腹膜反折:在中线剪开并分离疏松的膀胱子宫反折腹膜,然后向两侧剪开达圆韧带断端。下推膀胱达宫颈外口处。

6. 附件处理

(1)保留附件:距子宫角部 2cm 处切断卵巢固有韧带与输卵管。

(2)切除附件:提起一侧附件,暴露骨盆漏斗韧带,电凝或超声刀切断。

7. 切断子宫动脉。将子宫牵向对侧,于子宫峡部处电凝或超声刀切断子宫动脉。

8. 切断子宫骶骨韧带及主韧带。

9. 切开前穹隆:手术助手用卵圆钳钳夹湿纱布卷放入阴道前穹隆作指示,电刀切开阴道前穹隆,用水袋堵塞于阴道口以防 CO_2 漏出。

10. 切除子宫:沿穹隆环形切下子宫并经阴道取出。

11. 缝合阴道壁:以 2-0 可吸收线连续缝合阴道壁并将主韧带断端与阴道壁缝合在一起以加强盆底。

12. 腹膜化:将子宫膀胱反折处和腹膜与宫颈残端后的腹膜连续或间断缝合起来,包埋阴道残端。

【注意事项】

1. 对简单全子宫切除,阴式手术或腹腔镜手术均可作为首选术式。而合并盆腔粘连、子宫内膜异位症等病变而需切除子宫时,腹腔镜全子宫切除则应作为首选术式。巨大子宫或盆腔严重粘连者的子宫切除,应首选开腹手术。

2. 在手术过程中要仔细解剖主要血管的位置及走行,将血管分离出来后再阻断,特别是子宫动脉更应如此,以免引起术中出血。要将血管彻底凝固后再切断以防出血或术后血管再次开放出血。

3. 在主韧带与骶骨韧带水平,输尿管、子宫动脉的下行支与宫颈的位置非常接近。只有当宫旁组织充分游离后才能用双极电凝可超声刀切断主韧带及骶骨韧带,以防出血及损伤输尿管。

(何福仙　项　涛)

十六、腹式次全子宫切除

【适应证】

同全子宫切除术,多适用于一般身体情况差、粘连较重、不宜施行全子宫切除者。

【禁忌证】

同全子宫切除术。

【术前准备】

同腹部手术术前准备。

【手术步骤】

1~9. 同全子宫切除术。

10. 切除子宫向上牵拉子宫,用力沿子宫峡部环形并稍斜向下方锥形切除子宫,以 0 号肠线间断缝合子宫颈断端,然后用 4 号丝线缝合宫颈残端的筋膜。

11. 缝合盆腔腹膜及腹壁同全子宫切除术。

【注意事项】

同全子宫切除术。

(何福仙　项　涛)

十七、阴式子宫切除及阴道
前后壁修补术

【适应证】

1. 子宫脱垂而无生育要求者。

2. 年龄在 40 岁以上的功能性子宫出血,经药物治疗效果不明显,兼有膀胱及直肠膨出者。

3. 较小的子宫肌瘤,或子宫肌瘤不超过妊娠 12 周子宫大小且无盆腔粘连者。

【禁忌证】

1. 子宫体大于 12 周妊娠月份者。

2. 子宫附件有粘连者。

3. 诊断不明,或子宫恶性肿瘤。

【术前准备】

1. 饮食及肠道准备:手术前第 2、第 3 天进无渣半流质饮食,术前 1 天进流质饮食,并于清晨空腹服蓖麻油 30ml,下午清洁灌肠或服灌洗液 2000ml。术前 3 ~ 5 天服甲硝唑 200 ~ 400mg,每天 3 次。

2. 外阴准备:手术前 3 ~ 5 天开始用 1:5000 高锰酸钾溶液坐浴或 5% 活力碘液阴道擦洗,每天 2 次。

3. 手术野的准备:按阴式手术的备皮范围进行皮肤准备。

【手术步骤】

1. 取膀胱截石位,外阴、阴道常规消毒,铺巾。用丝线将两侧小阴唇分别固定于两侧大阴唇外侧皮肤上,于宫颈两侧结缔组织内注入垂体后叶素 10U,可减少手术时出血。

2. 切开阴道黏膜:用金属导尿管插入膀胱,了解膀胱在宫颈的附着部位,于膀胱附着处下 0.3 ~ 0.5cm 的阴道壁上做一横切口,长达宫颈两侧方,深达宫颈筋膜,然后在中线纵形向上切开阴道前壁黏膜直至外尿道口下方,阴道前壁切口呈倒"T"形。

3. 分离膀胱:在膀胱附着于宫颈最低处,用无齿镊提膀胱壁,剪开该处结缔组织,找出膀胱宫颈间隙,用手指或刀柄将膀胱推上,直至膀胱子宫腹膜反折处,膀胱两侧壁附着较牢固时,可用剪刀锐性分离。

4. 剪开膀胱子宫反折腹膜:提起膀胱子宫反折腹膜,证实无误时剪一小口,向两侧扩大,于腹膜中点缝以丝线牵引,作为标志。

5. 切开宫颈后壁黏膜:将宫颈向前牵引,沿两侧切口向后延长宫颈黏膜切口,至整个宫颈黏膜环形切开,并用手指或刀柄分离阴道后壁及侧后壁黏膜,暴露子宫骶骨韧带及主韧带。

6. 剪开子宫直肠陷凹腹膜:将宫颈稍向上牵引,提起子宫直肠陷凹腹膜,证实无误时,剪一小口,向两侧扩大,亦以丝线牵引,作为标志。

7. 切断、缝扎子宫骶骨韧带、主韧带、子宫血管:将宫颈向一侧牵拉,暴露对侧子宫骶骨韧带,钳夹、切断,用6号丝线缝扎2次,保留丝线做标志,同样处理对侧,再将宫颈向下及对侧牵引,暴露主韧带,检查无输尿管在其中,紧贴宫颈钳夹主韧带,切断并用6号丝线扎2次,缝线保留做标志,对侧同样处理,顺延向上,暴露子宫血管、切断,亦用6号丝线缝扎2次,缝线剪断不做牵引,对侧同样处理。

8. 处理附件:一般将子宫体自子宫直肠陷凹切口向外牵出,如保留附件,则用两把长弯血管钳钳夹输卵管峡部、卵巢固有韧带及圆韧带,切断并用6号丝线缝扎2次,缝线保留做标志,同法处理对侧。如需要切附件,则应将子宫体较多牵出,钳夹、切断骨盆漏斗韧带,并用6号丝线双重缝扎。

9. 缝合腹膜:检查各残端无出血,用圆针穿4号丝线,从一侧前腹膜缘开始,经圆韧带和附件缝闭内侧的腹膜,然后由后腹膜缘穿出,打结。同样缝闭对侧角。再连续缝合剩余的腹膜,关闭盆腔。此时附件及各韧带残端置于腹膜外。

10. 对应缝合各韧带将各侧韧带所保留的缝线分别与对侧同名韧带结扎或用6~8号丝线对缝各同名韧带之残端并打结,再用0号或1号肠线自阴道后壁穿入,绕缝各韧带断端,仍从阴道黏膜后壁穿出,结扎,以重建盆底支柱,加强盆底托力,悬吊阴道残端。

11. 修补膀胱膨出用2-0号肠线由外向内,在膀胱外筋膜层做2~3个"U"形缝合,以整复膨出的膀胱。然后剪去多余的阴道前壁黏膜,自尿道口开始,用0号肠线间断缝合阴道黏膜。

12. 修补直肠膨出

(1) 会阴切口:用两把组织钳分别夹两侧小阴唇下端,作为术中牵引和标志。剪开或切开两钳中间的后阴道壁黏膜与皮肤边缘。

（2）分离阴道壁黏膜与直肠间隙：分离时剪刀应紧贴阴道黏膜，剪刀凹面向上，分离长度根据膨出的程度而定。

（3）切除阴道黏膜：三角形切除阴道黏膜，其底边为会阴切口，其尖端为分离的顶端，切除多少根据阴道膨出的程度而定，缝合后阴道宽度以能容两指松为宜。

（4）处理肛提肌：向两侧分离阴道黏膜及直肠两侧组织，暴露肛提肌中的耻骨尾骨肌边缘，先用 2-0 或 3-0 肠线在直肠外筋膜间断缝合 2～3 针，整复膨出的直肠，再用 0 号或 1 号肠线间断缝合两侧耻骨尾骨肌。

（5）缝合阴道后壁黏膜：用 0 号肠线间断缝合阴道后壁黏膜。

（6）缝合会阴皮下组织及皮肤：用 1 号丝线分别间断缝合皮下组织及皮肤。

【注意事项】

1. 选择病例必须适当，应严格掌握适应证。

2. 避免邻近器官损伤，减少出血，手术前可于宫颈或阴道黏膜下注射垂体后叶素或缩宫素 10U，不但有利于分清组织层次，避免器官损伤，也可减少创面局部出血，有助于手术的顺利进行。手术时注意解剖层次，层次清晰者出血量少。

3. 术后保留尿管 3～5 天，注意会阴部清洁，防止局部感染，术后第 5 天拆除外阴皮肤缝线。

（何福仙　项　涛）

十八、皮瓣移植阴道成形术

先天性无阴道成形术有带蒂皮瓣移植术、羊膜移植术、皮瓣移植术、腹膜移植、胎儿皮肤移植及乙状结肠代阴道成形术等多种手术方式，皮瓣移植术手术简便，安全，成功率高，容易推广，其缺点为术后阴道干涩，容易瘢痕收缩，阴道狭窄，术后需上模具半年以上。

【术前准备】

1. 按一般阴道手术前准备。

2. 肠道准备:术前 2~3 天进少渣半流质饮食,术前 1 天进流质饮食,术前 3 天服磺胺脒、新霉素或甲硝唑等药物,以控制肠道细菌,手术前晚清洁灌肠。

3. 供皮区的准备:术前 2 天洗涤大腿内侧供皮区,术前 1 天剃毛,消毒后用消毒毛巾包裹。

【手术步骤】

1. 患者取膀胱截石位,常规消毒外阴皮肤,铺巾,并将两侧小阴唇固定于两侧大阴唇外侧皮肤上,导尿。

2. 造穴:于尿道口与肛门之间相当于阴道口外做一横切口,长 4~5cm,左手示指入肛门做引导,用剪刀水平方向分离膀胱与直肠间隙,并可插入金属导管做引导,分离出 4cm 间隙后取出左手指及金属导尿管,然后用手指钝性向纵深方向及两侧分离直肠与膀胱间隙,使造穴深达 10cm,宽 3 横指。

3. 取皮:在术前准备好的一侧大腿内侧面常规消毒后,用取皮机取下一块中等厚度,长 20cm,宽 10cm 大小的皮片,放入生理盐水内备用,大腿内侧供皮区创面用无菌凡士林纱布和干纱布覆盖包扎。

4. 植皮与固定:准备好的皮片覆盖在撑开的金属阴道窥器上,两侧边缘用 0~3 号肠线做间断缝合,使形成皮筒状,四周以尖刀多点刺破成小孔,然后将皮筒套于事先做好的模具上(用纱布、碘仿纱条及凡士林纱布包裹形成的相应大小的圆柱状模具)一并放入新造的阴道穴内,皮筒外缘与阴道口的创缘用 1 号丝线间断缝合。

5. 放置持续导尿管,固定模具。消毒纱布敷盖外阴。

【注意事项】

1. 严格无菌操作,认真做好术前准备。

2. 取皮要求完整皮片,厚度适中,以中等厚度为宜。

3. 术中注意解剖关系,避免损伤邻近器官。

4. 术中注意创面止血,对活动性出血点必须结扎。

5. 阴道内皮片要固定好,模具大小要适中,粗细均匀。

6. 手术后注意预防和控制感染。

7. 术后不宜过早更换模具,以免影响皮瓣的成活,以术后 12～14 天更换为宜,开始应以更换软模具为宜。

(何福仙 项 涛)

十九、乙状结肠代阴道成形术

乙状结肠代阴道成形术成功率高,形成的阴道宽松,黏膜有分泌,使阴道柔软有弹性,极接近于正常的阴道功能,有助于性生活,术后不需放置模具,但手术技术要求较高。

【适应证】

1. 适用于各类先天性无阴道患者。

2. 适用于用其他方法阴道成形术失败以后再次手术者。

【禁忌证】

乙状结肠系膜过短者不宜采用此方法。

【术前准备】

1. 饮食及肠道准备:手术前 5 天开始饮食准备,前 3 天进无渣半流饮食,后 2 天进流汁饮食,并于手术前 1 天清晨空腹服蓖麻油 30ml,并于下午清洁灌肠,或手术前 1 天下午 2h 内服灌肠液 2000ml。服药后可免除灌肠。若肠道准备不满意,可补加清洁灌肠。并于手术前 4～5 天服甲硝唑 0.4g,每天 3 次。

2. 外阴准备:手术前 3～5 天开始,用 1：5000 高锰酸钾溶液坐浴,每天 3 次。

3. 手术野的准备:按腹部手术和外阴阴道手术的备皮范围进行皮肤准备。

【手术步骤】

1. 患者取膀胱截石位,常规消毒腹部及外阴部皮肤后,行腹部及外阴部联合铺巾。

2. 行下腹正中或旁中切口,长 15cm,切开腹壁各层。

3. 探查盆腔检查内生殖器情况及乙状结肠有无解剖异常和病变。

4. 确定所取肠段的长度:测量乙状结肠系膜长度和盆腔深度(骶骨岬至阴道前庭的距离),然后按公式:盆腔深度+1/2系膜长度=所取乙状结肠长度。

5. 确定切取肠段的部位:一般以乙状结肠与直肠移行部位为所切取肠段的远端。在此缝一针作为标记。由此向近侧端量取所取肠段的长度(或15cm)处为切取肠段的近端,并缝一针做标记。

6. 游离乙状结肠根据确定的切取肠段供血血管的分布和其系膜的长度,决定保留切取肠段的供血血管。一般保留乙状结肠动脉主干,远侧结扎切断其终末支,近侧可结扎切断左结肠动脉的降支。游离前应仔细观察切取肠段肠管颜色、系膜缘血管搏动的状况,如果良好,则可行结扎。先于切取肠段的远侧端缝线标记处向乙状结肠动脉根部切开系膜的左叶、右叶,并予分离,结扎乙状结肠动脉的终末支及其系膜中的小血管;同样,于切取肠段的近侧端缝线标记处向乙状结肠根部分离系膜,结扎,切断左结肠动脉降支及其系膜间的小血管。在切取肠段的两预切点处,游离乙状结肠肠管各2~3cm长,分别于此两切点各钳夹两把直肠钳,于两钳之间切断肠管,纱布包裹切断肠管断端。

7. 切取肠段的处理:切取肠段两断端分别用4号丝线连续缝合封闭,以备代阴道用。

8. 处理保留的肠管:将保留肠管的远、近两侧断端吻合,首先将两断端上的肠钳均向断端远侧移行4~5cm,并重新消毒断端的肠腔,然后用细丝线将两断端的系膜侧及其对侧各缝一针固定。用圆针1号丝线间断全层缝合肠管的前后壁,针距0.5cm,线结在肠腔内。最后间断内翻缝合前后壁的浆肌层。记住缝合时切勿透过肠黏膜层。吻合完毕,以拇指对应示指检查吻合口的大小,以不小于拇指指头为宜。

9. 阴道造穴:于阴道前庭凹陷处,相当于处女膜环部位U形切口,切开黏膜并向上游离,并分离尿道,膀胱与直肠间隙,直达盆腔腹膜处,造穴宽度以容3横指为宜。

10. 切开盆底腹膜与穴道相通于盆底腹膜:于痕迹子宫结

节后方横形切开,长约 6cm,然后在阴道造穴中用手指或血管钳向上顶,使上下相通。

11. 切取乙状结肠肠段下置穴道:将所切取乙状结肠段远侧端下置阴道口,也有将所取肠管近侧端顺时针方向移动后将近侧端放置于阴道口者。主要根据系膜的长短决定是否将远侧端还是近侧端放置于阴道口。但放置时注意切勿使肠管及肠系膜血管扭曲,及避免牵拉较紧,影响移植肠段的血供。

12. 形成阴道口:在被拖至阴道穴口的肠管系膜对侧的结肠带处造口,长约 4cm,然后用 1 号丝线相对应缝合阴道穴口与结肠造口,形成阴道口,并保留所有缝合的丝线线尾。

13. 乙状结肠与盆底腹膜切口固定:盆底腹膜切口与乙状结肠前后左右用 1 号丝线各间断固定一针。一般盆腔内外露的乙状结肠约为移植肠段的 1/3。

14. 缝合切开肠系膜前后叶腹膜及固定游离下置的乙状结肠系膜于后腹膜,以防此系膜左右相通。

15. 检查吻合肠管血运良好,清理腹腔,清点器械,清点纱布,如无缺失,则关闭腹壁各层。

16. 阴道处理:用甲硝唑溶液冲洗代阴道的肠腔,然后用凡士林包裹的碘仿纱条疏松填塞于所造阴道内,然后阴道口用凡士林碘仿纱布团塞于阴道口,以利阴道口扩张,再将所保留的丝线线尾上、下、左、右四等份相对应打结,并将阴道口纱布团固定于其上。

17. 上持续导尿管,用消毒纱布覆盖外阴。

【注意事项】

1. 乙状结肠游离,注意勿损伤保留的各部血管,系膜内血管结扎牢靠。

2. 将移植肠段下植阴道穴口时,应避免肠管及系膜扭曲、牵拉过紧等,以免影响移植肠段的血供,造成移植肠段的坏死。

(何福仙　项　涛)

二十、妇科激光手术

【妇科常用的激光器】

1. 二氧化碳(CO_2)激光器有台式和便携式两种,输出功率 $10\sim50W$,波长 $106\mu m$,具有可封闭直径 $1\sim2mm$ 的血管、止血效果好,组织切割好,对邻近组织损伤小(在 $500\mu m$ 以下的窄带内)和组织修复快等优点。但其输出方式为直接输出(便携式)和关节臂传导输出,故不能配合内镜手术。

2. 掺钕钇铝石榴石($Nd:YAG$)激光器为台式,输出功率 $0\sim120W$ 可调,波长 $1064\mu m$,具有可封闭直径 $3\sim4mm$ 的血管、止血效果显著,对组织穿透能力强,可经光纤传输配合内镜手术等优点。且输出功能调节范围大,工作方式脉冲或连续随意可选,脉冲输出时间长短可自行控制,故应用范围广泛。由于其对组织穿透能力强,故需要具有较高的操作技能,以避免意外损伤邻近器官。

3. 氦氖($HE-NE$)激光器为台式。输出功率 $5\sim30mW$,为波长 $6328nm$ 的可见红光,是弱激光,主要利用其生物刺激作用进行激光理疗,抗炎止痛和促进组织修复。

4. 氩离子(Ar^+)激光器为台式,为波长 $488nm$ 的可见青光,氧化血红蛋白对其具有较好的吸收特性,止血效果十分显著,可经光纤传输配合内镜手术,广泛用于血管丰富区域的止血治疗。但目前一般医院配备较少。

【适应证】

1. 外阴疾病:外阴白色病变、尖锐湿疣、外阴良性肿瘤(如色素痣、汗腺瘤、血管瘤等)、前庭大腺囊肿、处女膜闭锁、外阴癌等。

2. 阴道疾病:阴道囊肿、阴道息肉、阴道实质性良性肿瘤(如乳头状瘤、尖锐湿疣)、阴道横隔、阴道纵隔等。

3. 子宫颈疾病:慢性子宫颈炎(如宫颈糜烂、宫颈/宫颈管息肉)、子宫颈乳头状瘤、尖锐湿疣、子宫颈癌等。

4. 子宫疾病:黏膜下、浆膜下子宫肌瘤,更年期功能性子宫出血等。

5. 输卵管疾病:输卵管积水、异位妊娠等。

6. 卵巢疾病:卵巢子宫内膜囊肿、多囊性卵巢等。

7. 其他:由于激光手术的特点,随着激光器配套输出器械的研制开发,几乎可由"光刀"取代常规手术刀施行手术治疗各种疾病。

【禁忌证】

激光手术的禁忌证与常规手术的禁忌证相同,如急性局部或全身感染,心、肝、肾衰竭急性期及其他不能胜任手术者。

不同的是激光手术所使用的激光均属强激光,对生物组织的损伤与能量密度,照射时间密切相关,且常用的 CO_2、Nd:YAG 激光束均为不可见的红外光,故手术者不熟悉所用激光器的性能,未经必要的技术培训,应列入激光手术禁忌。

【术前准备】

外阴、阴道和子宫颈部激光手术的术前准备与该部常规手术相同。子宫附件的激光手术需要子宫腔镜、腹腔镜的配合方能完成,术前准备与常规宫腔镜、腹腔镜手术相同。

【手术时机和手术室处理】

外阴、阴道和子宫颈部激光手术的创面,多不需缝合。为了有利于创面愈合,手术时机为月经干净后 3~5 天。排空膀胱后取膀胱截石位,多选用局部浸润麻醉,宫腔镜和腹腔镜激光联合手术,一般选用连续硬膜外麻醉。手术区域常规消毒铺巾。

【激光在妇科常见病中的应用】

1. 外阴白色病变:以输出功率 5~10W,功率密度 50~100W/cm² 的 CO_2 激光,光斑直径 0.3~0.5cm,距离 3~5cm,光束对准病区做热凝固、气化术,深度 0.1~0.2cm,至照射区呈浅褐色为止。病变范围大者,分侧治疗,以防两侧粘连。术毕局部涂美宝湿润烧伤膏,注意阴部卫生,便后用 1:5000 高锰酸钾溶液坐浴,浴后再涂烧伤膏,创面一般 2 周愈合。若术后结合 He-Ne 激光照射,创面愈合会更快。

2. 前庭大腺囊肿:以输出功率 10~15W,功率密度

$1000W/cm^2$ 的 CO_2 的激光,光斑直径 $0.1 \sim 0.3cm$,距离 $2 \sim 4cm$,光束对准小阴唇内侧与处女膜环交界处外侧 $0.5cm$,在囊肿的下 $1/3$ 处由上至下,纵行气化切割囊外黏膜 $1cm \times 0.6cm$,然后在中线切割开囊壁,排净囊内容物后,将囊壁缘外翻至同侧黏膜创缘,用散焦光斑直径约 $0.5cm$,距离 $5 \sim 6cm$ 凝固焊接囊壁与黏膜创缘以造口。亦可直接气化切割透囊壁,排净囊内容物后,彻底气化凝固囊内壁以破坏腺体类似于切除术。术毕涂 1% 甲紫药水,次日开始用 $1:5000$ 高锰酸钾溶液坐浴,每天 2 次,创面一般 2 周愈合。术后可应用 He-Ne 激光照射,促进创面愈合。

3. 尖锐湿疣:以输出功率 $10 \sim 15W$,功率密度 $1000W/cm^2$ 的 CO_2 激光,光斑直径 $0.1 \sim 0.3cm$,距离 $2 \sim 4cm$,对较大的疣体,光束对准其基底部水平气化切除,对较小的疣体,则直接气化清除,其后对其创面其底部,距离 $5 \sim 6cm$,散焦光斑直径约 $0.5cm$,加以凝固,范围超出病灶 $0.3 \sim 0.5cm$,深度 $0.2 \sim 0.3cm$,至照射区呈微见碳化为止。对于尿道口的疣体,可用棉签蘸取 2% 丁卡因液插入尿道口内做表面麻醉,术时略将棉签外提,用光束直接气化或切割疣体,如此可方便操作,又可避免损伤对侧的尿道黏膜。若病灶范围大且对称,可分次治疗,以防两侧粘连。术后创面涂美宝湿润烧伤膏,注意阴部卫生,用 $1:5000$ 高锰酸钾溶液坐浴,每天 2 次,一般创面 10 天左右愈合。已婚夫妇一般双方均有,需同时检查和治疗,对反复发病者,可加用干扰素治疗。

4. 处女膜闭锁:以输出功率 $10 \sim 15W$,功率密度 $1000W/cm^2$ 的 CO_2 激光,光斑直径 $0.1 \sim 0.3cm$,距离 $2 \sim 4cm$,光束对准处女膜中央,将其气化切割穿透,即见阴道内积血流出,然后将光束沿处女膜环缘内 $0.3cm$ 环形气化切割去除处女膜。若应用 Nd:YAG 激光,光刀与处女膜准接触气化切割,则手术时间、出血量将更少。术后局部涂美宝湿润烧伤膏,注意阴部卫生,创缘一般 10 天左右愈合。

5. 阴道囊肿:以输出功率 $10 \sim 15W$ 的 CO_2 激光,功率密度 $500W/cm^2$,光斑直径 $0.3 \sim 0.5cm$,距离 $3 \sim 5cm$,将囊肿击穿,

挤净囊液后,气化囊壁,再用散焦光束,凝固基底部呈浅褐色为止。术时注意激光束不能照射到拉钩或窥阴器上,以免光反射伤及术者眼睛。术后局部涂 1% 甲紫药水,创面 10 天左右愈合。

6. 阴道息肉:用窥阴器显露息肉,一般不需麻醉,用组织钳将息肉轻轻提起,以输出功率 10 ~ 15W,功率密度 500W/cm²,光斑直径 0.3 ~ 0.5cm 的 CO_2 激光,距离 3 ~ 5cm,气化切割息肉的蒂部,若出血先用棉球压迫,再用散焦光束凝固止血,术后局部涂 1% 甲紫药水,创面一般 10 天左右愈合。

7. 慢性子宫颈炎:术前需经妇科检查,做宫颈刮片、白带常规等检查,排除宫颈癌和阴道炎。用窥阴器显露宫颈,用 5% 活力碘液棉球消毒宫颈及阴道,宫颈分泌物多时,可用 3% 冰醋酸液棉球擦除,此时宫颈糜烂面变白,界线更为明显,不需麻醉。以输出功率 15 ~ 30W,功率密度 500 ~ 1000W/cm² 的 CO_2 激光,长刀头输出,光斑直径 0.3 ~ 0.5cm,距离 2 ~ 5cm,先下唇,后上唇做同心圆弧式扫描。轻中度单纯型或颗粒型,气化凝固超过病灶缘 0.3cm,至创面呈浅褐色微碳化即可。对于中重度乳突型,尤其合并宫颈肥大者,则需呈浅锥型气化,气化面超过病灶 0.5cm。合并宫颈息肉者,需气化凝固其基底部。合并子宫颈腺体囊肿者,先用光束击穿囊壁,将囊内胶冻状物挤净后,再气化残留囊壁,亦可应用 Nd:YAG 激光,输出功率为 30 ~ 50W,操作方法同上,其封闭血管能力比 CO_2 激光强,可减少术中出血。激光手术的气化面平整,可缩短创面愈合时间。术时注意避免光束误伤阴道壁,或光束照射窥阴器反射伤及眼睛。术时产生的烟雾较多,影响视线,可用吸尘器管放置在阴道口上方抽吸排至窗外。术时部分患者因激光刺激子宫颈而引起子宫收缩,感觉下腹部胀痛,程度可忍受,术后消失。部分患者可有阴道烧灼感,术后消失。

术毕局部涂 1% 甲紫药水,嘱患者注意阴部卫生,禁止性生活 2 个月,阴道出血超过月经量应随时来院检查。术后次日,阴道有不同程度的渗液排出,持续 1 周左右。这时有深褐色或黑色痂皮排出伴少量阴道出血,一般少于月经量。此时阴道镜检查,可见创面有新生的微血管和呈点状生长的新生上皮。少数患者7~10天,阴道出血可增多,局部消毒后,喷呋喃西林药粉,用带尾棉球压迫24h,多能止血。创面一般14~21天愈合,绝大多数患者一次治疗即能痊愈。

8. 更年期功能性子宫出血:对保守治疗久治不愈的患者,可在宫腔镜下行激光子宫内膜烧灼术。检查子宫内膜情况后,将功率60~80W的Nd:YAG激光的光纤经操作孔导入宫腔,以散焦光束依次凝固子宫内膜,每次移动一个光斑区。欲闭经者内膜全部凝固,减少经量者可部分凝固。由于Nd:YAG激光穿透组织较深,照射应从子宫底部肌肉较厚处开始,定时控制在1s内,至黏膜照射后变白即可,术中可视情况调整输出功率和每次照射时间。光纤末梢应超出宫腔镜终端1cm,否则可损坏宫腔镜,特别是可使物镜的镜面呈毛玻璃状,使之模糊不清。术毕常规应用抗生素预防感染和应用止痛药物。术后可出现宫腔渗液经阴道排出,持续20天左右。

9. 黏膜下子宫肌瘤:置入宫腔镜检查宫腔情况及肌瘤部位、大小及数目后,将功率60~80W的Nd:YAG激光的光纤经操作孔导入宫腔。有蒂的肌瘤,光纤距蒂0.5~1cm,聚焦汽化切割,定时控制在1秒内,分次切割至瘤蒂断落钳出,残端渗血者用散焦光束凝固止血。无蒂肌瘤,先用聚焦光束切开其假包膜,用有齿钳将瘤体扭除取出,再用散焦光束凝固瘤腔。对较小的无蒂肌瘤则可直接气化。对瘤体多、操作时间长者,应注意膨宫液的升温损伤正常的子宫内膜,可通过调节膨宫液的流速来控制液温。同时应注意进出的液量差,防止水中毒。术后常规应用抗生素预防感染和应用止痛药物。术后宫腔排液量不等,一般持续20天左右。

10. 浆膜下子宫肌瘤:常规置入腹腔镜检查子宫及肌瘤情况和盆腔情况后,在下腹穿刺2~3个操作孔,一般应用Nd:YAG激光,在肌瘤附近注射缩宫药后,将光纤经操作孔导入,对准瘤体表面,距离0.5cm,以功率输出60~80W气化切开假包膜,显露肌瘤,在用有齿钳钳持瘤体旋转上提的同时,用控时输出的光束气化分离瘤体与肌层至整个瘤体剔除,残腔用散焦光束凝固,残腔小可不缝合。瘤体剪碎后经操作孔取出(用旋切器取出瘤体更为方便),亦可应用氩离子激光。确认无出血,冲洗腹腔后术毕。术后用药、观察事项及术后护理同常规腹腔镜肌瘤切除术。

11. 子宫内膜异位症:常规置入腹腔镜,检查子宫及附件和盆腔病变后,在下腹穿刺 2~3 个操作孔,置入相应的操作器械,导入 Nd:YAG 激光光纤,功率 30~40W,光纤距粘连带 0.1~0.3cm,时间控制在 1 秒钟内分离粘连,显露卵巢巧克力囊肿,气化切开囊肿后,气化切开囊壁,冲吸净巧克力囊液后,用散焦光束凝固囊内壁,残腔视情况缝合或不缝合。盆腔散在的子宫内膜异位灶,用散焦光束凝固变白即可。氩离子激光穿透组织能力比 Nd:YAG 弱,使用更为安全。确认手术野无出血后,取出切割下来的囊壁,冲洗腹腔后术毕。术后常规用药和护理。

12. 输卵管妊娠:适用于未破裂型和内出血少的输卵管妊娠。常规置入腹腔镜,检查子宫附件及输卵管妊娠情况后,下腹穿刺 2~3 个操作孔,置入相应的操作器械,充分显露和固定病灶在视野下,导入 Nd:YAG 激光光纤,功率 30~40W,光纤对准输卵管妊娠部位的游离缘,距离 0.1~0.3cm,与输卵管纵轴平行,线形气化切开妊娠囊,钳除胚胎组织,出血点用散焦光束凝固,创面可不缝合。若对侧输卵管伞端闭锁可用聚焦光束打孔造口。冲洗手术野和盆腔后术毕。术后用药,观察及护理同常规腹腔镜输卵管手术。

【注意事项】

1. 操作者应熟悉所用的激光器的性能、注意事项,并要经过必要的培训。

2. 每次使用前应检查激光器的性能,输出功率的大小,时间控制钮是否有效,触发开关是否灵活,并用测试板测试,做到心中有数。

3. 未对准照射区前或移开后,严禁触发激光。使用光纤输导激光时,严防光纤折断,折断处激光泄漏可造成严重的意外伤害。

4. 室内照明要有足够的亮度,这样可使医务人员及患者的瞳孔缩小,减少进入眼睛的散射激光量。工作区内应避免有镜或反射物。

5. 建立必要的安全制度,有关人员必须严格遵守执行,严禁用眼睛直对激光,以防造成眼睛不可逆的损伤。

(黎　宁　吴明富)

第三十章 妇科肿瘤手术

一、外阴癌根治术

外阴癌根治术主要包括外阴广泛性切除术和腹股沟淋巴结切除术,有时需行腹膜外盆腔淋巴结清扫术。

【适应证及手术方式】

外阴癌手术范围及方式目前已趋向于个体化,各临床分期术式的选择应以病灶部位来决定。目的是病灶的广泛切除,同时还需尽量恢复外阴的解剖结构和功能重建,若病灶过大,有时需要行皮瓣移植或植皮。

1. Ⅰ期

(1)癌灶位于外阴一侧,行外阴广泛切除及同侧腹股沟淋巴结切除术。

(2)癌灶位于外阴中部,行外阴广泛切除及双侧腹股沟淋巴结切除术。

2. Ⅱ期

(1)深部淋巴结阴性者,做外阴广泛切除及双侧腹股沟和深部淋巴结切除术。

(2)一侧深部淋巴结转移者,做外阴广泛切除及双侧腹股沟淋巴结切除和一侧盆腔淋巴结切除术。

(3)双侧深部淋巴结转移者,做外阴广泛切除及双侧腹股沟、盆腔淋巴结切除术。

3. Ⅲ期:手术范围同Ⅱ期。若癌灶侵犯尿道前部者,还要增加切除部分尿道。若癌灶侵犯肛门皮肤亦应相应切除之。

4. Ⅳ期

(1)癌灶侵犯肛管和(或)直肠和(或)下段直肠阴道隔,除了切除外阴、深部及盆腔淋巴结,还应切除肛管、直肠下段并做人工肛门。

（2）若癌灶侵犯膀胱,应增切膀胱并做人工膀胱。

【禁忌证】

1. 由于全身状况或局部情况不宜进行手术者。

2. 外阴癌病灶伴严重感染者。

3. 外阴癌已浸润破坏耻骨者。

4. 外阴癌伴全身转移或复发癌患者。

5. 心、肝、肺、肾等功能受损者。

【麻醉选择】

视手术范围的大小,可以选择气管内全身麻醉、连续硬膜外麻醉或鞍区麻醉等。

【术前准备】

1. 饮食及肠道准备术前 1 周内,不应进食多纤维饮食,术前 2 天进食流质。术前需增加营养,以多进食高蛋白、低脂、低渣及足量糖类饮食为宜。

2. 局部准备多数患者外阴病灶都有溃破及不同程度的继发感染。局部脓性分泌物和污秽较多的感染常伴有腹股沟淋巴结肿大及全身体温升高等症状。入院后应用低温外阴清洗剂坐浴 2~3 次/天。外阴剃毛、清洁,局部感染灶清创换药,用抗生素控制感染。

对局部病灶巨大或有感染者,除用抗生素外,还应同时局部放疗。一般空气量 30Gy,使肿瘤得以控制,感染才能消退。

【手术操作要点】

1. 外阴广泛切除切除:范围上界包括阴阜,下界包括会阴后联合,外侧为左、右大阴唇皱襞。外阴皮肤切缘应距肿瘤 2cm 以上,内侧沿尿道口左、右而下,切除 1cm 以上的阴道壁。深度达耻骨筋膜(上部)和内收肌筋膜(两侧)。

2. 腹股沟淋巴结清扫:Taussig 切口,上界为髂前上棘与脐连线中点,下界为股三角尖。Way 切口,左、右髂前上棘向下弯至阴阜的弧形连线。切除范围:外侧界为髂前上棘和缝匠肌表面,内侧为耻骨结节和内收肌,深面达腹外斜肌腱膜上部和阔筋膜(下部)。解剖股管,分离股动脉和股静脉;大隐静脉保留与否取决于病期早晚;分离皮片厚度 0.5~0.8cm。注意应行

Cloquet 淋巴结切除并送快速病理检查,若为阳性,则行腹膜外盆腔淋巴结清扫术。

3. 盆腔淋巴结清除:此术式应经腹膜外进入,其切除范围与子宫颈癌相同。

近年也有很多医院采用腹腔镜行腹股沟淋巴结清扫,一般用布巾钳将腹壁皮肤提起,采用压力为 9kPa,清扫方法类似腹腔镜盆腔淋巴结。

【术后处理】

1. 术后要紧压皮肤缝合处,尽量使皮肤与下面的组织紧贴,不留无效腔。

2. 必须重视术后血浆蛋白、白蛋白和液体的及时补充,以利伤口愈合。

3. 两侧腹股沟创面持续负压吸引。术后 4～6 天内保持负压吸引,尤其在术后 48h 内应每 20～30min 吸引 5min,以后每半小时吸引 5min。

4. 避免粪便污染创面。术后每天需做外阴前庭区清洁擦洗。保留持续导尿管 1 周。

5. 保持外阴和会阴部创面敷料干燥,预防局部感染。术后 3 天内局部伤口渗液较多,每天至少更换外阴敷料 2 次。

6. 术后 72h 皮片的界限开始坏死,应及时修剪坏死皮片。

7. 预防感染。如按上述原则处理,一般在术后 7～14 天伤口即能愈合。

【并发症及其处理】

1. 手术切口延期愈合,外阴癌无论采用何种方式,均存在有手术野切口延期愈合的情况。对此类伤口应按外科二期愈合伤口处理。

2. 伤口感染、坏死或裂开。

3. 泌尿系感染。

4. 下肢水肿。

5. 静脉炎、股动脉破裂、肺栓塞及心血管意外。外阴癌术后并发症的处理原则是控制感染,加强伤口局部的清洁、保持干燥、加强局部分泌物的引流。重视术前准备及术后护理可减少并发症的发生。手术时妥善止血,操作细心,特别是对股三角血管区的处理要慎重,这样,即可减少或避免一些术中意外事件发生,又可确保患者安全度过手术关。

(王常玉)

二、子宫颈癌根治术

子宫颈癌根治术是治疗早期宫颈浸润癌的有效方法,它包括盆腔淋巴结清除术(包括双侧髂总、髂内、髂外、腹股沟深及闭孔淋巴结)和广泛性子宫切除术(包括全子宫、主韧带、骶骨韧带、阴道上段及阴道旁组织)。

【适应证】

子宫颈癌临床 $I a_1$ 至 IIb 期患者。$I b_2$ 巨块型及 IIb 期患者可在新辅助化疗 $1 \sim 3$ 个疗程后施行。

【禁忌证】

合并心脏病、高血压、严重肝肾疾患、肥胖患者以及出血性疾病患者为手术禁忌证。

【术前准备】

1. 饮食:进半流质饮食两天,进流质饮食 1 天。

2. 肠道准备:口服甲硝唑 0.4g,每天 3 次,共 3 天,手术前 1 天空腹口服蓖麻油 30ml,手术前 1 天清洁灌肠。

3. 阴道准备:5% 活力碘棉球擦洗阴道、宫颈,每天 2 次,共 3 天。

【麻醉】

全身麻醉。

【手术范围】

行广泛性子宫切除术+盆腔淋巴结清扫术(鳞癌患者可酌情保留一侧或双侧附件)。

1. 盆腔淋巴结切除范围:双侧髂总、髂外、髂内、腹股沟深、闭孔淋巴结各 5 组。如果髂总淋巴结阳性或 $I b_2$ 以上病例,需行腹主动脉旁淋巴结取样。

2. 广泛性子宫切除术:分五种类型。

Ⅰ型:筋膜外子宫切除。

Ⅱ型:改良广泛子宫切除术,即次广泛子宫切除术,切除1/2骶韧带和主韧带,以及阴道上1/3。适合Ⅰa₂期子宫颈癌。

Ⅲ型:广泛性子宫切除术,靠盆壁切除骶韧带、主韧带以及阴道1/2。

Ⅳ型:扩大广泛子宫切除术,从骶韧带根部切除骶韧带,在侧脐韧带外侧切除主韧带,切除阴道3/4。

Ⅴ型:盆腔脏器廓清术,包括前盆腔廓清术(切除生殖道、膀胱及尿道)、后盆腔廓清术(切除生殖道、部分乙状结肠及直肠)和全盆腔廓清术(切除生殖道、膀胱、尿道、部分乙状结肠及直肠)。

【治疗原则】

鳞癌可保留一侧或双侧卵巢。

Ⅰa₁期:行Ⅰ型手术。

Ⅰa₂期:行Ⅱ型手术。

Ⅰb₁期和Ⅱa₁:行Ⅲ型手术。

Ⅰb₂期和Ⅱb期:新辅助化疗1~3疗程后行Ⅲ型手术+腹主动脉旁淋巴结取样。

Ⅱb期以上不适合手术,建议行放、化疗。

【手术步骤】

1. 做下腹正中或左旁切口16~18cm,依次切开腹壁各层,探查盆腔各器官,提起双侧子宫角,用湿纱布排垫肠管。

2. 在圆韧带中外1/3钳夹、切断、缝扎双侧圆韧带。

3. 在髂总动脉外侧处切断、缝扎双侧骨盆漏斗韧带。年轻需保留卵巢者,只需切断卵巢固有韧带,保留或切除输卵管。

4. 清扫双侧髂总淋巴结。

5. 清扫双侧髂外淋巴结。

6. 清扫双侧腹股沟深淋巴结。

7. 清扫双侧髂内淋巴结。

8. 清扫双侧闭孔淋巴结。

9. 从髂内动脉分支处分离并结扎子宫动脉。

10. 切开子宫直肠腹膜反折。

11. 从宫颈后 2～3cm 处开始游离输尿管至膀胱宫颈韧带。

12. 分离直肠、阴道，在宫骶韧带外带打开直肠侧窝。

13. 在靠近骶骨处钳夹双侧骶骨韧带、切断缝扎。

14. 剪开膀胱腹膜反折，下推膀胱。

15. 在主韧带前面找到膀胱侧窝，分离主韧带。

16. 用两把 Kocker 钳钳夹、切断，缝扎主韧带。

17. 从膀胱宫颈韧带处游离输尿管，推开、切断、缝扎膀胱宫颈韧带前后页。

18. 切断、缝扎阴道旁组织。

19. 用直角钳于癌瘤边缘下 3～4cm 处将阴道全部横钳、切断，用 5% 活力碘液纱布消毒切缘并沿阴道下塞。用 0 肠线连续缝合阴道残端。

20. 间断缝合后腹膜，同时压迫或缝扎止血。放置"T"形引流管，经阴道引流。

21. 缝合腹壁各层，术毕。

【术后处理】

1. 术后 8 小时可进食。

2. 持续导尿 8～10 天或更长时间。

3. 拔出尿管后需测量残余尿，若大于 100ml 重新上尿管，定期开放锻炼膀胱功能，可辅以针灸治疗。

【注意事项】

1. 在处理骨盆漏斗韧带、子宫骶韧带、子宫血管、分离输尿管隧道以及缝合后腹膜时，应避免损伤输尿管。

2. 游离输尿管时，只能仔细提夹输尿管鞘膜周围组织，以减少损伤鞘膜血管的机会。避免术后发生输尿管瘘。输尿管瘘多出现在术后 5～10 天，是严重的并发症。

3. 清除血管旁淋巴结时，应彻底止血，避免撕拉损伤静脉血管壁，造成多量出血。

4. 盆腔各创面应彻底止血，结扎淋巴管，避免造成淋巴囊肿。

（陈庭惠）

三、子宫体癌根治术

【适应证】

1. Ⅰ、Ⅱ期子宫内膜癌。

2. Ⅱ期或以上子宫内膜癌经术前治疗(如放疗),待病灶缩小后可考虑手术治疗。

【禁忌证】

1. 老年、肥胖者相对禁忌。

2. 有心血管系统疾病,虽经治疗症状仍不能改善者。

3. 重症糖尿病。

4. 晚期广泛转移,子宫固定或冰冻骨盆。

【术前准备】

1. 因内膜癌多发生于年龄较大的妇女,且常合并高血压、糖尿病,术前需做好有关各项检查,有合并症的给予积极治疗,确保手术安全。

2. 术前给予半流质饮食 2 天,流质饮食 1 天,并酌情静脉补充液体。

3. 用 5% 活力碘液擦洗阴道,每天 2 次,连续 3 天。

【手术要点】

1. 术前在麻醉下缝合子宫颈。

2. 打开腹腔后先抽腹水(或冲洗液)送细胞学检查。

3. 手术开始时先用两把长弯血管钳夹紧子宫两侧的输卵管和圆韧带,并用丝线扎紧输卵管伞端。

4. 术中尽量避免挤压和过度牵拉子宫,以免扩散。

【手术方式】

子宫体癌的手术方式有以下三种选择:

1. 筋膜外全子宫、双侧附件切除及部分阴道切除术:适用于早期内膜或浅肌层侵犯,G1 级宫体癌患者,同时切除阴道上段 1~2cm,防止因癌细胞种植而复发。如果出现以下情况之一者需同时行盆腔及腹主动脉旁淋巴结清扫术:特殊病理类型,如乳头状浆液性腺癌、透明细胞癌、未分化癌等;低分化子宫内膜样腺癌;肌层浸润深度超过 1/2;癌灶累及宫腔面积超过 50%,或有峡部受累。

2. 次广泛子宫切除术:适用于 I 期患者,手术范围包括全子宫、双侧附件、部分宫旁组织和至少 2cm 宽的子宫骶韧带、主韧带以及 2cm 宽的阴道壁,选择性切除盆腔和腹主动脉旁淋巴结。这一手术 5 年生存率远远超过子宫全切术。

3. 广泛性子宫全切术:适用于 II 期宫体癌患者,手术方式同宫颈癌根治术。要求近盆壁处切除圆韧带,高位结扎切断卵巢动静脉,近盆壁切除两侧宫旁组织,游离输尿管,切除至少 3cm 宽的子宫主韧带、骶韧带,切除 3~4cm 宽的阴道壁。淋巴清扫应从髂总动脉分叉以上 4~5cm 的腹主动脉开始,逐一清除腹主动脉旁淋巴结和盆腔淋巴结。

【术后处理】

1. 禁食 2~3 天,排气后可进流质或半流质饮食。

2. 持续导尿 48h。

3. 严密观察病情变化,保持水电解质平衡,特别注意钾的补充。

4. 根据病检情况,如需补加放疗,一般主张于术后 10~14 天开始。

(陈 刚)

四、滋养细胞疾病子宫次 广泛子宫切除术

由于化疗效果良好,多不主张手术切除子宫,如有指征,一般先行化疗,待病情基本控制后再考虑手术。手术方式采用子宫次广泛子宫切除术。

【手术指征】

1. 子宫病变或转移灶大出血时。

2. 原发或转移病灶过大,虽尿 HCG 转阴,但病变吸收消退不理想者。

3. 发生耐药,继续化疗已无法取得疗效者。

【手术步骤】

1. 打开腹腔。

2. 钳夹宫角,提拉子宫,暴露手术野。

3. 圆韧带中外 1/3 处切断结扎双侧圆韧带。

4. 在髂总动脉水平行双侧卵巢动静脉高位结扎术(年轻者可保留双侧卵巢)。

5. 剪开阔韧带腹膜及膀胱子宫反折腹膜,下推膀胱至宫颈外口水平。

6. 处理宫旁阔韧带组织,宽约 2cm。

7. 分离并高位结扎子宫动静脉,打开子宫直肠反折腹膜,分离阴道直肠间隙及直肠侧窝,暴露子宫骶骨韧带,切断结扎宫骶韧带,宽约 2cm。

8. 游离输尿管下段至膀胱宫颈韧带,切断宫颈主韧带及阴道穹隆组织,宽约 2cm。

9. 切断缝合阴道。

10. 缝合后腹膜及关腹。

滋养细胞肿瘤因肿瘤血供丰富,且通过血液循环转移,一般采用开腹手术以减少出血和肿瘤转移的可能,特别是宫旁有浸润的患者。如果患者的 HCG 水平已接近正常且病灶血供不丰富,也可以采用腹腔镜手术。

【注意事项】

1. 年轻者可保留双侧卵巢。

2. 输尿管隧道只需开放前一部分,不必游离至进膀胱水平。

3. 宫旁静脉丛应尽量切净。

4. 无阴道转移者阴道不需切除。

5. 不需清扫盆腔淋巴结。

(王常玉)

五、卵巢恶性肿瘤手术

目前对晚期卵巢恶性肿瘤的手术治疗已逐渐形成一种独

有的手术方法,即肿瘤细胞减灭术(cytore ductive surgery)。手术时,应尽一切可能切除瘤块,以利后续化疗。卵巢癌的手术可分为以下几种:

1. 全面的确定分期的剖腹手术:腹部纵切口,全面探查,腹腔细胞学检查,腹水或盆腔、结肠旁沟、横膈冲洗液,大网膜切除,仔细的盆腹腔探查和活检,盆腔及腹主动脉旁淋巴结清除(至肠系膜下动脉水平)。

2. 再分期手术:首次手术未进行确定分期,亦未用药而施行的全面探查和完成准确分期。如已用化疗,则属第二次剖腹手术。

3. 肿瘤细胞减灭术(tumor cytoreductive surgery):即行全子宫+双侧附件+大网膜+阑尾+转移癌灶切除术,酌情作腹膜后淋巴结甚至腹主动脉旁淋巴结清扫术,必要时切除部分膀胱、肠道、阑尾等。要尽可能切除肉眼可见癌灶,使其直径缩小到2cm以下,以利于今后的化疗或放疗等治疗。

4. 中间性或间隔肿瘤细胞减灭术:对于某些晚期卵巢癌病灶估计难以切净或基本切净,而先用几个的化疗,再行肿瘤细胞减灭术。可能促使减灭术可行,但对术后化疗不利,仍应力争先行肿瘤细胞减灭术。对于肿瘤巨大、固定、有大量腹水者,先行几个疗程的化疗,可使腹水减少,肿块松动,提高手术质量。

5. 再次肿瘤细胞减灭术:指对残余瘤灶或复发肿瘤的手术,如果没有有效的二线化疗,这种手术的价值有限。

6. 二次探查术:指经过满意的肿瘤细胞减灭术1年内,又施行了至少6个疗程的化疗,通过临床检查及辅助检查均无肿瘤复发迹象,而施行的再次剖腹探查手术。其目的在于了解腹腔癌灶有无复发,作为日后治疗的依据,以决定:停止化疗,或少数疗程巩固或更改化疗方案。也可切除所见癌灶。由于PET-CT和CA125等对卵巢癌复发监测的敏感性提高,二次探查术已基本废弃。

交界性肿瘤、Ⅰ期上皮性肿瘤、生殖细胞肿瘤和性索间质瘤不需做二次探查术。

7. 保留生育功能的保守性手术:保留子宫和正常卵巢,适用于以下几种对象:Ⅰa 期或Ⅰc 期卵巢上皮癌,且细胞分化Ⅰ级者;Ⅰa 期或Ⅰc 期卵巢交界性肿瘤。生殖细胞肿瘤,低度恶性卵巢肿瘤有生育要求者。

【术前准备】

1. 一般性术前检查和准备:同其他手术如血尿常规、出凝血时间、血小板、心、肝、肺、肾等脏器功能的检查。

2. 全面的胃肠检查:包括钡餐、钡剂灌肠检查,以除外原发于消化道的卵巢转移瘤。

3. 泌尿系统检查:如静脉肾盂造影等,以了解输尿管、膀胱是否遭到肿瘤侵犯。

4. 超声或 CT 检查:了解肝、胆、脾有无占位性病变。

5. 肿瘤标志物检查:做 CA125、CEA、AFP、HCG 等检查,以初步判断卵巢肿瘤的组织类型。

6. 阴道及肠道准备:阴道擦洗 3 天,术前进半流质饮食 2 天,流质饮食 1 天,术前 3 天口服甲硝唑。

7. 充分配血。

8. 纠正术前各种并发症:如高血压、心脏病等。

【麻醉选择】

一般选择全身麻醉,术中最好进行中心静脉压及心电图监护。

【肿瘤细胞减灭术操作步骤】

1. 切口一般取下腹正中旁切口,因手术范围广,切口必须够大,腹部切口需绕脐向上延长至脐上 5cm 或更多,特别是肥胖患者,切口也可以至剑突下。

2. 切开腹膜后取腹水送细胞学检查。如无腹水可用 100 ~ 200ml 生理盐水冲洗两侧结肠旁沟、子宫直肠窝处,然后吸取冲洗液送细胞学检查。

3. 探查一般采取自上而下的全腹探查,以了解肿瘤浸润的范围和各器官组织受累程度。包括肝、胆、脾、横膈、胃肠、双肾、盆腔及逐段触摸腹主动脉和髂血管组织有无肿大的淋巴结。

4. 探查后,先切除大网膜、上腹肿瘤和腹膜或浆膜上的转移灶,然后切除子宫附件和盆腔肿块,同时行淋巴结清扫术,最后处理肠道。如果肿瘤较大充塞盆腔则应依病情先切除子宫附件,最后行大网膜切除。术中尽量完整取出肿瘤,一般不主张行肿瘤穿刺放液。

5. 减灭术的目的在于切除复发病灶及全部转移灶。如果由于技术上的困难不能切除肉眼可见病灶,应尽最大努力切除尽可能多的癌灶,使残余癌灶的直径在1cm以下。除了做次全或全宫、双侧附件、大网膜和腹膜转移灶切除外,有时还需肠切除,故术前应做好肠道准备。如癌肿与子宫和盆腹膜紧密粘连成一体而难以下手时,可采取"卷地毯"的方式依次从腹膜外间隙剥离侧壁腹膜膀胱浆膜及盆底腹膜,将子宫、肿块连同盆腔腹膜整块切除。

6. 转移灶的处理:卵巢癌转移灶最常见的部位是腹膜、大网膜。其次是直肠、乙状结肠、结肠的肝脾曲及回盲部。术中应尽量切除所有转移灶,必要时也可切除部分肠管、膀胱及肝脾的局部转移灶,甚至胰体尾和膈肌的切除,使体内残余肿瘤减少到最少程度。

7. 手术结束后留置腹腔引流管,备术后腹腔引流及腹腔化疗。有条件者也可在患者腹部皮下埋置化疗泵进行腹腔化疗。

【术后处理】

与一般盆腔手术相同,如行肠道手术者,术后应予禁食及胃肠减压。术后2周左右如无化疗禁忌证即可开始全身化疗或腹腔化疗。

【再次肿瘤细胞减灭术】

复发癌是术后残余之癌细胞,经过一段静止期后再次生长发育,并向局部及全身扩散。对复发性癌的再次手术价值趋于保守,一般用于以下情况:①铂类敏感的患者;②单个孤立的病灶;③停化疗12个月以上的复发病灶;④解除肠梗阻。对于上皮性复发癌的手术治疗效果不如初治病例。因癌组织常广泛累及肠道、肠系膜,或与膀胱、直肠紧密粘连浸润形成冰冻状,即使能完成肿瘤缩减术,预后也较差。且复发病例多数对化疗无效或已产生了耐药者。因此,复发手术后必须更换新药,更改化疗方案,以希望延长患者生命,提高生存率。

(王常玉)

六、盆腔肿瘤的再次手术

卵巢癌的二次探查术

【定义及目的】

晚期卵巢癌患者经过满意的肿瘤细胞减灭术和 6 个疗程以上的正规化疗后患者的临床症状、体征、影像学检查和肿瘤标志物检测均为阴性,临床完全缓解(complete clinical response)。为了解腹腔内肿瘤情况(存在或消失或进展)以及对化疗药物的反应,进行开腹探查,称之为二次探查术(second look operation)。

二次探查术最初由 Wangensteen 等在 1948 年提出,自 1960年以来二次探查术已广泛应用于卵巢癌的治疗中。国外不少肿瘤中心将卵巢癌二次探查术作为卵巢上皮癌整个治疗计划的常规内容,也有部分肿瘤中心仅选择性的进行二次探查手术。然后近年来,这种手术的作用日益受到怀疑。二次探查术具有以下肯定价值:①有助于对患者的预后作出正确评估;②作为指导选择治疗方案的有力依据;③有助于了解腹腔情况,适时进行腹腔内化疗或放射治疗;④了解卵巢化疗后的病程规律、持续缓解率、肿瘤复发率及再次肿瘤细胞减灭术的意义及影响预后的各种高危因素等。

【适应证】

1. 卵巢癌手术后 6 ~ 12 个疗程化疗后完全缓解的患者,一般在治疗后 1 ~ 2 年间进行。

2. 临床上呈现部分缓解,需确定是否继续化疗,经阴道双合诊,影像学检查,肿瘤标志等检查不能确定有无复发者。

3. 无手术禁忌证者。

【术前准备】

除与初次手术相同外,术者应详细掌握患者初次手术的情况,尤其是第一次手术有残余瘤灶者,应了解残余瘤灶的大小、多少及部位,以便在探查时尽可能做到全面细致的处理。

【手术步骤】

二次探查术的手术操作与分期手术是完全相同的。

1. 切口沿下腹原切口切开腹壁各层,切除原手术瘢痕。若需切除大网膜残余部分或探查上腹部仍有残留瘤灶或复发癌灶者,则需向上延长切口。

2. 细胞学检查取腹水或腹腔冲洗液送细胞学检查。

3. 进入腹腔,分离粘连,观察腹膜面及浆膜面,探查按顺序进行:盆腔、回盲部、升结肠、肝、脾、横膈、双肾区、降结肠、乙状结肠和腹主动脉旁淋巴结。如有增厚的组织、结节、质硬组织、糟脆、变色区域,均采取活检。如冷冻切片已提示阳性发现,应停止活检,探查有无大体病灶,行肿瘤细胞减灭术。

4. 活体组织检查:彻底的二次探查术应至少取 20～30 个活检标本。

（1）在初次肿瘤切除部位,或肿瘤残留处取活检。

（2）任何可疑部位(白色的颗粒状突起)均需取活检,包括所有粘连带、前腹壁腹膜、盆腔腹膜、骨盆漏斗韧带残端、直肠子宫陷凹、膀胱顶、双侧结肠旁沟、小肠及横结肠表面、肠系膜等处。如已行腹膜外淋巴结切除术,即可随机取数处腹膜后组织。

（3）如未行腹膜外淋巴结切除术,可在二次探查术时取腹膜后淋巴结做活检,可用来判断以前的治疗是否彻底。当腹腔内转移灶已治愈时,腹主动脉旁及盆腔淋巴结仍是病灶扩散的主要途径及残余癌的部位。

5. 切除残余肿瘤尽可能切除所有可见肿瘤。

6. 关腹前腹腔灌注化疗药物(顺铂或卡铂)。

【术后处理】

1. 二次探查术的手术结果分为以下几种情况:阴性(大体

标本和病理学阴性）、显微阳性（肉眼检查阴性，病理学检查阳性）、大体标本阳性（肉眼和病例检查均阳性）。二次探查术结果及术后生存的差异与临床上组织学分级、残留病灶的数量和FIGO分期有关。如二次探查阳性，说明原用化疗药物不敏感或已产生耐药，应改用其他化疗方案，继续治疗。

2. 鉴于以前有人对二次探查阴性的患者停止治疗，经过临床观察发现有10%~30%的患者复发，时间都在1~2年内。所以二次探查阴性的卵巢癌患者应继续进行1~2个巩固疗程化疗，尤其对分期晚、细胞分级差者更为重要。

3. 二次探查后仍应定期随诊。

【预后】

现今多数学者认为二次探查术对卵巢癌预后及存活率没有明显提高，对于已行理想肿瘤细胞减灭术患者行二次探查术后患者存活率与未行二次探查患者存活率没有显著性差异；但在非理想肿瘤细胞减灭术患者中，二次探查术后患者存活率明显提高。现已有将腹腔镜手术技术应用于卵巢癌二次探查术中的研究报道，但病例数量有限，仍需进行大规模可控性临床试验获得足够的疗效评价后再用以指导临床医师治疗卵巢癌。

目前较公认的是，二次探查术能给卵巢癌患者提供一个重要的预后评价，特别是二次探查阳性的患者，对于二次探查术阴性患者，仍需术后定期行肿瘤标志物、影像学（MRI、PET-CT等）检查以了解有无复发，尽早治疗。

二次肿瘤细胞减灭术

二次肿瘤细胞减灭术（secondary cytoreductive surgery，SCS）是患者在完成全疗程的化疗之后仍存在持续性或复发性病变而施行的手术。复发性卵巢癌的手术治疗主要用于三个方面：①解除肠梗阻；②>12个月复发病灶的减灭；③切除孤立的复发病灶。研究报道二次肿瘤细胞减灭术的成功率为37%~47%至83%，术后病率为7.7%到24%~63%，手术死亡率为0~1.9%。

在缺乏二线化疗药物的情况下行二次肿瘤细胞减灭术,对提高患者生存率意义不大。但随着有效的二线化疗药物的出现,越来越多的学者支持对复发性卵巢癌尽量行二次肿瘤细胞减灭术,术后辅助二线化疗有可能延长卵巢癌铂类耐药以及复发患者二次治疗后生存时间。

【适应证】

1. 完成初次肿瘤细胞减灭术和铂类药物为基础的联合化疗后,肿瘤无进展生存期6~12个月及以上。

2. 体格检查、肿瘤标志物及影像学检查提示肿瘤复发。

3. 患者愿意接受二次肿瘤细胞减灭术,并愿意术后继续接受辅助化疗。

4. 身体状况能够耐受手术。

5. 复发病灶为单个实体瘤,直径<6cm。

6. 无手术禁忌证,包括盆腹腔外无不可切除的复发癌灶,无重要脏器(如肝脏等)多发的大块转移癌灶,无膈下片状癌灶等。

【禁忌证】

1. 下列部位的大块病灶:肝实质内转移,肝门、肾盂处病变及肾静脉以上的腹主动脉旁淋巴结肿大。偶尔,局灶性肝转移者可行部分肝切除或冷冻治疗。

2. 小肠系膜根部被肿块组织包裹和挛缩小肠襻形成特有的菜花样外观,或大部分腹膜表面被弥漫性肿瘤组织覆盖。

3. 膈表面的大块病灶。

【术前准备】

1. 术前应与相关科室密切联系,以保证术中取得必要的协作与合作。

2. 向患者及家属交代手术的危险性和潜在的不彻底性。

3. 合并其他系统疾病者,请相关科室会诊,稳定病情,指导围手术期处理。

4. 如高度怀疑胃肠道转移或不能除外消化道肿瘤,术前行全面胃肠道系统检查,了解消化道是否受累及受累部位和程度。

5. 行盆腹腔超声检查,了解肿块的大小、性质及累计范围;必要时行盆腹腔 CT 或 MRI 检查,了解盆腹腔脏器和腹膜后淋巴结受累情况。

6. 纠正贫血及电解质紊乱。

7. 如发现有胸腔积液,需要通过穿刺放水,必要时需要胸腔闭式引流,改善呼吸状况,请麻醉科会诊。

8. 合并腹水的患者,术前应通过穿刺放腹水,减少腹水量至最低限度,以免术中大量腹水骤然流失,引起循环改变,甚至休克。

9. 肠道准备、备血。

【手术步骤】

同肿瘤细胞减灭术。

【术后处理】

同肿瘤细胞减灭术。

(汪　辉)

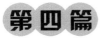

第四篇

计 划 生 育

第三十一章　甾体类避孕药

一、短效避孕药

【适应证】

凡已婚育龄妇女,身体健康,月经基本正常者,皆可服用。

【禁忌证】

(1) 急慢性肝炎、黄疸史及肝功能不全。

(2) 肾功能不全。

(3) 各种心脏病和高血压>20/12kPa(150/90mmHg)。

(4) 糖尿病、甲状腺功能亢进及血栓疾病。

(5) 子宫肌瘤及生殖器恶性肿瘤。

(6) 乳房有肿块。

(7) 产后哺乳期。

(8) 45 岁以上妇女。

(9) 有血液病。

(10) 闭经。

【药物的种类和剂型】

目前普遍推广使用的口服避孕药有如下几种:

1. 口服避孕片 1 号(1/4 量):每片含炔诺酮 0.625mg,炔雌醇 0.035mg。

2. 口服避孕片 1 号(1/8 量):每片含炔诺酮 0.3mg,炔雌醇 0.03mg。

3. 口服避孕片 2 号(1/4 量):每片含甲地孕酮1mg,炔雌醇 0.035mg。

4. 口服避孕片 0 号:每片含炔诺酮 0.3mg,甲地孕酮 0.5mg 和炔雌醇 0.035mg。

5. 复方炔诺孕酮片(又称短效复方 18 甲片):每片含 18-甲基炔诺酮(炔诺孕酮)0.3mg,炔雌醇 0.03mg。

6. 去氧孕烯炔雌醇片(妈富隆片):每片含有效成分为去氧孕烯(Desogestrel)又称地索高诺酮,0.15mg 和炔雌醇 0.03mg。

7. 复方孕二烯酮片(敏定偶片):每片含孕二烯酮(Gestodene,GSD)0.075mg 和炔雌醇 0.03mg。

8. 达英-35(Diane-35):每片含 2 mg 环丙孕酮醋酸酯和 0.035mg 炔雌醇。

9. 优思明(Yasmin):每片含屈螺酮(Drospirenone)3mg 和 0.03mg 炔雌醇。

现用口服避孕药的剂型有四种:糖衣片、纸型片、涂膜片和滴丸。妈富隆、敏定偶、优思明这几种避孕药由于降低了性激素的剂量而减轻了避孕药的不良反应,特别是减轻了在凝血和代谢方面的不良反应,而且配伍的是第三代合成孕激素对脂蛋白产生有利,但对月经周期的控制和避孕效果仍然很好,故临床有推广使用的趋势。达英-35 在临床上主要应用治疗女性雄激素过多症状。由于达英-35 所含的环丙孕酮醋酸酯具有抑制雄激素的作用,可以治疗女性中雄激素过多症状,如一些显著的痤疮,特别是伴有皮脂溢出、炎症或结节形成(脓疱性痤疮、结节囊肿性痤疮),以及雄激素性秃发和轻型多毛症和多囊卵巢综合征患者的高雄激素症状。

【作用机制】

1. 抑制排卵。

2. 宫颈黏液量减少而黏稠度增加,不利于精子穿透。

3. 子宫内膜腺体发育较差,糖原分泌减少,因而不适于孕卵着床。其避孕效果按国际妇女年计算,有效率均在 99.9%

以上。

【服用方法】

每次月经周期第 5 天开始服药,每晚 1 片,连服 22 天,中间不要间断,如有漏服药应在次晨补服。一般在停药后 2～4 天内出现撤退性出血,出血第 5 天再重复服药,若停药后 7 天内无阴道出血,开始服用下一周期的药,以免延迟服药卵巢可能恢复排卵功能而造成避孕失败。妇女连续服药 3～4 年后,特别是经常出现停经者,宜停药 3～4 个月,使卵巢功能恢复后,再重新开始用药,此为预防长期服药引起持续性闭经的有效措施。第一次服用妈富隆和敏定偶及达英-35 均建议在月经的第 1 天开始服药,如在月经的第 2～7 天开始服用,则在服药的头 7 天必须采用另外的避孕方法(屏障方法)。第 2 次后则从第 5 天开始服用。

【口服避孕药的不良反应】

1. 胃肠道症状(类早孕反应):服药初期有恶心、食欲减退,个别妇女可有呕吐等反应。一般持续几天后会自然消失。绝大多数服药对象在坚持服用 2～3 周期后逐渐适应。一般不需治疗,必要时可加服维生素 B_6 10～20mg,每天 3 次。

2. 神经系统症状:有轻度头晕、乏力和嗜睡等,症状出现和持续时间与胃肠道反应相仿,随服药时间的延长而逐渐消失。

3. 突破性出血:系指在服药期间出现的少量不规则阴道流血。多数在服药 1 周后开始出现,持续时间不定。若在服药前半周期出血,为雌激素不足以维持内膜的完整性所致,治疗方法可相应的增加雌激素剂量,每晚加服炔雌醇 0.005～0.010mg,直到本周期服药结束为止。若在服药后半周期出血,多为孕激素不足引起,每晚增加避孕药 0.5～1 片,直至本周期结束为止。如出血较多或服药周期将近结束,则可提前停药做月经处理。

4. 月经变化:服药后月经周期变规则,经期多数在正常范围内,而经量则普遍减少,痛经减轻或消失。这是服药后的正常反应,对身体健康无影响。如果经量过少而服药者有顾虑,可适当增加雌激素的剂量。

5. 体重增加:少数人服药后体重增加,是由于孕激素有促进合成代谢作用所致,此外,雌激素引起的钠水潴留亦是因素之一。

6. 其他:个别妇女服药后可出现皮疹、瘙痒、面部蝶形色素沉着,头痛,腰酸痛,脱发,腹泻,痛经,情绪改变以及性欲改变等反应,停药后多可自然恢复正常。

【注意事项】

1. 避孕药1号片所含孕激素为炔诺酮,用做避孕药后经量减少的发生率比服2号片者为多,因此有月经过多史的妇女可选用1号片。

2. 应按时服用进行,不可随意变动服药时间,以免影响药效。

3. 当前多数避孕片是糖衣片,药物的主要成分在药片外面的糖衣中,如保管不妥使糖衣潮解或脱落,就会影响避孕效果,或引起阴道不规则出血,因此药片应放在瓶内置于阴凉干燥处。

4. 用抗结核药利福平或解痉药苯巴比妥、苯妥英钠;抗生素包括氨苄西林、苯甲基青霉素、氯霉素、新霉素、磺胺间甲氧嘧啶;镇痛药非那西汀、吡唑酮、安定药、甲丙氨酯和氯氮䓬等药物可影响避孕效果。

(艾继辉)

二、长效避孕药

长效口服避孕药是由长效雌激素(主要是炔雌醚,又称炔雌醇环戊醚)和人工合成的短效孕激素配伍制成。服药一次,可避孕1个月。

【适应证和禁忌证】

基本同口服避孕药。

【避孕机制】

炔雌醚从胃肠道吸收后储藏在脂肪组织内缓慢释放,作用持久。孕激素为辅助成分。

【种类、服法】

1. 复方炔雌醚混悬炔诺孕酮(又称长效复方炔诺孕酮)月服片

（1）全量片含炔雌醚 3mg 和混悬炔诺孕酮 12mg。

第 1 片于月经周期第 5 天中午服用,以后每月服 1 片,在开始 3 个月服药时,每次加服炔雌醚 0.3mg。

（2）减量片含炔雌醚 2mg 和混悬炔诺孕酮 10mg。

第 1 片于月经周期第 5 天中午服用,5 天后(即月经周期第10 天)服第 2 片,以后按第 1 片的服药日期每月服 1 片。

2. 复方炔雌醚 16 次甲基氯地孕酮(又称复方 16 次甲基氯地孕酮)月服片

（1）全量片含炔雌醚 3.3mg 和 16 次甲基氯地孕酮 10mg。

第一片于月经周期第 5 天中午服,隔 20 天后服第 2 片,再隔 20 天服第 3 片,以后每隔 1 月服一片。

（2）减量片含炔雌醚 2.5mg 和 16 次甲基氯地孕酮 12mg。

第 1 片于月经周期第 5 天中午服用,5 天后服第二片,以后按第一片的服药日期每月 1 片。

3. 复方炔雌醚氯地孕酮(又称复方甲地孕酮)月服片:为全量片,每片含炔雌醚 3.5mg 和甲地孕酮 15mg。第一片于月经周期第 5 天中午服用,隔 20 天服第 2 片,以后每隔 1 个月服 1 片。

4. 复方炔雌醚氯地孕酮混悬 18 甲基炔诺酮月服片(简称三合一月服片,为减量片):每片含炔雌醚 2mg、甲地孕酮 6mg以及混悬 18 甲基炔诺酮 6mg。

第 1 片于月经周期第 5 天中午服用,5 天后服第 2 片,以后按第 1 片服药日期每月服 1 片。

【不良反应及处理】

服全量片时,不良反应多,而用减量片,不良反应有所降低。

1. 类早孕反应:出现于服药后 8~10h,因此服药时间最好在午饭后,在服药初 3 个月发生率较高,随着服药时间的延长,症状逐渐减轻或消失。

2. 白带增多：于服药第一周期即出现，用药 3 个月后发生率增高，月经来潮后症状更明显，这是服用以雌激素为主的长效避孕药的特点。

3. 月经失调：部分服药者出现月经失调，服用复方炔雌醚炔诺孕酮者，以经量减少者居多；服用复方炔雌醚氯地孕酮片和复方炔雌醚 16 次甲基氯地孕酮片者，以经量增多为主。闭经的发生率在服全量片者中约占 2%，在服减量片者中占 0.8%。如停经 1 个月，可按下次服药日期继续服药，如停经 2 个月以上，经排除妊娠后，可用各种孕激素催经后服用。

4. 影响血压：血压正常者服药后，有少数人（约 4%）血压可增高。原有高血压者，在服药过程中有 22% 血压降至正常，20% 血压可进一步增高。

5. 其他：少数服药者有胃痛、头痛、水肿、乳房胀、皮疹、腰痛、下腹痛等，可对症处理。

（艾继辉）

三、长效避孕针

避孕针剂主要由长效孕激素与长效雌激素的复方制剂或纯孕激素类制剂所组成。后一类制剂不含有大剂量雌激素，故应用后不规则出血和闭经的发生率较高。

剂型有两种：①油溶注射液，将甾体激素避孕药与五个碳以上的有机酸制成长链脂肪酸脂类，提高其脂溶性，肌内注射后，药物储存于局部，且储存在体内脂肪组织，通过缓慢释放而达到长效。②水混悬注射液，将避孕药制成细微颗粒，配制成水混悬注射液，肌内注射后，药物沉积在注射局部，形成"药物仓库"，以后缓慢吸收而发挥长效作用。

【适应证和禁忌证】

基本同口服避孕药。

【作用机制】

通过综合环节达到抗生育作用，其主要避孕环节在于抑制排卵。

（1）抑制排卵作用：抑制垂体促性腺激素的分泌。

（2）子宫内膜：内膜缺乏周期性变化。

（3）输卵管：使输卵管蠕动减慢，影响受精卵的运行。

（4）子宫颈黏液：分泌减少，黏度增加，不利于精子穿透。

【种类及用法】

1. 避孕针1号：即复方己酸孕酮避孕针为油溶注射液，每支含己酸孕酮250mg和戊酸雌二醇5mg。第一次在月经周期第5天肌内注射两支，以后每月在月经周期第10～12天注射一支。按国际妇女年计算。

2. 复方甲地孕酮避孕针：系水混悬注射液。每支含甲地孕酮26mg和17环戊烷丙酸雌二醇5mg。第1个月在月经周期第5天，第12天各肌内注射一支，以后每月在月经周期第12天注射一支，或按第一周期第12天的注射日期计算，每隔30～31天注射一支。

3. 新复方甲地孕酮避孕针：为水混悬注射液，每支含甲地孕酮25mg和雌二醇35mg。第一个月在月经周期第5天，第12天各肌内注射一支，以后每月在月经周期第12天注射一支或按第一周期第12天的注射日期计算，每隔30～31天注射一支。

4. 复方庚炔诺酮避孕针1号又称复方炔诺酮庚酸酯避孕针1号：为油溶注射液，每支含庚酸炔诺酮80mg和戊酸雌二醇5mg。第一次在月经周期第5天肌内注射两支，以后每月在月经周期第10天注射一支。

5. 复方庚炔诺酮避孕针2号又称复方炔诺酮庚酸酯避孕针2号：系油溶注射液，每支含庚酸炔诺酮200mg和炔雌醚0.5mg。于月经周期第5天肌内注射一支，以后每2个月经周期注射一支。

6. 庚炔诺酮避孕针又称炔诺酮庚酸酯避孕针：为油溶注射液，每支含庚酸炔诺酮200mg，属纯孕激素制剂。于月经周期第5天肌内注射一支，以后每2个月肌内注射一支。

国外的纯孕激素制剂有甲羟孕酮避孕针（DMPA），为水混悬注射液,每支含甲羟孕酮 150mg 或 800mg,其避孕作用可维持 3 或 6 个月。由于 DMPA 不影响乳汁的量及成分,对婴儿营养与发育无影响,也不影响儿童的青春期发育。因此可用于哺乳期。

【不良反应及处理】

1. 月经改变:用药者经量减少的较多,与子宫内膜变薄有关。闭经发生率很低,经期延长及不规则阴道出血,较口服避孕药者为多。发生原因主要由于内膜未能进入分泌期顶峰即已衰竭而导致不规则剥脱。

2. 其他反应:头晕、乏力、嗜睡等不良反应一般出现于注射后一星期内,多属轻度,平均发生率在 2%~3%,胃肠道反应较服用口服避孕药者为轻。少数人出现乳房胀痛。此外极少数人有心悸、潮红、白带多、腰酸、药物性皮疹等反应。极个别病例在注射复方己酸孕酮避孕针后,出现类似过敏性反应,经抗过敏治疗后好转。因此,在注射避孕针后应留下观察半小时。

(艾继辉)

四、探亲避孕药

探亲避孕药是我国研制的一类适用于分居两地夫妇短期探亲时临时服用的女用口服避孕药。服用时间不受月经周期限制。

【作用机制】

主要作用在于影响子宫内膜腺体的发育与分泌,不利于孕卵着床。

1. 抗着床作用:能引起子宫内膜形态和功能的变化,干扰内膜腺体的发育和分泌,使之发生退行性变,糖原减少;多数内膜腺上皮细胞未见到核仁管道系统,这些影响和改变都不利于孕卵着床。

2. 宫颈黏液的改变:除 53 号探亲抗孕片外,其他 8 种孕激素类药物服用后,短时间内(一般在服药后 12h 内)可使宫颈黏液混浊黏稠,容积减少,拉丝度变小,因而不利于精子的穿透,从而产生避孕效果。这种变化以服药愈早愈明显。

3. 抑制排卵:在排卵前服药,能抑制排卵作用(奎孕酮、氯醚避孕片例外),在接近排卵时才开始服药,一般不能抑制排卵。

4. 受精卵在输卵管内运行速度的改变:能加速或延缓卵子在输卵管中运行的速度,从而影响受精卵和子宫内膜发育的同步化,不利于孕卵着床。

5. 对精子获能的影响:动物实验证明甲醚抗孕含膜对兔子宫内精子获能有部分抑制作用,而氯醚避孕片及奎孕酮均不影响精子获能。

6. 抗黄体、抗早孕作用:动物实验表明,孕三烯酮具有明显的抗孕激素活性及抗黄体作用,能使孕卵发育异常及溶解;甲醚抗孕含膜更使卵裂受到抑制,甚至变性;53 号避孕药能使大鼠受精卵明显变性,并使已着床的胚鼠死亡。

【药物种类及服法】

1. 炔诺酮探亲片:每片含炔诺酮 5mg。于开始探亲的当天晚上起服,每晚一片,至少需服 10 天。如连服 14 天后探亲期尚未结束者,可接服口服避孕片 1 号或 2 号至探亲结束。一般于停药 1 周内来月经,经量经期基本不变。

2. 炔诺孕酮探亲片:每片含炔诺孕酮 3mg。于探亲前 1~2 天开始服用,每天服一片,至少需服 10 天。一般服完 15 天后,如探亲期未满,可接服口服避孕片 1 号或 2 号 7 天。

3. 甲地孕酮探亲片:每片含甲地孕酮 2mg。在探亲当天中午(即房事前 8~10 小时)服 1 片,当晚再服 1 片,以加强药物作用,以后每天晚上服 1 片,直到探亲结束后次日再服 1 片。为延续药物作用,需在探亲结束后的次日再加服 1 片。

4.18-甲基三烯炔诺酮:即孕三烯酮,有两种制剂,服法不同。

(1)每片含 18-甲基三烯炔诺酮 3mg。在探亲前 1 天或当天上午服 1 片,当晚再服 1 片或第一次性交前服 2 片,以后每隔 3 天服 1 片或每周服 2 次,每次 1 片,探亲结束后次晨再加服 1 片。

（2）每片含 18-甲基三烯炔诺酮 1.5mg。第一次性交后服 2 片，以后每次性交后服 1 片。经后按原法服用。

5. 奎孕酮探亲片：每片含奎孕酮 60mg 或 80mg。探亲前 1 天或当天服药 1 片可避孕 2 周左右。若探亲时间延长，可接服口服避孕片或行经后续服。

6. 甲醚抗孕含膜：含甲地孕酮 0.5mg，奎孕酮 0.8mg。于探亲当天中午含服 1 片于舌下，以后每次性交后含服一片。

7. 氯醚避孕片：每片含氯地孕酮 0.25mg，奎孕酮 0.8mg。于探亲当天即服 2 片，以后每次性交服 1 片。

8. 53 号探亲抗孕片：每片含主药双炔失碳酯 7.5mg 以及预防不良反应的辅药维生素 B_6 20mg，咖啡因 30mg，制成肠溶片。可于每次性交后立即服一片，在第一次服药的次晨加服一片。

【不良反应及处理】

1. 类早孕反应：因主要由单纯孕激素类药物制成，故类早孕反应的发生率较低，程度亦较轻，一般不需治疗。

2. 对月经的影响：服药后经量、经期基本正常。少数人有经期延长或月经延迟，但延迟多数在 50 天以内，可用口服避孕药 2 号片，每天 2 次，每次 2 片，连服 3 天。

3. 突破性出血：发生率为 1.5%～5%。可能系内源性雌激素受药物抑制所致。可用炔雌醇 0.015～0.020mg，每晚 1 次，共 3 天。

4. 对哺乳的影响：哺乳期妇女服药后对乳汁影响较少。

（艾继辉）

五、缓释长效避孕药

避孕药缓释系统是指避孕药与某些具备缓慢释放性能的高分子化合物（缓释剂）共同制备成的多种剂型，它们通过持续地释放恒定的低剂量避孕药，可以达到长效避孕的作用。

【缓释剂】

在缓释剂中,常用的高分子化合物有医用级硅橡胶,聚乙烯以及用以制备微囊的各种包衣材料。

【避孕药缓释系统】

1. 硅橡胶皮下植入剂:国外曾试将各种孕激素成分装入硅橡胶管中,皮下埋藏后缓慢微量释放。由于纯孕激素的作用而有相应的不规则出血和闭经的不良反应,避孕效果可维持半年到1年,甚至几年。

2. 硅橡胶阴道环:将各种孕激素放入硅橡胶空心圆环内,或将孕激素与硅橡胶混合后制成环状,将环安放在要求避孕妇女的阴道内,微量孕激素透过硅橡胶释入阴道,经阴道黏膜吸收而起避孕作用。

(艾继辉)

六、皮下埋植剂

Norplant 皮下埋植剂为非生物降解缓慢释放系统,目前应用的为胶囊型。每组六个硅胶囊,每个胶囊长 34mm,直径 2.4mm,内装(左炔诺孕酮左旋 18-甲基炔诺酮,LNG)36mg,一组六根含左炔诺孕酮 216mg,以密封包装,过氧乙烯消毒,开封后即可使用。

【避孕原理】

埋植后 Norplant 胶囊缓慢、恒定地向血液循环中释放左炔诺孕酮,平均释放率为 30μg/24h。因此,放置 24h 后即发挥避孕作用。其主要避孕机制是:①增加子宫颈的黏稠度,不利于精子穿透,阻止精子与卵子相结合。②改变子宫内膜形态、功能,起到抗着床作用。③对部分妇女可起到抑制排卵作用。

【适应证】

1. 要求采取长效避孕方法者。

2. 人工流产术后要求埋植避孕者。

3. 放置宫内节育器反复脱落或避孕失败者;口服避孕药

及注射药不适合者。

4. 对雌激素有禁忌者。

【禁忌证】

1. 患急慢性肝病者。

2. 妊娠肝病者。

3. 贫血、血液病者。

4. 哺乳期。

5. 已知或可疑妊娠者。

6. 妊娠有黄疸及持续瘙痒者。

7. 乳腺癌及肿瘤病患者。

8. 月经不正常者。

9. 神经症患者。

10. 血压超过 18.6/12kPa(140/90mmHg)以上,体重超过 70kg 者,吸烟者。

【放置时机】

1. 最好在来月经的第 4~6 天内进行,最迟不超过月经来潮的第 7 天。

2. 人工流产当时可以埋植。

【术前准备】

1. 做好有关皮下埋植剂的避孕指导,妇科检查,测血压,检查乳房。

2. 敷料及手术器械,皮下埋植剂,放置埋植剂用的套管针。敷料、手术用具及手术用药均需灭菌处理。

【置入操作方法】

1. 受术者平卧于手术台,左臂(左手工作者用右臂)平放于铺有无菌巾的托板上。手臂自肩部向外伸直。用活力碘或碘酒、酒精消毒上臂内侧皮肤,铺消毒孔巾。

2. 助手打开 Norplant 包装,将口袋向外撕开,将胶囊放在无菌弯盘内,清点胶囊根数。

3. 用 1% 普鲁卡因 4~5ml 做手术局部浸润麻醉。麻醉进针在上臂内侧肘窝上 6~8cm 处开始。针尖刺入皮下推入少量麻药打起皮丘,然后一边进针一边推药至 4.5~5.0cm 长,按六根呈扇形排列麻醉。

4. 用手术刀切一约 2mm 长的小口,切口位置在麻醉进针处,切开整个皮层。

5. 取套管针(它有两个刻度:第一个刻度靠近针柄处,指示套管针应进入皮下的长度;第二个刻度靠近针尖处,指示在进行下一根埋植剂前套管针应留于皮下的长度),将套管针经小切口刺入皮下。

6. 将套管针慢慢推进皮下,进入皮下后必须使之挑起,指向皮层,使埋植剂置于表浅处。套管针进入皮下直达到近针柄处的刻度。针尖离切口 4～4.5cm。

7. 将套管针芯取出,用镊子将胶囊放入套管针。

8. 将胶囊用针芯轻轻向针尖推进,直至感到有阻力。

9. 将针芯拿稳,把套管针向后拉,退达针芯把。

10. 当近针尖的刻度出现在切口处时,埋植剂已置于皮下。

11. 右手拿稳套管针,不要使针尖提出切口。用左手指将前一根埋植剂固定,将套管针改换角度和方向沿手指向前再推进。这样保证两个埋植剂之间有一定距离,有一个小角度。一组埋植剂埋植完毕,形成扇形约呈 75° 夹角,每两根之间约 15° 夹角。

埋植剂末端和切口之间要保持 0.5cm 的距离,这样可以避免自然脱出。并用手指触查位置是否正确。

12. 将六根胶囊埋植完毕,取出套管针,将切口边缘挤压在一起,用"创可贴"封好。

13. 埋植部位盖好消毒纱布,用绷带压迫避免血肿。绷带 24 小时取下。"创可贴"3 天后取下。局部保持干燥 3～4 天。

【注意事项】

1. 埋植剂正确放置于皮下,就容易取出。

2. 埋植前将局部麻醉药注入皮下,使真皮和下面组织分离。

3. 不能把套管针强力推入,如遇阻力可更换位置。

4. 为了确切放于皮下,在放置套管针时,必须把皮层挑起。

5. 为了避开前一根胶囊或避免损伤前一根埋植剂,可将它用左手示指压住,然后再将套管针推向前。

6. 埋植剂末端离切口不应太近,应保持 0.5cm 距离,以免自然脱出。但皮埋剂边不应埋植过深,以免自行游走。

7. 为了确保埋植方法的效果,要做好受术者的咨询工作。

8. 口服避孕药同时长期应用某些药品可降低避孕效果。因此,在采用皮下埋植避孕时,不宜同时长期使用或尽量少用下列药物:

(1)酶促剂:①促眠药类,如甲丙氨酯、氯氮、非那西汀、克霉唑等。②苯妥英钠。③保泰松。④利福平。

(2)抗生素及抗炎药:①氨苄西林。②新霉素、四环素。③氯霉素。④SMP 等。

【手术后随访】

术后 3 个月、6 个月各随访一次。如无特殊情况,以后每年随访一次。随访时做妇科检查、测血压、乳房检查等。

【不良反应】

1. 可出现口服避孕药的一般反应,但比较轻,最明显的不良反应为月经紊乱、点滴出血和少数者闭经。不良反应在 3～6 个月后可逐渐减轻及消失。

2. 埋植后出现的月经问题,一般不需要特殊处置。有下列情况者应取出:

(1)严重的头痛、急性视力障碍。

(2)明显的血压增高。

(3)意外妊娠者。

【不良反应的处理】

1. 极少量出血,可不必处理,观察经过。

2. 不规则性少量出血或点滴状出血。

(1)激素:常用炔雌醇,每天 1～2 片(0.05～0.01mg),可连用数天(一般不超过 2 周)。止血后可停药。

(2)止血药:云南白药,每次口服 0.5～1.0g,每天 2～4 次,可连用 1～2 周。

3. 经观察治疗半年以上仍有月经周期紊乱或出血过多者,可考虑取出。

注:现代改进的埋植剂已简化操作,很易植入。

【皮下埋植剂取出】

皮下埋植剂避孕期为 5 年,到期可取出。

操作方法如下:

1. 受术者位置同埋植术,消毒方式与埋植时也相同。用手指触诊以明确位置,在埋植剂的近端注射 1% 普鲁卡因 4~5ml。

2. 在埋植剂近端用刀做一 3~4mm 长的小切口。

3. 用手指将埋植剂推向切口,用蚊式钳分离开皮下组织,钳住埋植剂,用手术刀轻轻分离附着在埋植剂上的组织。

4. 术后处理同埋植术。

5. 取出埋植剂后,即失去避孕作用。如仍需继续避孕,应及时采用其他避孕方法。

(艾继辉)

七、阴道环放置

1. 于月经干净后,将阴道环安放入阴道内,3 周后取出 1 周,以诱发撤退性出血。这种安置方法使避孕药呈间歇性高剂量释放,目的在于抑制排卵,因而避孕效果高,但不规则的阴道出血率亦高。

2. 阴道环可放置较长时间,不需每月取出以诱发撤退性出血。使之能连续释放恒定的低剂量孕激素,其剂量不一定能抑制排卵,主要依赖其改变宫颈黏液理化性质,使之不利于精子穿透和改变子宫内膜以干扰受精卵着床等作用,以达到一定的避孕效果;一般能维持 3~6 个月甚至 1 年以上。

(艾继辉)

八、紧急避孕

若有长期避孕的要求可立即放置宫内节育器或皮下埋置,

否则可服紧急避孕药(morningafter pills),有激素和非激素两类。一般应在性生活后3天(72h)之内口服紧急避孕药,其有效率可达98%。目前临床应用较多的是:激素类为毓婷(左炔诺孕酮0.5mg+炔雌醇0.05mg),首次4片,然后相距12h再服4片。非激素类米非司酮作为紧急避孕药展示出极好前景。单剂量600mg者效果可达100%,单剂量25mg者效果为74%~84%。也可用米非司酮25~50mg顿服可使避孕效果达100%。不良反应:激素类可能出现恶心、呕吐、不规则阴道出血,但非激素类的不良反应少而轻,一般不需特殊处理。

(艾继辉)

第三十二章　宫内节育器

宫内节育器是目前国内外使用较普遍的一种可逆性、长效节育方法，临床推广应用已有30余年，全世界有8000余万妇女使用，我国是世界上使用宫内节育器最多的国家，占我国妇女所采用各种避孕措施的39.1%。宫内节育器主要有以下3种避孕机制：①抑制精子游走，抑制精子功能；②破坏受精过程；③阻止着床。

一、宫内节育器种类

宫内节育器按组成的材料，可分为金属不锈钢宫内节育器、塑料宫内节育器、混合型宫内节育器、硅橡胶宫内节育器及含活性物质或药物的宫内节育器五类。

（一）金属宫内节育器

1. 不锈钢单环：一般统称为金属圆环，是国内应用最普遍的一种宫内节育器，按外径大小分为18、19、20、21、22、23、24等型号。我国最早使用的金属单环已应用了30多年，其不良反应小，但脱落率及带器妊娠率均较高，故于1993年停止生产。20世纪70年代后期发展了具有抗生育活性的宫内节育器。

2. 不锈钢麻花环：为不锈钢丝螺旋形盘绕后再交叉回绕成麻花状的圆环。按外径大小分为18、19、20、21、22、23、24、25等型号。

3. 不锈钢双环：由两个相连的不锈钢丝环组成，大小号码与单环基本相同，环丝较细。

4. 不锈钢宫腔形宫内节育器。

（二）塑料宫内节育器

1. 节育花：主要材料为聚乙烯，并含有 33% 硫酸钡使其显影，其形态如三叶花瓣。

2. 太田环（T·Ota 环）：即普通塑料环，呈环状，外圈绕有塑料丝，中心部分似轮盘状，亦为关闭型节育器。

3. 优生环：在塑料环的中心有小钢丝圈，钢丝圈可在 X 线透视下显影，便于随访。

4. 蛇形节育器：也叫利普斯环（Lippes loop），为开放型宫内节育器。国外应用较多，国内使用较少。

5. 盘香环：形态盘曲似盘香，末端垂直，盘曲部分放入宫腔，垂直杆留于宫颈管内，并带有尾珠。

（三）混合型宫内节育器

1. 混合环：是以塑料制成环型支架，外绕不锈钢丝，如车轮状。

2. 其他：近年，哈尔滨医科大学与上海合作，研制了一种新型宫内节育器，即"S"状芯钢塑混合环，已在临床试用，脱落率较低，避孕效果较好，正在扩大临床试用范围。

（四）硅胶宫内节育器

硅橡胶盾形节育器：本品是101-1 型甲基乙烯基硅橡胶，材料较软，不易造成内膜损伤，故不良反应少而轻。其形状如盾，中心加上"X"形支架，边缘有蹼，节育器的下端有涤纶单腹尾丝。

（五）含活性物质或药物的宫内节育器

1. "T"形带铜宫内节育器：1969 年，Zipper 等首先研制了带铜的宫内节育器，它是以塑料"T"形节育器做支架，用 0.2mm 的细铜丝缠绕在"T"形的垂直柱上，根据铜丝圈露在宫腔内面积的不同，可分为不同类型，若铜丝的面积为 220mm^2 就称为TCu220。"T"形带铜宫内节育器是我国目前临床首选的宫内节育器。

2. "V"形带铜宫内节育器："V"形带铜宫内节育器是上海市于 1972 年设计研制的，经临床应用证明效果较好。此节育器分金属型及硅胶型两种。金属"V"形宫内节育器用不锈钢丝绕成套管，套管内有铜丝 300mm² 面积。硅橡胶"V"形宫内节育器采用硅橡胶管，带有铜管 200mm² 面积，分做四段，分别位于节育器的横臂及斜臂上。"V"形节育器横臂的中央断开处结有尼龙丝，并有 0.5cm 的可塑性，以适应不同大小的宫腔横径和形态。

3. 铜"T"形与铜"Y"形宫内节育器

（1）铜"T"形宫内节育器：又称 Gravigard 节育器，即在 T 的纵臂绕有细铜丝。

（2）铜"Y"形宫内节育器：又称 SoonawalaY 形节育器。两臂上缠绕铜丝 250~300mm²，有一个臂的顶端呈珠状，目的是为了易于放置。

4. 其他类型塑铜宫内节育器：Multiload Cu250 宫内节育器，似龟形，由塑料制成支架，在中间直杆上绕有铜丝 250mm。

（六）释放孕激素的"T"形宫内节育器

这种宫内节育器，是从 1969 年发展起来的一种新型宫内节育器，此节育器外形为一"T"字的管，人工合成的孕激素（炔诺孕酮或甲地孕酮）储存在直柱的聚乙烯内或中心部的硅胶管内，每天可连续释放 50~65μg。目前临床上使用较多的是曼月乐，释放左炔诺孕酮 20μg/d。释放孕激素的宫内节育器可使子宫肌肉松弛和使内膜萎缩，克服了其他宫内节育器引起腰酸、下腹坠胀和经量增多的缺点。但由于子宫内膜过度萎缩会导致月经量过少或闭经（这种闭经是由于孕激素对内膜局部的影响所致，进入血液循环的孕激素量并不大，对卵巢的功能影响不明显，体内的性激素水平基本正常，故这种闭经对身体是无害的），一般取出节育器后月经量会自然恢复。总之，释放孕激素的"T"形宫内节育器的优点是不仅妊娠率、脱落率低，月经量亦少。主要反应为闭经和点滴出血。

（七）含其他活性物质或药物的宫内节育器

如含有锌、磁、前列腺素酶抑制剂（如吲哚美辛及抗纤溶药物等）。此类宫内节育器，目的在于减少出血等不良反应，并提高避孕效果及继续存放率。目前仍处于研究和临床试验阶段。近期国内现有的宫内节育器经专家论证,将 TCu200B、TCu220C、TCu380A、MLCu375 及孕酮铜五种列为推荐的宫内节育器。

(李 舟 李豫峰)

二、宫内节育器放置

【适应证】

凡已婚妇女,自愿放置而无禁忌证者,均可放置。

【禁忌证】

1. 生殖道炎症,如滴虫性、真菌性阴道炎,严重宫颈炎,急性或慢性盆腔炎。

2. 生殖器官肿瘤如子宫肿瘤、卵巢肿瘤等。

3. 月经异常如频发月经、不规则性出血或经量过多者。

4. 子宫腔大小宫腔>9cm 或<5.5cm 者。

5. 全身性疾病如患有严重的心、肺、肝、肾及血液系统疾病者,如心力衰竭、重度贫血或各种疾患之急性阶段。

6. 子宫颈与子宫位置异常如子宫颈过松或重度裂伤或严重子宫脱垂,放节育器后易脱落。不可放置。

7. 生殖道畸形畸形子宫未明确诊断前放置宫内节育器往往容易造成手术损伤,节育器也不容易放置到正确的位置,因此不宜放置。对于双子宫子宫发育较好者,在明确诊断后,分别在两个子宫腔内放置节育器。

【放置时间】

1. 月经净后 3~7 天,此时子宫内膜开始增生,放置后引起出血及感染等不良反应较少。

2. 哺乳期或短期闭经要求放置者,应先排除早期妊娠。

3. 产后满 3 个月,或转经后子宫恢复正常者。

4. 人工流产后立即放置节育器。

5. 自然流产或中期妊娠引产后,因宫内感染率较高,故需正式转经后再放置节育器。

6. 剖宫产6个月后，再根据检查情况考虑放置，但根据近年研究，剖宫产时如无感染，当时即可放置。

7. 分娩后放置。一般于产后6周生殖器官复旧至正常后放置。也可在胎盘娩出后放置。但其脱落率较高，感染率未见明显上升。

【宫内节育器的选择】

1. 金属节育单环及高支撑力、带药或带钢的金属单环；应根据子宫腔大小选择相应的环（表32-1）。

表32-1　金属单环的选择

子宫腔深度（cm）	放置型号	环的外径（mm）
5.5~6.4	小号	18~19
6.5~7.4	中号	20~21
7.5~8.4	大号	22~23
8.5以上	特大号	24

2. 金属双环及麻花环：分为18、19、20、21、22、23、24、25等型号，选择时按金属单环的比例依次缩小一个型号。

3. 塑料与不锈钢混合环或钢塑铜混合环：有20、21、22、23四种型号，选择方法与金属单环基本相同，子宫腔7.5cm以下者选用20、21号；7.6cm以上者选用22、23号。

4. 节育花：子宫腔长度7cm以上者选用32型；7cm以下或哺乳期者使用29型。

5. "V"形节育器：子宫腔7cm以上者用大型，在6.5cm以下者用小型。"V"形节育器的选择见表32-2。

表32-2　"V"形节育器的选择

子宫腔长度（cm）	节育器横径（mm）
<6.4	24
6.5~7.4	26
>7.5	28

6. 带铜丝"T"形宫内节育器:子宫腔深度在 7cm 以上者选用横臂 3.0cm、垂直杆 3.5cm 的节育器;子宫腔深度在 7cm 以下者选用横臂 2.8cm、垂直杆 3.0cm 的节育器。

7. 硅橡胶盾形宫内节育器:有大、小两种规格。子宫腔 7～8.5cm 者用大号(横径 22mm,纵轴 24mm),宫腔 5.5～7cm 者用小号(横径 20mm,纵轴 22mm)。

8. 宫形钢及宫形钢铜节育器:子宫腔正常大小者放中号,子宫腔小于 7cm 者放小号,大于 7.5cm 者可放大号宫型节育器。

选择节育器型号大小,除了测量子宫腔深度外,还要注意子宫腔的横径和纵径。

【术前准备】

1. 询问病史:重点问清有无全身较严重疾病,月经史、生育史,以往有否放置过宫内节育器史及放置后情况等。

2. 妇科检查:明确有无放置的禁忌证,并查清子宫大小位置及附件情况等。

3. 测量体温:当天体温在 37.5℃ 以上者,暂不宜放置。

4. 排空膀胱(排尿)。

5. 外阴及阴道消毒:用 10% 肥皂水擦洗外阴及阴道,继用无菌水或 5% 活力碘液消毒外阴,然后铺消毒洞巾。

【手术步骤】

1. 术者穿清洁工作服,戴口罩、帽子、消毒手套。按手术步骤,把所需器械排列整齐。

2. 妇科双合诊检查,查清子宫大小位置、软硬度、活动性等。

3. 放置窥器扩张阴道,充分暴露宫颈。擦净阴道内积液,宫颈及颈管用 5% 活力碘液消毒。

4. 用宫颈钳夹住宫颈,用左手轻轻向下牵引,以减小子宫颈与子宫体之间的角度,尽量使其保持较水平的中间位置,以利于放置宫内节育器。

5. 以子宫探针测量子宫腔的大小。有条件者可测量宫颈口松弛度、子宫腔横径及子宫内膜腔的长度。

　6. 根据子宫颈口的松紧和节育器的种类决定是否扩大子宫颈。若子宫颈管较紧或选用麻花环、混合环、塑料太田环、优生环、节育花等,均需扩张子宫颈管。一般由四号扩大到六号。

　7. 用一块小纱布遮盖后穹隆及阴道两侧壁,防止节育器与阴道壁接触,避免污染。

　8. 放置节育器常用的放置方法有三种:

　(1) 叉入法:适用于金属单环、双环、麻花环、混合环、塑料太田环、优生环、硅橡胶盾形、宫形节育器等。

　操作方法:将节育器的上缘放在叉形放置器顶端的小叉内,使节育器跨在叉的上方。由于放置叉的叉槽较浅,跨放后容易滑脱,故一般常先将一块消毒纱布放于宫颈口下方,再将环放在纱布块上,然后用放置器叉住节育器的上缘,从宫颈口沿子宫方向放入子宫腔,直达子宫底部。在放置过程中不能旋转放置器,以免使环扭转。放置后将放置器稍退出,再轻推节育器的下缘,使其保持在靠近子宫底部的位置,最后取出放置器。

　节育花也可用叉入法放置,即只将三叶花瓣顺序重叠成单瓣,用放入叉放置。

　(2) 钳入法:使用持环钳放置,适用于各类金属环、闭锁型塑料环及硅橡胶盾形宫内节育器。

　操作方法:将节育环钳在持环钳顶端的小槽内,沿子宫方向送达子宫底部。然后张开钳叶,再轻轻后退。当持环钳退至内口时,同样轻轻推环下缘,使节育器保持在子宫底部。

　(3) 套管型放置器推入法:适用于节育花、"T"形、"7"形、"V"形、"Y"形、菱形、Lippes 环或盘香环等宫内节育器的放置。

　1) 节育花:把三个花瓣折叠在一起后插入套管顶端内,花瓣的上缘稍露出于套管之外,将中轴套芯插入套管内,并按子宫腔所测得的深度作为标记,然后将放置器送入子宫腔到达子宫底部,再向后向下退出 1cm,将中轴向前推入 1cm,套管与中轴轻轻向后退出,节育花即放置于子宫腔内,并能自然恢复其三瓣花的位置。

　2) "T"形节育器:放置时把节育器的纵杆置入套管内,横臂露在套管外,尾丝也折叠在套管外,将放置器的中轴套芯插入套管内,其顶端能触及节育器的下端,然后将已装置节育器的套管从宫颈口沿子宫腔方向送到子宫底,将中轴套芯固定位置,套管轻轻后退,节育器即自然安置在子宫腔内。用套芯再轻推节育器尾端,然后取出套芯及套管。尾丝在距宫颈口 2cm 处剪断。亦可将横臂均插入套管内同法推送放置。

3)"V"形节育器:先将节育器横臂中部连接处的尾丝向下牵引,使两侧角折叠,置入套管式的放置器中,然后插入套管器的套芯,使其顶端触及节育器的下端,沿子宫腔方向送入放置器,达到子宫底后,再固定套芯位置,将外套管轻轻向后退出。在外套管刚退出"V"形节育器时,再用放置器的套芯顶住"V"形节育器末端,轻轻向子宫底推送一下,以保证"V"形节育器横臂贴放在子宫腔底部,最后取出套管及套芯。尾丝在距宫颈口 2cm 处剪断。

4)"7"形节育器:将节育器的横臂游离端推下使之折叠成"7"形,置入套管内,其他放置步骤与"T"形、"V"形相同。

5)盘香环:先将节育器拉直置入套管内,按上述方法插入子宫腔然后一手慢慢退出外套管,一手渐渐把套芯推入,由于塑料的可塑性特点,被拉直的节育器,进入子宫腔又恢复原来盘香状形态。

6)其他类型:如"Y"形、蛇形、龟形等开放型的宫内节育器,均可用套管式放置器推入放置。

9. 放置后用探针探查节育器下缘离宫颈口之距离,以估计放置的位置是否正确。如放置的部位过低,而又无法纠正,必要时需取出重新放置。第二次放置宫内节育器后,仍不满意,当天即不必再放置,以防出血和增加感染机会。再次放置时应考虑子宫腔形态、大小,可改换其他类型的宫内节育器。

10. 取下宫颈钳擦净阴道分泌物、观察有无出血;取下阴道窥器,节育器放置术结束。

11. 术后需详细填写手术记录。

【注意事项】

1. 严格执行无菌操作,防止感染。

2. 放置时,节育器的上缘必须到达宫底部,使其正确放置在宫腔内。如用叉形放置器时,要求一次送达底部,不能中途停顿。如中途遇有阻力而停顿,环易脱落,应将其取出重新放入。

3. 放置时不能任意扭转放置器的方向,以防止节育器在宫腔内变形。

4. 放置金属节育环时,放置器不宜叉在环丝的结头上。

5. 带尾丝的宫内节育器,放置后剪去过长的尾丝,一般露出宫颈口 1～2cm。

6. 哺乳期放节育器,其子宫体小而软,容易发生穿孔,操作应特别注意。

7. 术后 2 周内避免性生活及盆浴,以免引起盆腔感染。术后休息 2 天,1 周内避免重体力劳动。

8. 放置后 3 个月内,应注意是否节育器掉出,尤其是月经期或大便之后更要注意。

9. 术后随访,转经后做第一次随访,其后 3 个月、6 个月各随访 1 次,1 年后每年随访 1 次。每次随访都要认真填好随访记录。

【检查节育器是否存在的方法】

1. 窥察尾丝如节育器带有尾丝者可用窥阴器检查尾丝是否存在、下降或脱落。

2. X 线腹部透视适用于各类带金属的宫内节育器。

3. 子宫探针探触节育器一般有异物感,尤以金属节育器为明显。

4. 报环器探测宫腔当探触到金属节育器时,报环器能以灯光或响声报告节育器的存在。

5. B 型超声检查硅橡胶或聚乙烯宫内节育器,一般的 X 线检查不能显影,B 型超声检查可发现子宫腔内节育器的特异影像。金属节育环亦可应用 B 超检查。

6. 子宫碘油造影如疑诊节育器异位或嵌顿,可用 40% 碘化油或 30%～50% 泛影葡胺做子宫碘油造影,以明确节育器与子宫的关系。

7. 宫腔镜检查经外阴阴道常规消毒,铺无菌巾,插入宫腔镜,以中分子右旋糖酐或 5% 葡萄糖溶液做膨宫液,然后上、下移动内镜,即能清楚看见宫内节育器。

【常用宫内节育器的放置期限】

1. 不锈钢金属节育器可放置 20 年左右,可到绝经期半年到 1 年内取出。

2. 塑料型或硅橡胶型宫内节育器可放置 3 ~ 5 年。塑钢混合环可放置 5 ~ 10 年。

3. 带铜宫内节育器可放置 3 ~ 5 年,如用铜套代替铜丝者,可放置 10 ~ 15 年左右。

4. 带孕酮的宫内节育器放置时间需根据节育器中所储藏孕酮的总量及其逐日释放量决定。一般在 1 年后孕激素已接近释放完毕,故需按年更换。曼月乐的放置时间为 5 ~ 8 年,一般孕激素释放完毕后,月经量会增多或闭经恢复(需除外节育器异位或脱落)。为了延长持续释放时间,目前国内外仍在继续研究能使用时间更长的释放孕酮的宫内节育器。

(李 舟 李豫峰)

三、宫内节育器取出

放置宫内节育器的妇女,由于某种原因需要从阴道及子宫颈将宫内节育器取出,需采用宫内节育器取出术。

【取出指征】

1. 按各种不同节育器的放置年限到期者。

2. 计划再生育者。

3. 放置后出现各种不良反应(如出血量较多、持续时间较长、腰痛、血性白带、月经周期紊乱、经量增多等),经治疗无效者。

4. 发现有并发症,如感染、节育器异位或嵌顿者。

5. 绝经后半年到 1 年内时取出节育器。

6. 改换其他节育器方法者(如要求绝育或男方做输精管结扎)。

【禁忌证】

各种疾病的急性期暂不能取出,待病状好转后再取。

【术前准备】

1. 了解放置节育器的种类。

2. 妇科检查查清子宫的位置,注意节育器有无尾丝,盆腔有无感染,必要时检查阴道滴虫、真菌,如有急性感染,应先经抗生素治疗后再取出。

3. 放射线检查或 B 型超声检查了解节育器是否存在。各类节育器均可做 B 超检查。

4. 体温应在 37.5℃以下。

【手术步骤】

1. 取出时间以经净后 3~7 天为宜。如因并发症或不良反应经处理不愈者,可随时取出,带器妊娠者,可在人工流产的同时取出宫内节育器。

2. 取出方法

(1)尾丝牵出法:带有尾丝的节育器可在门诊取出。用阴道窥器暴露子宫颈口,消毒子宫颈和穹隆部,看清尾丝,用长血管钳夹住尾丝轻轻向外牵出宫内节育器。牵引力不宜过大,一般牵出多无困难。如在牵出过程中尾丝断裂,可改用取环钩取出。

(2)钩取法:①排空膀胱,外阴阴道常规消毒,宫颈钳固定子宫颈等步骤与放置术同。②子宫探针伸入宫腔,探明子宫腔大小、位置,并利用探针感测节育器的位置。③一般不需扩张子宫颈口,如遇困难,可酌情用宫颈扩张器将子宫颈管扩大到 5~6号。④将取环钩沿子宫方向放入宫腔底部,触及节育环。钩住环下缘,轻轻向外牵出。在出子宫内口时,环钩宜偏向平位,以免伤及子宫颈管。

(3)钳取法:如尾丝断裂或钩取困难,可将子宫颈扩大到 7~9 号,用小卵圆钳或长弯钳将节育器取出,也可在 X 线透视或 B超下取出。凡因各种不良反应而取环者,节育器上的子宫内膜及子宫内膜应做病理检查,以查明病理组织学原因。取出宫内节育器后,要填写好取出术记录。

【注意事项】

取环钩是一种较锐利的器械,尖端容易损伤子宫内膜或子宫壁组织,可发生子宫穿孔及盆腔脏器损伤。因此必须强调以下几点:

1. 查清子宫位置。

2. 操作轻巧、准确。术前必须清楚探到宫腔内有无异物感。如有可疑,应先做进一步的特殊检查(如B超、子宫碘油造影、子宫腔镜检查)。明确环的存在与位置,再行钩取。忌盲目反复操作。

3. 如取出过程遇有困难,可将宫颈口扩大到六号后再行钩取,如仍有困难,需进一步查明原因,不可操之过急,以免发生损伤。

4. 在取出过程中发现环丝断裂,取出后应予核对。如疑有残存,应进一步设法取出,或暂行观察,做进一步检查后再取。

5. 术后2周内禁止性生活及盆浴,以防感染。

(李　舟　李豫峰)

第三十三章　人工流产

人工流产是避孕失败的补救措施。凡在妊娠 14 周以内，因意外妊娠、疾病等原因而终止妊娠称为早期妊娠终止。包括负压吸引术和钳刮术。

一、负压吸引术

【适应证】

妊娠在 10 周以内，因各种原因要求终止妊娠和患有某种严重疾病不宜妊娠者。

【禁忌证】

1. 各种疾病的急性阶段。

2. 生殖器官炎症，如阴道炎、急性或亚急性宫颈炎和盆腔炎等。需经治疗控制后再行手术。

3. 全身状态不良不能胜任手术者，如心力衰竭、高血压伴有自觉症状、结核病伴有高热、严重贫血等，均需治疗好转后住院手术。

4. 术前体温 2 次在 37.5℃ 以上者暂缓手术。

【术前准备】

1. 详细询问此次妊娠情况及避孕史，特别注意月经史、人工流产史、剖宫产史及是否为哺乳期妊娠等。

2. 妇科检查时，注意子宫的大小、质地、方向。注意子宫颈的长度、硬度、宫颈口的松紧度，取白带查滴虫、真菌及清洁度，如有异常应治愈后再手术。

【手术步骤】

1. 排空膀胱，取膀胱截石位，用 5% 活力碘溶液消毒外阴。

2. 受术者外阴盖以无菌孔巾，术者复查子宫位置、大小及附件情况。

3. 用窥阴器扩开阴道,拭净积液,暴露出子宫颈。

4. 用宫颈钳夹住子宫颈前唇或后唇,子宫颈及颈管用 5% 活力碘溶液消毒,稍向下牵拉,用探针依子宫方向探测子宫腔深度。

5. 用扩宫条依次逐步轻轻扩张宫颈口,扩大程度比所用吸管大半号到一号。

6. 顺子宫方向将吸管轻轻插入,到达子宫腔底部后,打开负压装置,负压控制在 53.3 ~ 66.7kPa(400 ~ 500mmHg),感觉到负压后,将吸管贴子宫壁向下移动,按一个方向依次刮,待感到有物流向吸管,同时感到子宫收缩、子宫壁粗糙时,取出吸管(注意不要带负压进出子宫颈管)将组织物吸到负压瓶内。然后将负压降到 26.7 ~ 40.0kPa(200 ~ 300mmHg),再以吸管在子宫腔内吸刮一至二周,取出吸管。

7. 用刮匙轻轻刮宫腔一周,尤其注意子宫底及两角,检查是否已吸干净,测量子宫腔深度。

8. 用 5% 活力碘溶液棉球拭净阴道,观察无活动出血时,除去宫颈钳,取出窥阴器。

【术后处理】

1. 全部吸出物用纱布过滤,检查有无绒毛、胚胎或胎儿组织,有无水疱状物,胚胎或胎盘组织是否完全,大小是否与妊娠月份符合。分别测量血及组织物的容量。填写好手术记录。若有异常情况,应送病理检查。

2. 受术者在观察室休息 1 ~ 2h,注意出血及其他异常情况。

【术后注意事项】

①2 周内或阴道出血未净禁止盆浴。②1 个月内禁止性交。③指导避孕方法。④如有异常情况,随时就诊处理。

(徐 蓓)

二、钳 刮 术

【适应证】

凡妊娠 10 ~ 14 周内要求终止妊娠而无禁忌证者,因某种疾病不宜继续妊娠或其他流产方法失败者。

【禁忌证】

同人工流产负压吸引术。

【术前检查】

同人工流产负压吸引术。

【术前准备】

1. 与人工流产负压吸引术相同。

2. 术前宫颈准备:于术前口服、肌注或阴道放置前列腺素制剂使宫颈软化。亦可采用扩宫条扩张宫颈管。或术前 6～12h 在无菌操作下,宫颈管内置特别宫颈扩张器,以纱布填塞阴道以防脱落。或将 18 号无菌导尿管插入 2/3 长度,余下的 1/3 段用无菌纱布包好,放于阴道后穹隆。

【手术步骤】

1. 排空膀胱,取截石位,取出宫颈内的扩张器或导尿管。

2. 外阴、阴道及宫颈的消毒与人工流产负压吸引术相同。

3. 用宫颈扩张器依次轻轻扩张宫颈管至 10 号以上。

4. 卵圆钳伸入子宫腔,先将胎膜拉破,使羊水流尽后于子宫颈注射缩宫素 10U。卵圆钳伸入子宫腔,先试探胚胎着床部位,夹住胎盘,轻轻转动,向外慢慢拉出,继之夹取胎体。

5. 钳取胎体时,保持胎儿纵位,注意勿使胎儿骨骼伤及子宫壁;保留取出的组织,以便手术结束后核对。

6. 当子宫收缩,胎儿夹出后应换 7 号吸管再吸子宫腔一至二周。

7. 用中号刮匙顺宫壁轻刮一周,刮净残留组织后,测量子宫腔深度。

【注意事项】

1. 出血多时,可于子宫颈旁注射缩宫素 10U。

2. 宫颈扩张后必须先刺破羊膜,使羊水流尽后再注射缩宫素,避免羊水栓塞的发生。

3. 胎儿骨骼通过宫颈管时不宜用暴力,以免损伤宫颈管组织。

(徐　蓓)

三、人工流产并发症及其防治

人工流产综合征

【诊断】

患者在扩张子宫颈、吸刮或钳夹过程中由于对子宫颈或子宫局部刺激多度而导致迷走神经兴奋,释放大量乙酰胆碱,从而出现颜面苍白、出汗、胸闷、呕吐、心动过缓、心律不齐和血压下降,严重者可出现晕厥及抽搐。

【预防】

1. 做好思想工作,消除受术者的紧张及顾虑。

2. 手术操作轻柔,尽量减少局部刺激,宫颈扩大不宜过速,吸管进出宫颈管时不要带负压。

3. 大块组织吸出后,及时减低负压。

【处理】

一旦发生人工流产综合征,立即暂停手术,让患者头部放低,吸氧,并静脉注射阿托品 0.5～1mg 或山莨菪碱 20mg。

子 宫 穿 孔

【原因】

未查清子宫位置,对某些易造成穿孔的高危因素注意不够,如哺乳期、长期服用避孕药、子宫过度倾屈、剖宫产瘢痕、双子宫与反复多次刮宫等。

【诊断】

手术过程中,术者发现器械进入子宫腔的深度超过术前妇科检查时子宫的大小,或探针突然有无底的感觉,或自子宫腔夹出或吸出子宫腔以外的组织,如脂肪、肠管或输卵管等。

探针所致的单纯穿孔可能无症状或只有轻微腹痛;吸管或卵圆钳穿孔有时可将肠管或大网膜拉到子宫腔内,甚至子宫颈口以外,造成严重嵌顿或损伤;少数病例,穿孔当时症状不明显,而在数日后出现肠梗阻或腹膜炎的症状,其后果往往严重。

【预防】

子宫穿孔为严重的人工流产并发症,必须严加预防:①术前详细询问病史,仔细内诊检查,对有子宫穿孔的高危因素(如哺乳期子宫、瘢痕子宫、多次人工流产史等)应特别提高警惕。②术前术者本人一定亲自查清子宫大小、位置、软硬度、有无畸形等,然后再行手术。术中必须认准子宫方向,再送入器械。③吸管或卵圆钳进入子宫腔后,先探到子宫底,然后再进行操作。④吸宫时负压不宜过大,吸管不宜过粗,吸管吸住子宫壁时,应将负压解除后再取出吸管。在内容物吸出,子宫腔收缩后一定要换小号吸管再吸,而且负压应在 40.0kPa(300mmHg)以下。在子宫腔收缩后避免吸管头在子宫腔内做大范围转动,因这时最易发生穿孔。大部组织吸出后应及时降低负压。⑤对有多次人工流产史、哺乳期子宫、长期口服避孕药、子宫大于 10 周等高危患者在扩张宫颈后应给予宫颈注射宫缩药以促进宫缩,增加子宫壁的厚度和硬度。

【处理】

一旦发现穿孔,应立即停止手术,根据穿孔大小、有无出血、有无内脏损伤等情况,决定治疗方案。

(一)保守疗法

凡子宫穿孔较小,受术者症状很轻,宫腔内容物已清除干净,无内出血症状者,可保守治疗;若在胚胎未吸出前发生穿孔,可换有经验医师避开穿孔部位完成吸宫术后再行保守治疗。

1. 严密观察受术者的血压、脉搏、体温、腹痛、腹胀、恶心、呕吐、内出血等征象。

2. 缩宫素 10U,每天肌内注射 2~3 次。

3. 静脉滴注抗生素。

4 保守治疗过程中,若出现内出血或内脏损伤征象应及早开腹探查。

(二)剖腹探查

凡子宫穿孔较大(扩张器、吸管或卵圆钳等造成)、症状较重、有内出血和内脏损伤者均应开腹探查,并根据不同情况采取不同手术。

1. 若宫腔内胚胎组织已清除干净,破口无感染者宜用肠线间断缝合破口。

2. 有胚胎组织残留,经破口吸宫清除胚胎产物后缝合破口。

3. 对不再要求生育者可行输卵管绝育术。

在开腹探查时,必须详细探查其他脏器有无损伤,应仔细检查肠管有无损伤,根据损伤情况进行修补及妥善处理术中出血。

宫 颈 裂 伤

【诊断】

1. 术中受术者突然感到疼痛不适。

2. 本来难以扩张的子宫颈突然变得松弛。

3. 伴有子宫颈出血。

【预防】

1. 扩张子宫颈时,要用扩张器依次扩张,切勿越号。

2. 吸管通过子宫颈或扩宫时勿用暴力。

3. 钳夹胎儿时,避免胎骨刺伤子宫颈。

【处理】

1. 立即停止手术,检查损伤情况。

2. 子宫颈轻度裂伤又无活动出血,可用纱布填塞压迫。

3. 如为全层裂伤,需用肠线间断缝合,缝合要求超过裂口上端。

术 中 出 血

【诊断】

人工流产术中出血量超过 200ml。

【原因】

1. 妊娠子宫较大而用较小的吸管或过低的负压,大部分组织未能迅速吸出,部分绒毛脱离子宫壁,血窦开放而出血。

2. 多次人工流产、子宫平滑肌瘤合并妊娠、哺乳期子宫等,术中子宫收缩不良。

3. 宫颈撕裂或子宫穿孔伤及血管。

4. 术中反复钳刮或吸刮,造成子宫肌壁损伤。

【预防】

1. 术前应对胚胎大小做充分估计,选取适当的吸管和负压。

2. 估计子宫收缩不良者,适时应用宫缩药。

3. 操作要轻柔,不可用暴力。

【处理】

1. 术中发现出血,应迅速取出妊娠组织,同时查清有无子宫损伤。

2. 缩宫素 10U 宫颈注射,也可肌内注射缩宫素。

3. 术中勿用暴力牵拉胎儿,以免损伤子宫颈而出血。

流 产 不 全

【诊断】

1. 人工流产术后阴道持续或间断流血超过 10 天以上,血量较多;伴下腹坠痛或腰痛,用抗生素及宫缩药无效。

2. 妇科检查见子宫体软且较正常大,宫颈口有时很松可容 1 指,有轻度压痛,有时在宫颈口可见到残留组织。

3.B 超下可见子宫腔内有残留组织的声像。

【预防】

1. 加强责任心,提高操作技术。

2. 对子宫过度屈曲者,术时应将宫颈向阴道口方向牵引以减轻屈曲度,使吸管能进入子宫底,吸净子宫腔内妊娠产物。

3. 每例吸引后应仔细检查吸出物中胚囊是否符合孕周,胎儿是否齐全。

【处理】

1. 复方生化汤,每天 1 剂,连续 3~5 天,加用抗生素。

2. 流血多应立即刮宫,不全流产伴有大出血、失血性休克时,应先行休克抢救,情况好转时再进行清宫。

3. 如有感染现象,可先将大块残留组织夹出,术后用抗生素治疗,待炎症控制后再次清宫,并用宫缩药。

漏　　吸

【诊断】

确定为宫内妊娠,术时未能吸到胚胎及胎盘绒毛,术后仍有早孕反应,子宫继续增大,子宫大小与术前末次月经的停经月份相符。

【原因】

1. 极度前屈、后屈子宫,吸管头未伸到子宫底,仅在子宫峡部吸引。

2. 术前未诊断出双子宫或双角子宫,术时仅吸出非妊娠部的蜕膜组织。

3. 极小的妊娠囊术时未触及。

【预防及处理】

如为双子宫或双角子宫,应分别探查子宫腔,术前尽量纠正子宫屈度,术后仔细检查吸刮出组织,及早发现漏吸,再行人工流产术。此外,若吸出组织送病理检查又未见绒毛或胚胎组织时,除考虑漏吸外,还应排除异位妊娠可能。

流产后感染

人工流产感染可引起急性子宫内膜炎、子宫肌炎、输卵管炎、盆腔结缔组织炎、腹膜炎,甚至败血症。有的患者急性症状不明显而形成慢性附件炎、慢性盆腔炎、继发不孕。

【诊断】

1. 人工流产术后有发热、腹痛、阴道分泌物增多、有臭味。

2. 妇科检查子宫体或子宫旁组织有压痛。

3. 白细胞总数及中性粒细胞百分数增高。

【预防】

1. 盆腔、子宫颈及阴道的急性炎症应治愈后再手术。

2. 手术器械、敷料消毒要彻底,术中应严格执行无菌操作。

3. 术前测体温 2 次在 37.5℃ 以上者,先查明原因,治愈后再接受手术。

4. 对有感染可能者,术后给抗生素预防感染。

【处理】

一旦发现人工流产术后感染者,治疗要积极彻底,防止炎症加重或转成慢性。要选用广谱抗生素,或根据阴道分泌物或血细菌培养结果选择敏感抗生素,用药疗程至少 1 周。

宫颈管或子宫腔粘连

【诊断】

1. 人工流产后月经量过少或闭经,伴痛经或周期性腹痛,继发不孕或反复流产。

2. 如有宫腔积血,妇科内诊可扪及子宫增大,有压痛或宫颈举痛。

3. 子宫探针探查可发现子宫腔或宫颈管不能通过。

【辅助诊断】

1. 基础体温、宫颈黏液、血清孕酮测定提示卵巢功能正常,结合黄体酮及雌激素、孕激素撤退试验阴性,证明为子宫性闭经。

2. B 型超声检查可发现宫腔积血。

3. X 线子宫输卵管碘油造影,可见子宫腔内有充盈缺损或根本不显影。

4. 宫腔镜可在直视下观察粘连的部位及性状。

【原因】

1. 人工流产手术时吸管窗缘过于锐利、负压过高、吸刮时间过长,或带负压的吸管口反复进出宫颈管。

2. 损伤子宫内膜基底层甚至子宫肌层,局部创面愈合时形成粘连均可引起子宫腔或宫颈管粘连。

3. 其他如原有子宫内膜炎或术时术后感染、多次人工流产、多次刮宫等,都是引起粘连的因素。

【处理】

1. 子宫颈管轻度粘连,可用探针分开。

2. 子宫腔粘连,轻者可用探针分离,重者可在宫腔镜下用微型剪分离。

3. 粘连分离后宫内放置 IUD 3 个月,同时按人工周期序贯给予雌激素、孕激素 3 个月。术后用抗生素预防感染。

羊 水 栓 塞

人工流产时发生羊水栓塞极为少见,多在妊娠 10 周以上钳刮时发生,大多在破膜时或破膜后钳夹过程中突然发生呼吸困难、发绀、休克等现象,其诊断与预防处理详见羊水栓塞章节。

人工流产后月经失调

部分患者在人工流产手术后 3 ~ 6 个月内,经量增多,月经周期缩短或延长,月经持续时间延长,多可自然恢复,少数持续异常者,按月经失调处理。人工流产术后闭经者,首先应排除宫颈宫腔粘连所致的闭经,再按闭经处理。

(徐　蓓)

第三十四章 药 物 流 产

用药物终止早孕,目前效果较好的有两种,一种为米非司酮与米索前列醇,另一种是前列腺甲酯与丙酸睾酮。

一、米非司酮配伍米索前列醇法

RU486 商品名为米非司酮(mifepristone)于 1980 年由法国 Roussel·Uclaf 药厂合成。此药抗早孕作用强,毒性很低口服方便,它的问世引起世界各国的重视。1992 年,我国研制成功全合成米非司酮。

【抗早孕机制】

RU486 是一种抗孕激素药物,能取代体内孕酮,与子宫内膜上的孕酮受体竞争性结合,而无孕酮的活性,同时作用于丘脑和垂体水平,促黄体生成素和促卵泡生成素水平下降,黄体溶解,使妊娠失去孕酮的支持,不能继续维持,引起蜕膜和绒毛变性,内源性前列腺素释放,诱发宫缩,软化子宫颈。与前列腺素类药物合用可提高完全流产率,减少子宫出血量、缩短出血时间。

【适应证】

孕龄在 7 周以内,自愿要求使用药物终止妊娠的健康妇女。

【禁忌证】

1. 有使用米非司酮的禁忌证,如肾上腺疾病或与内分泌有关的肿瘤、糖尿病、肝功能异常。

2. 有使用前列腺素类药物的禁忌证,如心脏病、青光眼、贫血、胃肠功能紊乱、哮喘等。

3. 过敏体质。

4. 带器妊娠或怀疑异位妊娠者。

5. 妊娠剧吐。

【用药方法及随诊】

1. 方法：①空腹或进食2h后，口服RU486 25mg，每天2次，连服3天，用药后禁食2h。第4天空腹服米索前列醇600μg。②第1天空腹服RU486 50mg，12h重复用药25mg，以后每12h用药25mg，至第3天用完最后1片RU486后1h，服用米索前列醇600μg。

2. 用药后：观察血压、脉搏、腹痛情况，注意阴道流血及胚囊排出情况。如在家观察，应将阴道排出物带给医生检查。胚囊排出后，给予中药(如益母草膏、生化汤)以促进残余组织及时排出，并酌情给予抗生素。阴道出血一般持续15~20天。

3. 随诊：①用药后第8天复诊，了解出血及组织排出情况。如临床症状及B超提示继续妊娠，应行人工流产术。②第15天复诊，了解出血量，必要时B超检查宫内有无残留组织，及时行清宫术。若出血量多于月经量的2倍，或有腹痛、发热等意外情况应及时随诊。

【不良反应】

主要为恶心、呕吐，呕吐严重者加用米索前列醇后有腹痛、腹泻。其他不良反应有头晕、乏力、胃痛等。一般都能忍受，严重者可对症处理。

【效果评价】

1. 完全流产自行排出完整的绒毛团或胎囊，出血量少于或等于平时月经量，且自行停止，子宫大小恢复正常，尿HCG试验转阴性或滴度明显下降，B超下未见残留声像。有时虽未见到完整绒毛团或妊娠囊，但其他情况符合者，亦算完全流产。

2. 不全流产妊娠组织排出后，阴道流血量仍多或持续时间长，需刮宫止血，刮出物中肉眼见到或病理诊断有残存绒毛组织。

3. 失败用药1~2周后未见妊娠物排出，子宫继续增大，最终需以吸刮术终止妊娠。

(熊　敏　靳　镭)

二、丙酸睾酮前列腺甲酯法

【禁忌证】
同上。

【适应证】
同上。

【流产机制】
前列腺素使子宫蜕膜血管平滑肌和子宫平滑肌收缩,导致蜕膜缺氧,与丙酸睾酮合用后,可使蜕膜变性、退化、出血、坏死,血管明显扩张和淤血,以及螺旋动脉收缩、管壁增厚、管腔缩小。

【用药方法和效果】
1. 用法:选择合适对象后,每天在门诊肌内注射丙酸睾酮100mg,共3天,第4天清晨起,每2h在阴道后穹隆放置卡前列甲酯栓1mg,直至排出胎囊。如未排出,最多用药至6mg。第一次放药后,立即口服复方地芬诺酯2片(25mg/片),如不成功,观察至少48h,最后可以吸刮术终止妊娠。

2. 不良反应:主要为胃肠道反应,以腹泻、呕吐为主,加服复方地芬诺酯后明显减轻。极少数病例发生皮疹、口麻、乏力、头晕,或体温轻度升高。一般不需处理。

三、其　　他

米非司酮配伍三苯氧胺及米索前列醇

【三苯氧胺抗早孕机制】
三苯氧胺(他莫昔芬)是一种人工合成的非甾体雌激素受体拮抗剂,在受体水平与雌激素竞争,在弱雌激素作用减弱或消失,而阻止妊娠。三苯氧胺与米非司酮合用对蜕膜细胞的损伤有协同作用,可使其迅速剥脱,使流产后出血时间缩短。

【禁忌证】

同上。

【适应证】

同上。

【用药方法】

方法:空腹或进食2h后,第1日晚服米非司酮50mg,同时服三苯氧胺40mg;第2日早晚服米非司酮各25mg,同时服三苯氧胺各20mg,第3日同第2日,第4日晨一次顿服米索前列醇600μg。

【随诊】

同前。

【不良反应】

同前。三苯氧胺不良反应较轻。

甲氨蝶呤配伍米非司酮及米索前列醇

【甲氨蝶呤抗早孕机制】

甲氨蝶呤是一种抗代谢的化学药物,对滋养细胞肿瘤具有高度的敏感性,能抑制滋养细胞的增生,并致其死亡,妊娠时滋养层细胞对甲氨蝶呤的抑制作用十分敏感,甲氨蝶呤与流产药合用终止早孕具有协同作用,可加速胚胎组织的完全排出及减少出血时间。

【禁忌证】

同上。

【适应证】

同上。

【用药方法】

方法:服用流产药物前一天,血尿常规,肝肾功能检查无异常,肌内注射甲氨蝶呤50mg,留门诊观察室观察4小时无不良反应离院。第一天早上口服米非司酮50mg,12小时后服25mg。

第二天早服25mg,12小时后服50mg,第三天早上口服米索前列醇600μg,均空腹服药。

【随诊】

同前。

【不良反应】

甲氨蝶呤其不良反应主要表现在消化系统和血液系统,如恶心、呕吐、腹痛,骨髓抑制,还可能引起肝肾功能损害以及口腔炎、皮炎、脱发等。但单次剂量局部注射(50mg,一次肌内注射),毒副作用发生率低,较为安全,可门诊治疗。

(熊 敏 靳 镭)

第三十五章 中期妊娠引产术

妊娠 14~28 周要求终止妊娠的手术称中期妊娠引产术。目前主要的引产方式为药物引产,而依沙吖啶(利凡诺)又是最为常用的药物。依沙吖啶是一种强力杀菌剂,它能引起离体与在体的子宫收缩,表现为子宫肌肉收缩频率增加、幅度增大,达到排出胎儿和胎盘的引产目的。临床引产效果可达 90%~99%。注射依沙吖啶的方式有羊膜腔内和羊膜腔外,效果相当。另外一种常用引产方式为水囊引产,水囊引产是将水囊放置于子宫壁和胎膜之间,增加宫内压并机械性刺激宫颈管,诱发和引起子宫收缩,促使胎儿和胎盘排出的终止妊娠的方法。其成功率可达 90% 以上,平均引产时间大多在 72h 内。

一、依沙吖啶羊膜腔内注射引产

【适应证】

1. 妊娠在 16~28 周,要求终止妊娠而无禁忌证者。

2. 因某种疾病不宜继续妊娠者。

【禁忌证】

1. 心、肝、肾、肺疾患在活动期或功能严重异常者。

2. 各种疾病的急性阶段。

3. 有急性生殖道炎症或穿刺部位皮肤感染者。

4. 术前 24 小时内 2 次体温在 37.5℃ 以上者。

5. 子宫有手术瘢痕,子宫颈有陈旧性裂伤,子宫发育不良者,慎用。

6. 1 周内曾做过同类手术失败者。

【术前准备】

1. 详细询问病史,重点了解出血史,月经史,妊娠分娩史和本次妊娠的经过。

2. 测血压、脉搏、体温,进行全身及妇科检查,注意有无盆腔肿瘤、子宫畸形及子宫颈发育情况。

3. 查血常规、尿常规、出凝血时间、血小板和肝功能。必要时做 B 超胎盘定位,低置胎盘禁忌。

4. 白带常规化验,严重宫颈炎或分泌物增多,需先予以治疗。

5. 当妊娠月份大;子宫颈发育不良、宫口小、颈管长者可术前给予米非司酮口服,25mg,2 次/日,共 3 日。

6. 签署知情同意书。

【操作方法】

1. 术前排空膀胱,备好抢救设备。

2. 孕妇取平卧位,按外科手术原则常规消毒穿刺部位皮肤,铺无菌洞巾。

3. 穿刺点选择,于宫底下 2 ~ 3 横指中线上或中线两侧选择囊性最明显的部位做穿刺点(B 超定位时,可选肢体侧羊水最多处为穿刺点)。

4. 羊膜腔穿刺,用 7 ~ 9 号有针芯的腰麻穿刺针从选择好的穿刺点垂直刺入,一般在感受到三个抵抗(皮肤、肌鞘、子宫壁)后有空虚感,即进入羊膜腔内。拔出针芯有羊水溢出。进针深度 4 ~ 5cm,具体视腹壁厚度及子宫厚度而异。

5. 将吸有依沙吖啶的注射器与穿刺针相接,先回抽少许羊水证实针头确在羊膜腔内,再将药液推入,推药过程中再回抽羊水一次。注药剂量一般为 50 ~ 100mg。注意稀释依沙吖啶应用注射用水,勿用生理盐水。

6. 穿刺到胎盘或子宫壁血管既有血液流出,可再继续向深部进针。若仍有血,可更换另一点穿刺,一般穿刺点以不超过 3 次为宜。必要时可在 B 超引导下穿刺。

7. 拔出穿刺针,注完药液后往回抽少量羊水再注入,以洗净注射器内药液;插入针芯再迅速拔针;针眼处盖无菌纱布一块压迫片刻,用胶布固定。

【注药后观察与处理】

1. 患者必须住院观察,由于药物吸收,在 24 小时内体温可轻度升高,一般不超过 38℃,经 24 小时后,常自行恢复正常。

2. 规律宫缩后应严密监护孕妇状态,观察宫缩强度及宫颈开大情况,胎儿娩出前应送入产房待产。

3. 胎儿娩出后如出血不多,可在密切观察下等待胎盘自然娩出。如半小时尚未娩出而出血不多时,可肌内注射缩宫素 10～20U 或麦角新碱 0.2mg,如仍不娩出或流血增多应立即进行钳刮术取出胎盘。

4. 胎盘娩出后仔细查看是否完整,如怀疑有残留或经肉眼检查完整但阴道有活动出血时,应立即行清宫术。

5. 流产后常规检查子宫颈,查看阴道有无裂伤,如发现软产道裂伤应及时缝合。

6. 引产后根据情况酌情使用抗炎药,按常规给缩宫素。

7. 给药 5 天后如无规律宫缩视为引产失败,如引产失败而无感染征象时,3 天后可再次引产,如两次引产失败,应改用其他方法终止妊娠。

8. 引产成功后,至少观察 3 日,注意宫缩、恶露、体温及全身状态。引产后 2 周内禁盆浴,禁性生活 1 个月,1 个月后门诊随访。

（王 升 艾继辉）

二、依沙吖啶羊膜腔外注射引产

【适应证】
同上。

【禁忌证】
同上。

【操作步骤】
1. 术前排空膀胱,取膀胱结石位。

2. 常规消毒外阴、阴道,铺无菌洞巾。用阴道窥器暴露子宫颈,再次消毒阴道、子宫颈和颈管。

3. 用宫颈钳或组织钳夹住子宫颈前唇,向外轻轻牵拉,以长弯钳将消毒过的18号导尿管由子宫颈管缓慢插入子宫腔一侧。如放入时,有血液由管腔内流出,应更换方向后重新插入。导尿管进子宫腔长度依子宫大小而定,一般为 20～30cm。

4. 将 0.1% 依沙吖啶 70～100ml 经导尿管徐徐注入子宫腔,使药物散于羊膜与子宫壁之间。

5. 注射完毕后,将导尿管末端折叠,用丝线扎紧,并在阴道内放纱布两块,填入后穹隆,防止导尿管滑出。

6. 24h 后取出导尿管及纱布。如放置导尿管不到 24h,孕妇已有规律宫缩,或产前出血量多,可提前取出导尿管。

【术后观察】

同羊膜腔内注入引产。

(王　升　艾继辉)

三、水囊引产

【适应证】

1. 妊娠在 14～26 周之内要求终止妊娠而无禁忌证者。

2. 因患某种疾病,或其他原因不宜继续妊娠者。

【禁忌证】

1. 子宫有瘢痕者需十分慎重。

2. 生殖器炎症,如阴道炎、重度宫颈糜烂、盆腔炎或全身其他处有感染者,暂缓引产,经治疗好转后,可考虑进行。

3. 严重高血压、心脏病或血液病急性发作期。

4. 妊娠期间反复有阴道出血者。

5. 低置胎盘。

【术前准备】

同依沙吖啶羊膜腔内注射引产。

水囊制备:用18号导尿管插入双层避孕套内,排除套内及夹层的空气,用丝线将避孕套口结扎于导尿管上,检查有无漏气,然后高压消毒备用,用前抽出套内空气并夹住导尿管末端。

【手术步骤】

1. 排空膀胱。

2. 取膀胱截石位,消毒、铺巾。用窥器暴露子宫颈,拭净阴道内积液,再用5%活力碘液消毒阴道壁及子宫颈。

3. 用宫颈钳夹住子宫颈前唇,将制备消毒后的水囊顶端涂以无菌润滑剂,自宫颈口徐徐放入子宫腔,至结扎线部位进入子宫内口,放入子宫壁与胎膜之间,放入时如遇出血或阻力则取出从另一侧放入。放置时水囊不能触碰阴道壁,以防感染。

4. 水囊内用注射器缓慢注入无菌生理盐水,注入液量根据妊娠月份的大小及子宫张力酌情增减,在300~500ml,最多不超过600ml。注射完毕,用丝线扎紧导尿管,向外牵引,直至水囊结扎部露于宫颈口。尾端用无菌纱布1~2块包裹,将导尿管盘曲在阴道内,阴道内塞纱布数块。整过手术过程要特别注意无菌操作。

5. 术毕,测量子宫底高度,以便观察放入水囊后有无胎盘早剥及内出血征象。

【放置后的观察与处理】

1. 定时测体温、脉搏,观察宫缩,注意有无阴道流血或发热等情况。如有寒战、发热,应立即取出水囊,并给予抗感染药物治疗,一般给广谱抗生素静脉点滴。

2. 水囊放置后,一般于12小时以内发生宫缩,24小时后取出水囊,如宫缩不好,可在水囊未取出前,或放置后8小时,加用缩宫素。

(1)开始用5%葡萄糖500ml加缩宫素10U;静脉滴注,如宫缩较弱,在第二瓶葡萄糖内可加用20U,以后根据宫缩情况适当增减。

(2)缩宫素一天总量不宜超过60~80U。

(3)静脉滴注时不宜过快,并需有专人观察体温、脉搏、血压、宫缩、出血、腹痛以及子宫轮廓等。必要时用抗炎药物,以防感染。

（4）滴完 2 日如仍无分娩，则认为水囊引产失败。若患者无发热、阴道流血等症状，可观察 2 日后再行第 2 次水囊引产，或改用其他方法。

3. 一般放置 24 小时取出水囊（取出前将水囊液体放出），如宫缩过强、出血较多或有感染时，应提早取出水囊，并设法结束妊娠，清楚子宫腔内容物。

4. 胎儿及胎盘娩出后，检查胎儿及胎盘是否完整，如有胎盘残留应及时清宫。检查阴道及子宫颈有无损伤。

5. 酌情使用抗生素及子宫收缩药。

6. 引产成功后，至少观察 3 日。出院时嘱患者休息 1 个月，禁盆浴 2 周，禁性生活 1 个月。

（王　升　艾继辉）

四、中期引产并发症的诊断及其防治

感　染

中期引产由于子宫体积大，子宫腔胎盘剥离面较大，一旦感染则发病急、症状重，容易扩散至全身形成败血症。

【临床表现】

突然高热达38℃以上，并有畏寒、急性病容、高热持续不降，伴有腹痛、子宫压痛，阴道分泌物混浊有味，严重者可出现感染性休克体征，血液检查白细胞总数及中性多核细胞均明显增高。

【预防】

1. 严格掌握手术适应证、禁忌证，炎症先治疗后再引产。

2. 器械消毒完善，操作时严格执行无菌操作。

3. 术后严密观察，如出现寒战高热、阴道分泌物脓性等异常表现，应及时按感染处理。水囊引产时，若体温>38℃，应将水囊取出。

4. 如破水后 8 小时仍未分娩，应用其他辅助引产措施，及早结束分娩,同时用抗生素预防感染。

5. 术前 1 周禁止同房。

【处理】

感染如发生在流产后,治疗与急性盆腔炎相同,但如果感染发生在流产前,则应静脉给予大量抗生素以控制感染和抗休克,与此同时需按产程进展情况、子宫及胎儿大小等因素决定终止妊娠的方法。子宫大小在孕 4 个月左右,宫颈口已开大一指以上或已破水,可行钳夹术结束流产。如妊娠月份较大,可用静脉滴注缩宫素引产加速胚胎产物排出。

子 宫 破 裂

【诊断】

1. 子宫破裂前往往有强烈的宫缩和缩宫痛,患者常难以忍受,破裂后症状暂时缓解,继之可出现阴道出血或内出血症状。妊娠中期子宫破裂有时腹痛表现不明显,特别是瘢痕子宫。

2. 腹部检查有压痛、反跳痛,子宫呈葫芦形。破裂后子宫张力减低,有明显压痛,宫缩消失。阴道检查可发现胎儿先露上升或消失,通过子宫颈口常可触到破裂部位,局部有明显压痛。

【预防】

1. 有剖宫产史、畸形子宫或多胎经产者尽量不用水囊引产。

2. 引产过程中应加强观察与监护,如宫缩过强,疼痛剧烈,宫颈口未开者,应用药物抑制宫缩。

【处理】

1. 有先兆子宫破裂者,应立即停用缩宫素,取出水囊。

2. 发生子宫破裂时,应及时行开腹探查,根据破口大小决定修补或子宫切除。

子宫颈阴道段裂伤

【诊断】

胎儿胎盘娩出后仍有鲜红色出血,阴道检查发现宫颈管前壁或后壁有裂伤,有时延至穹隆部。

【预防】

遇宫缩过强,产妇辗转不安,而子宫颈硬,宫颈口迟迟不开,子宫下段或穹隆部极度膨满者,应给哌替啶、阿托品肌内注射以缓解宫缩,使宫颈环状肌松弛,或人工破膜减压以预防子宫颈阴道段裂伤。

【处理】

流产后常规检查宫颈,发现裂伤及时缝合。

引 产 出 血

【诊断】

在引产过程中,出血量等于或超过 300ml。

【预防】

1. 胎儿娩出后立即给宫缩药以预防子宫收缩不良而导致的出血。

2. 仔细检查胎盘胎膜是否完整,若有残留应及时清宫。

3. 加强观察,防止子宫破裂及软产道损伤。

4. 预防羊水栓塞、感染性休克,以减少 DIC 的发生。

【处理】

1. 凡出血较多或发生失血性休克者均应及时采取补液、输血、吸氧等综合急救措施。

2. 胎盘残留者应及时清宫。

3. 宫缩不良可用缩宫素 10~20U 肌内注射或静脉注射;麦角新碱 0.2~0.4mg,肌内注射。

4. 子宫破裂或软产道裂伤应及时手术。

5. 当羊水栓塞、感染中毒性休克、胎死宫内等并发 DIC 时,应按相应章节所述进行处理。

6. 产后抗生素预防感染。

胎 盘 残 留

【诊断】

1. 流产后当时检查胎盘有缺损,合并有阴道活动性出血即可诊断。

2. 流产后产褥期突然阴道大出血,妇科检查子宫软,缩复不好,子宫颈口松,刮出物肉眼或病理检查有胎盘组织。

【预防】

主要是在胎盘娩出期要正确处理,胎儿娩出后立即给予宫缩药,无出血应耐心等待,不要过早牵拉脐带或强力压揉子宫,以免造成胎盘剥离不全,一般可观察 30min 再给予处理。

【处理】

1. 凡胎盘残留或有大面积的胎膜残留时,应及时行清宫术,刮出残留组织。

2. 胎盘滞留或粘连者,应在消毒情况下用卵圆钳钳夹胎盘。

3. 少量胎膜组织残留,不伴阴道出血者,可用子宫收缩药观察 2 天,如有活动出血应随时清宫。

羊 水 栓 塞

在中期妊娠引产、大月份钳刮术,剖宫取胎、羊膜穿刺术等过程中,均可能发生羊水栓塞,其诊断、处理均与足月产时羊水栓塞相同,详见第十三章"三、羊水栓塞"。不过中期妊娠羊水成分中含有的有形成分较少,且羊水量亦较之为少,若抢救及时,预后较足月时为好。重在预防,措施如下:

1. 在行钳刮术或剖宫取胎术时,应在破膜羊水流出后再用缩宫药,控制缩宫药的滴速,防止强烈的子宫收缩。

2. 中期引产时,应在宫缩缓解时行人工破膜。

3. 行羊膜腔穿刺术时,穿刺不能次数过多(超过 3 次),用的穿刺针要细,穿刺术毕拔出针时应先将针芯插入,避免将羊水带入宫壁层。

【处理】

具体抢救措施见第十三章"三、羊水栓塞"。

弥散性血管内凝血

弥散性血管内凝血(DIC)在中期引产时亦不少见,常继发于中期引产的严重并发症,如感染中毒性休克、羊水栓塞、子宫破裂和死胎引产等症,应及早诊断,早期治疗。

【诊断】

详见产科"DIC"章节

【预防】

1. 尽量预防感染中毒性休克、羊水栓塞、子宫破裂等症的发生,以减少 DIC。

2. 对死胎、过期流产等在终止妊娠前,应先查纤维蛋白原、血小板、出凝血时间,如有凝血因子缺乏,应在补充凝血因子及应用抗生素后再行钳刮或引产术。

【处理】

同产科"DIC"章节。

（王　升　艾继辉）

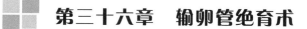

第三十六章　输卵管绝育术

输卵管绝育术对世界范围内控制人口问题发挥重要作用，它通过切断、结扎、电凝、钳夹、环套输卵管或用药物粘堵、栓堵输卵管管腔，使精子与卵子不能相遇而达到绝育目的。这是一种安全、永久性节育措施，可逆性高，要求复孕妇女行输卵管吻合术的成功率达80%上。手术操作可经腹壁或经阴道穹隆进入盆腔，也可直接经宫腔进行。

一、经腹输卵管结扎术

【经腹输卵管结扎的优越性】

1. 器械设备要求不高，在乡级卫生院均可实施。

2. 只要经过正规训练，都能正确掌握技术操作。

3. 对组织创伤小，只要按操作规程进行，多无严重并发症，不影响妇女身体健康。

4. 可和腹部其他手术同时进行，如在做剖宫产、异位妊娠病灶切除术、卵巢囊肿摘除术时，同时结扎输卵管。

5. 手术时间限制不严，可以在月经后、人工流产后、引产后、产褥期、妊娠期进行手术。

6. 此手术对输卵管创伤较小，可逆性高。

【适应证】

1. 自愿接受绝育手术且无禁忌证者。

2. 患有严重全身性疾病不宜生育者，可行治疗性绝育术。

【禁忌证】

1. 各种急性传染病。

2. 全身情况不良不能胜任手术者。

3. 腹部皮肤有感染灶存在。

4. 急慢性盆腔炎患者。

5. 24 小时内体温两次超过 37.5℃以上者。

6. 严重神经症患者。

【手术时间选择】

1. 非妊娠期,以月经干净后 3 ~ 7 天较为合适。若超过此期限有妊娠的可能,应尽量避免在月经前或月经期施术。

2. 人工流产或取环后,可立即手术,或者在 48 小时内手术,病理性流产应待转经后手术。

3. 产褥期,如顺产,产后 24 小时即可手术,难产或疑有感染可能者,应住院观察 3 天,无异常情况再行手术。

4. 哺乳期未转经者,必须排除早孕,对疑有妊娠者,应先行诊刮术,再行绝育术。

5. 中期妊娠引产术,于产后 24 小时后即可手术。

6. 剖宫产或其他妇科手术,可同时手术。

【麻醉】

可选用局部麻醉加基础麻醉,哌替啶 100mg,异丙嗪 50mg,静脉注射、肌内注射各半。连续硬膜外麻醉、全身麻醉等。

【手术步骤】

1. 排空膀胱,取平卧位,按下腹部切口常规消毒、铺巾。

2. 切口:于耻骨联合上 3 ~ 4cm,以腹中线为中心,行横切口或纵切口 1.5 ~ 2cm,即用尖刀片在中线刺入皮肤后,刀刃向两侧或上下切开皮肤及皮下脂肪。

3. 切筋膜:用弯钩暴露腹直肌前鞘,轻轻切开前鞘,以组织钳提起切缘,用剪刀向上下延长切口 3 ~ 4cm。

4. 分离腹直肌,切开腹膜,钝性分离腹直肌,用血管钳提起腹膜,切开约 3cm,将腹膜边缘提起。

5. 提取输卵管:常规有以下三种:

(1) 术者左手示指进入腹腔,触到子宫体,滑向右侧角,到达卵巢或输卵管后,右手持卵圆钳将输卵管夹住,轻轻提出切口处。

(2) 小直角拉钩伸入切口,右示指沿着拉钩进入腹腔,触到宫体,滑向输卵管后,把它移入拉钩与手指之间,然后轻轻提起。

（3）指板法：手指伸入腹腔，拨开覆盖在子宫上的大网膜及肠管，然后将示指沿宫底滑至输卵管峡部后方，另一手握指板沿伸入腹腔的示指掌面滑入腹腔，到达输卵管前方，将输卵管夹持在指板与示指间，然后向上提取，到达腹壁切口时，由助手用无齿镊或鼠齿钳夹住输卵管。

6. 辨认输卵管：提出输卵管后，用无齿镊和卵圆钳交替夹取输卵管直到暴露出伞端，证实为输卵管无误。

7. 结扎输卵管

（1）压挫切断法：在输卵管中、内 1/3 处，于无血管或少血管处提起输卵管、折成两股，距输卵管折叠顶端 1.5～2cm 用直血管钳压挫一痕迹，用 7 号丝线缝针自该处刺透系膜，先结扎近端，然后在远端打结，并在线结上约 1cm 处剪除输卵管，两断端用活力碘消毒后分别用 4 号丝线结扎。同法处理对侧输卵管。

（2）压挫法：方法同上，只是不剪断输卵管。

（3）抽心包埋法：提出输卵管后在峡部提起，选择无血管区，间距约 2cm 长，拉直输卵管，在输卵管游离浆膜下注水，使浆膜膨胀。用小刀切开膨胀浆膜 1.5cm，用弯钳轻轻分离及游离出该段输卵管，两端钳夹，剪去两钳之间的一段输卵管，长约 1cm，用 4 号丝线结扎近端，并用 1 号丝线连续缝合浆膜层，把近端断头包埋于浆膜内，远端输卵管留在浆膜外。同法处理对侧输卵管。

【术后并发症】

一般不易发生。若发生，多系操作粗暴、未按常规进行所致。

1. 出血、血肿：过度牵拉、钳夹而损伤输卵管或其系膜造成，或因创面血管结扎不紧引起腹腔内积血或血肿。

2. 感染：体内原有感染灶未行处理，如牙龈、鼻咽、盆腔器官等，致术后创面发生内源性感染；手术器械、敷料消毒不严或手术操作无菌观念不强。

3. 脏器损伤：膀胱、肠管损伤，多因解剖关系辨认不清或操作粗暴。

4. 绝育失败:绝育措施本身缺陷,施术时技术误差引起。其结果多发生宫内妊娠,尚需警惕可能形成输卵管妊娠。

(熊　婷　章汉旺)

二、腹腔镜输卵管绝育术

【手术指征与手术时间】

1. 手术指征:生育年龄妇女要求节育者,且无手术禁忌证。

2. 手术时间:尽量将手术安排在子宫内膜增生期,以减少出血及并发症的发生,提高手术的成功率。

(1) 正常月经妇女应在经后3~7天内进行。

(2) 早孕人工流产术后24小时左右,使输卵管充血及水肿消退,减少因提拉输卵管引起的输卵管断裂、出血及手术后感染。

(3) 产褥期应保持子宫底降至脐耻之间以下部位时进行(子宫约妊娠10周大小)。

(4) 剖宫产同时进行。

(5) 哺乳期应排除早孕后进行。

(6) 口服避孕药者应停药待月经恢复后。

【禁忌证】

主要为腹腔粘连、心肺功能不全、膈疝等,余同经腹输卵管结扎术。

【术前准备】

1. 病史收集及全面体检:常规做血、尿常规检查,胸透、心电图检查,以排除手术禁忌及隐患。

2. 皮肤准备:按腹部及外阴手术常规备皮,重点清理脐部,用棉签以旋转方式彻底清洗脐部。

3. 为术中有良好视野,术前1天应进流汁或术前8小时禁食,术前用肥皂水灌肠。

【麻醉选择】

同腹腔镜术。

【腹腔镜下输卵管绝育法操作】

1. 输卵管单极高频电凝绝育术：高频电流的热作用使蛋白质变性、干燥、甚至碳化坏死，单极高频电凝需以人体作为导体，电流从无作用电极到作用电极。操作要点：电凝需提起距子宫角仅 2～3cm 处的输卵管，接通电源，持续 10～20 秒钟，烧灼后可选以下方法之一处理输卵管。

(1) 电凝后不做其他处理。

(2) 电凝后行输卵管横断，残端各烧灼一次。

(3) 电凝后切除部分坏死段，电凝两残端。

2. 双极高频电凝绝育术：双极高频电凝降低了高频电流的危险性，电流不以人体作为导体，减少电凝并发症，其原理和操作要点与单极相同。

3. 输卵管峡绝育术：在腹腔镜下通过特殊器械放置夹子以阻断输卵管，放置部位为输卵管峡部。操作要点是先用无损伤钳拉紧输卵管，将放置器的颌部超越输卵管，使夹子到达输卵管系膜处，安放夹子，也可应用"单放置法"放置夹子，即上夹子时不用抓持输卵管形成张力，直接用夹器颌部咬住输卵管。结扎部位在距子宫 2～3cm 处，一侧输卵管可放置一个或两个夹子，如上两个夹子时，间距2cm 左右。

4. 输卵管结扎绝育术：在腹腔镜下用内套圈结扎输卵管，方法是无损伤钳穿过结扎线的套圈后抓持距子宫约 3cm 处输卵管，并将其拉入内套圈中结扎，然后用钩剪切断输卵管。也可在腹腔镜下按腹式结扎法结扎输卵管。

5. 输卵管硅胶圈绝育术：硅胶圈弹性强、拉力大，方法是将硅胶圈套在放置器上，进入腹腔后，利用放置器上的无损伤钳夹住输卵管的中段向上牵拉，因为此处输卵管系膜较松，不易撕破或出血，当牵拉的襻够长时，将硅胶环套在襻上，硅胶环恢复原状紧缩和结扎了输卵管。对侧输卵管亦用同法处理。

6. 输卵管内凝绝育术：利用加热的器械进行组织凝固。鳄鱼嘴钳的内凝固术：内凝输卵管热至100，然后在无充血状态下横断输卵管。用带钩的颌抓住离子宫 1～3cm 处的输卵管，不包括输卵管系膜，然后内凝。切断要确保输卵管完全横断。

7. 超声刀绝育术:方法类似电凝术。

产褥期或流产后的输卵管血管极其丰富,所以凝固要彻底,至少需 20 秒。如凝固不当横断输卵管时,可引起渗血,再次钳夹或套圈时因输卵管水肿,脆性较大,易发生输卵管断裂,故应轻柔操作。

(熊　婷　章汉旺)

三、经阴道输卵管结扎术

经阴道输卵管结扎术主要是经阴道前穹隆或后穹隆提取输卵管进行结扎,主要用于不适合做腹部手术者,或在行其他阴道手术同时兼行绝育术时可采用此术式。其优点是腹部没有瘢痕,术后恢复快。但也存在很多不便之处,首先是手术野深,视野小,操作不便,对施术者技术要求高,必须熟悉盆腔盆底解剖关系,熟练地进行经阴道盆腔手术;其次是照明及麻醉要求均较高,不宜广泛推广;另外,结扎时只能做伞端切除、双扎法、双切法结扎,手术失败率高,手术后复通效果差,还可能术后盆腔感染及因操作不熟练使脏器损伤机会多。现已很少采用此结扎方式。

(熊　婷　章汉旺)

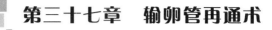

第三十七章　输卵管再通术

一、显微输卵管吻合术

【器械】

显微手术器械包,7-0、6-0带针缝合线,手术放大镜或手术显微镜。

【适应证】

输卵管结扎术后或输卵管梗阻要求行输卵管吻合术者。

【禁忌证】

同妇科其他手术。

【手术步骤要点】

1. 检查闭锁近、远端情况,用两手指夹住子宫颈下段,自子宫底注入稀释亚甲蓝,可了解近端梗阻部位,自伞端逆行注射亚甲蓝,可了解远端梗阻部位,切除结扎部位瘢痕组织及盲端,显露出正常的输卵管断端。

2. 缝合:在切开盲端前应尽量使两断端开口大小一致,以利端端吻合,减少缝合针数,有助于术后成功妊娠。在输卵管峡部者,应多缝合四针,在显微镜下分两层缝合,第一层缝合肌层,尽量不缝至输卵管黏膜,线结均打至管腔外;第二层缝合浆膜层。如管腔软大可根据情况缝合 6~8 针,吻合后应从宫底注射稀释亚甲蓝以证实输卵管通畅。吻合处如有明显漏液可加缝一针。

3. 术中经常用盐水冲洗手术部位及显露的附件,保持创面的清晰和组织湿润。吻合输卵管线结均在管壁外侧,减少管腔内异物肉芽肿的形成。

4. 电凝止血，以针形电凝针为好。术毕应用透明质酸钠涂抹低分子右旋糖酐冲洗盆腔，防止粘连形成。

5. 术后应用异丙嗪，减少纤维形成，一般25mg肌内注射每6小时一次，连用4次即可，时间过长恐怕影响伤口愈合。

6. 术后输卵管通液问题：目前各家报道不一，多主张术后阴道无出血，患者可活动即可通液，保持输卵管通畅。出院后下次月经干净3天再通液一次证实输卵管通畅情况。

（黄晓园　李豫峰）

二、经宫腔镜或宫腔镜-腹腔镜
联合输卵管插管再通术

输卵管梗阻是女性不孕中最常见的病因，占不孕妇女的25%～50%，而输卵管近端梗阻占输卵管疾病的10%～25%。输卵管近端梗阻可由输卵管炎及其后遗症、子宫内膜异位症、结节性输卵管炎、输卵管结核和手术创伤引起，但由于输卵管近端解剖和功能的特点，管径细，肌层厚，是子宫肌层的延续，可随着子宫的收缩而收缩。因此，无论是HSG还是腹腔镜诊断的输卵管近端梗阻都会有一定比例的假阳性，特别是近来研究发现，部分输卵管近端梗阻并非是真正的纤维化梗阻，而是由黏液栓、脱落细胞和钙盐沉着形成的栓子堵塞，而输卵管插管再通术可疏通这部分输卵管近端的梗阻，恢复输卵管的通畅性，同时起到诊断和治疗的作用，从而避免了部分不必要的手术。由于插管的导管和导丝很细，张力不大，因此真正致密的纤维化粘连还必须手术治疗。

【适应证】
输卵管近端梗阻。

【禁忌证】
生殖道的急性炎症，生殖道结核。

【手术时间】
月经的前半期，最好在月经干净的2～4天内。

【术前准备】

单纯宫腔镜输卵管插管术,术前半小时肌内注射阿托品0.5mg。如宫腔镜和腹腔镜联合输卵管插管,则按腹腔镜手术准备。术前肌内注射阿托品0.5mg,地西泮10mg。

【手术经过】

1. 膀胱截石位,常规消毒外阴、阴道,铺消毒巾,单、双合诊检查子宫的大小和位置。

2. 将带有导丝的3F输卵管导管插入宫腔镜的操作孔内,调整方向,使尖端偏向待插输卵管侧。

3. 将宫腔镜送入宫颈管内,用5%葡萄糖液膨宫(内加庆大霉素16万U),压力维持在13.3~26.7kPa(100~200mmHg),待宫颈内口扩张后将宫腔镜顺子宫的方向插入子宫底部。

4. 将宫腔镜先转向一侧,找到输卵管开口,将3F导管插入输卵管口,如遇阻力稍稍转动导管的方向,如在腹腔镜的监视下插管,可在腹腔镜直视下,调顺输卵管的方向,以利插管,一旦导丝通过梗阻部位,即将导管沿导丝向前推进,如此反复,直至导管和导丝再也无法推进时退出导丝。注意在插管过程中,经常可见到输卵管口收缩,闭合成裂隙状,此时应等待片刻,待输卵管口收缩过后再插管,以免损伤输卵管口。

5. 经3F导管注入稀释亚甲蓝液,如疏通成功,注射亚甲蓝时阻力小,输卵管口无亚甲蓝反流;如远端梗阻,表现为注射时有阻力,注入一定量的亚甲蓝液后输卵管口可见亚甲蓝溢出;如失败,注射的阻力大,亚甲蓝液全部由输卵管口反流。同法疏通另一侧输卵管。单用宫腔镜插管时,也可在术后立即行B超检查,根据陶氏腔有无积液来判断插管是否成功。如与腹腔镜联合插管,则可在腹腔镜的直视下看到亚甲蓝到达的部位,判断梗阻的部位及手术是否成功。

6. 如插管成功,则经导管注入地塞米松和庆大霉素液10ml。

【术后处理】

术后用抗生素预防感染并用抗生素液通液每天一次,共3次。

【并发症及防治】

1. 子宫穿孔:大部分宫腔镜均为直杆镜,没有弯曲度,在子宫极度前后倾屈时易导致穿孔。因此,注意在宫腔镜进入宫颈内口后,即沿着宫腔的方向直视下前进。如穿孔,按子宫穿孔处理。

2. 输卵管穿孔:由于输卵管极柔软,且走行的方向不同,有一定的弯曲度,导管和导丝极易穿过输卵管,但导管及导丝极细,退出输卵管即可,不需处理。

3. 空气栓塞:膨宫压力过大,宫腔内有损伤,膨宫液内有气体或膨宫液已用完未停止加压可造成空气栓塞,患者感到呼吸困难,严重者可致死亡。因此,应注意排除膨宫液中的气泡,及时补充膨宫液。

4. 过敏反应:用低分子右旋糖酐作为膨宫液时可引起过敏反应,立即停止手术,并用地塞米松治疗。

(黄晓园 李豫峰)

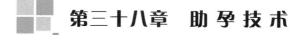

第三十八章 助孕技术

一、宫腔内授精

宫腔内授精(IUI)为最常用的人工授精方法,可应用丈夫精液或供者精液进行。虽然 IUI 可在自然周期或诱发排卵周期进行,但目前多主张将控制超排卵(COH)与 IUI 联合应用,以最大限度提高妊娠率。

【病人选择】

患者年龄<45 岁,不孕年龄>2 年,HSG 或腹腔镜证实输卵管通畅,具有下列适应证者。

【适应证】

(一)丈夫精液人工授精适应证

1. 射精障碍:解剖结构性,如尿道下裂;神经性,如脊髓损伤;逆行射精,如多发性硬化;心理性,如阳痿。

2. 宫颈因素:宫颈黏液稠厚或宫颈黏液稀少。

3. 轻度男性因素不孕:少精症、弱精症、畸精症、少弱畸精症。

4. 免疫因素:男性抗精子抗体阳性,女性抗精子抗体阳性(宫颈、血液)。

5. 不明原因的不孕症。

6. 子宫内膜异位症。

7. 排卵障碍。

8. 男方 HIV 阳性而女方 HIV 阴性的夫妇。

(二)供精人工授精的适应证

1. 重度男性不育:非梗阻性无精症;重度少精症、重度弱精症、重度畸精症、少弱畸精症；ICSI 受精失败。

2. 家族或遗传性疾病：如血友病、亨廷顿病。

3. 重度 Rh 血型不合。

【操作程序】

1. 控制超排卵

（1）CC/HMG：为最常用的方案。一般于月经第 3 ~ 7 天，每天口服 CC（氯米芬）100mg，第 6、8 天每天肌内注射 HMG（人类绝经期促性腺激素）150U，第 10 天再根据卵泡监测情况决定 HMG 的用量。

（2）HMG 或 FSH：于第 3 ~ 7 天每天肌内注射 HMG 或 FSH（促卵泡激素）75U，根据卵泡监测情况调整剂量。

（3）单纯用 CC：较少使用，第 5 ~ 9 天每天口服 CC 100mg。

（4）来曲唑促排卵：月经周期 2 ~ 5 天开始口服，2.5 ~ 5mg/d，连续 5 天。阴道 B 超观察卵泡发育情况，可结合 HMG 使用。

2. 卵泡发育和子宫内膜生长的监测

（1）血 E_2 测定：根据血 E_2 水平确定卵泡发育是否成熟及注射 HCG 的时机。

（2）B 超监测：于月经第 10 天开始每天上午进行，直接观测卵泡的大小、数量及生长速率等，根据卵泡发育情况确定注射 HCG 时间。如果成熟卵泡超过 4 个或所有直径大约 12mm 的卵泡数超过 8 个，不宜注射 HCG，并建议夫妇禁欲，或可转做 IVF。

（3）尿 LH 测定：于第九天开始每天 3 次留尿测定 LH 值，以监测体内 LH 水平。

3. 注射 HCG 时机：当 B 超见两个或更多卵泡直径 ≥18mm，或每个优势卵泡血 E_2 值 ≥200pg/ml，或尿 LH 值 ≥20U/L，<40U/L 时，一次肌内注射 HCG 5000U。32 ~ 36 小时后，即第三天 9 点行 IUI；若 LH 值 ≥40U/L，则应立即注射 HCG，并于第二天 9 点行 IUI。

4. 女方用药的同时，男方服抗生素 7 ~ 10 天，术前 5 ~ 7 天排精一次。

5. IUI 时间和方法

（1）时间：若未发生自然排卵，尿 LH<40U/L,应于注射 HCG 后 32~36 小时进行第一次 IUI；若尿 LH≥40U/L,应立即注射 HCG,并于此后 24~48 小时内行 IUI。IUI 次日应行 B 超检查,若证实未排卵,则应于次日进行第二次 IUI,否则一次即可。

（2）优化精子：筛选活动力强,受精能力优良的精子,去除精浆,异常或死亡精子和细胞成分以及有害微生物,并使精子在体外获能。

新鲜精液应于术前至少 2 小时通过手淫方法留取。将精液置室温下自然液化后通过上游法（swim up）或密度梯度离心法处理,并将优化后的精子置培养箱内待用。与单纯洗涤或上游法相比,密度梯度离心法可获得的活动精子数量多且能有效减少细菌污染。Percoll 曾是最常用的密度梯度分离液,现在人类辅助生殖中已不再使用,代之以其他的各种密度梯度液。

（3）方法：患者排空膀胱,取截石位,用 5% 活力碘消毒外阴及阴道,再以生理盐水冲洗,用纱布拭干,暴露子宫颈,以人工授精导管抽吸优化后的精液 0.3~0.6ml,顺子宫方向轻柔置入子宫腔,缓慢推注,术后休息 15~30 分钟方可下床活动。

注意：术前应准确掌握子宫大小、方向,操作轻柔,尽量避免插管导致的子宫出血,以免内膜创伤所导致的子宫痉挛和出血对精子存活的不良影响,从而影响妊娠率。

6. 支持黄体功能及随访：一般于 IUI 术后第 1、4、7 天分别注射 HCG 2000U,若卵泡数过多（>15 个）,为防止发生 OHSS,可改为每天肌内注射黄体酮 40mg,术后 2 周测尿 HCG,若阳性,则继续支持黄体功能至孕 3 个月,阴性则停药。术后 4 周做 B 超检查,若发现子宫腔内孕囊,并见胚芽及胎心搏动,则确诊为临床妊娠。

【并发症及不良反应】

1. 卵巢过度刺激综合征（OHSS）：详见后述。

2. 感染：单纯因 IUI 而引起的盆腔感染很少见,其发生率与子宫内膜活检或子宫输卵管造影术后相似,大约每 500 次

IUI 可能发生一次感染。IUI 术后发生感染多与患者生殖道内潜在有感染但术前未发现有关,但对高危患者或既往有盆腔炎、阴道炎者可给予适量抗生素预防感染。

3. 子宫痉挛:少数患者术后出现下腹痛,呈阵发性,可能与引起子宫痉挛有关,尤其多见于将未经处理的精液直接注入宫腔者,一般不需特殊处理。因此,目前多主张必须对精液进行处理方能注入子宫腔,以防止 STD 尤其是 AIDS 的传播及子宫痉挛。

4. 多胎妊娠及流产:据文献报道,促排卵加 IUI 治疗后发生多胎妊娠者 3%~27%,与其他 ART 大致相等。其发生原因主要是由于较多卵泡同时成熟而排卵的结果,当然,也与患者年龄以及其他因素有关。多胎妊娠中以双胎最多见,占 90%~95%。若确诊为三胎以上,则应进行选择性减胎术。IUI 术后妊娠者发生自然流产稍高,达 11%~25%,可能与精子异常、黄体功能不全、染色体缺陷及多胎妊娠有关。

(任新玲 靳 镭)

二、植入前遗传性诊断与筛查

【定义和适应证】

植入前遗传学诊断(preimplantation genetic diagnosis,PGD)是指对卵母细胞或早期植入前的胚胎进行活检,利用分子生物学方法进行检测,移植正常或遗传表型正常的胚胎。PGD 是在体外受精-胚胎移植(in-vitro fertilization embryo transfer,IVF-ET)的基础上衍生出来的新技术,它避免了产前诊断带来的反复人工流产或引产给家庭带来的精神和经济上的创伤。目前适应证主要有三大类:①X 连锁性疾病,如血友病、色盲等;②单基因遗传病,如珠蛋白生成障碍性贫血、囊性纤维病等;③染色体异常,包括数目与结构异常,如非整倍体、染色体易位等。

植入前遗传学筛查(preimplantation genetic screening,PGS)是 PGD 的一种特殊类型。是指对移植前的胚胎进行非整倍体或遗传疾病的筛查,移植正常胚胎以提高 IVF 的成功率。一般建议行 PGS 的适应证为:女方高龄(≥35 岁)、反复 IVF 失败者、反复自发性流产、前次分娩异常婴儿或者妊娠存在染色体异常。

植入前遗传学诊断患者的超促排过程、采卵、胚胎培养、移植及移植后黄体支持等常规过程与 IVF-ET 相同。

【活检方法及时间】

活检是影响 PGD 成功率的一项重要操作,应尽量减少胚胎活检对胚胎不必要的损伤。

(一)透明带打孔的方法

在进行胚胎活检之前需要在透明带上打孔或者部分切除透明带。根据透明带打孔方法的不同,可以分为机械法透明带打孔、化学法透明带打孔和激光法透明带打孔三种。目前,由于激光法透明带打孔具有快捷、精确等优点,已逐渐成为 PGD 中的常规操作。

(二)活检时间

卵母细胞、卵裂期胚胎和囊胚三个阶段均可以进行活检获取遗传物质,根据活检阶段不同可分为极体活检、卵裂球活检和囊胚滋养层细胞活检。

1. 极体活检:通常用于与女性年龄相关的卵细胞染色体数目异常的分析。

(1)准备极体活检的显微操作工具:内径为 15 ~ 30μm 的固定针用于固定卵子,内径约为 15μm 的平口活检针。

(2)准备用于极体活检的皿,与胚胎活检皿类似,每个卵子准备一个皿(Falcon 1006),皿中做 4 ~ 6 个培养液微滴,覆盖矿物油,置培养箱中待用。可以在其中一个培养液滴中加入 0.1mol/L 蔗糖溶液,其作用是使得卵子胞质皱缩,增大卵周间隙,从而避免活检时损伤卵膜。

(3)卵子移入含蔗糖的培养液滴中,使用显微操作系统的固定针固定卵子,通常采用激光法进行透明带打孔。

(4)透明带打孔后重新固定卵子,使透明带缺口位于 2 点钟处,使用内径约为 15μm 的平口活检针从透明带缺口处进入,轻轻吸出极体。

(5) 活检第一极体后用 ICSI 授精,第一极体活检时产生的透明带缺口即为显微注射针注射精子的位置。

2. 卵裂球活检:是目前在 PGD 中应用最广泛的活检阶段。通常当胚胎卵裂到至少 6 细胞时,活检取出 1~2 个卵裂球细胞用于分析。

(1) 准备用于卵裂球活检的显微操作工具:卵裂球活检需准备的显微操作工具与极体活检相似,只是平口活检针的内径相对极体活检所用的更大,为 $30~35\mu m$,需要说明的是,活检过程中用到的显微操作工具的大小规格并不是一成不变的,胚胎活检针的大小还与胚胎所处的发育阶段相关,通常活检针的内径相当于待检卵裂球直径的 2/3 为佳。

(2) 准备用于卵裂球活检的皿。

(3) 使用显微操作系统的固定针固定胚胎,目前常采用激光法进行透明带打孔。

(4) 透明带打孔后固定胚胎,使透明带缺口位于 2 点钟处,使用内径为 $30~35\mu m$ 的平口活检针从透明带缺口处进入,轻轻吸出卵裂球。一般 8 细胞以前的胚胎吸取 1 个卵裂球,8 细胞以后的胚胎可以吸取 1~2 个卵裂球。

3. 囊胚滋养层细胞活检:于受精后第五天从囊胚的滋养外胚层活检取出 10 个左右滋养层细胞进行遗传学检测。

(1) 囊胚活检与卵裂球活检基本相似,准备活检皿。

(2) 囊胚透明带打孔,在 3 点远离内细胞团处进行透明带打孔。

(3) 打孔后,囊胚继续培养,使囊胚腔扩张,滋养层细胞从透明带缺口处疝出。

(4) 将囊胚移入事先准备好的活检皿中,固定针固定,使待活检滋养层细胞位于 3 点钟位置,而内细胞团则位于相反的 9 点钟位置以防止损伤。使用非接触激光"切割"疝出的滋养层细胞。

(5) 囊胚冲洗后继续培养。根据遗传分析结果选择相应囊胚移植。

遗传性诊断技术

目前 PGD 中应用的分子遗传学检测技术主要为 PCR、FISH 及近几年发展的基因芯片技术。单基因遗传性疾病主要采用以 PCR 及其衍生技术来完成,而染色体不平衡和性连锁疾病的性别鉴定多采用 FISH 及其相关技术。基因芯片技术能同时筛查所有 23 对染色体,还具有高分辨率,易于自动化等优点使其在 PGS 中具有很大的优势。

1. PCR 技术过程

(1) 将以下成分加入容积为 0.5ml 的微型离心无菌试管中(置于冰上):10×PCR 无 Mg^{2+} 缓冲液 $10\mu l$、10mmol/L dNTP 混合物(每种 0.2mmol/L)$2\mu l$、50 mmol/L $MgCl_2$ $3\mu l$、引物混合物(每种 $10\mu mol/L$)$5\mu l$、模板 DNA 1~$20\mu l$、Taq DNA 聚合酶($5U/\mu l$)0.2~$0.5\mu l$、高温蒸汽灭菌去离子蒸馏水加至反应溶液总量为 $100\mu l$。

(2) 将试管内的物质混匀,并在其表面用 $50\mu l$ 矿物油或硅胶油覆盖。

(3) 盖好试管并稍离心,使反应成分集中于试管底部。

(4) 设置 PCR 仪使试管在 94℃ 保持 3 分钟,以使模板彻底变性。

(5) 按以下步骤进行 25~35 个 PCR 扩增循环:变性(94℃,45 秒)→退火(55℃,30 秒)→延伸(72℃,1 分 30 秒)。

(6) 反应结束前 72℃ 温育 10 分钟。反应结束后,样品取出 PCR 仪前,4℃ 放置。若样品暂时不使用,可置于-20℃ 下长期储存。

(7) 用琼脂糖凝胶电泳分析扩增产物,溴化乙锭(或其替代品)染色观察。

2. FISH 技术过程

(1) 单细胞固定:用内径 $80\mu m$ 的细管将活检出的卵裂球用 Tween-20/HCl 固定于玻片上,固定时在解剖显微镜下观察核的形态并记录核的位置。

(2) 细胞核定位:在荧光显微镜上进行光镜下定位,记录每个卵裂球细胞核的二维坐标位置。

（3）固定标本玻片及质控玻片分别置于室温 2×SSC，2× SSC，70%、85% 和 100% 乙醇各 5 分钟。

（4）细胞核变性：根据所使用的探针的不同而采用探针和标本分开变性还是共变性。一般是美国 Vysis 公司的探针是分开变性，而英国 Cytocell 公司的探针是共变性。

1）分开变性法：将干燥后的玻片放入已预温的 73℃ 70% 甲酰胺变性液中变性 5 分钟，取出玻片迅速放入-20℃的 70%、85% 和 100% 梯度乙醇中脱水，每瓶 5 分钟，脱水完后风干。吸取探针于 EP 管中，高速离心 1～3 秒，混匀后置于 73℃水浴，变性 5 分钟后将探针加到玻片上，盖上盖玻片后用封片胶封口。

2）共变性法：即同时将细胞核和探针一起变性。将探针加到玻片上，盖上盖玻片后用封片胶封口后置于 75℃热台上变性 2 分钟。

（5）杂交：将玻片放入湿盒中置于 37℃恒温箱杂交过夜。可以根据选用的不同的探针选择不同的杂交温度和杂交时间。如 PGT 探针需要 4 小时等。

（6）玻片洗脱：杂交完成后，揭去封片胶及盖玻片，置玻片于 73℃ 0.4×SSC/0.3% NP-40 洗脱 2 分钟，后移玻片于 2×SSC/0.1% NP-40 洗脱 30～60 秒（室温）。可间歇地摇动玻片，洗脱非特异性杂交。

（7）细胞复染：加 5～10μlDAPI 负染液于样本区，盖上盖玻片，20 分钟后进行观察。

（8）观察结果和拍照存档：在荧光显微镜上选择相应的滤光片观察结果。采用相应的荧光分析软件进行拍照、记录、存档。

（9）二轮荧光原位杂交方法：小心揭去盖玻片，将玻片在 PBS 中浸泡漂洗 20 分钟后，依次用-20℃ 50%、75%、95% 乙醇脱水，干燥后在杂交区加探针，盖上盖玻片后，置于 80℃热台变性 5 分 30 秒，用封口胶封口，37℃湿盒杂交过夜，第二天采用快速洗脱法洗脱玻片非特异性杂交。负染液负染 20 分钟后荧光显微镜下观察信号。

3. 胚胎移植及移植后处理:分子遗传检测结果得出后,结合此结果和实验室观察的胚胎继续发育情况,选择移植胚胎,如果有剩余的正常/平衡胚胎,进行冷冻。

4. 妊娠后的产前诊断:患者妊娠后必须行产前诊断以保证检测结果的准确性。产前诊断需在妊娠中期做羊膜腔穿刺术行染色体检查或脐血染色体检查。如果产前诊断结果与植入前遗传学诊断结果相吻合,证实此妊娠胎儿为染色体正常胎儿或者染色体平衡胎儿,则可以继续妊娠;如果产前诊断发现植入前遗传学诊断结果有误,此妊娠胎儿染色体异常,或者产前诊断结果发现胎儿出现新的染色体缺陷,则应选择流产等处理。

(刘　群　李豫峰)

三、体外受精及胚胎移植

体外受精及胚胎移植(IVF-ET)就是用人工方法取出精子及卵细胞,在体外培养、受精,当胚胎分裂到 4~8 个细胞或囊胚时,再将其移植到子宫腔内继续发育及着床。其主要技术程序包括:诱发超排卵、卵泡监测及适时注射 HCG、精子优化、采卵及卵细胞的处理、体外受精及胚胎培养、胚胎移植及移植后管理等。

【适应证】

1. 输卵管疾病:双侧输卵管梗阻、手术切除、严重伞端粘连、或输卵管炎症后引起输卵管黏膜不可逆的损伤及丧失了正常蠕动功能、严重子宫内膜异位症或盆腔炎症。

2. 原因不明性不孕症:不孕症夫妇经所有检查均正常,且接受 3 次以上 IUI 失败者。

3. 男性因素精子过少或弱精症。

4. 免疫性不孕症。

5. 子宫内膜异位症(EMT):导致不孕的原因尚不清楚,可能与免疫因素有关,或与盆腔内粘连有关。

6. 其他:如子宫颈因素、LUFS 等。

【主要技术程序】

(一)诱发超排卵

诱发超排卵或称控制超排卵(controlled ovarian hyperstimulation, COH)。方案很多,各家 IVF-ET 中心各不相同,但目前较常用的方案如下:

1. GnRH-a 长方案:首先应用 GnRH-a 使垂体快速释放已合成的促性腺激素,引起 GnRH-a 的喷焰效应(flare up),同时停止合成新的促性腺激素,即所谓的"下调"或"药物性去势",使体内内源性 LH 及其他激素达到绝经妇女的水平,然后再给予外源性激素药物。具体方法为:于治疗前 1 周期的黄体中期(D21)开始应用短效 GnRH-a,一般采用 Triptorelin(达必佳、达菲林等)每天皮下注射 0.05 ~ 0.1mg,直到治疗周期注射 HCG 前。同时,于治疗周期月经来潮第三或第五天达"降调节"水平后(LH<5 U/L;E$_2$<50 pg/ml;子宫内膜<5mm;无 10mm 以上卵子),每天肌内注射 FSH(果纳芬、普丽康等)或 HMG(丽申宝等)150 ~ 375 U,用药 5 天后再根据卵泡监测情况调整 FSH 或 HMG 用量或加用 LH(乐芮等),直到注射 HCG。

2. GnRH-a 短方案:于月经第 1 ~ 3 天开始给予短效 GnRH-a 0.1mg/d,同时于月经第 3 天开始每天肌内注射 FSH 或 HMG 2 ~ 5 支(150 ~ 3U),用药 5 天后再根据卵泡监测情况调整 HMG 或 FSH 用量或加用 LH(乐芮等),直到注射 HCG。

3. GnRH-a 超短方案:于月经周期第 2 天开始短效 GnRH-a 0.1mg/d,持续 3 天,出现喷焰效应后停药,然后开始单纯 FSH 治疗,再根据卵泡监测情况调整(同长方案),直到注射 HCG。

4. 超长方案:在促排卵前 1 个周期开始用长效 GnRH-a(长效达必佳、抑那通等),当第二周期 GnRH-a 应用 10 天后开始联用 FSH 治疗,再根据卵泡监测情况调整(同长方案),直到注射 HCG。对子宫内膜异位症和子宫腺肌症等可经 3 ~ 4 个周期长效 GnRH-a 治疗后直接进入促排卵周期。

5. 拮抗剂方案:GnRH-ant 与垂体促性腺细胞表面的受体结合,阻止垂体合成促性腺激素(Gn),同时不引起 Gn 的释放,无喷焰效应。于月经第 3 天开始 FSH 治疗,治疗 5～6 天后或主导卵泡直径达到 13～14mm 时,加用 GnRH-ant(思泽凯等)0.5～1.0mg/d,持续用药 5 天或直至 HCG 注射日。

6. 微刺激方案:使用极少的促排卵药物获得数枚卵子(<7 枚)用于体外受精,一般于月经第 3 天开始口服氯米芬或来曲唑,5 天后根据卵泡监测情况可联合使用 HMG 或 FSH,直至注射 HCG。

(二)监测卵泡发育及确定采卵时间

方法同 IUI,主要依靠阴道 B 超及血清性腺激素监测,阴道 B 超监测可清楚看到卵巢形态、卵泡大学及子宫内膜厚度,血 E_2 可间接反映卵泡的数量、大小及生长速度。一般从月经第 8 天开始监测,当一个主导卵泡直径达 18mm 或两个达 17mm 或三个达 16mm 时,于当晚 22:00 肌内注射 HCG 10 000U 或重组 HCG 6000U,在 32～36 小时内采卵。另外,尿 LH 及宫颈黏液评分也可有助于卵泡监测。

(三)采卵及找卵

阴道 B 超引导下经后穹隆穿刺采卵。一般于采卵前 2 天以生理盐水冲洗阴道两次,采卵前应排空膀胱,肌内注射 dolandin 50mg,取膀胱截石位,冲洗外阴及阴道并铺巾,再以干纱布拭干,以阴道 B 超探及一侧卵巢,沿穿刺导线进针,由近至远依次穿刺抽吸所有直径≥15mm 的卵泡,所用负压为 20～24kPa(150～180mmHg)。所获最初的卵泡液为淡黄色,清亮,后为血性。卵细胞多在卵泡液的后一部分。通过肉眼和解剖显微镜找卵,并根据卵丘细胞的分散程度可将卵细胞分为成熟、中间成熟及未成熟或过熟卵。将所获卵细胞置培养箱,培育 3～6 小时后授精。对未成熟卵可延长培养时间达 8～12 小时。

(四)精子优化、体外受精及培养

精子优化方法与 IUI 相同。准备好精子悬液后,调整其浓度为 5 万～10 万个活精子/ml。每个培养皿内放入含 10% 血清的 EBSS 培养液 1ml,一般在培养液内放三个卵细胞。于每个含卵细胞的液滴中加入精子悬液 1~2 滴,液滴上覆盖矿物油,置 CO_2 培养箱内受精和培养。加精 16~18 小时后剥除卵周颗粒细胞,于倒置显微镜下观察原核(前核),若于卵细胞内见到双原核,则表明为正常受精,若发现为三原核,则有可能为多精子受精。然后,将受精卵转移到生长液内继续培养。体外受精后 36~48 小时,观察受精卵卵裂及胚胎发育情况,此时胚胎多发育至 2~8 个细胞。可根据其形态,即分裂球均匀度、有无碎片等进行评价。1 级:胚胎卵裂球大小均匀,胞质碎片≤5%;2 级:胚胎卵裂球大小均匀或稍不均匀,胞质碎片>5%,≤20%;3 级:胚胎卵裂球大小均匀或稍不均匀,胞质碎片>20%,≤50%;胚胎卵裂球少,胞质碎片>50%。

近年来,我中心采用短时受精结合补救 ICSI 的方法亦取得了很好的效果。即在加入精子培养 3~6 小时就剥除卵周颗粒细胞,在倒置镜下观察第二极体,若卵母细胞已经释放第二极体,可认为该卵母细胞已经受精激活,若未见第二极体,可行立即行补救单精子注射(ICSI)。8~12 小时后再于倒置显微镜下常规观察原核。

(五)胚胎移植

通常使用的为 TomCat 移植管,后接一无毒无菌的 1ml 注射器。选择质量好的胚胎,一般为 2~3 个。首先将选择好的胚胎转移至移植液,用培养液冲洗移植管 3 次,然后依次抽吸培养液、空气、含胚胎的移植液(不超过 15μl)。将吸有胚胎的导管沿子宫腔方向准确轻柔地置入宫腔,距宫腔底部约 1cm,缓慢注入胚胎及移植液,静置 1~2 分钟后抽出移植管。将移植管、培养皿等均置于显微镜下观察,以核实有无胚胎遗漏。移植后患者应平卧 1~6 小时,卧床休息 1~3 天。现亦常在腹部 B 超引导下行移植术。

(六)移植后的管理

1. 支持黄体功能 从采卵日开始,每天肌内注射黄体酮 60~80mg 或每 3 天肌内注射 HCG 2000U,共 3 次。天然黄体酮除针剂外,还可选用口服微粒化黄体酮、孕酮凝胶(crinone)、地屈孕酮(达芙通)等。此外,还可同时使用戊酸雌二醇 6mg/d 用于黄体支持。

2. 妊娠诊断标准于移植后 14 天抽血或留尿查 HCG,若阳性,则继续用药,于移植后 4 周行阴道 B 超检查,若于宫腔内见到孕囊,并可见到胚芽及胎心搏动,则标志临床妊娠成功,继续支持黄体功能至 B 超见胎心或孕 3 个月。

【并发症】

并发症主要为 COH 引起,同 IUI。

(杨薇 靳镭)

四、卵巢过度刺激综合征

卵巢过度刺激综合征(ovarian hyperstimulation syndrome,OHSS)是辅助生殖技术中控制性促排卵(controlled ovarian hyperstimulation,COH)常见的一种医源性并发症,发生率为 5% ~ 10%,重度 OHSS 发生率为 0.5% ~ 5%,是仅次于多胎妊娠的并发症之一。主要由促性腺激素(Gn)引起,临床表现为卵巢增大和液体渗出,目前仍不能完全杜绝它的发生。因此,只要用 Gn 促排卵,必然会发生某种程度的卵巢过度刺激(ovarian hyperstimulation,OHS),但只有严重的 OHS 才应称为 OHSS。OHSS 偶也可见于自发排卵周期,尤其是多胎妊娠、甲状腺功能低下和多囊卵巢综合征(PCOS)患者。近年来,随着促排卵药物的使用日趋普遍,OHSS 的发生呈上升趋势,越来越引起临床重视。

【发病机制和病理生理】

尽管 OHSS 的确切发病机制尚未完全阐明,但 OHSS 的发生依赖于 HCG 是明确的,如果停止 HCG 注射则不会发生OHSS。早发性 OHSS 是外源性 HCG 促排卵时的急性反应,可以发生在非妊娠患者。然而迟发性 OHSS 是由滋养层细胞来源的内源性 HCG 引起的。在医源性 OHSS 中,如果妊娠流产或月经复潮,OHSS 可以自然痊愈,这种依赖 HCG 的特点成为一些主要预防措施的基础。

目前普遍认为 OHSS 发病的中心环节是卵巢高度刺激时毛细血管通透性增加致血管内液体移入第三腔,出现腹水、胸腔积液和全身水肿;血管内的液体转入第三间隙使血容量降低,表现为中心静脉压下降、低血压、心动过速和肾血流量降低,致使近曲小管对钠和水的吸收增加,引起少尿和低尿钠;远曲小管氢、钾和钠的排出降低,导致 H^+ 和 K^+ 的积聚,引起高血钾酸中毒倾向。Na^+ 潴留的其他因素还有醛固酮分泌增加、雄激素增加和肾素的生成增加。

临床症状的出现与 HCG 介导受刺激卵巢分泌血管活性物质有关。这些活性物质涉及肾素-血管紧张素系统(RAS)、前列腺素、血管内皮生长因子(VEGF)、血小板活化因子(platele-tactive factor,PAF)、肿瘤坏死因子(tumor necrosis factor,TNF)等一些细胞因子和炎症介质如 IL-1、IL-2、IL-6、IL-8 等。这些物质中很多为血管前性,可能在卵巢的卵泡生成和黄素化过程的血管形成中起作用。

(一)卵巢肾素-血管紧张素系统

卵巢肾素-血管紧张素系统(renin-angiotensin system,RAS)中多种物质,包括肾素原、肾素、血管紧张素 Ⅱ(A Ⅱ)及其受体,均检测到可在卵巢局部表达,以自分泌、旁分泌方式调节卵巢功能。OHSS 患者中黄体期血浆肾素活性(RA)与 A Ⅱ 水平显著高于自然周期以及超促排卵患者,OHSS 胸腔积液与腹水中 A Ⅱ、RA 水平皆比血浆同期水平增高 1.5~8 倍,研究发现使用血管紧张素转化酶抑制剂(ACEI)后,上述情况有了明显改善。将 ACEI 和 Ang 受体阻滞剂(angiotensin receptor blocker,ARB)用于人,对 OHSS 亦有预防作用。重度 OHSS 和自发早孕期间,外源性和内源性的 HCG 协同刺激卵巢内 RAS,研究表明 OHSS 患者卵泡液和腹水中有高浓度 RA 水平,和 OHSS 程度符合。虽有上述实验结果,但 RAS 作为 OHSS 的发病原因尚未被完全接受。

(二)血管内皮生长因子

VEGF 刺激内皮细胞增生和 ANG 产生,资料表明 VEGF 不仅与 OHSS 相关并与其严重程度直接相关,当内皮细胞过度暴露于含 VEGF 的卵泡液中,其通透性增加,而 VEGF 抗体在体外可逆转该效应。人颗粒细胞 VEGF 的 mRNA 也与 HCG 剂量和时间有关,由于 HCG 被用来激发卵巢刺激周期中卵母细胞成熟而且 OHSS 表现常发生于使用 HCG 后,故 COH 中 HCG 峰通过 VEGF 介导机制可能是诱导 OHSS 的关键因素。

（三）炎症介质与细胞因子

白细胞介素-1β、白细胞介素-2、白细胞介素-6、白细胞介素-8（IL-1β、IL-2、IL-6、IL-8）及肿瘤坏死因子（TNF-α）在重度OHSS 患者腹水中的含量较其他原因引起的腹水中显著升高,这些细胞因子可通过参与血管生成、趋化或黏附中性粒细胞等作用增加血管通透性,因而可能与 OHSS 的发生有关。研究显示中重度 OHSS 患者取卵日卵泡液中 IL-6 含量显著高于对照组,而且移植日血清中 IL-8 也显著升高,提示此两种因子可以作为早期预测 OHSS 发生的指标。有报道 OHSS 腹水回输患者白细胞因子 IL-6、IL-8、TNF-a 的下降和临床症状改善平行。Aboulghar 研究证明 VEGF 为血管通透性增加剂,且支持 IL-6是 OHSS 发生的标志,而 IL-2 的升高对是否引发 OHSS 并不重要。

Orvieto 总结文献认为 OHSS 的发生是由于全身炎性因子的大量增加和中性粒细胞的激活,其中主要是 C 反应蛋白（CRP）、白细胞等在 HCG 注射后显著升高,提示急性炎症反应,包括中性粒细胞和内皮细胞的激活,而 HCG 对外周血单核细胞呈抑制效应,表明其可能通过一种间接的机制导致 OHSS的发生,因此推测 HCG 刺激卵巢产生和分泌一种至今尚不知道的介质,激活炎症过程导致毛细血管通透性增加。

（四）个体体质

患者个体体质对促性腺激素的敏感性与 OHSS 发生有关,有文献报道 1 例多囊卵巢综合征患者由于超敏反应连续 6 次自然妊娠都出现 OHSS,也有发现 OHSS 患者在开始刺激时 IL-10 低可能促进 Th1 型免疫反应,从而增加和产生炎症,OHSS发生后 IL-10 相应升高,因此可能存在免疫抑制,细胞因子系统的反应受阻或激活延迟。

近来对自发性 OHSS 发病机制的研究取得了一个新的突破,认为其可能与过量 HCG 或卵巢对 HCG 过度敏感而引起卵巢内卵泡囊肿的高度黄素化反应有关,目前国外学者已在 OHSS 一些家系中发现 FSH 受体突变基因,证实其对 HCG 的敏感性增强,可能是家族性 OHSS 的病因。但是在发生医源性中、重度 OHSS 患者中并未检测到突变的 FSH 受体基因,表明在医源性 OHSS 中 FSH 受体突变基因并未起到重要作用。

总之,目前仍无任何一种单一理论能够解释 OHSS 的所有问题,OHSS 的发生是一个由多种因素参与的复杂过程,其确切的发病机制尚不清楚。

【临床表现】

早发性 OHSS 发生于 HCG 注射后 3~7 天,晚发性 OHSS 与妊娠相关,常发生于 HCG 注射后 12~17 天。本病病程持续约 2 周后自行缓解,如发生妊娠,病程延长至 20~40 天。

临床表现包括:体重迅速增加,少尿或无尿,血液浓缩,白细胞增多,低血容量,电解质紊乱(常为低钠和高钾),出现相关并发症:①第三腔隙积液,腹水、胸腔积液和心包渗出等;②卵巢囊肿扭转或破裂;③肝功能障碍;④肾功能障碍;⑤成人呼吸窘迫综合征(ARDS);⑥血栓栓塞;⑦多器官功能衰竭,最终可导致死亡。通常先出现腹膨隆,继而恶心、呕吐和腹泻,可进展为乏力,完全丧失食欲,气短和尿量减少则提示疾病恶化及腹水积累。

实验室检查发现血液浓缩、电解质紊乱、血液高凝状态和肝功能受损。超声检查见卵巢呈多房性增大,腹水、胸腔积液等。

同时,根据病变程度的不同,临床表现也有差异。轻度 OHSS 仅表现卵巢轻度增大,超生理水平的 E_2 和 P;中度 OHSS 卵巢增大至 5~12cm 和少量腹水,伴有腹胀、胃肠道不适、恶心、呕吐和腹泻;重度 OHSS 卵巢直径可大于 12cm,通常伴有腹水,较少有胸腔积液和心包积水;危重患者有全身水肿、外阴水肿、严重的腹水者体重可增加 15~20kg;由于大量液体进入第三间隙,患者可出现低血容量休克、少尿、电解质紊乱、肝功能不全,呼吸困难、成人呼吸窘迫综合征;少数 OHSS 表现为单侧胸腔积液,右侧多见,而无卵巢增大和腹水,常在注射 HCG 后 4～7 天出现呼吸道症状。极少数 OHSS 并发急性血栓形成,表现为局部疼痛和水肿。常发生在颈内静脉、颈外静脉、下肢静脉、腋静脉、锁骨下和脑静脉。

【分类】

在过去的 30 年中,有几种分类系统被建议用来更好地对 OHSS 的严重程度进行划分。最初的分类是 1967 年由 Rabau 提出的,根据严重程度分为轻度、中度、重度,每一程度又分为两级,后来被很多学者加以扩展。当时这个分类法看来很全面,但也有学者认为该分类法太繁琐,OHSS 只需简单地分为轻度、中度和重度就可用以指导临床治疗。

轻度 OHSS 包括超生理水平的 E_2 和 P,伴随轻度卵巢增大(<5cm)和腹胀。由于施行 COH 的患者绝大多数都能观察到这些表现,因此轻度 OHSS 更多的只是意味着该患者进行了促排卵治疗。

中度 OHSS 包括卵巢明显增大直径 5～12cm,伴随腹痛,明显腹膨隆,恶心和腹泻。大多数症状是由于增大的卵巢和明显升高的 E_2 水平所致。中度 OHSS 有进展到重度 OHSS 的风险,Golan 等将中度 OHSS 归于超声检测到腹水而不是临床上观察到。Golan 分类法见表 38-1。

表 38-1　Golan 分类法

级别	轻度	中度	重度
1	腹胀不适		
2	1 级症状加恶心、呕吐及(或)腹泻卵巢增大,直径 5～12cm		
3		轻度症状加超声发现腹水	

续表

级别	轻度	中度	重度
4			中度症状加临床腹水征及(或)胸腔积液或呼吸困难
5			所有上述症状加血容量减少、血液浓缩、血黏度增加、凝血异常、肾灌注减少、肾功能减退

　　重度 OHSS 则出现肝功能障碍和全身水肿,伴随一系列症状体征包括明显腹胀、呼吸困难、心跳过速、下腹痛、低血压、少尿和胸腔积液等,但除外低钠血症和低钾血症等实验室异常。在重度 OHSS 的最初分类上,Navot 加了一个有生命危险的极高危阶段,表现为严重的血液浓缩、血细胞比容升高、多脏器功能衰竭和(或)血栓栓塞形成等(表 38-2)。

表 38-2　Navot 重度与极重度分类

重度	极重度
不同程度卵巢增大	不同程度卵巢增大
大量腹水和(或)胸腔积液	张力性腹水和(或)胸腔积液
血细胞比容>45% 或较基础值增加30% 以上	血细胞比容>55%
白细胞计数>15×10^3	白细胞计数>25×10^3
少尿	少尿
肌酐88.4~132.6μmol/L(1.0~1.5 mg/dl)	肌酐>141.4μmol/L(1.6mg/dl)
肌酐清除率>50ml/min	肌酐清除率<50ml/min
肝功能异常	肾功能异常
全身水肿	血管栓塞,成人呼吸窘迫综合征

【预防】

预防和早期诊断 OHSS 是处理 OHSS 的最有效措施,使用外源性 Gn 是 OHSS 发生的基础。虽然 OHSS 的典型临床表现常在促排卵周期的排卵后出现,但 OHSS 的症状和体征在促排卵周期早期即可预测。COH 或诱导排卵前,医生应充分认识到 OHSS 的高危因素并及时采取相应的预防措施。年龄<35 岁、低体重、高雌激素水平(HCG 日 E_2>3000pg/ml)、卵泡数目>20 个和 PCOS 等都是 OHSS 发生的高危因素,有 OHSS 史者在以后 COH 周期中有再发危险,对高危人群进行 COH 需提高警惕。

(一) 监测

E_2 水平陡峭地增加(即连续 2~3 天内血清 E_2 水平成倍增加)是发生 OHSS 的危险信号。超声影像发现成熟卵泡数量减少,小卵泡的比例增加时,发生严重 OHSS 的风险增大。当 15mm 以上的大卵多于 20 个,和(或)E_2>20 000pmol/L 可考虑放弃该周期。

(二) 预防方法

1. 取消 HCG 注射放弃该周期是避免卵巢刺激过度的有效的方法,停用 Gn 的同时可继续使用 GnRHa 以减少 OHSS 机会,但会给患者造成一定的经济损失和精神负担。

2. 调整促排卵药物,以小剂量逐渐加量(step-up)的方法诱发排卵。对卵泡多,激素水平较高的患者,黄体支持改用黄体酮,而不用 HCG 可降低 OHSS 的发生率。

3. 采卵时同时给予白蛋白,增加血浆胶体渗透压可预防 OHSS。该干预措施的确切预防机制不清,可能与保持胶体渗透压,降低游离 E_2 等有关。

4. 有高度发生 OHSS 危险的患者,也可先冷冻胚胎留待下一个自然周期移植,这样可防止妊娠进一步加重 OHSS,此法虽不能阻止早期 OHSS 发生,但可避免病情加重或延长,避免晚期 OHSS 发生。研究表明给中度 OHSS 患者移植 1 个第 5 天孵化的囊胚,将其余胚胎冷冻,不仅可以避免 OHSS 的严重并发症和多胎妊娠,且有更多的时间判断患者是否发生重度 OHSS。

5. 取卵时尽可能吸取所有卵泡,包括小卵泡,可减少卵泡在 LH 峰后继续生长及 E_2 分泌增加的可能,从而减少 OHSS 发生。但也有文献报道这样不能减少 OHSS 发生。

(三)调整促排卵药物的具体方案

1. 重组 FSH 与尿促性素(HMG):早期的报道表明促性腺激素(Gn)的类型与 OHSS 风险的相关性,对于重组 FSH 与(人)绝经期促性腺激素(HMG)之间未显示有明显的差异性。Bergh 进行了一项大样本的调查,119 个重组卵泡刺激素(rFSH)周期与 114 个 uFSH-HP(metrodin HP),两组均用长效的 GnRH-a 方案进行垂体降调节,发现血清 E_2 水平、Gn 的用量(支数)、刺激天数、获卵数和获得的胚胎数在 rFSH 组都较多,尽管临床妊娠率和胚胎种植率相似,但 rFSH 组胚胎冷冻率更高,rFSH 与尿卵泡刺激素(uFSH)两组 OHSS 发生率分别为 5.2% 和 1.7%。另一项大型研究比较了 585 名接受 rFSH 的患者与 396 名接受 uFSH-HP 的患者,也报道类似的 rFSH 优势,如治疗时间的长短和 Gn 用量等,该项研究中 rFSH 和 uFSH 的 OHSS 发生率分别为 3.2% 和 2.0%,两者无明显统计学差异。rFSH 有增加卵泡募集和血清 E_2 水平的能力,也使 OHSS 发生风险轻度上升,然而这些研究中 OHSS 发生风险增加可能由于对于 rFSH 的使用缺乏经验,随着对 rFSH 药效特性的进一步认识,OHSS 发生率和 rFSH 的用量在下降。

2. 递减方案(Coasting):递减方案可促使更多的卵泡闭锁,从而减少 HCG 注射时卵泡的总体数目,OHSS 的发生率也随之降低。递减方案概念的延伸就是滑行疗法"coasting",后来被一些学者广泛应用。COH 过程中如发现 $E_2 > 2500$pg/ml 或卵泡 > 20 个,停止使用 Gn,延迟使用 HCG 时间直至 $E_2 < 2500$pg/ml,应用 HCG 促进卵泡最后成熟和排卵,这种方法称为 coasting 疗法。Benadiva 等和 Tortoriello 等报道 OHSS 明显下降,而 Shapiro 等和其他学者认为没有好处。Coasting 结果的争议主要是因为 Coasting 方案的差别。近来对几项研究的综述显示:Coasting 后当 E_2 水平降至 3000pg/ml 以下,在妊娠率

36.5%~63%的情况下,<2%的患者发生 OHSS。其他的研究则表明:当 Coasting 时间延长特别是>4 天时,获卵数减少、种植率和妊娠率降低,因此对 Coasting 尚需深入研究。

3. GnRH-a:GnRH-a 与 Gn 联用,不管长方案还是短方案,都明显影响 OHSS 的发生风险。尽管 GnRH-a 对卵巢刺激呈整体抑制,长方案和短方案都能消除内源性的 LH 峰,但 LH 峰的抑制使 Gn 可以继续刺激,从而使更多的卵泡发育成熟,随之 OHSS 的发生风险也明显增加。相反在没有 GnRH-a 降调的周期中,由于可能出现内源性 LH 峰或者卵泡黄素化均可限制继续应用 Gn,因此 OHSS 的发生风险反而降低。此外,由于 GnRH-a 对卵巢功能的抑制作用,有一些学者提出对 GnRH-a 降调周期的 OHSS 高危患者将所有胚胎冷冻,并在 HCG 注射后继续用 GnRH-a1 周,有利于减轻 OHSS 症状。

4. 促性腺激素释放激素拮抗剂(GnRH-ant):应用 GnRH-ant 和 GnRH-a 的周期,重度 OHSS 的发生率无显著差异(RR:0.51,CI:0.22~1.18)。但研究显示在 OHSS 高危因素或有 OHSS 史的患者中,应用 GnRH-ant 发生 OHSS 的概率低于 GnRH-a。对获得数据进行 meta 分析发现与 GnRH-ant 相比较,GnRH-a 组 OHSS 发生率更低,特别是 cetrorelix。选用 GnRH-ant 能迅速引起 LH、FSH 降低,阻止、干预 LH 峰,GnRH-ant 制剂 cetrorelix 不仅能减少 OHSS 的发生,与长方案相比,其无垂体抑制,且获卵率及妊娠率皆无差异。

5. HCG 及 HCG 替代物:促排卵 OHSS 的发生最终是 HCG 依赖性的,避免使用 HCG 或采用低亲和力、短效的替代物是预防 OHSS 的主要措施。

(1)HCG:目前大部分生殖中心采用 HCG 促排卵,促排卵的 HCG 剂量 2500~10000U,HCG>5000U 卵子成熟率没有显著差异。最近有研究血 HCG 水平与妊娠结局无关,但 HCG 浓度与卵泡数量可预测 OHSS 发生,尤其卵泡>25 个时 OHSS 发生率高。黄体期不用 HCG,改用黄体酮支持也可减少 OHSS 发生。

(2)GnRH-a:GnRH-a 是 HCG 的有效替代物,LH 作用时间

短,对卵巢刺激小,且溶黄体作用快速彻底,OHSS 发生率低。它建立在垂体对 GnRH-a 反应的前提下,故不能用于经过 GnRH-a 降调和垂体储备差的患者,仅适用于使用 Gn 和 GnRH-ant 周期。Meta 分析显示 GnRH-a 促排卵组获得的卵子在成熟率和受精率方面与 HCG 促排卵无显著差异,但是继续妊娠率低于 HCG 组。国内有报道 GnRH-a 替代 HCG 诱导排卵可减少 OHSS 发生,且不降低妊娠率,但多胎妊娠率仍较高。

(3) 重组 LH:文献报道重组 LH 诱导卵泡成熟和早黄体支持的作用与 HCG 效果相同,但可降低 OHSS 的发生率。欧洲一项多中心前瞻性研究评估重组 LH 促排卵的安全性和最低有效剂量,研究包括重组 LH 5000 U、15 000 U 与 HCG 5000U 三组。重组 LH 5000 和 15 000 U 与 HCG 5000U 比较显著减少中度 OHSS 的发生率(分别为 18%、21% 和 45%),重组 LH 15 000 U 单次和重复使用,效果无显著差异,腹水的出现与重组 LH 总剂量相关。

目前临床上实际应用的多是联合预防方案,如有研究报道对 OHSS 高危患者联合应用 Gn 递减法、HCG 减量、取卵时白蛋白静滴和黄体期孕酮支持发现能有效预防严重 OHSS 出现,87 例实验组 Gn 用量减少,其胚胎移植数及临床妊娠率与非联合方案组无显著差异,而 OHSS 的发生明显减少,仅出现一例中度 OHSS,无重度 OHSS,而对照组 274 例出现 5 例中度 OHSS 和 1 例重度 OHSS。

【治疗】

OHSS 是一种自限性的疾病,轻度和中度可观察,一般于采卵后 10 ~ 12 天症状自行缓解。中度腹水、轻度血液浓缩[血细胞比容(HCT)<45% 需卧床休息、多饮水和用药物对症治疗。严重的 OHSS 需住院治疗,HCT>45%、应激性 WBC>20×10^9/L、主观或客观少尿、大量腹水、血清肌酐>1ng/ml 应立即住院补液治疗,可选择晶体盐溶液 1500 ~ 3000ml,加用白蛋白以维持体液平衡,如无效,可腹穿抽腹水。危重者应在 ICU 病房监测和治疗。

（一）轻度 OHSS 患者的处理

1 级 OHSS 较为常见,可告知患者这些症状是自限性的,应避免强烈运动或重体力活动并告知疾病加重的症状。2～3 级患者应仅作轻微体力活动以减少卵巢扭转的危险,进行体检和有关辅助检查,记 24 小时出入量和体重,评价病情变化。在 OHSS 早期积极给予处理,如应用白蛋白,可减少 OHSS 加重和并发症出现。

（二）中重度 OHSS 患者的处理

一旦 2～3 级 OHSS 患者病情加重或出现 4～5 级 OHSS 表现,住院是必要的。除每天体检和监护重要体征,积极给予正确处理对疾病转归十分重要。正确处理包括以下措施:

1. 一般检查:每 24 小时记出入量,每天测体重、腹围及 24 小时尿量的变化、血常规、血细胞比容、白细胞总数及分类、肝肾功能、查水电解质和凝血功能;肺部症状明显者拍胸片并行动脉血气分析(妊娠者需慎重);腹部超声评价卵巢大小、腹水以利临床处理或穿刺需要,可进含有蛋白质的饮食。

2. 补液和扩容:静脉补液以纠正低血容量和电解质紊乱,维持血容量的正常。如晶体液不能维持液体平衡,可扩容治疗,白蛋白可提高胶体渗透压,其不仅是有效的扩容剂,而且可补充蛋白的丢失。右旋糖酐 500～1000ml/24h 也可用于扩容和疏通微循环,维持尿量在正常范围。血容量正常后可出现自发排尿,对于血容量补足后仍尿少的患者,少量应用利尿剂可收到一定的效果。

3. 药物治疗

（1）利尿药:由于在第三空间的液体不能用利尿的方法除去,利尿可能会进一步减少血容量,而不能减少腹水和胸腔积液,而且大多数利尿药仅影响远曲小管,对近曲小管影响较小,因此不推荐应用利尿药。特别在血液浓缩和低血压情况下不能使用利尿药,利尿药仅限于血液已稀释但仍持续少尿的患者。

（2）前列腺素合成酶阻断药:吲哚美辛可减少毛细血管通透性,但并未证实其效果,而且具有肾毒作用和胎儿致畸可能。

大剂量的 PG 合成酶抑制药危害肾脏的体内平衡反应,不鼓励使用。

(3) 通常不必采用抗凝血药物治疗,然而由于血管栓塞十分危险,故应监测血凝,如果出现血液高凝现象,小剂量肝素预防有助于降低血栓栓塞的危险。肝素应用时需注意剂量调节,可先静脉应用以后皮下注射维持,必要时还需进行溶栓治疗或血栓切除术。

(4) 抗组胺药对 OHSS 的作用仍有争论;糖皮质激素可能防止 OHSS 的发生。当所有的治疗均不能恢复肾脏的功能,在补充血容量的前提下,可静脉滴注多巴胺以扩张肾血管,将有助于改善肾功能。必要时透析;血管紧张素转化酶抑制剂已在动物实验中证实有效,但尚未见用于人类的报道。

4. 穿刺放液:重度和危重 OHSS 患者,穿刺放液是最有效的治疗方法。症状常在放腹水或抽胸腔积液后立即改善。穿刺指征为腹部张力大、腹围增加、严重不适疼痛、肺功能下降、气短和胸腔积液,穿刺应在超声引导下进行胸穿或腹穿,放液速度应缓慢,同时给予抗生素和补充白蛋白。

5. 其他处理

(1) 重症监护肾功能减退或衰竭对补液药物或穿刺无反应,必要时透析;放置中心静脉导管测中心静脉压(CVP)和肺毛细血管楔压(PCWP);动脉血气分析,必要时辅助通气;有血栓者行抗凝治疗。

(2) 一般增大的卵巢可自行消退,但是应注意防止卵巢囊肿破裂、出血、扭转的发生,必要时手术治疗,但应尽量保留卵巢。

(3) 在 OHSS 的治疗过程中,选择药物时应考虑有妊娠可能,即使症状暂时改善,警惕妊娠可加剧 OHSS。

(4) 终止妊娠:危重 DHSS 即将发生多器官衰竭时,应考虑终止妊娠。

(廖书杰 靳 镭 章汉旺)

五、辅助生殖中的精子采集手术

无精子症是指患者的精液中无法找到精子,根据病因可分为梗阻性无精子症(obstructive azoospermia,OA)和非梗阻性无精子症(non-obstructive azoospermia,NOA)。梗阻性无精子症患者常具有正常的生精功能,但是由于输精管道的梗阻妨碍了精子的排出,导致精液中没有精子;而非梗阻性无精子症患者的输精管道往往是通畅的,主要是由于睾丸生精功能严重受损或完全丧失而造成精液中无精子。

部分梗阻性无精子症患者可以通过输精管道重建手术而治愈,除此之外,而大多数无精子症患者,以往并没有有效的治疗方法。现代辅助生殖技术的发展大大推进了男性不育的治疗,1985 年最早采用显微附睾精子抽吸术(microsurgical epididymal sperm aspiration,MESA)取得附睾精子用于 IVF 并成功妊娠,1992 年卵细胞浆内单精子注射(intracytoplasmic sperm injection,ICSI)出现之后,各地学者将手术采集精子与 ICSI 相结合,在 OA 和 NOA 患者中相继取得了成功,彻底改变了无精子症不育的治疗状况。当前,精子采集手术已经成为无精子症患者辅助生殖治疗中的重要步骤。常用的手术方式包括 MESA、经皮附睾精子抽吸术(percutaneous epididymal sperm aspiration,PESA)、睾丸精子抽吸术(testicular sperm aspiration,TESA)、睾丸精子切取术(testicular sperm extraction,TESE)、显微睾丸精子切取术(microsurgical testicular sperm extraction,micro-TESE)等。

六、附睾取精术

附睾穿刺取精术的手术方式包括 MESA 和 PESA 两种,术中取得的新鲜精子直接用于 ICSI 常可获得较高的受精率,也可将精子冷冻保存备用。除了 MESA 和 PESA 之外,接受输精管道重建手术的患者也可于术中采集附睾精子,以备将来可能用于辅助生殖技术。

附睾穿刺取精术的适应证包括:无法手术复通或复通失败的梗阻性无精子症,睾丸体积正常,血清 FSH、LH、T 以及遗传学检查正常,估计患者的睾丸生精功能正常或睾丸活检显示正常。

附睾穿刺取精术的禁忌证包括:①急性生殖系统炎症或慢性生殖系统炎症急性发作,阴囊皮肤感染未控制者;②先天性或获得性附睾缺如;③严重遗传学异常的患者。

1. 显微附睾精子抽吸术:MESA 是在手术显微镜下寻找分离附睾管,显微抽吸附睾液的技术。基本步骤包括:在精索阻滞麻醉或硬膜外麻醉下,经阴囊切口暴露附睾,在放大 10~40 倍的手术显微镜监视下,寻找相对扩张的附睾管,予以切开或穿刺吸取附睾液,并尽快送检,通常从附睾尾部向头部逐段探查,直到获得足够的活动精子。如果一侧附睾中没有找到活动精子,应探查对侧附睾;双侧均找不到活动精子时可改行睾丸取精。对于大多数梗阻性无精子症患者来说,附睾液中通常存在着浓度非常高(大约 $10^6/\mu l$)的精子,只需要很小的体积附睾液就足够用于 ICSI 或冷冻保存了。

MESA 的优点是在直视下进行手术,位置准确,有利于获得更多的优质精子,减少附睾液被血细胞污染的机会,并可避免对血管造成不必要的损伤,出血等并发症较少;主要的缺点是需要显微手术设备,对操作人员的技术要求高,手术耗时长。

2. 经皮附睾精子抽吸术:PESA 是以细针经皮肤穿刺附睾头或体部抽出附睾液以获得精子的方法。基本步骤是:在同侧精索阻滞麻醉下,以拇指和示指固定患者的附睾,以连接于注射器的 7 号蝶形针经皮肤穿刺附睾头部,同时回抽注射器以保持适当的负压,轻轻地前进和后退蝶形针的针头,直到有足够量的附睾液抽出。如果送检后没有找到足够的活动精子,可重复穿刺、穿刺对侧附睾或改行睾丸取精。

PESA 的优点是操作简单、对设备要求低、创伤小;主要的缺点是获得的附睾液体积小,容易被血液污染,取精失败的风险比 MESA 大。

3. 手术方式的选择:PESA 与 MESA 各有优缺点。一方面,MESA 是在手术显微镜的监视下进行的,医生更容易找到合适的穿刺或切开部位,可减少对附睾组织造成过多的损伤,取精成功率也更高;另一方面,PESA 操作简单易行、不需要显微手术设备和技术、时间花费更短,在门诊就可以完成。因此,工作中可根据本单位的实际情况选择更为合适的手术方式。

需要说明的是,对于梗阻性无精子症患者来说,手术取精应被视为输精管道重建手术的备选方案,如果患者有机会通过手术恢复输精管道的通畅,应首先考虑手术;如果输精管道无法重建或重建手术失败,那么手术取精将是患者的唯一可行的治疗方案。由于梗阻性无精子症患者的睾丸往往具有正常的生精功能,通过取精手术从附睾或睾丸成功获得精子的机会是很高的。关于附睾或睾丸来源的精子的对比,目前尚无定论,一般认为,附睾中的精子数量更多,更为成熟,便于 ICSI 使用,但也有研究显示在 OA 患者,无论使用睾丸精子还是附睾精子,ICSI 之后的受精、胚胎发育以及妊娠结局似乎并没有明显的差异。

睾丸取精术

睾丸取精术是从睾丸中获取的精子的技术,手术方式包括 TESE、micro-TESE 以及 TESA 等。

睾丸取精术的适应证包括:①非梗阻性无精子症;②梗阻性无精子症,附睾内未能找到可利用的精子;③极度少精子症或隐匿精子症,精液中的精子不足或不适合行 ICSI;④辅助生殖技术中的临时性取精困难。此外,有研究显示睾丸精子 DNA 损伤程度低于精液和附睾精子,对于反复 IVF/ICSI 失败患者,如果怀疑与精子 DNA 损伤相关,可以考虑采集睾丸精子行 ICSI 治疗。

睾丸取精术的禁忌证包括:①睾丸体积小,弹性差,估计睾丸中找到精子的可能性很低;②AZF 微缺失检查发现 AZFa 或 AZFb 缺失;③急性生殖系统炎症或慢性生殖系统炎症急性发作;④阴囊皮肤感染未控制;⑤凝血功能障碍等全身性疾病;⑥严重的遗传学异常的患者。

睾丸精子切取术

TESE 是采用睾丸切开的方法获取曲细精管,寻找精子的方法,被认为是评价精子发生状态的金标准。基本步骤包括:在硬膜外麻醉或精索阻滞麻醉下,在睾丸表面血管较少的部位切开阴囊,暴露睾丸白膜,在睾丸白膜上切开小口,轻轻挤压就会有睾丸组织从白膜切口中突出来,将突出切口的睾丸组织沿白膜切下送检,寻找精子用于 ICSI 或冷冻保存,也可用于睾丸组织病理学检查。除了开放活检,也可使用专门的经皮活检枪穿刺睾丸获取组织,但这种方法获得的生精小管的量通常比开放手术少。

TESE 的优点是操作简便、对设备要求不高,可以获得较多的曲细精管组织,取精成功率高,对睾丸的损伤小。主要缺点是手术耗时较长、手术后容易出现局部疼痛、血肿等并发症。

显微睾丸精子提取术

micro-TESE 是在手术显微镜下挑选直径较粗的曲细精管以寻找精子的方法。基本步骤包括:在硬膜外麻醉或精索阻滞麻醉下,切开阴囊皮肤暴露睾丸,在手术显微镜监视下,沿睾丸长轴在睾丸表面无血管区切开白膜,从不同部位的曲细精管中挑选数条相对较粗的曲细精管,在解剖镜下撕碎后寻找活动精子,如果未找到足够的精子可重新挑选数条曲细精管检验。

精子发生活跃的曲细精管往往会管腔较粗,在显微镜下挑选较粗的小管有利于显著提高精子的检出率,尤其适用于生精功能严重受损的非梗阻性无精子症患者,甚至非嵌合型克氏症患者也可能通过 micro-TESE 从睾丸中找到精子从而获得生育的机会,这是 micro-TESE 最大的优点;同时,术中仅切取少量曲细精管,可以最大程度地减少对血管和睾丸间质的损伤,有利于保护睾丸内分泌功能,这一点对于睾丸功能本已受损的患者来说更有意义。Micro-TESE 的主要缺点是需要显微手术设备、对医生的显微外科技术有较高要求、手术耗时较长。

睾丸精子抽吸术

　　TESA是使用细针经皮肤穿刺睾丸获取精子的技术。基本步骤包括:在精索阻滞麻醉下,固定一侧睾丸并绷紧睾丸表面的阴囊皮肤,持细针经皮肤穿刺睾丸,回抽与细针相连的注射器以维持适当的负压,针尖向各个方向反复进退数次,以获得不同部位的睾丸组织,将吸取的睾丸组织送检寻找精子,用于ICSI或冷冻保存,一侧未找到精子时,可行对侧睾丸穿刺。

　　TESA的优点是操作简单、对设备和技术要求不高,但这种方法获得的睾丸组织通常很少,精子检出率低,睾丸损伤较重。对于梗阻性无精子症或临时性取精困难等睾丸生精功能正常的患者多数可以获得满意效果,而对于非梗阻性无精子症或极度少精子症患者,取精失败的风险较大。

【小结】

　　总之,精子采集手术的目的是为了获得数量和质量足够立即用于辅助生殖或冷冻保存的精子,同时尽量减低对生殖器官的损伤。手术方式应根据患者的具体病情和各单位实际条件进行选择。无论使用哪种取精技术,获得精子后都应使用ICSI而不是IUI或常规IVF,以获得最高的受精率和最佳的妊娠结局。

参 考 文 献

Colpi GM, Piediferro G, Nerva F, et al. 2005. Sperm retrieval for intra-cyto-plasmic sperm injection in non-obstructive azoospermia. Minerva Urol Ne-frol. 57(2):99-107.

He X, Cao Y, Zhang Z, et al. 2010. Spermatogenesis affects the outcome of ICSI for azoospermic patients rather than sperm retrieval method. Syst Biol Reprod Med. 56(6):457-464.

Practice Committee of American Society for Reproductive Medicine. 2008. Sperm retrieval for obstructive azoospermia. Fertil Steril. 90(5 Suppl):S213-8.

van Peperstraten A, Proctor ML, Johnson NP, et al. 2008. Techniques for sur-gical retrieval of sperm prior to intra-cytoplasmic sperm injection(ICSI) for azoospermia. Cochrane Database Syst Rev. 16;(2):CD002807.

Wald M, Makhlouf AA, Niederberger CS. 2007. Therapeutic testis biopsy for sperm retrieval. Curr Opin Urol. 17(6):431-438.

Woldringh GH, Horvers M, Janssen AJ, et al. 2011. Follow-up of children born after ICSI with epididymal spermatozoa. Hum Reprod. 26 (7): 1759-1767.

（谷龙杰）

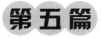

第五篇

妇产科特殊治疗

第三十九章　性激素的应用

一、雌激素的应用

【药理作用】

促使生殖器的生长和发育,使子宫内膜增生和阴道上皮角化,增强子宫平滑肌的收缩力,提高子宫对缩宫素的敏感性、抗雄激素作用,对下丘脑和垂体前叶有正反馈、负反馈调解,间接影响卵泡的发育和排卵。

【适应证】

1. 人工周期,用于因卵巢功能低下引起的闭经、子宫发育不良、宫腔粘连分离术后。

2. 青春期功能失调性子宫出血,用于止血和调经。

3. 回奶。

4. 更年期综合征,老年性阴道炎。

5. 辅助生殖技术中用于赠卵和冷冻复苏周期准备子宫内膜。

6. 雌激素、孕激素复合制剂用于避孕以及治疗高雄激素血症和多毛症。

【禁忌证】

1. 女性生殖道肿瘤,乳腺肿瘤。

2. 孕妇。

3. 肝肾功能严重减退者。

【常用的制剂】

1. 天然雌激素:戊酸雌二醇(补佳乐)。

2. 合成雌激素:普罗雌烯。

3. 雌孕激素复合制剂:妈富隆(每片含炔雌醇 0.03mg 和去氧孕烯 0.15mg)、达英-35(每片含炔雌醇 0.035mg 和醋酸环丙孕酮 2mg)、优思明(每片含炔雌醇 0.03mg 和屈螺酮 3mg)、克龄蒙(由 11 片戊酸雌二醇 2mg 和 10 片戊酸雌二醇 2mg+醋酸环丙孕酮 1mg 组成)、芬吗通(由 14 片 17β-雌二醇 1mg 和 14 片 17β-雌二醇 1mg+地屈孕酮 10mg)。

【使用方法】

1. 人工周期:因下丘脑、垂体和卵巢功能低下引起的闭经。月经的第 5 天起,闭经患者可从任一天起,每晚口服戊酸雌二醇 1～2mg,连用 21 天,其中服药第 11～16 天起每天加用醋酸甲羟孕酮 10mg 口服(或服药第 11 天起每天加用地屈孕酮 10mg 口服,每天 2 次;或直接服用克龄蒙),两药停用后 3～7 天后出血。出血第 5 天重复上述用药,一般连续使用 3 个周期。

2. 青春期功血:用于青春期功血的止血,戊酸雌二醇 4～6mg 口服,每 6～8 小时一次,血止后每 3 天减量一次,每次减量 1/3,逐渐减至维持量每天 1mg,直至血止后 21 天。

3. 回奶:口服戊酸雌二醇 4mg,每天 2 次,5～7 天。

4. 更年期综合征:每天口服戊酸雌二醇 1～2mg,可根据每个患者的情况酌情减量。存在子宫者单用雌激素制剂时应每月加服 10 天孕激素。

5. 改善生殖道萎缩症状:改善因低雌激素水平导致的生殖道萎缩症状,普罗雌烯阴道胶囊阴道用药,每晚 1 粒,共 20 天;若合并老年性阴道炎,可予含有接触性抗菌剂的复合制剂,如氯喹那多普罗雌烯阴道片等。

6. 子宫发育不良:可用雌激素、孕激素序贯人工周期治疗。

7. 子宫纵隔切除及宫腔粘连术后:戊酸雌二醇 3mg 口服,每日 3 次,连续使用 3 个月或者周期序贯治疗。

8. 赠卵和冷冻复苏周期准备内膜:戊酸雌二醇或 17β-雌二

醇,从月经第 1 天开始每天用雌激素 2mg×4 天,4mg×4 天,6mg×4 天,第 13 天超声监测子宫内膜的发育决定继续用药的方案。

【不良反应及注意事项】

1. 更年期综合征在使用雌激素时应加用孕激素以防止雌激素对子宫内膜的刺激作用。

2. 围绝经期妇女可用克龄蒙维持月经周期。

3. 对存在高凝状态或有血栓性疾病史的患者应禁用大剂量雌激素。

(王　睿　章汉旺)

二、孕激素的应用

【药理作用】

抑制子宫收缩和促进子宫内膜由增生期转变为分泌期,长期使用孕激素可使子宫内膜萎缩,特别是异位的子宫内膜,大剂量孕激素可直接作用于癌细胞,使分化良好的子宫内膜癌细胞退变。孕激素抑制下丘脑 GnRH 的释放从而抑制排卵。使宫颈黏液减少,抑制子宫内膜增生。

【适应证】

闭经,功能失调性子宫出血,保胎,子宫内膜异位症,子宫内膜癌。

【禁忌证】

肝功能不全。

【常用制剂】

1. 天然孕激素:黄体酮注射针剂、黄体酮阴道缓释凝胶(雪诺同)、地屈孕酮(达芙通)。

2. 人工合成孕激素:甲羟孕酮(安宫黄体酮)、甲地孕酮(妇宁片)、炔诺酮(妇康片)。

3. 雌孕激素复合制剂:同前文[常用的制剂]3。

【使用方法】

1. 孕激素撤退试验:用于闭经患者,以了解体内雌激素的水平以及子宫内膜的反应性。甲羟孕酮10mg,每天1次,连用5天或地屈孕酮10~20mg,每天1次,连用7~10天或黄体酮20mg,肌内注射,每天1次,共5天,停药1周左右,如有阴道出血,表示体内有一定水平的雌激素,一般大于40pg/ml,而且子宫内膜对雌激素反应正常,如撤退试验阴性,表示雌激素水平低落或子宫性闭经。

2. 保胎:黄体酮20~40mg,肌内注射,每天1次;或黄体酮阴道缓释凝胶,阴道给药,每天1次,每次90mg。助孕术妊娠后使用黄体酮的剂量和时间应根据患者的具体情况而定,特别是用GnRHa降调者。保胎应用天然黄体酮,因为孕酮类的衍生物有溶解黄体的作用,而睾酮来源的孕酮有雄激素作用,可使女胎男性化。

3. 功能失调性子宫出血:用于止血,口服甲地孕酮8mg或甲羟孕酮8~10mg,每6小时一次,出血停止或明显减少时,则改为每8小时1次,然后每3天递减1/3量直至维持量,甲地孕酮4mg或甲羟孕酮4~6mg,维持血止后20天停药;或者口服地屈孕酮10mg,每日2次,连续5~7天。

4. 子宫内膜癌:仅用于部分子宫内膜癌患者的辅助治疗,甲羟孕酮每天200~400mg,至少用10~12周。

5. 子宫内膜异位症:每天口服甲羟孕酮20~30mg,连续服用6个月或从月经周期的第5~25天,地屈孕酮10mg,每天2~3次。也可用口服避孕药预防。

6. 黄体支持:用于诱发排卵周期的黄体支持,排卵后起口服地屈孕酮10mg,每日2次。也可用于内源性孕酮不足导致的不孕症,月经周期的第14~25天,口服地屈孕酮10mg,每日1次,治疗应至少持续6个连续的周期。

【不良反应及注意事项】

大剂量孕激素可引起水钠潴留、水肿、体重增加、失眠、药物性肝炎等,停药后可逐步好转。

（王　睿　章汉旺）

三、雄激素的应用

雄激素为男性性腺激素,具有雄性化作用和蛋白同化作用。

(一)雄激素

1. 药理作用:多为睾酮衍生物,其雄性化作用通常强于蛋白同化作用,对男性具有促进性器官及第二性征发育,而对于女性则有拮抗雌激素的作用,可抑制子宫内膜增生和下丘脑-垂体-卵巢轴功能。长期或过量应用,可引起女性男性化、水肿及肝功能损害等不良反应。

2. 药物种类

(1)丙酸睾酮:为睾酮的丙酸脂,是目前最常用的雄激素,为油剂,仅供肌内注射。针剂有 10mg/支、25mg/支及 50mg/支。

(2)苯乙酸睾酮:作用维持时间较长。针剂有 10mg/支、20mg/支。供肌内注射。

(3)甲睾酮:片剂,供舌下含化或口服,含化后可直接吸收入血液循环,口服经肝脏代谢灭活,药效仅为舌下含用的 50%,疗效为丙酸睾酮的 1/5,每片 5mg 及 10mg。

(4)三合激素:针剂,每支含丙酸睾酮 25mg、苯甲酸雌二醇 1.25mg 及黄体酮 12.5mg,供肌内注射。

3. 适应证及用法:主要适应证有功血止血、更年期功血的月经调节、子宫肌瘤及子宫内膜异位症。此外,还有外阴硬化萎缩苔藓的局部治疗。

(1)更年期功血的治疗:止血可用丙酸睾酮 25～50mg,肌内注射,每天一次,共 3～5 天,但大出血时雄激素不能立即改变内膜脱落过程,也不能使其迅速修复,单独应用效果不佳。亦有单独连续使用雄激素抑制卵巢功能而进入绝经的。用药方法为口服甲睾酮 5mg,每天 2～3 次,服 3 周,停 1 周,若无不良反应,可连续用药 3～6 个月。但更年期妇女发生高血压及心血管疾病的较多,不宜用睾酮类药物。

(2)子宫肌瘤:甲睾酮 5mg,舌下含服,每天 2 次,每月用药

20 天或丙酸睾酮 25mg,肌内注射,每 3 天 1 次。月经来潮时 25mg,肌内注射,每天 1 次,共 3 次,每月总量不宜超过 300mg。

（3）子宫内膜异位症:甲睾酮 5mg,舌下含化,连续 3~6 个月。小剂量含服可缓解痛经,但不抑制排卵,故仍有受孕可能。若发现停经后应立即停药,以免孕期服药导致女胎男性化。

（二）达那唑

1. 药理作用:达那唑又称炔睾醇,为 17α-乙炔睾酮的衍生物。具有弱雄激素作用,兼有蛋白同化作用和抗孕激素作用,而无雌激素、孕激素活性。作用于下丘脑-垂体-卵巢轴,抑制脉冲式 GnRH 的释放和促性腺激素的分泌,影响卵巢性激素的合成,造成体内低雌激素、孕激素环境,不利于异位内膜的生长。口服胶囊:每粒胶囊剂量为 100mg 或 200mg。

2. 适应证与用法

（1）子宫内膜异位症:每天口服 400~600mg,从月经第 1 天开始,持续服药 6 个月。

（2）纤维囊性乳腺病:每天口服 100~400mg,持续 3~6 个月。

3. 禁忌证及不良反应:禁忌证有妊娠,肝肾疾病,严重的心功能不全,既往有黄疸或严重的瘙痒症、雄激素依赖性肿瘤及高脂蛋白血症等。不良反应有体重增加、水肿、乳房缩小、痤疮、皮脂增加、多毛、声音改变、头痛、潮热、性欲减退、肌痛性痉挛等;此外,由于此药大部分在肝脏内代谢,用药期间肝释放的转氨酶可显著上升,故已有肝功能损害者不宜服用。

（钟　刚）

四、前列腺素在妇产科的应用

前列腺素（PG）是一种含有二十个碳原子的不饱和脂肪酸,广泛存在于机体的组织和体液中,含量微量但效果很强。其基本结构是前列腺素烷酸,是由一个五碳环和双链构成的。PG 的主要代谢场所是肾和肺,其主要途径是在 15 羟前列腺素脱氢酶(15CHPGOH)催化下其上的羟基氧化成酮基而失去活性,然后经过一次肺循环有 90% 的 PGE_2 和 $PGF_{2\alpha}$ 降阶。天然 PG 在临床上代谢快,专一性差且不良反应大,而通过人工合成的 PG 类似物在一定程度上克服了以上天然 PG 的临床缺点,且药物性更强。目前,人工合成的前列腺素已应用于抗早孕、中孕和晚孕引产等各个方面,其中联合用药抗早孕的临床效果已得到广泛的证实。

前列腺素在早孕流产中的应用

米非司酮加米索前列醇

米索前列醇(misoprostol)为 PGE_1 类衍生物,活性较其他前列腺素高,可口服给药,胃肠道反应小,且常温下储存,价格便宜,性质稳定。

【适应证】

1. 停经时间<49 天。

2. 瘢痕子宫、哺乳期、子宫畸形、子宫极度倾屈或初孕妇女宫颈坚韧需要中止妊娠者。

【禁忌证】

1. 心、肝、肾疾病。

2. 有使用米非司酮的禁忌证。

3. 有青光眼、高血压、哮喘病史者。

4. 异位妊娠和带器妊娠者。

【用药方法】

1. 顿服法:第一顿服米非司酮 200mg,服药后 36~48 小时服米索前列醇 600μg,留院观察 4~6 小时。

2. 分次服法:第 1 天服米非司酮 50mg,以后每 12 小时服 25mg,第 3 天清晨服米非司酮 25mg,1 小时后加用米索前列醇 600μg。

【注意事项】

1. 观察用药后血压、脉搏及胃肠道反应,注意阴道流血及胎囊排出情况。胃肠道反应一般无需处理,严重者可对症处理。

2. 胎囊排出后观察 1 ~ 2 小时,若阴道流血不多,可回家休息。用药的第 1、2、7 周回院随访。有腹痛、发热情况应随诊。

3. 在院观察 4 ~ 6 小时。胎囊仍未排出者,回家后继续观察,排出物带给医生检查。若用药第 8 天仍未见胎囊排出,B 超和临床证实继续妊娠者,行人工流产术。

【不良反应】

子宫疼痛,胃肠道反应。如恶心、呕吐、腹泻,部分患者可有发热,多发生在用药后的 24 小时内。一般都能忍受,严重者可对症处理。

【效果评价】

1. 完全流产:经临产检查和 B 超或血 β-HCG 检查证实妊娠已中断,不需辅以任何外科手术。

2. 不全流产:经临产检查和 B 超检查证实妊娠已中断,但妊娠产物尚未完全排出,需行刮宫术。

3. 继续妊娠:临床检查、B 超检查证实妊娠在继续发展(胚囊长大或有胎心搏动)。

4. 胚胎停止发育:用药后 2 周无孕囊或妊娠产物排出,血、尿 HCG 不变或下降,B 超检查见孕囊未继续长大或反而缩小,且未见胎心反射。

米非司酮加卡前列甲酯

卡前列甲酯,又称卡孕栓,为 PGF 类衍生物,每粒含卡前列甲酯 1mg,胃肠道反应较卡索前列醇大。经阴道用药,栓剂需冰箱内保存,价格较高。

【适应证】

同米非司酮加米索前列醇。

【禁忌证】

同米非司酮加米索前列醇。

【用药方法】

1. 一次口服米非司酮 200mg,第 4 天来院,与后穹隆放置卡前列甲酯 1mg,卧床半小时,留院观察 4 ~ 6 小时或者口服米非司酮 25mg,每天 2 次,连服 3 天,第 4 天放置卡前列甲酯 1mg。

2. 每天肌内注射丙酸睾酮 100mg,连用 3 天,第 4 天每两小时在阴道后穹隆放置卡前列甲酯 1mg,直到排出绒毛或胎囊。每次放药前口服地芬诺酯 2 片,如不成功,观察至少 48 小时,最后可用吸刮术终止妊娠。

【注意事项】

同米非司酮加米索前列醇。

【效果评价】

同米非司酮加米索前列醇。

前列腺素在中期妊娠引产的应用

【适应证】

1. 妊娠 15 ～ 26 周要求终止妊娠,而无前列腺素使用禁忌证者。

2. 其他引产方法失败、胎膜早破、过期流产者。

【禁忌证】

1. 同依沙吖啶引产。

2. 青光眼、哮喘、癫痫、高血压患者。

3. 子宫畸形、宫颈坚韧者慎用。

【用药方法】

1. 米非司酮+卡前列甲酯:空腹口服米非司酮 50mg,每 12 小时 1 次,连服 4 次,总量达 200mg。第 4 次用药后 12 ～ 24 小时,阴道后穹隆放置卡前列甲酯 1mg,卧床半小时。以后每 2 ～ 3 小时放药一次,至有规律宫缩,宫颈口开大 2 ～ 3cm。每次放药前,口服复方地芬诺酯 1 片,以减轻胃肠道反应。

2. 丙酸睾酮+卡前列甲酯:每天肌内注射丙酸睾酮 100mg,总量 300mg,然后行卡前列甲酯引产。将 1mg 卡前列甲酯置入后穹隆,每两小时 1 次,连用 5 次。孕周超过 20 周者,卡前列甲酯首次剂量减半,以后视宫缩强弱给药。

肌内、静脉、羊膜腔内给药,国内应用不多,缺乏经验。

【不良反应】

1. 恶心、呕吐、腹痛、腹泻,少数患者可有体温升高、头痛,一般无需治疗,短时间内即可消失。严重者可给予阿托品、甲氧氯普胺。

2. 用药期间有下腹部不适感,腹痛严重者应注意观察是否有宫缩过强或不协调宫缩,少数患者宫缩呈强直型,须立即停药,加用阿司匹林、吲哚美辛类药物。

【疗效评定标准】

1. 完全流产:胎儿、胎盘、胎膜完全排出。

2. 不全流产:部分组织残留需行清宫术。

3. 失败:用药 72 小时,胎儿、胎盘、胎膜未排出,改用其他方法。

前列腺素在晚期妊娠中的应用

前列腺素主要用于足月妊娠促宫颈成熟和诱发临产。

【适应证】

1. 单胎头位、足月妊娠,尚未临产的初产妇,近期内未用过前列腺素抑制药。

2. 用药前 Bishop 评分<5 分。

【禁忌证】

1. 胎儿宫内窘迫,NST 无反应型者。

2. 有各种产科并发症者。

3. 有米非司酮、前列腺素类药物使用禁忌证者。

【用药前检查】

1. 血压、脉搏、心肺情况,血、尿及肝肾功能检查。

2. 产科检查,经阴道行 Bishop 评分。

3. B 超了解胎盘和羊水情况,行 NST 试验。

【用药方法】

1. 米索前列醇引产:外阴消毒后,暴露宫颈,拭去阴道后穹隆分泌物,米索前列醇 50μg 置入后穹隆。平卧半小时可下床活动。每 3～4 小时重复给药一次,直至正式临产,最大量为

150μg,24 小时未正式临产为引产失败。

2. 米非司酮+米索前列醇引产:每天口服米非司酮100mg,连服 2 天或每天 50mg,连服 3 天。于用药的第 4 天口服米索前列醇100μg,观察宫缩情况。未能发动者,2 ~ 6 小时再服100μg,总量不超过 400μg。

【注意事项】

1. 严格掌握用药的适应证。

2. 用药后严密监测宫缩、产程进展和胎心变化,出现宫缩后常规行 OCT。

3. 重复加用米索前列醇时,应视宫缩改变,从小剂量开始,或延长给药时间,避免宫缩过强。

4. 配备宫缩松弛药,若发生子宫过强收缩(uterine hyperstimulation),可给予 25% 硫酸镁 10ml+25% 葡萄糖液静脉注射,同时吸氧,左侧卧位,5 ~ 10 分钟可以缓解。

【不良反应】

1. 宫缩过强:需严密监测,以避免胎儿宫内窘迫、子宫破裂等并发症。

2. 消化道反应:呕吐、腹泻等,均较轻微,无需特别处理。

【疗效评价】

1. 显效:用药后 24 小时内发动规律宫缩,宫颈口扩张>2cm。

2. 有效:用药后 24 小时内发动规律宫缩,宫颈口扩张<2cm。

3. 无效:末次用药后 24 小时内未临产,宫颈评分增加<2cm。

PG 对产后出血的作用

【适应证】

各种原因导致的因产后子宫收缩乏力所致 24 小时内出血量>500ml 者,因为前列腺素对子宫的收缩有很好的作用,因此其对所导致的产后出血十分有效。

【用药方法】

1. 米索前列醇:系前列腺素 E_1 的衍生物,可引起全子宫有力收缩,应用方法:米索前列醇 200 ~ 600μg 顿服或舌下给药。

2. 卡前列素氨丁三醇(欣母沛):为前列腺素 F2ct 衍生物(15-甲基 FGF$_{2a}$),引起全子宫协调有力的收缩。用法为 250μg(1 支)深部肌内注射或子宫肌层注射,3 分钟起作用,30 分钟达作用高峰,维持 2 小时;必要时重复使用,总量不超过 2000μg(8 支)。

【禁忌证】

1. 心、肝、肾疾病。

2. 有青光眼、高血压、哮喘病史者。

3. 前列腺素类药物使用禁忌证者。

【不良反应】

同前。

【疗效评价】

子宫收缩增强,质地变硬,轮廓清晰,宫底下降,出血量明显减少,如应用后效果不佳,需注意有无其他因素(如胎盘因素、软产道损伤、凝血功能障碍等)所致的产后出血。

(李　舟　章汉旺)

溴隐亭的应用

溴隐亭为溴麦角隐亭的简称,系多肽类麦角生物碱,其构象与多巴胺相似,有多巴胺活性。口服片剂每片为 2.5mg。

【药理作用】

溴隐亭作用于下丘脑,增加催乳素抑制因子的分泌,抑制垂体催乳素的合成与释放,或直接作用于垂体前叶催乳素细胞活性,使血中催乳素水平下降而达到中止溢乳。此外,溴隐亭还能解除催乳素对促性腺激素分泌的抑制,恢复卵巢功能。

口服后 40%~90% 可吸收,其血浆半衰期为 4~8 小时。溴隐亭为疏水性,大脑中的浓度明显高于血浆。经肝脏代谢,90% 经大便和 10% 经尿排出。

【适应证与用法】

1. 闭经:泌乳综合征及高催乳素性排卵障碍 1.25mg 晚上

服用,从第 2 天起,每次 1.25mg,每天 2~3 次,逐渐增加剂量至每次 2.5mg,每天 2~3 次。治疗效果:80%~90% 患者的催乳素水平恢复正常,约 80% 恢复排卵性月经、妊娠率为 50%~80%。

2. 垂体催乳素瘤:用药剂量开始时每天 1.25mg,若无明显不良反应即逐渐增加剂量至每次 2.5mg,每天 2~3 次;最大剂量每天不超过 10mg,连续治疗 3~6 个月,用药期间应监测血催乳素浓度以调整用药量。肿瘤缩小的可能性为 60%~75%。

3. 经前期综合征:从月经第 14 天,开始剂量为 1.25mg,每天 1 次,逐渐增加剂量,每次增加 1.25~2.5mg,每天 2 次,月经来潮时停药。

4. 产后回奶:每次 2.5mg,早晚各 1 次,连用 14 天。

【禁忌证与不良反应】

1. 禁忌证:绝对禁忌证为对麦角过敏者。相对禁忌证为慢性低血压,既往史中有心理障碍的产后或产褥期妇女。

2. 不良反应:直立性低血压;有时发生胃肠道反应,如恶心、呕吐、腹痛、食欲差、便秘等;神经系统症状,如视力障碍、头痛、鼻塞、口干;其他少见的还有皮肤过敏反应、下肢水肿和痉挛等。

(钟　刚)

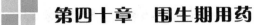

第四十章 围生期用药

一、孕妇用药的不良影响

1. 妊娠期孕妇的机体免疫功能和代谢功能都有变化,免疫体系均有不同程度的下降,代谢功能的改变虽然有利于营养物质的吸收,但是否会促进药物的吸收尚无定论。所以,孕妇的用药效果尚不能与正常人等同而论。

2. 妊娠期的血容量增加,使有些药物在血中的浓度下降,血容量增加也使白蛋白浓度降低,同一些药物的结合量减少,使血中游离药物浓度相对增加。

3. 妊娠期肾脏滤过率增加,使药物经肾脏排出加快。

(吴媛媛 乔福元)

二、药物对胎儿的影响

药物对胚胎的影响大致分为以下几个时期:

妊娠前期:从女性发育成熟到卵子受精时期。在这段时期,使用药物一般比较安全。

受精第 1~14 日:受精卵发育到胚泡形成。这段时间,药物对胚胎是"全"或"无"效应。

受精第 15 日至妊娠 3 个月左右:经典的致畸期。药物毒性作用越早,发生畸形可能越严重。

妊娠 3 个月至分娩:胎儿各主要器官基本分化完成,并继续生长发育。这段时间药物致畸可能性大大降低,但有些药物仍可影响胎儿的正常发育。

(吴媛媛 乔福元)

三、妊娠药物危险性分级

目前美国药物与食品管理局(EDA)颁布了药物危害等级标准,现简介如下:

A级:经临床对照研究,无法证实药物在早期妊娠与妊娠中晚期对胎儿危害作用,所以对胎儿伤害可能性最微小。是没有致畸性的药物。

B级:经动物实验研究未见对胎儿的危害,无临床对照实验,没有得到有害证据。可以在医生观察下使用。

C级:动物实验表明对胎儿有不良影响。由于没有临床对照实验,只能充分权衡药物对孕妇的好处、胎儿潜在的利益和对胎儿的危害情况下,谨慎使用。

D级:有足够证据证明对胎儿有危害性。只有在孕妇有生命威胁或患严重疾病,而其他药物又无效的情况下考虑使用。

X级:各种实验证实会导致胎儿畸形。除了对胎儿造成的危害外,几乎没有益处,是妊娠前或妊娠期禁用药物。

(吴媛媛 乔福元)

四、围生期的用药原则

人类出生缺陷的原因有许多种,药物引起的出生缺陷占2%~5%,故围生期用药必须慎重,应选择危险性最小且对母体效力最佳的药物。孕产妇用药时,一定要在专科医师指导下进行,而医师则应充分考虑母亲和胎儿的利益。

1. 全面评价患者疾病的严重程度,对胎儿的影响,是否必须用药。

2. 正确估价患者对生育的要求,以及疾病对妊娠的影响或妊娠对疾病的影响,充分估计后果而决定是否终止妊娠。

3. 充分了解所用药物的物理作用和不良反应,对新药或仅有理论评价的药物应慎用。应该选用有较肯定结论的药物。

4. 尽量选用对婴(胎)儿有利或对母体有利而对婴(胎)儿无害或不良反应极少的药物。

5. 选用药物剂量适中,疗程尽量短,以减少不良反应,能单独用药者避免联合用药。

6. 若需要治疗胎儿,应选用容易通过胎盘的相关药物。

7. 产妇用药尽量选用毒力小、经乳汁排泄少的相关药物。

8. 用中草药时要注意说明书中是否有孕妇忌服。

9. 局部用药对胎儿无不良影响。

(吴媛媛　乔福元)

五、围生期用药的选择

根据前述用药的选择原则,针对孕产妇病情选择不良反应最小的药物,参照药物危害等级标准执行。

(一)镇静催眠药

这类药物大部分属 D 级,如地西泮在妊娠早期使用可使胎儿心脏异常,唇裂、腭裂的发生率也较对照组高,妊娠晚期用药使胎儿出生时 Apgar 评分低,还可发生高胆红素血症和新生儿肌无力,故不宜使用。

(二)解热镇痛药

1. 阿司匹林(aspirin):属 C/D 级药物,妊娠早期使用有不良影响,妊娠晚期应用可以致使胎(婴)儿有出血倾向。

2. 非那西汀:属 B 级药物,相对安全。

3. 水杨酸钠:属 C/D 级药物,不宜使用。

(三)降压药

1. 肼屈嗪:属 B 级药物,可用。

2. 酚妥拉明、硝普钠:属 B 级药物,可用。

3. 利血平等:属 C 级或 D 级药物,不宜用。

4. 硝苯地平:临床证实对胎儿无明显危害。

（四）抗组胺类

1. 氯苯那敏:属 B 级,可用。

2. 苯海拉明:属 B 级,可用。

3. 异丙嗪等:属 C 级,不宜使用。

（五）抗生素

1. 青霉素类、头孢菌素类:均属 B 级,可用。

2. 链霉素、卡那霉素:属 D 级,影响胎儿的听力,不宜使用。

3. 庆大霉素:属 C 级,慎用。

4. 四环素、土霉素、金霉素等:属 C 级,不宜选用。

5. 红霉素、林可霉素、多黏菌素:属 B 级,可以选用。

6. 磺胺类药物:属 B 级,可用。

7. 呋喃唑酮类:属 C 级,慎用。

（六）抗结核药物

1. 乙胺丁醇:属 B 级,可用。

2. 异烟肼、利福平均:属 C 级,慎用。

（七）抗真菌类药物

1. 克霉唑、制霉菌素:属 B 级,可用。

2. 灰黄霉素:属 C 级,慎用。

（八）抗病毒药物

大部分属 C 级,慎用。

（九）抗肿瘤类药物

全部(除甲氨蝶呤外)属 D 级,不宜用;甲氨蝶呤属 X 级,更不宜用。

（十）激素类药物

1. 可的松:属 B 级,可用。

2. 地塞米松:属 C 级,慎用。

3. 雌激素:属 D/X 级,不宜用。

4. 孕激素:属 D 级,不宜用。

5. 抗甲状腺类药物:不宜用。

（十一）维生素类

并不是绝对安全,不宜大量长期使用。

1. 维生素 A:大量服用可造成胎儿中枢神经系统畸形。

2. 维生素 B:除叶酸外,大量服用均有危害。

3. 维生素 C:妊娠早期不宜大量服用。

4. 维生素 K、维生素 D:不宜大量长期服用。

（十二）葡萄糖液

不宜长期大量应用。

（十三）麻醉及吸毒、酗酒

孕妇禁忌。

（十四）其他

1. 胰岛素:属 B 级,可用。

2. 氯磺丙脲等:属 D 级,不宜用。

3. 降糖药:属 B 级,可用。

4. 甲硝唑:属 C 级,慎用。

5. 卡巴肿:属 D 级,不宜用。

6. 奎宁等:属 D 级,不宜用。

总而言之,围生期用药应根据药理作用和孕产妇疾病情况充分权衡利弊,特别要考虑对胎儿的近期和远期影响,严格选择,合理应用。妊娠早期最好不用或少用药,以达到优生优育的目的。

(吴媛媛 乔福元)

第四十一章 促排卵用药

一、氯 米 芬

【药理学与作用机制】

氯米芬是非甾体类三苯乙烯衍生物,具有雌激素和抗雌激素作用双重活性。氯米芬分子结构与雌激素相似,因此可与生殖系统内雌激素受体竞争性结合,长期占据细胞内雌激素受体,并降低雌激素受体浓度。氯米芬通过阻断内源性雌激素对下丘脑-垂体的负反馈作用,促进正常 GnRH 脉冲性释放,增加促性腺激素分泌,进而促进卵巢卵泡的生长发育。

氯米芬对子宫颈管、子宫内膜、卵子和胚胎发育呈现抗雌激素作用,但并没有客观证据证实以上作用对多数妇女带来重要的临床影响。

【适应证】

1. 氯米芬的主要适应证下丘脑-垂体-卵巢轴完整的无排卵不孕妇女,如 PCOS 患者。

2. 黄体功能不全。

3. 原因不明性不孕。

4. 对低促性腺性性腺功能减退的妇女无治疗效果。

【用法】

对大部分妇女,氯米芬的常规剂量是 50mg/d,于月经第 5 ~ 9 天连续 5 天服用。若每日 50mg 不足以诱导卵泡生长,下个周期剂量可增加至 100mg/d。通常认为每日 150mg 是治疗的最大剂量,超过此剂量仍然未能成功诱导排卵,则应该考虑其他的治疗方案。

【不良反应和并发症】

最常见的不良反应包括潮热（10%）、腹胀、胃胀或不适（5%）、乳房不适（2%）、恶心和呕吐（2%）、视觉症状和头痛（15%）。主要的并发症是多胎妊娠，发生率为5%，且多为双胎。发生OHSS的危险轻度增高。氯米芬连续治疗12个周期，有可能轻度增加卵巢恶性肿瘤风险。

（聂　睿　朱桂金）

二、来　曲　唑

【药理学与作用机制】

来曲唑为第三代芳香化酶抑制剂。它通过阻断雄激素转化为雌激素，增加促性腺激素的分泌，进而刺激卵泡发育。

【适应证】

1. 来曲唑是治疗氯米芬抵抗、无排卵妇女的可选择用药。

2. 在控制性超排卵中减少FSH用量。

3. 由于对外周组织无直接抗雌激素作用，来曲唑目前广泛应用于无排卵患者，未来有可能成为替代氯米芬的一线促排卵用药。

【用法】

可在月经第3~7天给予来曲唑2.5~5mg/d。

【副作用和并发症】

不良反应轻微，且多在长期给药后发生，主要为骨痛（20%）、潮热（18%）、腰背痛（17%）、恶心（15%）和呼吸困难（14%）。此外，还有观点认为由于缺乏关于胎儿远期安全性的资料，临床使用来曲唑仍需谨慎。

（聂　睿　朱桂金）

三、二甲双胍

【药理学与作用机制】

二甲双胍属胰岛素增敏剂,用于降低 2 型糖尿病患者的血糖浓度。研究认为二甲双胍改善了对胰岛素的敏感性,降低了 LH、总睾酮和游离睾酮浓度,提高了 FSH 和性激素结合球蛋白水平。高胰岛素血症的纠正可增强月经周期,促进自发排卵,进而促进受孕。

【适应证】

由于多数 PCOS 妇女存在胰岛素,因此二甲双胍可有效的使多数 PCOS 妇女排卵,并作为治疗多囊卵巢性无排卵不孕妇女的第一线药物。

【禁忌证】

肝肾疾病患者。

【用法】

研究者推荐口服二甲双胍从每日 500mg 开始,7 ~ 8 天内定量逐步增加到每次 500mg,每日 3 次。根据患者的反应性,剂量还可以增加到每次 1000mg,每日 2 次。大多数研究显示,二甲双胍用药 2 ~ 4 个月内产生治疗效果。鉴于二甲双胍的副作用,若用药 3 个月后,患者仍不排卵,建议更换治疗方案。对二甲双胍治疗有反应的患者,在建立排卵周期后,应该继续用药 6 ~ 12 个月。

【不良反应和并发症】

糖尿病患者的妊娠中先天畸形危险性的增加与二甲双胍无关,体外研究也没有发现二甲双胍的致畸性。恶心和腹泻是二甲双胍主要的不良反应,10% ~ 25% 的患者可能发生,但有助于减轻体重。

（聂　睿　朱桂金）

四、促性腺激素

【主要制剂】

1. HMG 是从绝经后妇女尿液中提取的促性腺激素,每安培中含有相同数量的 FSH(75IU)和 LH(75IU)。

2. HP-FSH,为进一步纯化的 FSH,仍含有少量的 LH。

3. rFSH,体外合成的基因重组人类 FSH。

4. 近年又新增了重组 LH 和重组 HCG。

【作用机制】

促排卵时,为了促使多个卵泡发育,外源性 FSH 剂量和使用时间远超过 FSH 的阈值和阈值窗,取消了 GnRH 对 Gn 的调节(受体内流,调节亚单位与酶脱偶联)以及卵巢雌激素,孕激素,抑制素对垂体下丘脑的正反馈、负反馈调节。

【适应证】

1. IVF 中控制性超排卵。

2. 低促性腺性性腺功能减退的妇女。

3. 氯米芬抵抗、无排卵妇女。

4. 原因不明性不孕。

【禁忌证】

卵巢肿瘤、高催乳素血症患者不应用促性腺激素治疗,卵巢早衰患者、促性腺激素抵抗征患者对促性腺激素反应不佳。

【用法】

促性腺激素治疗期间必须仔细进行血清雌二醇和超声排卵检测。

1. 递增法,低促性腺性性腺功能减退和氯米芬抵抗、无排卵妇女,应用促性腺激素治疗时,必须从小剂量(75IU)开始,逐渐增加剂量,直到出现理想的反应阈值。治疗第 4~7 天后,通过雌二醇和阴道超声检测卵泡发育情况判断治疗反应,以此为据决定是否增加促性腺激素的剂量。

2. 递减法,即促性腺激素先从较大剂量(150~225IU/d)开始,而后逐渐减少剂量。实际应用时,可将递增法和递减法有机结合起来,即先逐渐增加剂量,当出现卵泡发育后逐渐减少剂量,直到优势卵泡出现为止。

3. 氯米芬和促性腺激素序贯治疗。典型的治疗程序是,先给氯米芬治疗(50~100mg/d),结束后开始给予小剂量 FSH 或 HMG(75IU/d)治疗,并按照促性腺激素标准治疗进行排卵检测。

4. 促性腺激素释放激素类似物和促性腺激素联合治疗,详见下述。

【不良反应和并发症】

多胎妊娠、OHSS。无明确证据显示外源性促性腺激素与乳腺癌和卵巢癌存在相关性,但长期治疗有一定风险,因此应避免长期促排卵治疗。

(聂 睿 朱桂金)

五、溴 隐 亭

【药理学与作用机制】

溴隐亭为多巴胺激动剂。溴隐亭直接抑制垂体催乳素细胞分泌催乳素,促进血清催乳素浓度恢复正常,解除高催乳素血症对下丘脑-垂体-卵巢轴的抑制作用,恢复正常的 GnRH 脉冲性分泌和促进排卵。

【适应证】

高催乳素血症、无排卵性不孕妇女。

【禁忌证】

一旦发现妊娠,停药即可。大量研究发现,溴隐亭治疗后妊娠的自然流产和胎儿先天畸形发生率不增加。

【用法】

治疗应从小剂量(1.25~2.5mg/d)开始,逐渐增加剂量,直到血清催乳素浓度恢复正常,持续至妊娠。发现妊娠,立即停药。睡前服用可有效抑制夜间催乳素分泌增加。与食物同时服用可减少胃肠不良反应。

【不良反应和并发症】

多数患者出现轻度肾上腺能不良反应,包括眩晕、恶心、呕吐、鼻塞和直立性低血压。

（聂　睿　朱桂金）

六、促性腺激素释放激素激动剂

【药理学与作用机制】

促性腺激素释放激素(GnRH)分子中,第 5 ~ 6、6 ~ 7、和 9 ~ 10 个氨基酸之间的肽键极易快速裂解,因此 GnRH 半衰期短。置换第 6 位氨基酸或 C 末端甘氨酰胺,可生成 GnRH 激动剂(GnRHa)。GnRHa 治疗初期可引起 FSH 和 LH 一过性升高,称为激发作用或首过效应。GnRH 激动剂持续且非脉冲性的治疗后,垂体迅速脱敏,导致血清 Gn 水平降低,继而抑制卵巢甾体激素和卵泡生长。

【适应证】

IVF 中联合使用 GnRH 激动剂和 Gn 超促排卵。

【用法】

已经制订多种采用 GnRH 激动剂的超促排卵方案,各方案 GnRH 激动剂使用的持续时间和开始时间差异很大。

1. 长方案:利用 GnRH 激动剂的抑制作用,GnRH 激动剂从治疗周期前的黄体中期开始使用直到注射 HCG,Gn 则在 GnRH 激动剂给药第 14 ~ 21 天开始使用。

2. 短方案:利用 GnRH 激动剂的激发作用,GnRH 激动剂从治疗周期第 2 天开始使用直到注射 HCG,Gn 与 GnRH 激动剂同时开始使用。

【不良反应和并发症】

GnRH 激动剂的不良反应主要与性激素下降有关。主要症状为潮热、性欲减退、阴道干涩、乳房减小、情绪不稳以及骨质丢失。

（聂　睿　朱桂金）

七、促性腺激素释放激素拮抗剂

【药理学与作用机制】

GnRH 拮抗剂是 GnRH 分子被多种氨基酸替代生成,与 GnRH 受体结合后,竞争性抑制内源性 GnRH 作用。而发挥治疗作用。

【适应证】

1. 在 IVF 中联合 Gn 和(或)氯米芬超促排卵。

2. 卵巢低反应者超促排卵。

【用法】

1. GnRH 拮抗剂单剂量方案:自月经周期的第 2 天或 3 天启动促性腺激素刺激卵巢。固定方案在促性腺激素刺激的第 7 天,注射单次剂量 GnRH 拮抗剂。

2. GnRH 拮抗剂多剂量方案:自月经周期的第 2 天或 3 天启动促性腺激素刺激卵巢。固定方案在促性腺激素刺激的第 6 天,首次注射 GnRH 拮抗剂。持续注射至 HCG 日(包括 HCG 日)。

（聂　睿　朱桂金）

第四十二章 妇科恶性肿瘤的化学治疗

一、妇科恶性肿瘤的化疗

根据病种及肿瘤类型选用不同化疗方案。

(一)卵巢恶性肿瘤

1. 上皮性卵巢癌:以 TP(紫杉醇、卡铂/顺铂)、PC(顺铂、环磷酰胺)和 PAC(顺铂、多柔比星、环磷酰胺)方案作为一线药物。二线化疗药物较多,并没有首选的化疗方案。

2. 恶性生殖细胞肿瘤及性索间质肿瘤:可用 BEP、BVP 和 VAC 方案作为一线药物。

(二)恶性滋养细胞肿瘤

1. 低危滋养细胞肿瘤的化疗:对于低危患者首选单一药物化疗。常用的一线药物有 MTX、Act-D 和 5-FU 等。

2. 高危滋养细胞肿瘤的化疗:对于高危患者首选 EMA-CO 方案或以 5-FU 为主的联合化疗。

(三)子宫内膜癌

多用于特殊病理类型或有高危因素的患者,如低分化、ER/PR 阴性的患者。常用的联合化疗方案如下:

CA:CTX 500mg/m²、ADM 30 ~ 50mg/m² 静脉用药,间隔 3 ~ 4 周。

AP:ADM 50mg/m²、DDP 50mg/m² 静脉用药,间隔 3 ~ 4 周。

CAP:CTX 500mg/m²、ADM 30 ~ 50mg/m²、DDP 50mg/m² 静脉用药,间隔 3 ~4 周。

TP：Taxol 135 mg/m²、CDDP 曲线下面积 4～5 静脉用药，间隔 3～4 周。

（四）子宫颈癌

常用的联合化疗方案如下：

TP：Taxol 135～175 mg/m²、DDP 75mg/m² 静脉用药。

PB：DDP 50mg/m²、BLM 30mg/m² 静脉用药。

PF：DDP 20mg/m²、5-FU 500mg/m² 静脉用药。

（陈庭惠）

二、妇科恶性肿瘤的放疗

（一）子宫颈癌放射治疗

对于晚期子宫颈癌，标准的根治性放疗方案为盆腔外照射加腔内近距离放疗，同时应用铂类为基础的化疗。早期患者根治性手术后如果存在下列任一高危因素，如切缘阳性、淋巴结转移、宫旁浸润；或存在下列两个高危因素，如病灶>4cm、深间质浸润、淋巴血管间隙受累，需要术后辅助同期放化疗。

（二）子宫内膜癌放射治疗

分为单纯放疗、术前放疗及术后放疗。单纯放疗主要用于晚期或有严重内科疾病、高龄和无法手术者。术前放疗主要是为了控制、缩小癌灶，创造手术机会或缩小手术范围。术后放疗是对手术-病理分期后如果存在高危因素患者的辅助治疗，或作为手术范围不足的补充治疗。

（三）卵巢癌放射治疗

某些卵巢恶性肿瘤对放疗非常敏感，如无性细胞瘤。但由于无性细胞瘤患者大多年轻，要求保留生育功能，目前放疗已较少应用。但对于化疗后有残存瘤灶或复发者，放疗是一种挽救措施。

（四）外阴阴道癌放射治疗

外阴癌放疗指征：①不能手术患者，如手术危险性大、癌灶广泛切除困难。②术前放疗可缩小癌灶体积，创造手术机会或缩小手术范围。③术后放疗是对残存、可疑残存肿瘤的治疗和保留排尿排便功能,或淋巴结转移者。

阴道癌放疗这方面研究很少,强调个体化处理。阴道上段处理类似子宫颈癌,阴道下段处理需个体化。

（陈庭惠）

三、妇科恶性肿瘤的介入放射化疗

【适应证】

1. 晚期或不能手术的妇科恶性肿瘤患者。

2. 妇科恶性肿瘤患者急性大出血的应急处理。

3. 对于全身化疗或放疗后复发的患者。

4. 拟实施手术的病例,术前辅助治疗。

【禁忌证】

1. 有肝肾功能损害者。

2. 极度衰竭患者。

3. 碘过敏者。

【操作技术和注意事项】

（一）术前准备

1. 检查前一日做好碘过敏试验。

2. 双腹股沟及会阴部备皮。

3. 术前晚口服地西泮 5mg。

4. 检查当日术前禁食禁水 4 小时。

5. 检查当日术前预防性使用抗生素。

6. 带药:生理盐水 500ml×5 瓶,肝素 12 500U×2 支。

（二）操作技术

1. 灌注前行诊断性动脉造影,以证实肿瘤存在,观察肿瘤供血、解剖及脏器血供情况。盆腔恶性肿瘤应作双侧髂内动脉插管灌注。

2. 导管放置采用 Seldiner 技术,经股动脉穿刺逆行插管到一侧髂内动脉分支,推注造影剂,观察肿瘤血管及肿瘤染色区。

3. 推注化疗药物。

【并发症】

1. 出血:穿刺和插管过程中都会引起少量出血,不应视为并发症;有较大量出血时,应立即使用止血药物,无效时应手术止血。血肿不大时,可等待自行吸收;血肿较大时,可行血肿清除术。

2. 感染:常因穿刺针或导管消毒不严格引起感染。

3. 恶性肿瘤针道种植:恶性肿瘤穿刺活检时,均可能发生针道种植。

4. 疼痛:髂内动脉栓塞可能出现臀部疼痛,5～6 天后消失。

四、腹 腔 化 疗

【腹腔化疗的优点】

1. 通过腹腔给药,化疗药物与肿瘤直接接触的面积广,局部作用时间长。

2. 病灶局部药物浓度高于静脉给药 10～1000 倍,同时减轻了全身的药物不良反应。

3. 腹腔化疗中的部分药物可通过毛细血管和淋巴管分别进入肝脏、腹膜后淋巴结,对于这些部位的肿瘤转移灶发挥药物的二次作用。

【适应证】

1. 局限于腹腔脏器和腹膜的肿瘤。

2. 对于全身化疗无效、耐药或复发的肿瘤。

3. 控制恶性腹水的增长。

4. 术后残留于腹腔表面的广泛微小瘤灶,尤其是直径<2cm 的瘤灶。

5. 伴有肝转移者。

【禁忌证】

1. 有全腹放射史或腹腔严重粘连者。

2. 充血性心力衰竭者。

3. 有肝肾功能损害者。

4. 伴有远处转移者。

【并发症】

1. 腹腔化疗的给药操作复杂,置管相关的并发症(如出血、感染、疼痛、肠穿孔、粘连性肠梗阻,以及留置管堵塞、短缩、渗漏、脱出、继发感染等)较多,常导致腹腔化疗的中断。

2. 腹腔化疗的毒性反应,包括药物吸收进入血液引起的全身毒性反应以及药物所致的局部毒性反应。

【临床应用与注意事项】

1. 用 1.8～2L 溶液稀释抗癌药物。

2. 用药后鼓励患者改变体位、勤翻身,有利于药物充分接触瘤灶。

3. 注意无菌操作,防止感染。

4. 剂量:DDP 一疗程总量 200mg,分 2～4 周用完,1～2 周一次,间歇 3 周重复。

（陈庭惠）

五、化疗毒副作用及其处理

（一）化疗药物的刺激性不良反应

1. 化疗药物血管外渗漏:大多数化疗药物在静脉或动脉注射时,由于各种原因渗漏到注射部位周围的皮下组织,会引起严重的局部毒性反应。

（1）基本处理原则:如果药物渗漏出血管外,或患者出现局部疼痛或烧灼感等可疑渗漏症状时,应按下述原则进行处理:①立即停止药物注射,保留注射针头。②回抽残留的药物,回抽的血及液体量以 3-5ml 为宜;可选择性注入氢化可的松 25mg,然后拔掉针头。③避免局部按压。④在渗漏部位皮下多点注射相应的解毒剂。⑤抬高患肢。⑥根据所用的药物,进行热敷或冷敷,疼痛剧烈者可用 2% 普鲁卡因局部封闭。⑦密切观察及随访。⑧出现组织坏死或溃疡时,应考虑手术清除坏死组织。

(2)常用药物渗漏后的处理:①蒽环类,最佳方法是冰敷或冷敷。冰敷时间通常在最初的72h之内每天冰敷4次,每次30min。②植物碱类,处理原则是稀释药物浓度,促进组织吸收。可用透明质酸酶或生理盐水1ml,局部皮下注射。

2. 静脉炎:静脉炎是由化疗药物对血管的直接刺激而引起的无菌性炎症反应。

防治对策:治疗原则为活血化瘀,消炎止痛。可试用以下方法:①中药治疗。②局部热敷、硫酸镁湿敷、氢化可的松等皮质类固醇激素软膏外敷。

(二)皮肤不良反应

1. 过敏反应:最常见表现为一过性红斑和荨麻疹。

防治对策:常用抗过敏药物如地塞米松5~10mg静脉注射;抗组胺类药物如苯海拉明50mg,每天口服2次。

2. 光敏性增高:表现为稍微接触阳光即可出现急性晒伤和皮肤颜色加深(晒斑)。

防治对策:化疗期间尽量避免阳光照射。

(三)过敏反应

常见可引起机体过敏反应的化疗药物主要有紫杉醇类药物,紫杉醇所致的过敏反应发生率较高。大多数患者常在用药后10分钟内出现呼吸困难、气管痉挛、血管性水肿、荨麻疹、胸痛、面部潮红、脉搏加速等症状。

防治对策:首先应详细了解各种化疗药物可能引起的过敏反应,并给予高度重视,在用药过程中密切观察。具体方法为:①应用紫杉醇类药物前12h及6h口服地塞米松20mg。②应用紫杉醇类药物前30min,苯海拉明50mg静脉滴注。应用紫杉醇类药物前30min,西咪替丁300mg静脉滴注。

(四)恶心、呕吐

恶心、呕吐是化疗最常见的不良反应之一。化疗药物引起恶心、呕吐的类型:①急性恶心、呕吐,常发生在化疗后24h内,而多数发生在静脉给药后 1~2h 内。②迟发性恶心呕吐,发生在化疗 24h 后,甚至持续数日。③预期性恶心呕吐,应用化疗之前发生的恶心呕吐。

防治策略:可选用托烷司琼、甲氧氯普胺(胃复安)、枢复宁、地塞米松等药物。

（五）造血系统不良反应

1. 白细胞减少:白细胞减少是化疗常见的不良反应之一,加之患者的免疫力下降,很容易引起感染的发生。

防治对策:①口服升白细胞药物。②可考虑输注白细胞。③粒细胞集落刺激因子(G-CSF)与粒细胞-巨噬细胞集落刺激因子(GM-CSF),75~300μg,皮下注射,每日 1~2 次。

2. 贫血:红细胞减少造成的贫血是肿瘤患者常见的一种现象,其原因包括宿主、疾病和治疗三方面的因素。

防治对策:①输血,当血红蛋白降至 70~80g/L 时,则有必要输血治疗。②促红细胞生成素(EPO)。

3. 血小板减少:血小板严重减少容易导致出血倾向,应引起重视。

防治对策:①输注血小板②促血小板生成素(TPO),15 000U,皮下注射,连用 14 天或升高后可根据情况停止使用。

（六）肾脏不良反应

具有肾脏毒性的常用化疗药物主要有 DDP、MTX 及异环磷酰胺(IFO)等。应用不当患者将出现急性或慢性肾功能不全,表现为 BUN、Cr 水平上升,甚至危及患者的生命。

1. DDP 肾毒性的防治:①补液与利尿,一般要求应用 DDP 当天及后 2 天内,患者的 24h 尿量应保持在 2500ml 以上。②高渗性生理盐水的应用。③化学保护剂的应用,为了减少 DDP 的肾毒性,可以应用硫代硫酸钠、氨磷汀等化学保护剂。④由于氨基苷类抗生素也具有一定的肾毒性,故应避免其用于接受过 DDP 化疗的患者,以免加重肾功能损害。

2. IFO 泌尿系毒性的防治:对于 IFO 而言,其主要的不良反应是出血性膀胱炎,进而可能导致肾功能损害,故主要是防治出血性膀胱炎。①补液与利尿。②化学保护剂的应用,美斯纳的剂量为 IFO 单次用量的 20%，与 IFO 同时和用后第 4、8 小时共 3 次应用。③化学保护剂，谷胱甘肽、N-乙酰半胱氨酸、维生素 E 等也可减轻 IFO 的不良反应。

3. MTX 肾毒性的防治：①补液与利尿。②碱化尿液。③四氢叶酸(LV)解救

（七）肝功能损害

以抗癌药物引起的肝功能损害主要表现为血清转氨酶升高，可给予护肝治疗，如联苯双酯；较严重者可给予甘利欣、门冬氨酸钾镁等。

（八）口腔溃疡

常影响患者进食，可在饭前使用丁卡因溶液喷口腔，辅以促进口腔溃疡愈合的药物，如西瓜霜。饭前饭后漱口，严重者进行口腔护理。

（陈庭惠）

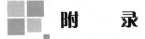

附　录

一、妇产科常用英文缩写

A

Ab	antibody 抗体
AC	abdominal circumference 腹围
ACTH	adrenocorticotropic hormone 促肾上腺皮质激素
AD	abdominal diameter 腹径
ADP	adenosine diphosphate 二磷腺苷
AFE	amniotic fluid embolism 羊水栓塞
AFI	amniotic fluid index 羊水指数
AFLP	acute fatty liver of pregnancy 妊娠期急性脂肪肝
AFP	alpha fetoprotein 甲胎蛋白
AFV	amniotic fluid volume 羊水最大暗区垂直深度
Ag	antigen 抗原
AI	artificial insemination 人工授精
AID	artificial insemination with donor's semen 供精者精液人工授精
AIH	artificial insemination with husband's semen 丈夫精液授精
AKP	alkline phosphatase 碱性磷酸酶
ALT	alanine aminotransferase 丙氨酸转氨酶
AMPS	acid mucopolysaccharide 酸性黏多糖
APTT	activated partial thromboplastin time 活化部分凝血活酶时间

ART   assisted reproductive techniques 辅助生殖技术

AsAb   antisperm antibody 抗精子抗体

ASCUS   atypical squamous cell of undetermined, significance 未明确诊断意义的不典型鳞状上皮细胞

ATP   adenosine triphosphate 三磷腺苷

AUC   area under the curve 曲线下面积

B

BBT   basal body temperature 基础体温

BFHR   baseline fetal heart rate 胎心率基线

BMR   basal metabolic rate 基础代谢率

BPD   biparietal diameter 双顶径

bpm   beat per minute 每分钟心跳

C

CAH   congenital adrenal hyperplasia 先天性肾上腺皮质增生

cAMP   cyclic adenosine monophosphate 环磷酸腺苷

CA125   cancer antigen 125 癌抗原 125

CA19-9   carbohydrate antigen 19-9 糖链抗原 19-9

CCT   chorionic corticotropin 绒毛膜促性腺激素

CEA   carcinoma embryonic antigen 癌胚抗原

CI   cornification index 角化指数

CIN   cervical intraepithelial neoplasia 宫颈上皮内瘤样病变

CIS   carcinoma in situ 原位癌

CMV   cytomegalovirus 巨细胞病毒

CPD   cephalopelvic disproportion 头盆不称

CRL   crown-rump length 顶臀长

CST   contraction stress test 宫缩应激试验

CT   chorionic thyrotropin 绒毛膜促甲状腺素

CT   computerized tomography 电子计算机 X 线断层照相术

CVP   central venous pressure 中心静脉压

D

DC   diagonal conjugate 对角径

DHAS　　dehydroisoandrosterone 脱氢表雄酮

3-DUI　　3-dimension ultrasound imaging 三维超声诊断法

E

EC　　　external conjugate 骶耻外径

ECC　　endocervical curettage 宫颈管内组织刮除

ED　　　early deceleration 早期减速

EDC　　expected date of confinement 预产期

EGF　　epidermal growth factor 表皮生长因子

EI　　　eosinophilic index 嗜伊红细胞指数

EMT　　endometriosis 子宫内膜异位症

ER　　　estrogen receptor 雌激素受体

ESR　　erythrocyte sedimentation rate 红细胞沉降率

ET　　　endothelin 内皮素

F

fFN　　fetal fibronectin 胎儿纤维连接蛋白

FGF　　fibroblast growth factor 成纤维细胞生长因子

FGR　　fetal growth restriction 胎儿生长受限

FHR　　fetal heart rate 胎心率

FIGO　　Federation International of Gynecology and Obstetrics 国际妇产科协会

FL　　　femur length 股骨长

FM　　　fetal movement 胎动

FPFD　　female pelvic floor dysfunction 女性盆底功能障碍

FSH　　follicle stimulating hormone 卵泡刺激素

G

GDM　　gestational diabetes mellitus 妊娠期糖尿病

GFR　　glomerular filtration rate 肾小球滤过率

GIFT　　gamete intra fallopian transfer 配子输卵管内移植

GIUT　　gamete intrauterine transfer 配子宫腔内移植

Gn　　　gonadotropin 促性腺激素

GnRH　　gonadotropin releasing hormone 下丘脑促性腺激素释放

激素

GnRH-a gonadotropin releasing hormone agonist (analogue) 促性腺激素释放激素激动剂 (类似物)

GS gestational sac 妊娠囊

GTD gestational trophoblastic disease 妊娠滋养细胞疾病

GTT gestational trophoblastic tumor 妊娠滋养细胞肿瘤

H

HAV hepatitis A virus 甲型肝炎病毒

HBV hepatitis B virus 乙型肝炎病毒

HC head circumference 头围

HCG human chorionic gonadotropin 人绒毛膜促性腺激素

HCV hepatitis C virus 丙型肝炎病毒

HIV human immunodeficiency virus 人类免疫缺陷病毒

HLA human leukocyte antigen 人白细胞抗原

HM hydatidiform mole 葡萄胎

HMG human menopausal gonadotropin 人绝经期促性腺激素

HPL human placental lactogen 人胎盘生乳素

H-P-O hypothalamus-pituitary-ovary axis 下丘脑-垂体-卵巢轴

HPV human papilloma virus 人乳头状瘤病毒

HSAP heat stable alkaline phosphatase 耐热性碱性磷酸酶

HSG hysterosalpingography 子宫输卵管造影

HSV herpes simplex virus 单纯疱疹病毒

I

IC intercristal diameter 髂嵴间径

ICP intrahepatic cholestasis of pregnancy 妊娠期肝内胆汁淤积症

ICSI intra-cytoplasmic sperm injection 卵细胞浆内单精子注射

IGF insulin-like growth factor 胰岛素生长因子

IL interleukin 白细胞介素

IS interspinal diameter 髂棘间径

ISGYP　International Society of Gynecological Pathologists 国际妇科病理学家协会

ISSVD　International Society for the Study of Vulvar Disease 国际外阴疾病研究协会

IT　intertrochanteric diameter 坐骨结节间径

ITP　idiopathic thrombocytopenic purpura 特发性血小板减少性紫癜

IUD　intrauterine device 宫内节育器

IUI　intrauterine insemination 宫腔内人工授精

IVF-ET　in vitro fertilization and embryo transfer 体外受精-胚胎移植

IVM　in vitro maturation 卵母细胞体外成熟

K

KI　karyopyknotic index 致密和细胞指数

L

LD　late deceleration 晚期减速

LH　luteinizing hormone 黄体生成激素

LHRH　luteinizing hormone releasing hormone 黄体生成激素释放激素

LMP　last menstrual period 末次月经

LNG-IUD levonorgestrel-releasing intrauterine device 左炔诺酮宫内节育器

LPD　luteal phase defect 黄体功能不足

L/S　lecithin/sphingomyelin 磷脂胆碱(卵磷脂)/鞘磷脂

M

MAP　mean arterial pressure 平均动脉压

MG　mycoplasma genitalium 生殖支原体

MH　mycoplasma hominis 人型支原体

MI　maturation index 成熟指数

MMMT　malignant mesodermal mixed tumor 恶性中胚叶混合瘤

MP　mycoplasma pneumonia 肺炎支原体

| MRI | magnetic resonance imaging 磁共振成像 |
| MSH | melanocyte stimulating hormone 促黑素细胞激素 |

N

NGU	non-gonococcal urethritis 非淋菌性尿道炎
NST	non-stress test 无应激试验
NT	nuchal translucency 胎儿颈项后透明带厚度

O

| OCT | oxytocin challenge test 缩宫素激惹试验 |
| OHSS | ovarian hyperstimulation syndrome 卵泡过度刺激综合征 |

P

PAIg	platelet associated immunoglobulin 血小板相关免疫球蛋白
PAPP-A	pregnancy associated plasma protein-A 妊娠相关性血浆蛋白
PCOS	polycystic ovarian syndrome 多囊卵巢综合征
PCR	polymerase chain reaction 聚合酶链反应
PDGF	platelet-derived growth factor 血小板衍生生长因子
PET	positron emission tomography 正电子发射体层显像
PG	prostaglandin 前列腺素
PG	phosphatidyl glycerol 磷脂酰甘油
PGD	preimplantation genetic diagnosis 植入前遗传学诊断
PGI_2	prostacyclin 前列环素
PID	pelvic inflammatory disease 盆腔炎性疾病
PMP	previous menstrual period 前次月经
POP	pelvic organ prolapse 盆腔脏器脱垂
POP-Q	pelvic organ prolapse quantitative examination 盆腔脏器脱垂定量检查
PRL	prolactin 催乳激素
PROM	premature rupture of membrane 胎膜早破
PT	prothrombin time 凝血酶原时间

R

RDS　　　respiratory distress syndrome 新生儿呼吸窘迫综合征

RI　　　　resistance index 阻力指数

ROT　　　roll over test 翻身试验

RPF　　　renal plasma flow 肾血浆流量

RVVC　　recurrent vulvovaginal candidiasis 复发性外阴阴道假丝酵母菌病

S

SCC　　　squamous cell carcinoma antigen 鳞状细胞癌抗原

S/D　　　systolic phase/diastolic phase 收缩期/舒张期

STD　　　sexually transmitted disease 性传播疾病

SUI　　　stress urinary incontinence 压力性尿失禁

T

T_3　　　triiodothyronine 三碘甲腺原氨酸

T_4　　　thyroxine 甲状腺素

TBG　　　thyroxine binding globulin 甲状腺素结合球蛋白

TC　　　　thoracic circumference 胸围

TD　　　　thoracic diameter 胸径

TDF　　　testis-determining factor 睾丸决定因子

TGF　　　transforming growth factor 转化生长因子

TNF-α　transforming growth factor-α 肿瘤坏死因子-α

TO　　　　transverse outlet 出口横径

TOA　　　tubo-ovarian abscess 输卵管卵巢脓肿

TTTS　　twin to twin transfusion syndrome 双胎输血综合征

TVL　　　total vaginal length 阴道总长度

TXA_2　　thromboxane A_2 血栓素 A_2

U

UICC　　international union against cancer 国际抗癌协会

UU　　　ureaplasma urealyticum 解脲支原体

V

VD　　　variable deceleration 变异减速

VEGF　　vascular endothelial growth factor 血管内皮生长因子

VIN　　　vulvar intraepithelial neoplasia 外阴上皮内瘤样病变

VSM　　　vasculo-syncytial membrane 血管合体膜

VVC　　　vulvovaginal candidiasis 外阴阴道假丝酵母菌病

W

WHO　　　world health organization 世界卫生组织

二、临床常用实验室检查正常参考值

1. 血液

（1）一般检查及物理性质：见附表 1。

附表 1　血液的一般检查及物理性质

成分量	参考值	成分量	参考值
红细胞计数		成人（女）	0.37 ~ 0.43
初生儿	$(6.0 \sim 7.0) \times 10^{12}/L$	孕妇	<0.35
成人（女）	$(3.5 \sim 5.0) \times 10^{12}/L$	白细胞计数	
血红蛋白		初生儿	$(15 \sim 22) \times 10^{9}/L$
初生儿	180 ~ 190g/L	成人（女）	$(4 \sim 10) \times 10^{9}/L$
成人（女）	110 ~ 150g/L	孕产妇	$(6 \sim 20) \times 10^{9}/L$
孕妇	100 ~ 130g/L	白细胞分类	
网织红细胞计数		中性粒细胞	0.50 ~ 0.70
初生儿	0.03 ~ 0.06	嗜酸粒细胞	0.005 ~ 0.05
成人（女）	0.005 ~ 0.015	嗜碱粒细胞	0 ~ 0.01
红细胞沉降率（westergren 法）		淋巴细胞	0.20 ~ 0.40
成人（女）	0 ~ 20mm/h	单核细胞	0.03 ~ 0.08
血细胞比容		血小板计数	$(100 \sim 300) \times 10^{9}/L$

（2）止血和凝血的检查：见附表2。

附表2 止血、凝血的检查

项目	参考值	项目	参考值
出血时间（刺皮血）		凝血时间	
Duke法	1~3分钟	毛细管法	3~7分钟
Ivy法	0.5~7分钟	玻璃管法	4~12分钟
Simplate法	2.75~8分钟	纤维蛋白原	2~4g/L
活化部分凝血酶时间	34~45秒	双缩脲法	2.2~3.6g/L
凝血酶时间	16~18秒	火箭电泳法	1.95~3.80g/L
凝血酶原时间		凝血法	
Quick一步法	11~15秒	纤维蛋白降解产物	<10mg/L
二步法	18~22秒	乳胶凝集法	
		简易法	1:(16~64)

（3）电解质及其他无机物：见附表3。

附表3 电解质及无机物检查

项目	参考值	项目	参考值
钾		钠	
初生儿	3.5~5.1mmol/L	初生儿	134~146mmol/L
成人	4.1~5.6mmol/L	成人	136~146mmol/L

项目	参考值	项目	参考值
钙总量	2.2～2.7mmol/L	成人(女)	0.90～1.32mmol/L
离子钙	(1.37±0.07)mmol/L	镁	0.80～1.20mmol/L
脐带血	1.07～1.27mmol/L		(月经期稍高)
成人	1.12～1.23mmol/L	铁	
氯	100～106mmol/L	初生儿	18～45μmol/L
磷(无机)		成人(女)	7～27μmol/L
脐带血	1.20～2.62mmol/L	总铁结合力	
		成人(女)	54～77mmol/L

(4) 有机化合物(代谢物)检查:见附表4。

附表 4　有机化合物检查

项目	参考值	项目	参考值
丙酮		脐带血　出生后1～2日	<34μmol/L
半定量法(草酸盐)	阴性(<0.5mmol/L)	早产儿	<137μmol/L
定量法	0.05～0.34mmol/L	足月儿	<103μmol/L
胆红素总量			

项目		参考值	项目		参考值
出生后 3~5 日			初生儿		25~200μg/L
早产儿		<274μmol/L	成人(女)		12~150μg/L
足月儿		<205μmol/L	肌酐(Jaffe连续监测或酶法)		
成人(女)		2~20μmol/L	脐带血		53~106μmol/L
直接胆红素		0~6.84μmol/L	成人(女)		44~97μmol/L
蛋白总量			尿酸(磷钨酸盐法)		
早产儿		36~60g/L	成人(女)		90~357μmol/L
足月儿		46~70g/L	尿素氮		
成人		60~82g/L	脐带血		7.5~14.3mmol/L
白蛋白		35~50g/L	成人		2.5~6.4mmol/L
球蛋白		20~30g/L	葡萄糖(空腹)		
白蛋白/球蛋白比值		(1.0~2.0):1	成人		3.6~6.1mmol/L
铁蛋白			孕妇		3.6~5.6mmol/L

（5）血液气体、酸碱分析及临床酶学检验：见附表 5。

附表 5

项目	参考值	项目	参考值
二氧化碳结合力		碱性磷酸酶	
成人	22~29mmol/L	速率法	40~160U/L
酸碱度 pH37℃		比色法（成人）	3~13U（金氏）
成人	7.33~7.41	动态法（成人）	20~110U/L
丙氨酸转氨酶	5~40U/L	乳酸脱氢酶 乳酸→丙酮酸法	
门冬氨酸转氨酶	<40U/L	成人	0.8~1.5μmol/L

（6）血液临床免疫学检验：见附表 6。

附表 6

项目	参考值	项目	参考值
C 反应蛋白（速率散射浊度法）	<8.0mg/L	HCG	<3.1U/L
癌胚抗原	<5μg/L	癌抗原 125	<35μg/L
甲胎蛋白	<25μg/L	肿瘤坏死因子	(43±2.8)μg/L

2. 尿液

（1）尿液物理性状及一般检查：见附表 7。

附表 7

项目	参考值	项目	参考值
比重	1.002~1.030	尿蛋白定量（24 小时）成人	20~80mg
尿量（24h）	1500~2000ml	尿沉渣检查	
酸碱度（pH）	5.0~7.0	白细胞	<5/HP
尿糖定量		红细胞	0~偶见/HP
新生儿	<1.11mmol/L	上皮细胞	0~少量/HP
成人（24h）	0.56~5.00 mmol/L	透明管型	0~偶见/HP
尿胆原定量（24h）	0~5.92μmol/L		

（2）尿液生化检查：见附表 8。

附表 8

项目	参考值	项目	参考值
钙（24h）	2.5~7.5mmol	肌酸（24h）	0~608μmol
钾（24h）	51~102mmol	尿素氮（24h）	357~535mmol
钠（24h）	130~260mmol	尿素（24h）	250~600mmol
氯化物（24h）	170~225mmol	尿酸（24h）	2.38~5.95mmol
酮体定性	阴性	纤维蛋白降解产物	<0.25mg/L
肌酐（24h）	5.3~15.9mmol		

3. 内分泌功能测定

(1) 下丘脑-垂体激素检查:激素检查见附表9。

附表 9

项目	参考值	项目	参考值
促甲状腺激素(TSH)成人(女)	2.0~16.8mU/L	卵泡刺激素(FSH)	
促甲状腺激素释放激素(TRH)	14~168pmol/L	卵泡期	1~9U/L
促肾上腺皮质激素		排卵期	6~26U/L
上午8时	2.2~17.6pmol/L	黄体期	1~9U/L
下午4时	1.1~8.8pmol/L	绝经期	30~118U/L
催乳素(PRL)		黄体生成激素(LH)	
卵泡期	<1.05nmol/L	卵泡期,黄体期	1~12U/L
黄体期	0.23~1.82nmol/L	排卵期	16~104U/L
妊娠头3个月	<3.64nmol/L	绝经期	16~66U/L
妊娠中3个月	<7.28nmol/L	生长激素(GH)	
妊娠晚3个月	<18.2nmol/L	脐血	0.47~2.35nmol/L
绝经期	<0.91nmol/L	初生儿	0.71~1.88nmol/L
宫缩素	<3.2mU/L	成人(女)	<0.47nmol/L

(2) 甲状腺检查:见附表10。

附表 10

项目	参考值	项目	参考值
三碘甲状腺原氨酸总量(TT₃)(血清)	0.5 ~ 1.1nmol/L	甲状腺素总量(TT₄)(血清)	
		脐带血	129 ~ 271nmol/L
成人(女)	1.8 ~ 2.9nmol/L	妊娠后 5 个月	79 ~ 227nmol/L
游离三碘甲状腺原氨酸(FT₃)(血清)	2.16 ~ 6.78pmol/L	成人(女)	65 ~ 155nmol/L
		游离甲状腺素(FT₄)(血清)	10.3 ~ 25.8pmol/L

(3) 肾上腺相关激素检查:见附表11。

附表 11

项目	参考值	项目	参考值
17-羟皮质类固醇		下午 3 ~ 4 时	83 ~ 441nmol/L
成人(女)(血清)	248 ~ 580nmol/L	17-酮类固醇总量(24 小时尿)	
成人(女)24 小时尿	5.5 ~ 22.1μmol	成人(女)	21 ~ 52μmol
皮质醇总量(血清)	138 ~ 635nmol/L	游离皮质醇(24 小时尿)	28 ~ 276nmol
上午 8 ~ 9 时			

（4）性激素检查：见附表 12。

附表 12

项目	参考值	项目	参考值
雌二醇（血清）		孕酮（血清）	
卵泡期	110～1830pmol/L	卵泡期	<3.2nmol/L
黄体中期	690～880pmol/L	黄体期	9.5～64nmol/L
绝经后	37～110pmol/L	绝经期	<3.2nmol/L
雌三醇（女）		睾酮（血清）	
成人（女）	<7nmol/L	卵泡期	<1.4nmol/L
妊娠24～28周	104～594nmol/L	黄体期	<2.1nmol/L
妊娠29～32周	139～763nmol/L	绝经期	<1.2nmol/L
妊娠33～36周	208～972nmol/L		
妊娠37～40周	278～1215nmol/L		

（5）胎盘激素检查：见附表 13。

附表 13

项目	参考值	项目	参考值
β-人绒毛膜促性腺激素（β-HCG）（血清）		妊娠8～10周	50～100kU/L
妊娠7～10日	>5.0U/L	妊娠14周	10～20kU/L
妊娠30日	>100U/L	胎盘生乳素（血清）	

项目	参考值
成人(女)	<0.5mg/L
妊娠 22 周	1.0~3.8mg/L
妊娠 30 周	2.8~5.8mg/L
妊娠 42 周(过期产)	4.8~12mg/L

4. 精液检查:见附表 14。

附表 14

项目	参考值
精液量	≥2ml
pH	7.2~8.0
精子数	≥20×10⁹/L
活动精子百分率	射精后 60 分钟内≥0.50
精子形态	正常形态>0.30
白细胞	<1×10⁶/ml

5. 羊水检查:见附表 15。

附表 15

项目	参考值
羊水量	0.80~1.0L
雌三醇	
早期妊娠	<0.35μmol/L
足月妊娠	>2.1μmol/L
卵磷脂/鞘磷脂比值	
早期妊娠	<1:1
足月妊娠	>2:1
胆红素	
早期妊娠	<1.28μmol/L
足月妊娠	<0.43μmol/L

6. 其他检查:见附表16。

附表 16

静脉压	0.30~1.42kPa (30~145mmH$_2$O)		
血压			
收缩压	90~139mmHg	舒张压	60~89mmHg
		脉压	30~40mmHg
中心静脉压	0.59~0.98kPa (6~100mmH$_2$O)		

华中科技大学同济医学院附属同济医院产科分娩产程记录

住院号 _____ 门诊号 _____

姓名 _____ 出血: _____

阵缩开始	年 月 日(上 下)午 时 分	
胎膜破裂(自然 人工)	年 月 日(上 下)午 时 分	
子宫口全开时间		
胎儿娩出	年 月 日(上 下)午 时 分	
自然	手术	
产式		
胎盘娩出	年 月 日(上 下)午 时 分	

机转（舒 邓氏）式　自然　手术　完整　残缺

子宫底（高度，硬度）：

第三产程后

会阴：完整　破裂第　度

切开部位：　缝合：

宫颈：　其他破裂：

出血量：实量　估计　总量　毫升

药剂

麻醉

产程：总程

一程　二程　三程

婴儿

性别　活产　窒息　分钟　死胎（有　无　溃坏）

并发症及手术

妊娠周数：　　　　脐带绕颈：

身长　　厘米　　体重　　克

异常及并发症

胎盘

重量　　克

大小　　厘米

异常

形状：

脐带：长　　厘米

附着

附注：

羊水：量：

色　　味

胎膜：

签名：＿＿＿＿＿＿

姓名　　住院号

华中科技大学同济医学院附属同济医院体行产程图

年龄　岁	产次/胎次　　/		预产期		胎方位				入院年月日时			
日期时间	血压	胎心	宫缩情况	宫口	宫颈	先露高度	胎膜	出血	检查		其他情况	检查者
									肛门	阴道		
			潜伏期记录									

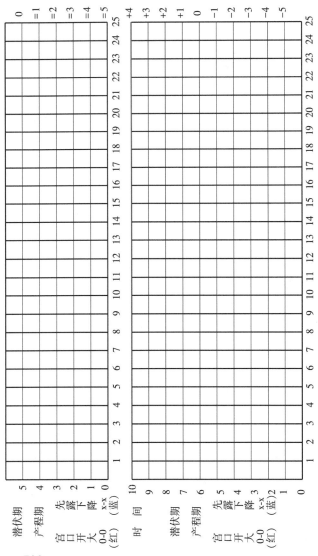

时间	1	2	3	4	5	6	7	8	9	10	11	12
胎心												
宫缩												
血压												
检查者												

特殊记录

产后 1 小时情况

时间	血压	脉搏	宫底	出血	其他

产后特殊情况